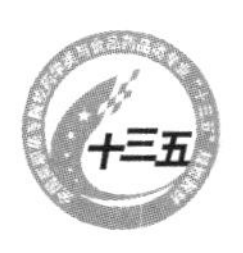

全国高职高专院校药学类与食品药品类专业 “十三五”规划教材

公共营养学

（供食品与营养相关专业用）

主　编　周建军　詹　杰
副主编　林　真　王　瑞　张卫东
编　者（以姓氏笔画为序）
王　瑞（长春医学高等专科学校）
吕　艳（山东药品食品职业学院）
杨　黎（重庆三峡医药高等专科学校）
杨艳旭（天津医学高等专科学校）
李景辉（辽宁医药职业学院）
张卫东（皖西卫生职业学院）
林　真（福建生物工程职业技术学院）
周建军（重庆三峡医药高等专科学校）
徐　魏（湖南食品药品职业学院）
詹　杰（辽宁医药职业学院）

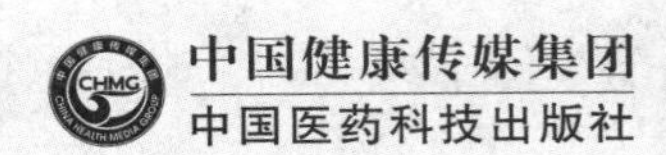
中国健康传媒集团
中国医药科技出版社

内容提要

本教材是全国高职高专院校药学类与食品药品类专业“十三五”规划教材之一，根据《公共营养学》教学大纲的基本要求和课程特点编写而成，内容上涵盖营养学基础、各类食物的营养价值、特定人群的营养、膳食指南与食谱编制、营养调查与评价、营养监测、社区营养、营养干预、营养教育以及食物营养政策与法规等内容。本书具有理论知识与实际应用相结合的特点。

本教材供全国高职高专院校食品与营养相关专业使用。

图书在版编目（CIP）数据

公共营养学/周建军，詹杰主编．—北京：中国医药科技出版社，2017．1
全国高职高专院校药学类与食品药品类专业“十三五”规划教材
ISBN 978－7－5067－8810－6

Ⅰ．①公…　Ⅱ．①周…　②詹…　Ⅲ．①营养学－高等职业教育－教材　Ⅳ．①R151

中国版本图书馆 CIP 数据核字（2016）第 321664 号

美术编辑　陈君杞
版式设计　锋尚设计

出版　**中国健康传媒集团**｜中国医药科技出版社
地址　北京市海淀区文慧园北路甲 22 号
邮编　100082
电话　发行：010－62227427　邮购：010－62236938
网址　www. cmstp. com
规格　787×1092mm 1/16
印张　19 3/4
字数　449 千字
版次　2017 年 1 月第 1 版
印次　2020 年 5 月第 3 次印刷
印刷　三河市百盛印装有限公司
经销　全国各地新华书店
书号　ISBN 978－7－5067－8810－6
定价　40. 00 元

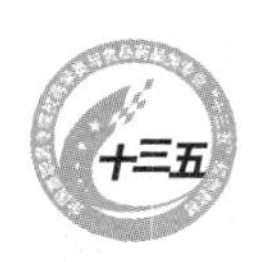

出 版 说 明

全国高职高专院校药学类与食品药品类专业“十三五”规划教材（第三轮规划教材），是在教育部、国家食品药品监督管理总局领导下，在全国食品药品职业教育教学指导委员会和全国卫生职业教育教学指导委员会专家的指导下，在全国高职高专院校药学类与食品药品类专业“十三五”规划教材建设指导委员会的支持下，中国医药科技出版社在2013年修订出版“全国医药高等职业教育药学类规划教材”（第二轮规划教材）（共40门教材，其中24门为教育部“十二五”国家规划教材）的基础上，根据高等职业教育教改新精神和《普通高等学校高等职业教育（专科）专业目录（2015年）》（以下简称《专业目录（2015年）》）的新要求，于2016年4月组织全国70余所高职高专院校及相关单位和企业1000余名教学与实践经验丰富的专家、教师悉心编撰而成。

本套教材共计57种，其中19种教材配套“爱慕课”在线学习平台。主要供全国高职高专院校药学类、药品制造类、食品药品管理类、食品类有关专业［即：药学专业、中药学专业、中药生产与加工专业、制药设备应用技术专业、药品生产技术专业（药物制剂、生物药物生产技术、化学药生产技术、中药生产技术方向）、药品质量与安全专业（药品质量检测、食品药品监督管理方向）、药品经营与管理专业（药品营销方向）、药品服务与管理专业（药品管理方向）、食品质量与安全专业、食品检测技术专业］及其相关专业师生教学使用，也可供医药卫生行业从业人员继续教育和培训使用。

本套教材定位清晰，特点鲜明，主要体现在如下几个方面。

1.坚持职教改革精神，科学规划准确定位

编写教材，坚持现代职教改革方向，体现高职教育特色，根据新《专业目录》要求，以培养目标为依据，以岗位需求为导向，以学生就业创业能力培养为核心，以培养满足岗位需求、教学需求和社会需求的高素质技能型人才为根本。并做到衔接中职相应专业、接续本科相关专业。科学规划、准确定位教材。

2.体现行业准入要求，注重学生持续发展

紧密结合《中国药典》（2015年版）、国家执业药师资格考试、GSP（2016年）、《中华人民共和国职业分类大典》（2015年）等标准要求，按照行业用人要求，以职业资格准入为指导，做到教考、课证融合。同时注重职业素质教育和培养可持续发展能力，满足培养应用型、复合型、技能型人才的要求，为学生持续发展奠定扎实基础。

3. 遵循教材编写规律，强化实践技能训练

遵循“三基、五性、三特定”的教材编写规律。准确把握教材理论知识的深浅度，做到理论知识“必需、够用”为度；坚持与时俱进，重视吸收新知识、新技术、新方法；注重实践技能训练，将实验实训类内容与主干教材贯穿一起。

4. 注重教材科学架构，有机衔接前后内容

科学设计教材内容，既体现专业课程的培养目标与任务要求，又符合教学规律、循序渐进。使相关教材之间有机衔接，坚持上游课程教材为下游服务，专业课教材内容与学生就业岗位的知识和能力要求相对接。

5. 工学结合产教对接，优化编者组建团队

专业技能课教材，吸纳具有丰富实践经验的医疗、食品药品监管与质量检测单位及食品药品生产与经营企业人员参与编写，保证教材内容与岗位实际密切衔接。

6. 创新教材编写形式，设计模块便教易学

在保持教材主体内容基础上，设计了“案例导入”“案例讨论”“课堂互动”“拓展阅读”“岗位对接”等编写模块。通过“案例导入”或“案例讨论”模块，列举在专业岗位或现实生活中常见的问题，引导学生讨论与思考，提升教材的可读性，提高学生的学习兴趣和联系实际的能力。

7. 纸质数字教材同步，多媒融合增值服务

在纸质教材建设的同时，本套教材的部分教材搭建了与纸质教材配套的“医药学堂”在线学习平台（如电子教材、课程PPT、试题、视频、动画等），使教材内容更加生动化、形象化。纸质教材与数字教材融合，提供师生多种形式的教学资源共享，以满足教学的需要。

8. 教材大纲配套开发，方便教师开展教学

依据教改精神和行业要求，在科学、准确定位各门课程之后，研究起草了各门课程的《教学大纲》(《课程标准》)，并以此为依据编写相应教材，使教材与《教学大纲》相配套。同时，有利于教师参考《教学大纲》开展教学。

编写出版本套高质量教材，得到了全国食品药品职业教育教学指导委员会和全国卫生职业教育教学指导委员会有关专家和全国各有关院校领导与编者的大力支持，在此一并表示衷心感谢。出版发行本套教材，希望受到广大师生欢迎，并在教学中积极使用本套教材和提出宝贵意见，以便修订完善，共同打造精品教材，为促进我国高职高专院校药学类与食品药品类相关专业教育教学改革和人才培养作出积极贡献。

中国医药科技出版社

2016年11月

教材目录

序号	书 名	主 编	适用专业
1	高等数学（第2版）	方媛璐 孙永霞	药学类、药品制造类、食品药品管理类、食品类专业
2	医药数理统计*（第3版）	高祖新 刘更新	药学类、药品制造类、食品药品管理类、食品类专业
3	计算机基础（第2版）	叶 青 刘中军	药学类、药品制造类、食品药品管理类、食品类专业
4	文献检索△	章新友	药学类、药品制造类、食品药品管理类、食品类专业
5	医药英语（第2版）	崔成红 李正亚	药学类、药品制造类、食品药品管理类、食品类专业
6	公共关系实务	李朝霞 李占文	药学类、药品制造类、食品药品管理类、食品类专业
7	医药应用文写作（第2版）	廖楚珍 梁建青	药学类、药品制造类、食品药品管理类、食品类专业
8	大学生就业创业指导△	贾 强 包有或	药学类、药品制造类、食品药品管理类、食品类专业
9	大学生心理健康	徐贤淑	药学类、药品制造类、食品药品管理类、食品类专业
10	人体解剖生理学*△（第3版）	唐晓伟 唐省三	药学、中药学、医学检验技术以及其他食品药品类专业
11	无机化学△（第3版）	蔡自由 叶国华	药学类、药品制造类、食品药品管理类、食品类专业
12	有机化学△（第3版）	张雪昀 宋海南	药学类、药品制造类、食品药品管理类、食品类专业
13	分析化学*△（第3版）	冉启文 黄月君	药学类、药品制造类、食品药品管理类、食品类专业
14	生物化学*△（第3版）	毕见州 何文胜	药学类、药品制造类、食品药品管理类、食品类专业
15	药用微生物学基础（第3版）	陈明琪	药品制造类、药学类、食品药品管理类专业
16	病原生物与免疫学	甘晓玲 刘文辉	药学类、食品药品管理类专业
17	天然药物学△	祖炬雄 李本俊	药学、药品经营与管理、药品服务与管理、药品生产技术专业
18	药学服务实务	陈地龙 张 庆	药学类及药品经营与管理、药品服务与管理专业
19	天然药物化学△（第3版）	张雷红 杨 红	药学类及药品生产技术、药品质量与安全专业
20	药物化学*（第3版）	刘文娟 李群力	药学类、药品制造类专业
21	药理学*（第3版）	张 虹 秦红兵	药学类，食品药品管理类及药品服务与管理、药品质量与安全专业
22	临床药物治疗学	方士英 赵 文	药学类及食品药品类专业
23	药剂学	朱照静 张荷兰	药学、药品生产技术、药品质量与安全、药品经营与管理专业
24	仪器分析技术*△（第2版）	毛金银 杜学勤	药品质量与管理、药品生产技术、食品检测技术专业
25	药物分析*△（第3版）	欧阳卉 唐 倩	药学、药品质量与安全、药品生产技术专业
26	药品储存与养护技术（第3版）	秦泽平 张万隆	药学类与食品药品管理类专业
27	GMP实务教程*△（第3版）	何思煌 罗文华	药品制造类、生物技术类和食品药品管理类专业
28	GSP实用教程（第2版）	丛淑芹 丁 静	药学类与食品药品类专业

序号	书　名	主　编	适用专业
29	药事管理与法规*（第3版）	沈　力　吴美香	药学类、药品制造类、食品药品管理类专业
30	实用药物学基础	邸利芝　邓庆华	药品生产技术专业
31	药物制剂技术*（第3版）	胡　英　王晓娟	药学类、药品制造类专业
32	药物检测技术	王文洁　张亚红	药品生产技术专业
33	药物制剂辅料与包装材料△	关志宇	药学、药品生产技术专业
34	药物制剂设备（第2版）	杨宗发　董天梅	药学、中药学、药品生产技术专业
35	化工制图技术	朱金艳	药学、中药学、药品生产技术专业
36	实用发酵工程技术	臧学丽　胡莉娟	药品生产技术、药品生物技术、药学专业
37	生物制药工艺技术	陈梁军	药品生产技术专业
38	生物药物检测技术	杨元娟	药品生产技术、药品生物技术专业
39	医药市场营销实务*△（第3版）	甘湘宁　周凤莲	药学类及药品经营与管理、药品服务与管理专业
40	实用医药商务礼仪（第3版）	张　丽　位汶军	药学类及药品经营与管理、药品服务与管理专业
41	药店经营与管理（第2版）	梁春贤　俞双燕	药学类及药品经营与管理、药品服务与管理专业
42	医药伦理学	周鸿艳　郝军燕	药学类、药品制造类、食品药品管理类、食品类专业
43	医药商品学*△（第2版）	王雁群	药品经营与管理、药学专业
44	制药过程原理与设备*（第2版）	姜爱霞　吴建明	药品生产技术、制药设备应用技术、药品质量与安全、药学专业
45	中医学基础△（第2版）	周少林　宋诚挚	中医药类专业
46	中药学（第3版）	陈信云　黄丽平	中药学专业
47	实用方剂与中成药△	赵宝林　陆鸿奎	药学、中药学、药品经营与管理、药品质量与安全、药品生产技术专业
48	中药调剂技术*（第2版）	黄欣碧　傅　红	中药学、药品生产技术及药品服务与管理专业
49	中药药剂学（第2版）	易东阳　刘　葵	中药学、药品生产技术、中药生产与加工专业
50	中药制剂检测技术*△（第2版）	卓　菊　宋金玉	药品制造类、药学类专业
51	中药鉴定技术*（第3版）	姚荣林　刘耀武	中药学专业
52	中药炮制技术（第3版）	陈秀瑷　吕桂凤	中药学、药品生产技术专业
53	中药药膳技术	梁　军　许慧艳	中药学、食品营养与卫生、康复治疗技术专业
54	化学基础与分析技术	林　珍　潘志斌	食品药品类专业用
55	食品化学	马丽杰	食品类、医学营养及健康类专业
56	公共营养学	周建军　詹　杰	食品与营养相关专业用
57	食品理化分析技术△	胡雪琴	食品质量与安全、食品检测技术、食品营养与检测等专业用

*为“十二五”职业教育国家规划教材，△为配备“医药学堂”在线学习平台的教材。

全国高职高专院校药学类与食品药品类专业“十三五”规划教材

建设指导委员会

前言

PREFACE

公共营养学是食品与营养相关专业学生必备的一门专业知识，尤其是即将到来的人口老龄化和二孩政策实施后，公共营养知识对于一般公共营养、特定人群营养和人们的健康饮食配置，必将发挥越来越大的作用。

本教材为全国高职高专院校药学类与食品药品类专业“十三五”规划教材之一，系在教育部2015年10月新颁布的《普通高等学校高等职业教育（专科）专业目录（2015年）》指导下，根据本套教材的编写总原则和要求，组织了全国8所包括医药类、生物工程类、食品药品类的10位教师，进行了从内容到结构、从全面到重点、从理论到实践的知识体系的分析和安排，参考了现有教材的体例和结构，同时结合高职高专医药人才和工程类人才的培养目标与应该掌握的知识结构，力图较为全面、系统、创新地编撰出适应当前人才培养目标需求的一本营养学教材。

本教材除保留了既往此类教材中优秀部分以外，我们还在特定人群的营养、膳食指南与食谱编制、营养监测与干预等部分进行了较大的创新，与时俱进地与人才培养目标更加一致、与特定人群营养配置更加贴近、使理论知识与实际应用更加契合。本教材不仅仅是学校教育的知识载体，也会成为实际工作中的参考与指南。

本教材主要供全国高职高专院校食品与营养相关专业教学使用，也可作为相关专业继续教育教材以及培训使用。

本教材是集体智慧的结晶，凝聚了编写团队的大量心血，付梓之际，再次表示衷心感谢！人体结构基本相同，但机能代谢不尽一致。本书仅表述一般状况，个别特殊情况还需个别对待。我们虽很审慎，但由于知识的深度广度尚有欠缺，书中难免有所疏漏，敬请批评指正！

编　者

2016年10月

目录

CONTENTS

第一章 绪论

第二章 营养学基础

第八章

社区营养

第九章

营养干预

第十章

营养教育

第一章

绪　论

学习目标

知识要求　**1. 掌握**　营养学、公共营养学的基本概念；公共营养学的特征；我国营养学发展历史；公共营养学研究内容。

2. 熟悉　营养与公共营养的含义；公共营养学起源、工作方法、与健康的关系。

3. 了解　营养学与公共营养学的区别与联系；国外古代及现代营养学发展历史；营养学分支学科；公共营养学的工作目的。

案例导入

案例：2016 年 5 月 13 日由国家卫生计生委疾控局发布了《中国居民膳食指南（2016)》，为了提出符合我国居民营养健康状况和基本需求的膳食指导建议而制定的法规，自2016 年5 月13 日起实施。据悉，新指南由一般人群膳食指南、特定人群膳食指南和中国居民平衡膳食实践三个部分组成。同时推出了中国居民膳食宝塔（2016）、中国居民平衡膳食餐盘（2016）和儿童平衡膳食算盘等三个可视化图形，指导大众在日常生活中进行具体实践。为方便百姓应用，还特别推出了《中国居民膳食指南（2016)》科普版，帮助百姓做出有益健康的饮食选择和行为改变。

讨论：1. 食物中的营养与人体健康有什么关系？

2. 《中国居民膳食指南（2016)》的适宜人群有哪些？具体内容是什么？

3. 《中国居民膳食指南（2016)》科普版能发挥什么作用？

营养，从字面意思上讲，“营”指经营、谋求；“养”指养生，营养简言之就是谋求养生。营养是人体摄取食物，经过体内消化、吸收和代谢，利用人体中的有益物质以满足身体自身生理需要的生物学过程。营养是一种综合过程，也是人体最基本的生理过程。公共营养是通过营养监测、营养调查发现人群中存在的营养问题，又利用营养研究的科学理论改善人群中存在的营养问题。公共营养学基于人群的营养健康状况，从群体营养水平宏观的进行研究。

第一节　公共营养学的概念

一、营养学定义

营养学主要研究食物中的营养素及其他生物活性物质对人体健康的生理作用和有益影响，是研究人体营养规律及其改善措施的科学。因此，它主要涉及食物营养、人体营养和公共营养三个领域。

营养学从生物科学的角度研究机体对营养的需要，属于自然科学范畴，是预防医学的重要组成部分。从应用方面来看，可以指导群体和个体合理地安排饮食、防病保健，指导国家的食物生产、加工，达到改善国民体质、促进社会经济发展的目的。

二、公共营养学定义

公共营养学也可称为生态营养学和社会营养学。1997 年 7 月第 16 届国际营养大会：“公共营养是基于人群营养状况，有针对性地提出解决营养问题的措施，它阐述人群或社区的营养问题以及造成这些营养问题的条件。与临床营养相比，其工作重点从个体水平转向群体水平，从微观营养研究转向范围广泛的宏观营养研究，如营养不良的消除策略、政策与措施等。”

三、二者的联系与区别

营养学和公共营养学的联系在于：两者都具有共同的研究对象，采用相同的研究方法，有相同理论体系，都是研究营养与健康的关系；区别在于公共营养学属于营养学的一个分支，在研究的侧重点上略有差别，公共营养学研究人群的营养，营养学更侧重于研究有益成分与营养的关系。

四、公共营养学的特征

1. 实践性 公共营养是营养学中带有鲜明社会实践特点的内容，一方面体现在将营养学的成就转化为社会效益，真正使人民受益；另一方面体现在判断与改善营养与健康的关系上，既要看营养与整体健康水平的联系，还要从饮食习惯、经济条件、经济体制与政策、农业生产和食物分配制度等社会、经济、政治因素等方面综合分析营养问题出现的原因，寻找改进措施，并评价实施的效果。

2. 宏观性 以整个国家、省或地区的各种人群为对象，从对总体健康状况的影响上分析存在的营养问题。不是停留在给个别人或个别人群一个营养素过剩与不足的总结表上；也不是停留在提出一个改善食谱的建议上，而是通过分析营养与经济购买力、食品经济结构、经济发展趋势、国家或地区的营养政策、食品经济政策之间的关系，提出改善营养的综合措施。

3. 社会性 公共营养对人群营养问题的思考、研究都超出了公共卫生领域，涉及到政治、经济发展、农业政策、环境、人道援助等，甚至营养改善法律规章的制订、修订与执行。解决营养问题的方法更是考虑到卫生领域之外（贸易、农业等），如制订与食物相关的公共政策等。

4. 多学科性 虽然公共营养是营养学的一部分，但它在研究中应用了临床医学、农学、社会科学如人类学、经济学和政治学等多种学科的理论和方法。

第二节　公共营养学的发展历史与现状

在远古时代，人们为了生活，通过狩猎、寻找和尝试野生植物，发现了许多可以充饥果腹的食物。人类的进化史也是获得食物的历史。因而，不论是中国还是外国，自从有了文字记载，人们就开始记录相关的营养学知识。现代营养学已有 100 多年的发展历史，研究仍在不断拓展和深入。

一、国外营养学的发展历史

（一）古代营养学发展历史

西方古典营养学在相当长的时期内，对食物和营养的认识是相当肤浅的，不少观点出于迷信或医道，或是一些经验的积累。

Diet（膳食）一词来源于希腊文 daita，含义是选择合适的食物保持身体健康。早在公元前9世纪古埃及的纸莎草纸卷宗中就有患夜盲症的人最好多吃牛肝的记载。2400年前希腊就有食疗，但认为食物仅含有单一的营养成分。希波克拉底（公元前460～377）：食物中的特殊成分对维持生命是必不可少的，健康只有通过适宜的饮食和卫生才能得到保障，并有“食物即药”的观点，还尝试用海藻治疗甲状腺肿，用动物肝脏治疗夜盲症，用宝剑淬火留下的含铁水治疗贫血，但他认为食物的营养成分是单一的。这种观点一直持续到19世纪。

从公元前400年到18世纪中期被称为营养学发展的自然主义时期。

（二）现代营养学发展历史

现代营养学奠基于18世纪中叶，瑞典 Scheele（1742～1786年）、英国 Priestly（1733～1804年）等人发现了氮、氧和二氧化碳。德国 Mayer（1814～1878年）论述了能量守恒定律；俄国 Mendeleer（1834～1907年）阐述了元素周期表，Reaumur（1683～1757年）论证了消化是化学过程，将营养学引入近代科学发展的轨道。1783年法国 Lavoisier 发现氧，含碳化合物的氧化是各种生理功能的能量来源，创建呼吸是氧化燃烧的理论。1785年，法国 Berthollet 证明动物、植物体内存在氮，并有氨存在。1810年，Wollastor 发现第一种氨基酸——亮氨酸。1812年，俄罗斯 Kirchoff 报告，植物中碳水化合物存在的形式是淀粉，在稀酸中加热可分解为葡萄糖。1816年，Magendie 证实蛋白质的营养必需性。1827年，伦敦 Prout 指出，高等动物的营养需求包括3种主要的食物成分——蛋白质、脂肪、碳水化合物。1839年，荷兰 Mulder 首次提出“蛋白质”的概念，并认识到各种蛋白质均大约含有16%的氮。1842年，法国 Chosset 用实验证实喂饲低钙饲料的鸽子骨发育不良；德国有机化学家 Liebig 等发现蛋白质、脂肪、碳水化物三大营养素的氧化是机体的营养过程，指出碳水化合物可在体内转化为脂肪，开始进行有机分析，建立了碳、氢、氮的定量测定方法，确立了食物组成和物质代谢的概念。他还发现钠是血中的主要阳离子，钾是组织中的主要阳离子；Prout 将人体主要成分归类为蛋白、脂肪和糖三类，为食物的化学分析奠定了基础。

1844年，Schmidt 指出，碳水化合物含有一定比例的 C、H、O，其中 H 和 O 的比例为 2∶1，与水相同，好像碳和水的化合物，故称此类化合物为碳水化合物。1850年 Chatin 从甲状腺中分离出碘，还进一步明确钙与人体骨质发育的关系。到1850年，至少有钙、磷、钠、钾、氯、铁被证实为高等动物所必需。Liebig 认为所有含蛋白质的食物均含有氮，而氮的多少与营养好坏有关，他推测，产能物质（碳水化合物、脂肪）和蛋白质及一些矿物质构成了营养完全的膳食。Pereira 发现，限制少数几种食物可导致坏血病。1860年，德国 Voit 建立氮平衡学说，并于1881年首次系统地提出蛋白质、碳水化合物和脂肪的每日供给量。1894年，Rubner 建立了测量食物代谢燃烧产生热量的方法，提出了热能代谢体表面积计算法则、等热价法则及 Rubner 生热系数。1899年，美国 Atwater 完成了大量人体消化吸收实验，创制了弹式测热计，提出了阿特沃特生热系数。1883年，John Kjeldahl 建立了一个准确测定氮进而确定蛋白质含量的方法，至今仍被广泛应用。

进入19世纪之后，营养学的研究成果多次获得诺贝尔奖。自1912年，人类发现了第一种维生素（维生素 B_1），之后35年陆续发现了其他13种维生素。当时科学界已经开始接受坏血病、脚气病、佝偻病、赖皮病等疾病是营养缺乏所致的观点。

20世纪30年代后，掀起了微量元素的研究热潮。当时认为世界各地出现的某些原因的不明疾病可能与微量元素有关。1931年，发现人的斑釉牙与饮水中氟含量过多有关。在此之后的40多年，陆续发现了锌、铜、钼等多种微量元素为人体所必需，并得以确认。

20世纪中后期，营养学的研究工作日益深入。营养与疾病的关系进一步阐明，分子营养学成为研究热点。公共营养学在世界各国有了新的发展。

二、我国营养学的发展历史

（一）古代营养学发展历史

在我国古代，“药食同源”、“食疗”等养生保健理论体系摄食养生观念被人们普遍认同，和中医药学相互促进。“药食同源”的理论认为，某些食物既有食用性又有药用性，以这个理论作为指导，既扩大了中医食养的选材范围，也丰富了中医“食养”的内容。至今，已发展成为中医营养学。

3000年前的西周时期就有食医和食官，食医排在疾医、疡医、兽医等四医之首。食养是居于术养、药养等养生之首。2000多年前的战国至西汉时代编写的《黄帝内经·素问》：“五谷为养、五果为助、五畜为益、五菜为充”。东晋葛洪在《治风毒脚弱痹满上气方第二十一篇》中论述了脚气病的病因及食养方法：“脚气之病，起先岭南，稍来江东……”。“岭南”“江东”分别指的是广东、长江以东一带，这些地区多以米为主食，由于单纯食精米导致了脚气病的发生。并提出这种地方病可用豆豉、大豆、小豆、胡麻、牛乳、鲫鱼治疗。唐代孙思邈“治未病”，在饮食养生方面，强调顺应自然，特别要避免“太过”和“不足”的危害，“用之充饥则谓之食，以其疗病则谓之药”“安身之本，必资于食”“为医者，当先洞晓病源，知其所犯，以食治之，食疗不愈，然后命药”。《千金要方》和《千金翼方》：用动物肝脏治疗夜盲，用昆布、海藻治疗瘿瘤（甲状腺肿），用谷皮糠粥防治脚气病。孙思邈的弟子孟诜所著的《食疗本草》是一部对食用本草总结性的专著，也是这一时期最具代表性的食疗专著。该书不仅重视食物的营养价值，而且重视食物的治疗作用，对食物的加工和烹调均有说明。唐代昝殷著的《食医心鉴》则推荐用鲤鱼、冬瓜子、赤小豆煮熟空腹服食治疗水肿。宋金元时期，食疗学及其应用有了较全面的发展。宋代，官方组织王怀隐等编撰《太平圣惠方》，载方160首，包括各种粥、羹、饼、茶等食养、食疗方，记载了28种疾病的食疗方法。陈直《养老奉亲书》是现存最早的一部中医老年病学专著，全书载方231首，其中食疗方剂达162首，占70%。元朝忽思慧的《饮膳正要》集食养、食疗于一体，注重食物的营养作用和治疗作用，并记载了食物的加工方法，提出了一些有关饮食营养与健康、饮食卫生与健康的观点。明代李时珍的《本草纲目》收集的食疗资料丰富，仅谷、菜、果三部就有300余种，虫、介、禽、兽就有400余种，有关抗衰老的保健药物及药膳就达253种。清朝，食疗的著述不但注重食疗方法，而且注重美味适口，讲究营养价值、烹调技术和疗效。沈李龙的《食物本草会纂》将食物分为水部、火部、谷部、菜都、果部上、果部下、鳞部、介部、禽部、兽部，共10部，还有关于食物宜忌、服药宜忌、妊娠宜忌、五味偏好等内容论述。

然而，在漫长的3000多年的发展过程中，由于受科学发展水平的限制，对食物营养的认识和论述主要是经验汇总和立足于阴阳五行学说的营养观念的抽象演绎。

（二）现代营养学发展历史

我国现代营养学的早期发展始于20世纪初。当时的生物化学家做了一些食物成分分析和膳食调查方面的工作。

建国初期，根据营养学家的建议，国家采取了对主要食品统购、统销和价格补贴政策，保证了食物的合理分配和人民的基本需要。在1952年出版的第一版《食物成分表》中提出了“我国的膳食营养素需要量推荐标准”，在1962年全国营养会议上正式发表。以后于1981年、1988年进行了两次修订，称之为《推荐的每日膳食中营养素供给量》，即RDA。2000年，制订了《中国居民膳食营养素参考摄入量》（dietary reference intakes，DRIs）。1959年，开展了第一次全国营养调查。1982～2002年，每隔10年进行一次全国营养调查。加上1959年第一次，已进行了四次全国营养调查。1989年，制定了我国膳食指南。1997年，中国营养学会修订了膳食指南，并公布了中国居民平衡膳食宝塔。2008年对膳食指南和平衡膳食宝塔再次进行了修订。2016年，又进行了新一轮的《中国居民膳食指南》的修订，并制定了《中国居民膳食指南》（科普版），使居民更加容易理解并通过指南指导自己的饮食摄入和营养搭配。还发布了一些法规，如1993年，《九十年代食物结构改革与发展纲要》；1994年，《食盐加碘消除碘缺乏危害管理条例》，从1995年开始实施食盐加碘，2000年已基本实现消除碘缺乏病的阶段目标；1997年、2001年《中国营养改善行动计划》、《中国食物与营养发展纲要（2001～2010年）》。这一系列具有法律效力的文件，不仅为改善与促进国民的营养和健康提供了有力的保障，而且还为营养学的发展注入了巨大的推动力。

三、营养学分支学科

现代营养学通过迅猛的发展，在实际应用中，随着科学技术的提高，形成了许多分支学科。

1. 基础营养 20世纪末，基础营养研究取得了许多新的进展，如膳食纤维的重要性逐渐被人们所认识；多不饱和脂肪酸等在人体内的生理作用逐渐被揭示；叶酸、维生素B_6、B_{12}与出生心理缺陷及心血管疾病病因的关联研究已深入到分子水平等。其中维生素C、维生素E及微量元素铜、锌等在体内的抗氧化作用及其机制等研究较多，研究成果丰富。

2. 公共营养 20世纪70年代以来，在WHO和FAO的努力下，提出了营养监测、营养政策、投入与效益评估等新概念，逐步形成了公共营养学（又称社会营养学）。这使营养工作的宏观调控得到了有效实施，营养工作的社会实践性不断增强。一些国家制定并颁布有关社会营养的法律、法规，有的国家在议会中成立了主管营养工作的委员会，或在政府里成立了主管公共营养的机构，更加重视国民健康教育和提高健康水平。为指导民众合理地选择和搭配食物，很多国家制定了相应的膳食指南和营养素每日推荐摄入量。膳食指南和每日推荐摄入量的内容随着营养学的发展而不断修改与调整。20世纪90年代后，欧美各国相继举行了膳食营养素供给量的专题讨论会，对其概念和内容进行研讨。认为营养素不仅具有预防营养缺乏病的作用，还需要兼顾某些慢性疾病以及延缓衰老等作用，同时也要考虑摄入的安全性问题等，使每日推荐摄入量的内涵和外延得到扩充，美国学者提出了膳食营养素参考摄入量的概念，并增加了适宜摄入量和可耐受最高摄入量。其概念现为各国所接受。1992年，在罗马召开了有159个国家政府领导人参加的世界营养大会，会上发布了《世界营养宣言》《营养行动计划》，号召各国政府保障食品供应，控制营养缺乏病，加强宣传教育，并制定国家营养政策方针。

3. 特殊营养 随着科技的发展，人们活动范围迅速扩大，特殊环境下的营养问题引起了越来越多的关注。而特殊营养学就是现代营养学和环境医学形成的一个新的分支学科，它以环境、饮食营养为对象，研究特殊环境、特种作业对人体生理和代谢作用的规律和机制、饮食营养与机体对环境因素反应、适应及耐受能力的关系，并从饮食营养方面来保障特殊环境下人群的健康。特殊营养所关注的人群包括低照度工作人员（井下作业人员）、接触有毒物质作业人员（接触油漆、农药等有毒物质）、航天员、潜水员、运动员等人员。

4. 基因营养 基因营养学就是在人体所必需营养的基础上根据个人基因情况来确定特定的不同营养。随着分子生物学理论与技术在生命科学各个学科中的渗透与应用，营养因素与遗传基因相互作用的研究成为营养学中的一个新热点，并取得了许多重要进展。目前，对有些营养素的功能认识已经达到基因水平，例如，硒可能通过调价 GSH - Px 酶的 mRNA 稳定性来调控 GSH - Px 酶的活性表达，一些基因的异常表达或突变与某些慢性疾病的发生和发展有着密切关系。

5. 食物中的活性成分 食物中的活性成分是目前营养学研究较为活跃的一个领域。有些流行病学观察的结果难以用营养素来解释，越来越多的动物实验结果表明，食物中许多非营养素生物活性成分特别是一些植物化学物具有重要的功能。目前，食物中的非营养素生物活性成分研究较多的有：植物中的多酚类；蔬菜中的类胡萝卜素及异硫氰酸盐；大蒜中的含硫化物；大豆中的异黄酮；香菇、灵芝中的多糖类；人参中的皂苷等。这些活性成分中的大多数具有抗氧化、免疫调节和延缓衰老等多种生物学作用，对心血管病和某些癌症具有一定的预防和辅助治疗作用。尽管目前并没有可靠的流行病学证据来说明具体从膳食中对这些成分摄入多少量才能对健康有促进作用，但多数学者认为这一新领域无论在理论上和实践上都有广阔的前景。

6. 食品的营养强化 许多国家十分重视食品的营养强化。美国食品药品管理局（FDA）自 1941 年提出第一个强化面粉标准后，强化食品层出不穷。目前，美国大约 92% 以上的早餐谷类食物进行了强化。日本的强化食品种类繁多，并且针对不同的人群有严格的标准。我国在 20 世纪 50 年代初研制出婴儿强化食品后，逐渐增加了品种类别。并在 1994 年建立了营养食品强化剂的使用标准。

第三节　公共营养学的工作目的、内容和方法

一、公共营养学工作目的

营养学不能停留在说明人群的营养现状上，必须分析社会人群营养制约因素和营养问题的形成条件，包括环境条件和社会经济条件，并制定改善营养的政策，落实营养措施。因此，公共营养学的目的就是运用营养科学的理论、技术，通过营养调查、营养监测发现人群的膳食及营养问题，并阐明这些问题的程度、影响因素和后果，通过制订合理的食物与营养政策、经济政策及卫生保健政策和实施营养干预、营养教育等社会性措施，正确地引导食物的生产和消费，科学地调整膳食结构，提高人群的营养知识水平，促进居民养成良好的食物消费习惯，以解决人群的营养问题，改善人群的营养状况，增进健康，最终促进经济发展和社会进步。

二、公共营养学工作内容

（一）营养学研究内容

营养学主要研究食物营养、人体营养与公共营养三个方面内容。

1. 食物营养 主要阐述食物的营养组成、功能及为保持、改善、弥补食物的营养缺陷

所采取的各种措施，包括对食物新资源的开发、利用等方面。

2. 人体营养 主要阐述营养素与人体之间的相互作用。为保持人体健康，一方面，人体应摄入含有一定种类、数量、适宜比例营养素的食物；另一方面，营养素摄取过多或不足均会对健康造成危害。近年来，由于营养素摄入不均衡而导致的营养相关疾病的分子营养学基础研究及营养预防已成为人体营养的重要研究内容。此外，特殊生理条件和特殊环境条件下的人群营养需求也是人体营养的重要组成部分。

3. 公共营养 公共营养是基于人群营养状况，有针对性的提出解决营养问题的措施，它阐述人群或社区的营养问题，以及造成和决定这些营养问题的条件。公共营养学具有实践性、社会性和多学科性等特点。

（二）公共营养学研究内容

公共营养学主要包括以下研究内容：膳食营养素参考摄入量；膳食结构与膳食指南；营养调查与评价；营养监测；营养教育；食物营养规划与营养改善；社区营养；饮食行为与营养；食物安全；食物营养政策与法规。

三、公共营养学工作方法

公共营养学是一门交叉性边缘学科，它的研究范围涉及许多其他学科，如医学、化学、生物学、遗传学、行为科学、微生物学等，其研究方法大致可以归纳为以下几种。

1. 营养调查 对各种人群包括不同年龄、不同性别、不同生理状况、不同工作与生活环境人群进行膳食调查、营养状况体格检查（如营养缺乏病及超重或肥胖）以及实验室检查（含血、尿、头发等）。通过营养调查可以发现调查对象存在的营养问题，针对问题提出相应的措施或对策，从而达到解决问题、促进健康的目的。

2. 化学分析 主要测定食物中各类营养素的含量，此外，还包括测定人体血液、组织、骨骼等营养成分。

3. 人群食用实验 常用于某些营养素进行营养干预的效果评价，以及用来评定一些强化食品与保健品的生物学（营养）作用。

4. 动物实验 在进行某些疾病的防治研究及新资源食品或保荐食品开发过程中均会涉及到动物学实验，这是营养学研究中一种较为常见的方法。用于研究的动物有大鼠、小白鼠、果蝇、狗等。

第四节 公共营养与健康

营养是维持生命与健康的物质基础，是人类生存和发展的基本条件。从胚胎发育开始直至衰老死亡的全部生命过程中，营养自始至终都起着重要的作用，是决定人体素质和健康的重要因素。公众的营养与健康状况是反映一个国家或地区卫生保健水平、人民生活质量和人口素质的重要指标。

一、人体对营养的需要

人体为了生存，必须摄取食物以维持正常的生理、生化、免疫的功能，以及生长、发育、新陈代谢等生命活动。食物在体内经过消化、吸收、代谢和排泄等活动，促进机体生长发育、益智健体的过程。参与机体营养过程的称之为营养素，人体所需的营养素有40多种，可分为六大类。它们各自具有特殊的营养功能，在代谢过程中相互联系，共同参与生命活动。机体通过食物与外界联系，维持内环境的相对恒定，并完成内外环境的统一与平衡。身体必须满足最基本的营养需求，如供给能量、维持体温，并满足生理活动和从事生活劳动的需要；构成细胞组织、供给生长发育和自我更新所需要的材料，并为制造体液、激素、免疫物质等创造条件；保护器官功能，调节代谢反应，使机体各部分工作能协调正常的进行。

二、营养与人口素质

营养不仅可影响固有遗传基因的表达，同时还可以改变遗传性状。营养状况在一定程度上决定了包括智力发展和体力水平在内的人口素质的高低。营养缺乏和营养过剩都对整个国家的国民素质产生威胁。充足营养是优生优育的必要条件，孕妇营养不良可引起新生儿营养不良、智力低下、出生体重过低，进而导致新生儿死亡增加，还可引起出生缺陷（如孕期叶酸缺乏可引起新生儿神经管畸形）、孕产妇贫血、死亡。

营养不良不仅会影响患者本人的健康，还会殃及几代人。例如：营养不良的女童长大后会变成身材矮小的妇女，矮小妇女比一般妇女更易生下低体重婴儿，如果婴儿是女婴，其生育低体重婴儿的可能性较大；而肥胖儿童的肺活量、运动速度、爆发力、耐力及运动的协调性均显著低于正常儿童。

1985～2005年体质状况的比较研究结果表明，虽然全国青少年学生身体形态中身高、体重、胸围呈正增长，而身体机能发育水平呈下降趋势，爆发力、耐力和柔韧性等素质明显下降，儿童的营养状况也是影响因素之一。

“全国学生体质健康调研”显示，自2000开始，中国儿童少年的体能整体上停滞不前，甚至下降。如，1985～2005年的20年中，7～18岁城男、城女、乡男、乡女四群体的肺活量均值分别下降了260ml、510ml、267ml和530ml；中学生降幅超过小学生，高中生超过初中生。2005年四群体的肺活量均值分别仅相当于1985年的88.2%、82.5%、86.1%和79.0%。50米跑项目中，除乡男外，其余群体都出现0.15～0.2秒的倒退；低年龄小学生倒退现象尤其明显；耐力跑指标表现最差，20年龄呈全方位下降。以17岁男生为例，一个男生1000米跑在1979年时属中下表现（P_{25}）的成绩，2005年时却可以进入“中上”水平（P_{76}）。

三、营养与形态发育

人体主要由蛋白质和脂肪构成，体格的生长发育需要营养作为物质基础，青春发育期生长发育的加速需要更多的营养物质。

近百年来，西方国家发现，凡是在营养条件好的阶层中生活的儿童，生长发育就比较好，反之，生长发育就不正常。一旦营养条件得到改善，便会出现赶上生长（catch - up growth），表现出加速生长，并恢复到正常。1880～1998年期间，欧美各国以身高和体重为主，5～7岁儿童每10年平均增长1cm和0.3kg；8～11岁每10年平均增长1.3cm和0.5kg；12～15岁青少年每10年的平均增长，男孩为2.5cm和2kg、女孩为2.1cm和1.5kg。青少年达到成人身高的年龄普遍提前，而成人身高平均比100年前增长9.2cm。原苏联和日本的资料都显示，第二次世界大战曾使该正向趋势受到不利影响；而伴随战后经济状况的好转，该趋势又迅速恢复到原轨迹。1900～1979年，12岁、13岁、14岁青春期男孩平均身高分别增长15.0cm、17.2cm和16.0cm，平均每10年增长1.9cm、2.2cm、2.0cm。1979～2000年期间，上述3年龄组又分别增长3.3cm、3.2cm和2.5cm，每10年平均增长1.6cm、

1.5cm 和 1.2cm。

1995 年全国学生体质健康调研结果显示我国儿童少年的总体身高水平矮于日本儿童少年。其中，7～10 岁比日本矮 1～1.5cm，11～14 岁矮 2～3cm，15～18 岁男女分别矮 1.4cm 和 0.6cm。2000 年 2 月 17 日，我国卫生部、教育部、国家体育总局在新华社新闻中心联合召开了“中国青少年营养与体质状况座谈会”。同年 2 月 28 日，又召开了卫生部、教育部、国家体育总局、农业部四部委领导会议，会上要求组织一个研究小组，由卫生部牵头，在进一步调查研究的基础上，提出切实可行的对策，以全面提高我国青少年的健康水平。在新中国成立后的几十年里，政府下大力气解决营养不良的问题，并取得了一定的成绩。中国学生体质健康监测网络报告，从 1995 年到 2002 年，7～22 岁青少年学生的形态发育水平仍在持续提高。但到 21 世纪初，我国儿童青少年的形态发育指标仍不理想。学龄前儿童的生长迟缓率仍高达 35%，低体重率仍高达 20%。1995 年全国学生体质健康调查发现，我国 7～18 岁的男女生分别有 26.9% 和 38.3% 属于营养不良，比 1985 年分别上升了 4.7% 和 3.5%，而日本学生的营养不良检出率在 1% 以下。

而另一方面，儿童肥胖在全球范围（尤其是发达国家）检出率上升。美国是儿童肥胖流行最严重的国家，20 世纪 70 年代开始全面流行；1975～1985 年期间流行加速，6～11 岁肥胖率为 6.5%、12～19 岁为 5%；1985～1995 年进入第二高峰期；1995 年后 6～11 岁肥胖率进一步上升至 15.3%、12～19 岁上升至 15.5%。欧洲一些国家及加拿大、澳大利亚、日本等发达国家儿童肥胖流行趋势的出现比美国晚，但流行趋势同样迅猛。伴随生活方式的西方化，许多发展中国家近 20 年来也出现儿童肥胖的流行。

我国儿童肥胖检出率在 20 世纪 80 年代开始迅速增加。尤其 1995 年以来伴随生活水平提高，城市儿童少年超重、肥胖检出率成倍增长。部分大城市小学男生（儿童肥胖高危人群）肥胖检出率已达 15%，接近发达国家的中等水平。近 10 年来，部分发达地区乡村儿童的肥胖率增长速度已超过城市。2005 年全国学生体制健康调研结果显示：7～18 岁城市男生超重、肥胖检出率分别为 13.1% 和 7.1%，城市女生分别为 7.4% 和 3.6%，乡村男生分别为 6.2% 和 2.8%，乡村女生分别为 4.7% 和 1.7%；北京、上海城区 7～18 岁男生的超重、肥胖检出率分别达到 20.8% 和 12.3%，女生分别达到 11.3% 和 5.9%。

四、营养与智力发育

一般来说，智力是指大脑接受外界信息后将其加工、储存又进行提取、利用的能力，指观察力、记忆力、思维能力、想象力与创造力。保证智力发育健全首先需要保证脑神经系统发育正常并予适当的教育与训练。虽然决定脑功能优劣的因素较多，如遗传、环境、智力训练等，但 80% 以上还是取决于营养。平均说来，在非常贫穷国家生活的人不如在富裕国家生活的人聪明。

根据胚胎学研究，大脑的发育主要是在妊娠末期和出生后的第一年，其中最关键的时期是妊娠的最后 3 个月至出生后的 6 个月。孕期营养不良对胎儿脑及神经系统发育影响的程度与脑组织所处的发育阶段有密切的关系。

通过大白鼠动物实验发现，在脑组织的细胞分裂、增殖阶段，营养不良可使细胞分裂减慢，使细胞的数量减少而细胞的体积不变；而在脑组织体积增大阶段，营养不良主要使增大的脑组织细胞成熟减慢，表现为细胞的平均体积减小而细胞的数量不变；细胞体积在营养不良纠正后可恢复，而脑细胞数量的减少则不可恢复，为永久性的损害。

总之，大脑组织和智力的发育都需要充足的营养，首先是蛋白质和充足的能量以及其他营养素，如果妊娠时母体营养不良或婴儿时期营养素供给不足，会影响脑细胞增殖，从而使脑细胞的数目减少，造成永久性的不可逆的中枢神经系统损害，影响儿童智力发育和心理状态。

五、营养与心理行为发育

心理学家及营养学家经过几十年的研究发现，人的心理状态和食物间存在相互影响作用。一方面，食物中的营养素会影响人的情绪和行为；另一方面，人的情绪反过来也会影响人的饮食行为。

如缺乏某些营养素，会出现精神和行为上的异常。如维生素 D 长期摄入不足所引起的佝偻病，其早期常出现神经精神症状，患儿睡眠时惊厥，烦躁不安，易激怒；铁长期摄入不足可引起贫血，出现食欲不振、精神萎靡或烦躁不安、记忆力下降等症状。

又如，营养不良的儿童常有性格、社会交往、适应能力的障碍，语言的发育延迟。长期随访的研究表明，营养不良儿童的行为异常主要表现为烦躁、多动、易分心、不善于处理人际关系、情绪不稳定。

而在不同的心理状态下，人的饮食行为也可能出现一些改变。研究表明，在激怒期间，人们可能增加冲动性进食，在高兴期间可能享乐性进食；在压力状态下可能会食欲降低，也可能通过吃来缓解压力。

六、营养与畸形

妊娠早期是胚胎各种主要器官发育形成的阶段。孕期某些营养素的缺乏或过多，有导致婴儿先天性畸形的危险。如，孕前和妊娠早期适当补充叶酸和多种维生素，可以预防神经管畸形的发生。母体在妊娠期缺锌，其所生的子代和婴儿就会出现畸形，并出现神经系统功能的异常。孕妇缺锌会影响胎儿在宫内的发育，会波及到胎儿的脑、心脏、胰腺、甲状腺等重要器官，使之发育不良。锌缺乏对新生儿畸形的作用不仅仅是因妊娠后期缺锌，而在胚胎形成的早期就受到影响，孕妇在妊娠 20 天左右血清锌浓度即开始下降，并在 20～60 天大幅度下降，随后降低的速度减慢，而胚胎发育、分化过程中对致畸原最为敏感的器官形成期也是在妊娠 20～60 天。孕期缺乏维生素 D 则可能造成胎儿骨骼生长不良，如果同时维生素 D 的供给不足，将会增加婴儿先天性佝偻病的发生率。调查表明，体重 80～90kg 的妇女比体重 50～60kg 的妇女更易生下神经管畸形的婴儿。

七、营养与经济发展

国民的营养与体质状况不仅是社会进步的重要指标，也是影响和制约社会经济发展的重要因素。营养与体质状况和经济的发展相互制约、相互影响，又相互促进。在经济理论中，人力资源被看作是经济增长的动力。营养状况是社会经济发展的主要物质基础和动力，食物营养直接影响社会人力资源的发展。营养不良和慢性病都会降低劳动生产力，阻碍经济的发展。营养不良通过多种途径阻碍社会经济的发展，经济发展的滞后又通过多种途径进一步造成营养不良。

营养不良给国民经济带来的损失虽然没有专项精确计算，但根据 PROFILES 模型的保守估计，因碘缺乏每年给我国造成的经济损失为 1.6 亿美元；贫血造成的经济损失为约为 1.06 亿美元，因儿童发育迟缓带来的损失估计为 0.96 亿美元。按照世界银行的统计，发展中国家由于营养不良导致的智力低下、劳动能力丧失（部分丧失）、免疫力下降等造成的直接经济损失，约占国民生产总值（GNP）的3%～5%。

拓展阅读

“大数据时代” 与 “公共营养学”

随着互联网科技的迅猛发展，“大数据”产业迎来大发展。大数据的出现和应用，为公共营养的研究工作开拓了更多思路，如全面系统地揭示不同时期我国居民的营养与健康状况、解决食物生产和居民营养需求的矛盾、开展营养相关疾病的管理、开展公共营养相关研究、确定营养传播策略等。随着大数据愈来愈广泛地渗透到营养领域，必将为推动我国营养事业的发展提供创新和突破的可能。

最近一篇发表在《Cell》杂志上的论文表明，机器学习算法能给出更精准的营养学建议，成功控制餐后血糖水平，结果优于传统专家建议。而机器学习算法就来源大规模数据收集、分析。

2016年5月，由中国营养学会发布的《中国居民营养关注度大数据白皮书》报告显示：从2015年4月至今，“营养”这个关键词的累积阅读量超过33亿次；在4.8亿用户当中，41～50岁用户最关注营养，而女性对营养的关注度达20.69%，是男性的2.5倍；与“营养”相关度最高的食物，鸡蛋最受追捧，相关阅读量达1亿之多，跟随其后的分别是香蕉、蜂蜜、红薯、枸杞、红枣等，后者单个关键词的阅读量都超过6000万之多；另外，游泳、跑步、自行车、瑜伽、俯卧撑成为了关注营养的用户最受追捧的前五种运动方式；而玉米成为谷物黑马，竟超过日常主食大米跃居最受关注的谷物榜首。这份大数据白皮书的出炉，借助了大数据摸清公众的营养阅读习惯和需求，使有价值的营养信息从海量信息中脱颖而出，以唤起全民营养保健意识，提高公众的营养素养。

重点小结

1. 本章重点

（1）公共营养学含义及特征。

（2）公共营养学的发展历史。

（3）公共营养学研究内容及方法。

2. 本章难点

营养学对健康、形态发育、心理行为发育、畸形等的影响。

目标检测

一、单项选择题

公共营养学研究的主要对象是（　　）。

A. 食物　　B. 营养素　　C. 社区　　D. 人群

二、填空题

营养学主要研究________、________和________三方面的内容。

三、名称解释

1. 营养
2. 公共营养学

四、问答题

公共营养学的特征。

（周建军　杨　黎）

第二章

营养学基础

学习目标

知识要求 1. **掌握** 三大供能营养素和常见微量营养素的生理功能；食物蛋白质的营养评价（氨基酸评分法）；DRIs 的构成和应用。

2. **熟悉** 能量来源与消耗；三大供能营养素和常见微量营养素的吸收与代谢；常见营养素的优质食物来源。

3. **了解** 营养素缺乏与过量的危害；机体内营养素的状况评价。

营养素是指食物中具有营养功能的物质。它具有供给能量、构成和修复组织、调节代谢以维持正常生理功能等作用。同一营养素可具有多种生理功能，如蛋白质既可构建机体组织，又可提供能量；不同营养素也可具有相同生理功能，如蛋白质、碳水化合物和脂肪均能提供能量。

人体必需的传统营养素有六大类，即蛋白质、脂肪、碳水化合物、矿物质、维生素和水。2013 版《中国居民膳食营养素参考摄入量（DRIs）》新增了植物化合物等其他膳食成分的相关内容。不同的营养素必须合理搭配才能起到预防疾病、延缓病程发展和促进健康的作用。

营养素可分为宏量营养素和微量营养素。宏量营养素构成膳食的主要部分，是提供能量及生长、维持生命活动所必需的营养素，主要有碳水化合物、脂肪、蛋白质和水等。微量营养素主要有维生素和矿物质。

第一节 能量

案例导入

案例：人体的一切活动都需要能量。当能量缺乏时，人体新陈代谢减慢，可能导致昏厥、心跳加速，若长期维持这种状况，会依次消耗体内储存的碳水化合物、脂肪和蛋白质，最后变得枯瘦和呈现病态，甚至发生死亡。例：无锡 22 岁少女由于怕胖而盲目进行节食减肥，导致消化功能严重受损，长期便秘，并引发神经性厌食症。一天晚饭后与朋友相约自助烧烤，暴饮暴食，后出现胃胀胃痛的情况，肚子越鼓越大，送院抢救发现胃膨胀到正常人的 10 多倍，胆囊和肠管等器官被庞大的胃部挤压得缺血性感染坏死，终因病重抢救无效死亡。

讨论：1. 能量在人体是如何转化与储存的？

2. 可以供能的营养素有哪些？它们之间的供能比是多少？

能量是营养学研究的重要内容，人体的一切活动都与能量代谢分不开。人体所需要的能量主要来自食物中的宏量营养素，包括碳水化合物、脂类和蛋白质，它们是植物吸收太阳能并转变为化学能储存下来的物质。产能营养素经消化转变成人体可吸收的小分子物质，在细胞内经合成代谢构成机体组成成分或更新衰老的组织，同时为机体提供能量。能量平衡不但受外界环境的影响，也受到内环境因素（如多种细胞因子、受体、激素以及神经-体液系统等）的影响，一旦能量平衡失调将会引起一系列的健康问题。

一、能量来源及单位

食物、生物的能量来源于太阳的辐射能。植物借助叶绿素的功能吸收利用太阳辐射能，通过光合作用将二氧化碳和水合成碳水化合物，植物还可吸收利用太阳辐射能合成脂肪、蛋白质，而动物在食用植物时，实际上是从植物中间接吸收利用太阳辐射能，人类则是通过摄取动、植物必食物获得所需的能量。

（一）能量来源

人体内主要的产能营养素有碳水化合物、蛋白质、脂肪。

1. 碳水化合物 碳水化合物是机体的重要能量来源，我国居民所摄取的食物中，碳水化合物的比重最大，一般供能占比为总能量的55%～65%。食物中碳水化合物经消化产生的葡萄糖等物质被吸收后，有一部分以糖原的形式储存在肝脏和肌肉中，作为贮备能源。其中肌糖原用来满足骨骼肌在紧急情况下的需要，而肝糖原则主要用于维持血糖水平的相对稳定。体内许多组织细胞储存的糖原很少，必须经常从血液中摄取葡萄糖以满足代谢和各种功能活动的需要，特别是脑组织。脑组织能量消耗大，其细胞储存的糖原又极少，因此，极度依赖血糖，血糖水平过低可引起昏迷甚至死亡。

2. 脂类 机体内的脂类分为组织脂质和储存脂质两部分。组织脂类主要包括胆固醇、磷脂等，是组织、细胞的组成成分，不提供能量，在人体饥饿时不会减少。储存脂质主要是油脂，也称甘油三酯和中性脂肪，是重要的能源物质，也是体内能源的主要储存形式，但它不能在机体缺氧条件下供给能量。膳食中脂肪提供的能量一般占总能量的20%～30%。

3. 蛋白质 人体在一般情况下主要是利用碳水化合物和脂肪氧化供能。但在某些特殊情况下，人体所需能源物质供能不足，如长期不能进食或能量消耗过多时，体内的糖原和储存脂肪已大量消耗之后，将依靠组织蛋白质分解产生氨基酸来获得能量，以维持必要的生理功能。膳食中蛋白质提供的能量一般占总能量的10%～15%。

进食是周期性的，而能量消耗则是连续不断的，因而储备的能源物质不断被利用，又不断补充。碳水化合物主要作为短期能量消耗的能源，当机体处于饥饿状态时，其储备量迅速减少；而脂肪和蛋白质则作为长期能量消耗时的能源。

（二）能量单位

按照国际单位系统的规定，法定能量计量单位是焦耳（Joule，J）或千焦耳（kJ）。在生理学上有关能量代谢的研究中，热量单位传统使用卡（cal）或千卡（kcal），1kcal是指能使1kg纯水从15℃加热到16℃所需的能量。卡和焦耳之间的换算关系是：1cal＝4.184J或1J＝0.239cal。

（三）能量系数

物质燃烧时所释放出的热量，称为燃烧热。食物可在动物体外燃烧，也可在动物体内氧化。体外燃烧和体内氧化的化学本质是一致的，但过程不尽相同，特别是最终产物不完全相同，因此，所产生的热量（即能量）也不完全相同。

每克产能营养素在体内氧化产生的能量值称为“食物的热价”“食物的能量卡价”或“能量系数”。食物的卡价是经体外燃烧实验推算而得。

据用“弹式热量计”测定，1g碳水化合物在体外燃烧时平均产能17.15kJ（4.10kcal）；

1g 脂肪平均产能 39.54kJ（9.45kcal）；1g 蛋白质平均产能 23.64kJ（5.65kcal）。碳水化合物体内氧化与体外燃烧的最终产物相同，所产生的能量相近。脂肪也是如此。但是，蛋白质的体内氧化不如体外燃烧完全。若将 1g 蛋白质在体内氧化的最终产物收集起来，继续在体外燃烧，可产生能量 5.44kJ（1.3kcal）。如果用“弹式热量计”体外燃烧试验推算，体内氧化产生的能量值应为：1g 碳水化合物 17.15kJ（4.1kcal），1g 脂肪 39.54kJ（9.45kcal），1g 蛋白质则为 23.64kJ - 5.44kJ = 18.2kJ（4.35kcal）。

另外，食物中的营养素在消化道内并非 100% 吸收。一般混合膳食中碳水化合物的吸收率为 98%、脂肪 95%、蛋白质 92%。所以，三种产能营养素在体内氧化实际产生能量则为：

1g 碳水化合物：17.15kJ × 98% = 16.81kJ（4.0kcal）

1g 脂肪：39.54kJ × 95% = 37.56kJ（9.0kcal）

1g 蛋白质：18.2kJ × 92% = 16.74kJ（4.0kcal）

二、能量转化及储存

（一）能量转化

人体唯一能利用的能量是食物中的能源物质（碳水化合物、脂肪和蛋白质）所蕴藏的化学能。这些能源物质分子结构中的碳氢键蕴藏着化学能，在氧化过程中碳氢键断裂，生成 CO_2 和水，同时释放出所蕴藏的化学能。这些能量 50% 以上迅速转化为热能，用于维持体温，并向体外散发；其余不足 50% 则以高能磷酸键的形式（主要为三磷酸腺苷 ATP）贮存于体内，供机体利用。此外，还可有高能硫酯键等。

（二）能量储存

碳水化合物、脂肪和蛋白质被消化、吸收后即储存在体内，成为机体活动的能量来源。摄入体内的碳水化合物，小部分以糖原形式储存在肝脏和肌肉中。如果饥饿超过 48h，体内不再有储存的糖原，此时需要通过糖原异生作用来生成糖原。机体蛋白质储存能量较易准确测定，常用的方法有氮平衡、同位素示踪等方法；机体储存的脂肪主要来自食物中的脂肪和碳水化合物，此外也可来自蛋白质的转化，但其量有限。

一般认为，正常人的能量贮备具有以下特点：①从幼年到成年，主要是蛋白质的合成增加；②成年期间，体重和身体组织相对稳定；③成年以后，随着年龄的增加，脂肪储存量增多。机体脂肪组织是能量的巨大贮备库。

三、能量消耗

在理想的平衡状态下，个体的能量需要量等于其消耗量。成年人的能量消耗主要用于维持基础代谢、体力活动和食物特殊动力作用，孕妇还包括子宫、乳房、胎盘、胎儿的生长及体脂储备；乳母则需要合成乳汁；儿童、青少年则应包括生长发育的能量需要；创伤病人康复期间也需要能量。

（一）基础代谢

1. 基础代谢与基础代谢率 基础代谢（basal metabolism，BM）是维持生命的最低能量消耗。即人体在清醒、平卧、空腹（进食 12 ~ 14h）、安静、室温适宜（18 ~ 25℃左右）时维持呼吸、心跳、体温、循环、腺体分泌、肌肉的一定紧张度等生理过程所消耗的能量。而基础代谢率（basal metabolism rate，BMR）则指的是单位时间、单位体表面积内的基础代谢，单位为 $kJ/(m^2 \cdot h)$ 或 $kcal/(m^2 \cdot h)$。

2. 基础代谢的影响因素

（1）体表面积　基础代谢率的高低与体重并不成比例关系，而与体表面积基本上成正比。体表面积越大，越向外环境散发热，基础代谢亦越高。同等体重情况下瘦高者基础代谢高于矮胖者。因此，用每平方为体表面积为标准来衡量能量代谢率是比较合适的。

（2）年龄　在人的一生中，婴幼儿的基础代谢最为活跃，到青春期又会出现一个较高代谢的阶段，成年以后代谢缓慢降低，到老年基础代谢明显下降，其中也有一定的个体差异。在基础代谢率改变的同时，老年人的身高会变矮，体内的去脂组织或代谢活性组织也会减少，而脂肪组织则相对增加，另外，还存在血液的总容量减少、内分泌的改变和体力活动减少等变化，这些都是构成基础代谢或能量消耗减少的因素。

（3）性别　在同一年龄、同一体表面积的情况下，女性基础代谢率低于男性。原因是女性体内的脂肪组织的比例高于男性，而去脂组织则相反；此外，对于生育年龄的女性，在两次月经之间的排卵前期和后期，其基础体温有波动，对基础代谢率也有微小的影响。

（4）激素　激素对细胞的代谢及调节都有较大影响。例如，甲状腺素对细胞的氧化过程具有十分重要的作用，它可以使细胞氧化过程加快，在异常情况下，如甲状腺功能亢进可使基础代谢率明显升高，相反，患黏液水肿时，基础代谢率低于正常水平；肾上腺素对基础代谢率也有影响，但其作用低于甲状腺素，去甲肾上腺素可使基础代谢率下降25%；垂体激素能调节其他腺体的活动，其中包括对甲状腺的影响，因而也间接影响基础代谢率。

（5）季节与劳动强度　基础代谢率在不同季节和劳动强度人群中存在一定差别，一般冬季基础代谢高于夏季，劳动强度高者高于劳动强度低者。

（6）其他因素　如神经的紧张程度、营养状况、疾病等都会影响基础代谢率。

3. 基础代谢率的测量

（1）直接计算法　可根据体重、身高、年龄直接计算基础代谢。中国人正常基础代谢率平均值，见表2－1。

（2）气体代谢法（间接测热法）　能量代谢始终伴随着氧的消耗和二氧化碳的产生，故可根据氧的消耗量推算能量消耗量。

（3）体表面积计算法　基础代谢消耗的能量常根据体表面积或体重和基础代谢率计算。

4. 静息代谢　静息代谢率（resting metabolism rate，RMR）是一种与基础代谢很接近的代谢状态，测定过程中要求全身处于休息状态，在进食的3～4h后测量，此种状态测得的能量消耗量与BMR很接近，而且测定方法比较简便，可用于代替BMR。静息代谢一般占总能量消耗的60%～75%。

表2－1　中国人正常基础代谢率平均值［kJ/(m² · h)］

年龄	11～15	16～17	18～19	20～30	31～40	41～50	51以上
男	195.5	193.4	166.2	158.7	158.6	154.1	149.1
	(46.7)	(46.2)	(39.7)	(37.9)	(37.7)	(36.8)	(35.6)
女	172.5	181.7	154.1	146.5	146.4	142.4	138.6
	(41.2)	(43.4)	(36.8)	(35.1)	(35.0)	(34.0)	(33.1)

注：( ) 内数值单位为kcal/(m² · h)。

（二）体力活动的能量消耗

生理情况相近的人，基础代谢消耗的能量是相近的，而体力活动情况却相差很大，因此体力活动的能量消耗在所有消耗中变动最大。影响体力活动能量消耗的因素有：①肌肉越发达者，活动能量消耗越多；②体重越重者，能量消耗越多；③劳动强度越大，持续时间越长，能量消耗越多；④与工作的熟练程度有关。其中，劳动强度是主要影响因素。

WHO 将职业劳动强度分为轻、中、重三个等级，中国也采用此种分级方式，详见表 2-2。

表 2-2 中国成人活动水平分级

活动分数	职业工作时间分配	工作内容举例	PAL（男）	PAL（女）
轻	75% 时间坐或站立 25% 时间站着活动	办公室工作、修理电器钟表、售货员、酒店服务员、化学实验室操作、讲课等	1.55	1.56
中	25% 时间坐或站立 75% 时间特殊职业活动	学生日常活动、机动车驾驶、电工安装、车床操作、金工切割等	1.78	1.64
重	40% 时间坐或站立 60% 时间特殊职业活动	非机械化农业劳动、炼钢、舞蹈、体育运动、装卸、采矿等	2.10	1.82

通常各种体力活动所消耗的能量约占人体总能量消耗的 15% ~30%。

（三）食物特殊动力作用

人在进食之后的一段时间内，即从进食后 1h 左右开始，延续 7 ~8h，虽然同样处于安静状态，但所产生的热量要比未进食时有所增加，这种由于进食而引起的额外能量消耗，称为食物特殊动力作用（specific dynamic action，SDA），又称为食物热效应。

食物热效应对于人体是一种损耗而不是一种利益。因此，为了保存体内的营养储备，进食时必须考虑食物热效应额外消耗的能量，使摄入的能量与消耗的能量保持平衡。食物热效应作用所引起的能量额外消耗平均为 627.6kJ（150kcal）~836.8kJ（200kcal），约相当于总能量的 10%。食物中不同产能营养素的食物热效应不同，蛋白质的食物热效应作用最大，为本身产生能量的 30% 以上，脂肪 4% ~5%，碳水化合物 5% ~6%。

摄食越多，能量消耗也越多；进食快者也比进食慢者食物热效应高，因为进食快时中枢神经系统更活跃，激素和酶的分泌速度快，数量多，吸收和储存的速度更高，其能量消耗也相对更多。

（四）生长发育对能量的需求

生长发育过程中的儿童，其一天的能量消耗还应包括生长发育所需要的能量。每增加 1g 的体内新组织约需 4.78kcal 的能量。新生儿按千克体重计算，相对比成年人的消耗多2 ~4 倍的能量，在幼儿及儿童阶段，因为机体仍在发育过程中，也有类似的情况。

成年人可能有类似的情况，主要是怀孕的妇女，由于子宫内胎儿的发育，孕妇间接地承担并提供其迅速发育所需的能量，加上自身器官及生殖系统的进一步发育需要特殊的能量，其消耗的能量也比其他正常成年人多。另外，乳母合成乳汁、创伤病人康复也需要更多的能量。

（五）影响能量消耗的其他因素

除前述影响基础代谢的几种因素对机体能量消耗有影响之外，对于机体的总能量消耗还有不容忽略的因素。

1. 情绪和精神状态 脑的重量只占体重的 2%，但在安静状态下，却有 5% 左右的循环血量进入脑循环系统。人在安静地思考问题时，能量代谢受到的影响也不大，产热量增加一般不超过 4%，但在精神处于紧张状态时，能量代谢可以显著增高。一方面，由于精神紧张时，骨骼肌紧张性也加强，这时尽管没有明显的肌肉活动，但产热量自己提高很多；另一方面，由于精神紧张，特别是情绪激动，将引起肾上腺素、肾上腺皮质激素、甲状腺素等激素分泌增加。由于这些激素的作用，机体代谢加速，产热量也就明显增加。例如，成年人在较高的应激状态下，BMR 可以提高 25%，婴儿的哭啼和挣扎甚至可提高 100%。

2. 环境的气象条件与机体的热调节 机体维持体温在37℃。在正常条件下，仅有极小的变动，机体自身的调节可使其处于正常，而不致影响基础代谢及能量的消耗。

在外界温度低而人体没有适当的衣服保温时，机体则需要额外地氧化营养素来补充能量，如通过寒战产热，基础代谢升高10%～15%。高温条件下（30～40℃），体内的代谢过程加快，基础代谢升高，能量的需要增加，估计从37℃升高体温至39℃时，机体的基础代谢消耗增加28%，亦即一个中等体重的人一天约多消耗400kcal的能量。

四、人体一日能量需要量及供给

人体能量代谢的最佳状态是达到能量消耗与能量摄入的平衡。这种能量平衡能使机体保持健康并能胜任必要的社会经济生活。能量代谢失衡，即能量缺乏或过剩都对身体不利。若人体每日摄入的能量不足，机体会运用自身储备的能量甚至分解消耗自身的组织以满足生命活动的能量需要，如果儿童长期处于饥饿状态，会引起生长发育的停滞，而成人则是消瘦和工作能力下降。相反，若能量摄入过剩，则会以脂肪形式在体内蓄积，导致肥胖和机体不必要的负担，并可引发相关的并发症，如心血管疾病、糖尿病等。因此，维持机体能量摄入与消耗的动态平衡是健康的基础，确定人群或个体的能量需要量，对于指导人们合理膳食，提高生活质量是非常重要的。

评价成年人能量营养状况常用的指标是体质指数（body mass index，BMI）。

$$\text{BMI} = \frac{\text{体重(kg)}}{[\text{身高(m)}]^2} \tag{2-1}$$

WHO建议BMI<18.5为营养不良，18.5～25为正常，>25为超重或肥胖。

（一）能量需要量

能量需要量（energy requirement）是指维持机体正常生理功能所需要的能量，低于这个数量将会对机体产生不利的影响。FAO/WHO/UNU对能量需要量的定义是指能长期保持良好的健康状态，具有良好的体型、机体构成和活动水平的个体达到能量平衡，并能胜任必要的经济和社会活动所需要能量摄入量。在儿童、孕妇和乳母中，能量摄入量还应包括满足组织生长和分泌乳汁的能量储备的需要。

在正常情况下，人体的总能量消耗量是估算能量需要量的基础和依据，故应从实际测量或合理估计的能量消耗量来确定能量需要量。各国政府一般以国际膳食能量顾问组（International Dietary Energy Consultative Group，IDECG）的研究理论为基础，制定本国的能量推荐摄入量（RDA）。人体能量需要量受年龄、性别、生理状态和劳动强度等因素的影响而有所不同。

（二）能量需要量的确定

人体能量需要的推算有三种方法。

1. 世界粮农组织按式（2-2，2-3）粗略计算人体每日能量需要量（kJ）

$$\text{男子}\quad \text{每日能量需要量} = \text{体重(kg)} \times 192 \tag{2-2}$$

$$\text{女子}\quad \text{每日能量需要量} = \text{体重(kg)} \times 167 \tag{2-3}$$

并按劳动强度不同分别用不同的系数进行调整，轻体力劳动、积极活动和剧烈活动的调整系数分别为0.9、1.17和1.34。

2. 生活作业观察法 对调查对象进行24h的跟踪观察，详细记录各项活动的持续时间（精确到秒），参照前面所述的各种活动的能量消耗常数，根据其体表面积即可推算出调查对象一日的能量消耗，进而确定能量需要量。观察时间越长，结果越准确。

3. 膳食摄入量与体重变化推算能量需要量 正常人的需要量与其食欲往往相适应，此间体重保持相对稳定。如果能准确计算一定时期（大于等于15天）摄入的能量，并观察体重的变化，当体重保持不变时，就表示摄入的能量与消耗的能量相等；如果体重减轻，则表示能量摄入不足，反之，则表示摄入过剩。此方法可靠，且简便易行。

（三）能量供给

人体的能量来源是食物中的碳水化合物、脂类和蛋白质。这三类营养素普遍存在于各种食物中。我国居民的膳食以植物性食物为主，谷类居第一位，蔬菜和水果占第二位，鱼、禽、肉、蛋等动物性食物位于第三位，奶类和豆类食物占第四位，最后是油脂类。三餐的能量分配要合理，一般早、中、晚餐的能量分别占一天总能量的30%、40%、30%为宜。早餐有食欲者，早餐比例还可增高。不同年龄段的人群能量供给可以参考中国营养学会制定的膳食推荐摄入量（详见第二章第八节）。

第二节 蛋白质

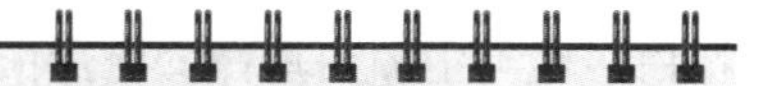

案例导入

案例：蛋白质对人体非常重要，一个60kg重的成年人其体内约有蛋白质9.8kg。当人体缺乏蛋白质时会出现免疫力低下、水肿等症状。2003年5月，安徽阜阳相继出现婴幼儿因食用劣质奶粉而引起腹泻、停止生长、身体瘦弱、脑袋尤显偏大的状况；严重的甚至越长越轻、越小，直至心、肝、肾等器官功能衰竭而死亡。事后追查得知，不法商家用三聚氰胺替代蛋白质生产奶粉，导致婴幼儿蛋白质重度营养不良、泌尿系统结石，甚至死亡。此为轰动全国的大头娃娃事件。

讨论：1. 蛋白质怎样参与到人体的生命活动中？
2. 哪些食物含有丰富的蛋白质？

蛋白质一词来源于希腊语“proteos”，意为“头等重要的”。蛋白质在成人体内约占16%～19%，是保证机体生长、发育、繁殖、遗传以及机体修复的重要物质基础，没有蛋白质就没有生命。

一、蛋白质的组成、分类及相关概念

（一）蛋白质的组成

蛋白质是由氨基酸通过肽键（酰胺键）连接组成的生物大分子，主要含有碳、氢、氧、氮四种元素，有些蛋白质还含有硫、磷、铁、碘、锰及锌等其他元素。由于碳水化合物和脂肪中仅含碳、氢、氧，不含氮，所以蛋白质是人体氮的唯一来源，碳水化合物和脂肪不能代替。

（二）氨基酸的分类

氨基酸是组成蛋白质的基本单位。存在于自然界中的氨基酸有300余种，但组成人体蛋白质的氨基酸只有20种，均为α-氨基酸。

根据营养功能，氨基酸可分为以下3种。

1. 必需氨基酸（essential amino acid，EAA） 指机体不能合成或合成速度不能满足机体需要，而必须从食物获取的氨基酸。

人体的必需氨基酸有8种，分别是苯丙氨酸、蛋氨酸、赖氨酸、色氨酸、苏氨酸、亮

氨酸、缬氨酸和异亮氨酸。婴幼儿尚需组氨酸满足生长发育的需求，因此，婴幼儿阶段有9种必需氨基酸。

2. 非必需氨基酸（nonessential amino acid） 并不是人体不需要，而是指机体可以利用体内已有的物质自行合成，不一定非要从食物获取的氨基酸，包括甘氨酸、丙氨酸、丝氨酸、天冬氨酸、谷氨酸（及谷氨酰胺）、脯氨酸、精氨酸、组氨酸、胱氨酸等。

3. 条件必需氨基酸（conditionally essential amino acid） 半胱氨酸和酪氨酸在体内可分别由蛋氨酸和苯丙氨酸转化而来，如果膳食能直接提供这两种氨基酸，则人体对蛋氨酸和苯丙氨酸的需要量可分别减少30%和50%，因此这两种氨基酸称为条件必需氨基酸或半必需氨基酸。

（三）蛋白质的分类

在营养学中，常根据蛋白质营养价值的高低，将蛋白质分为完全蛋白质、半完全蛋白质和不完全蛋白质三类。

1. 完全蛋白质 所含必需氨基酸种类齐全、数量充足、比例适当，不但能维持成人的健康，并能促进儿童生长发育，如乳类中的酪蛋白、乳白蛋白，蛋类中的卵白蛋白、卵磷蛋白，肉类中的白蛋白、肌蛋白，大豆中的大豆蛋白等。

2. 半完全蛋白 所含必需氨基酸种类齐全，但有的氨基酸数量不足，比例不适当，可以维持生命，但不能促进生长发育，如小麦中的麦胶蛋白等。

3. 不完全蛋白质 所含必需氨基酸种类不全，即不能维持生命，也不能促进生长发育，如玉米中的玉米胶蛋白，动物结缔组织和肉皮中的胶质蛋白，豌豆中的豆球蛋白等。

（四）常见相关概念

1. 氨基酸模式 氨基酸模式是指某种蛋白质中各种必需氨基酸的构成比例，以含量最少的色氨酸为1，依次计算出其他各种必需氨基酸的相应比值，这一系列的比值就是该种蛋白质的氨基酸模式。

常见几种食物蛋白质的氨基酸模式见表2－3。

表2－3 几种食物蛋白质和人体蛋白质氨基酸模式

氨基酸	全鸡蛋	牛奶	牛肉	大豆	面粉	大米	人体
异亮氨酸	3.2	3.4	4.4	4.3	3.8	4.0	4.0
亮氨酸	5.1	6.8	6.8	5.7	6.4	6.3	7.0
赖氨酸	4.1	5.6	7.2	4.9	1.8	2.3	5.5
蛋氨酸＋半胱氨酸	3.4	2.4	3.2	1.2	2.8	2.8	2.3
苯丙氨酸＋酪氨酸	5.5	7.3	6.2	3.2	7.2	7.2	3.8
苏氨酸	2.8	3.1	3.6	2.8	2.5	2.5	2.9
缬氨酸	3.9	4.6	4.6	3.2	3.8	3.8	4.8
色氨酸	1.0	1.0	1.0	1.0	1.0	1.0	1.0

2. 参考蛋白质 当食物蛋白质氨基酸模式与人体蛋白质氨基酸模式越接近时，人体对食物蛋白质的利用程度就越高，该种蛋白质的营养价值也就越高。如蛋、奶、肉、鱼等以及大豆的氨基酸模式与人体的比较接近，它们的蛋白质在体内利用率就比较高，故称为优质蛋白质。其中全鸡蛋蛋白质与人体蛋白质的氨基酸模式最为接近，在比较食物蛋白质营养价值时常作为参考蛋白质（reference protein）。

3. 限制氨基酸 食物蛋白质中一种或几种必需氨基酸含量相对较低，导致其他必需氨基酸在体内不能被充分利用而使蛋白质营养价值降低，这些含量相对较低的必需氨基酸称为限制氨基酸（limiting amino acid，LMA），含量最低的称为第一限制氨基酸，余者以此类推。谷类蛋白质第一限制氨基酸为赖氨酸，豆类蛋白质为蛋氨酸。谷类蛋白质除缺乏赖氨酸外，异亮氨酸、苯丙氨酸、苏氨酸也比较缺乏。

二、蛋白质的消化吸收与代谢

（一）食物蛋白质的消化与吸收

1. 蛋白质的消化 由于唾液中不含水解蛋白质的酶，所以食物蛋白质的消化从胃开始。胃内的胃酸首先将蛋白质变性，破坏其空间结构使其更容易被消化酶所分解。同时，胃酸可激活由胃黏膜主细胞合成并分泌的胃蛋白酶原，使其转变生成有活性的胃蛋白酶。胃蛋白酶主要作用于含苯丙氨酸或酪氨酸的肽键，形成脲和胨，很少形成游离氨基酸，加上食物在胃内停留时间较短，因此，蛋白质在胃内消化很不完全。

蛋白质胃内消化产物及未被消化的蛋白质在小肠内经胰液及小肠黏膜细胞分泌的多种蛋白酶及肽酶的共同作用，进一步水解为氨基酸、二肽和三肽。所以，小肠是蛋白质消化的主要场所。蛋白质在小肠内消化主要依赖于胰腺分泌的各种蛋白酶，可分为两类：一是内肽酶，可以水解蛋白质分子内部的肽键，包括胰蛋白酶、糜蛋白酶和弹性蛋白酶；二是外肽酶，可以将肽链末端的氨基酸逐个水解，包括氨基肽酶和羧基肽酶。

2. 蛋白质的吸收 水解的游离氨基酸以及二肽和三肽被小肠黏膜细胞吸收，在小肠黏膜的刷状缘中的肽酶作用下，二肽、三肽进一步分解为氨基酸单体。被吸收的氨基酸单体通过黏膜细胞进入肝门静脉被运送到肝脏和其他组织器官中被利用。过去认为蛋白质只有变为游离氨基酸才能被吸收，现在发现2～3个氨基酸的小肽也可以被吸收，甚至存在微量的整蛋白吸收。

在小肠内，蛋白质不能被完全消化吸收，未被消化的蛋白质以及部分消化的蛋白质分解产物进入大肠，在大肠细菌的作用下腐败，产生胺、酚及吲哚等有毒物质，大部分随粪便排出体外，少量被肠黏膜吸收入血，经解毒后随尿排出。

（二）蛋白质的代谢

蛋白质代谢以氨基酸为核心，细胞内外液中所有游离氨基酸称为游离氨基酸库，其含量不足氨基酸总量的1%，却可反映机体氮代谢的概况。食物中的蛋白都要降解为氨基酸才能被机体利用，体内蛋白也要先分解为氨基酸才能继续氧化分解或转化。

食物蛋白质经消化而被吸收的氨基酸与体内组织蛋白质降解产生的氨基酸混在一起，分布于机体各处，共同参与代谢。

氨基酸代谢池的来源主要有三条，一是进食后食物中的蛋白质消化吸收后变为血液中的氨基酸；二是组织中的蛋白质分解变为组织中的氨基酸；三是组织中的一些α－酮酸加氨基后合成相应的氨基酸（即非必需氨基酸）。去路主要也有三条，一是合成组织蛋白质进行补充和更新；二是经过脱羧后转变为胺类物质和其他含氮物；三是氨基酸脱氨基后生成相应的α－酮酸和氨，氨进入尿素循环生成尿素排出体外或生成其他一些含氮物和谷氨酰胺（Gln），α－酮酸可以走合成的路，转变为某些非必需氨基酸、糖和脂肪，也可以走分解的路，氧化为CO_2和H_2O，并产生能量。

（三）氮平衡

氮平衡（nitrogen balance，NB）是研究蛋白质代谢的一个重要指标，它是反映机体摄入氮（I）和排出氮（E）之间的关系，可以用式（2－4）表示：

$$NB = I - E = I - (F + U + S) \quad (2-4)$$

式中 NB 为氮平衡；

I 为摄入氮；

F 为粪氮（除了未被消化的食物氮外，还包括肠道死亡微生物、消化液及肠黏膜脱落细胞氮），U 为尿氮，S 为皮肤氮（包括表皮细胞、毛发、分泌物等）。

当摄入氮和排出氮相等时为零氮平衡，健康成年人应维持零氮平衡，且为了保险起见最好要富余 5%。如果摄入量大于排出氮则为正氮平衡（positive NB），儿童处于生长发育期、妇女怀孕、疾病恢复时，以及运动、劳动等需要增加肌肉时均应保证适当的正氮平衡，以满足机体对蛋白质的需要。如果摄入氮小于排出氮则称为负氮平衡（negative NB），人在饥饿、疾病、食用蛋白质质量差的膳食及老年时，一般处于负氮平衡，但应尽量避免。

三、蛋白质的生理功能

（一）构成和修复组织

蛋白质是构成机体组织、器官的重要成分，人体各组织、器官无一不含蛋白质。在人体的很多组织中，如肌肉组织和心、肝、肾等器官均含有大量蛋白质；骨骼、牙齿，乃至指、趾也含有大量蛋白质；细胞中除水分外，蛋白质约占细胞内物质的 80%。因此，构成机体组织、器官的成分是蛋白质最重要的生理功能。身体的生长发育可视为蛋白质的不断累积过程。这对生长发育期的儿童尤为重要。

人体内各种组织细胞的蛋白质始终在不断分解与更新。组织蛋白更新的速率随组织的性质不同而不同，肠黏膜细胞蛋白更新只需 1～3 天，肝脏组织蛋白更新亦较快，而肌肉组织蛋白更新较慢但数量大。成人每日体内蛋白的更新量约达体内蛋白总量的 1%～2%，只有摄入足够的蛋白质才能维持组织的更新。另外，当机体受损或疾病发生时也需要蛋白质作为修复材料。

（二）调节生理功能

机体生命活动之所以能够有条不紊的进行，有赖于多种生理活性物质的调节。而蛋白质是体内多种重要生理活性物质的组成成分，参与调节生理功能。如蛋白质参与了体液平衡与酸碱平衡的调节，当人摄入蛋白质不足时，血浆蛋白浓度降低，渗透压下降，大量组织间液滞留在细胞间隙内，出现水肿；蛋白质为两性物质，能与酸或碱进行化学反应，维持血液酸碱平衡；血红蛋白具有携带、运送氧的功能；血液中的脂蛋白、运铁蛋白、视黄醇结合蛋白具有运送营养素的作用；核蛋白构成细胞核并影响细胞功能；酶蛋白具有促进食物消化、吸收和利用的作用；由蛋白质或蛋白质衍生物构成的某些激素，如垂体激素、甲状腺素、胰岛素及肾上腺素等都是机体的重要调节物质。

（三）供给能量

蛋白质在体内分解成氨基酸，经脱氨基作用生成 α－酮酸，后可直接或间接经三羧酸循环氧化分解，同时释放能量，这是人体能量来源之一。但是，蛋白质这种功能可以由碳水化合物、脂肪所代替。因此，供给能量是蛋白质的次要功能。

一般每克蛋白质可提供 16.7kJ（4kcal）能量，人体每天需要能量大约 10%～15% 由蛋白质提供。

四、食物蛋白质的营养学评价

评价食物蛋白质营养价值，主要从“量”的角度测定食品中蛋白质的含量和从“质”

的角度观察蛋白质被人体消化吸收和利用的程度。蛋白质质量的评价方法有很多种，但任何一种方法都具有一定的局限性，所表示的营养价值也是相对的，所以，对一种蛋白质或食物中总蛋白质做出评价时，应尽量考虑多种测定指标。具体的评测方法如下：

（一）食物蛋白质的含量

评价食物蛋白质的营养学价值，首先应考虑该食物中蛋白质的含量。蛋白质中氮含量比较恒定，约占蛋白质的16%，即测得16g氮，便相当于100g蛋白质，其倒数为6.25，故测定食物中的总氮乘以蛋白质折算系数6.25，即得该食物蛋白质的量。

$$\text{蛋白质含量}(g/100g)=\frac{\text{食物总氮量}\times 6.25}{\text{食物总量}}\times 100 \qquad (2-5)$$

食物含氮量测定的经典方法是凯氏定氮法，通过测定食物中的氮含量换算出食物中蛋白质的含量。

（二）蛋白质的消化率

食物蛋白质消化率是指在消化道内被吸收的蛋白质占摄入蛋白质的百分数，是反映食物蛋白质在消化道内被分解和吸收程度的一项指标。消化率愈高，吸收的数量愈多，营养价值愈高。

一般采用动物或人体实验测定，根据是否考虑内源性粪代谢氮因素，可分为真消化率和表观消化率两种方法。

1. 蛋白质真消化率 考虑粪代谢氮的蛋白质消化率。粪中排出的氮实际上有两个来源。一是来自未被消化吸收的食物蛋白质；二是来自脱落的肠黏膜细胞以及肠道细菌等所含的氮，即粪代谢氮。通常以动物或人体为实验对象，首先设置无氮膳食期，即在实验期内给予无氮膳食，并收集膳食期内的粪便，测定氮含量，即为粪代谢氮。然后再设置被测食物蛋白质实验期，实验期内摄取被测食物，再分别测定摄入氮和粪氮。从被测食物蛋白质实验期的粪氮中减去无氮膳食期的粪代谢氮，才是摄入食物蛋白质中真正未被消化吸收的部分，故称蛋白质真消化率。计算公式如下：

$$\text{蛋白质真消化率}(\%)=\frac{\text{摄入氮}-(\text{粪氮}-\text{粪代谢氮})}{\text{摄入氮}}\times 100\% \qquad (2-6)$$

2. 蛋白质表观消化率 由于粪代谢氮测定十分繁琐，且难以准确测定，故在实际工作中常不考虑粪代谢氮，这种不计粪代谢氮的蛋白质消化率称蛋白质表观消化率。

通常以动物或人体为实验对象，在实验期内，测定实验对象摄入的食物氮（摄入氮）和从粪便中排出的氮（粪氮），然后按下式计算：

$$\text{蛋白质表观消化率}(\%)=\frac{\text{摄入氮}-\text{粪氮}}{\text{摄入氮}}\times 100\% \qquad (2-7)$$

这样不仅实验方法简便，而且因所测得的结果比真消化率低，对蛋白质的营养价值是低估而不是高估，具有一定的安全性。因此，一般多测定表现消化率。

食物蛋白质消化率受到蛋白质性质、膳食纤维、多酚类物质和酶等因素影响。一般来说，动物性食物的消化率高于植物性食物。如鸡蛋、牛奶蛋白质的消化率分别为97%、95%，而玉米和大米蛋白质的消化率分别为85%和88%。同时食品加工、烹调方法也会影响蛋白消化率。植物性食物中的蛋白质由于被纤维性细胞壁包裹着不易与胃肠液中的消化酶接触，难以消化吸收，而适当加工可提高蛋白质的消化率。例如，整粒大豆蛋白的消化率为60%，加工成豆腐后可达到90%以上。

3. 食物蛋白质的利用率 食物蛋白质的利用率指蛋白质消化吸收后在体内被利用的程度，这是食物蛋白质营养评价常用的生物学方法。测定食物蛋白质利用率的方法很多，大体上可以分为两类。一类是以体重增加为基础的方法；另一类是以氮在体内储留为基础的方法。以下介绍几种常用方法。

（1）蛋白质功效比值 蛋白质功效比值是以体重增加为基础的方法，是指实验期内，动物平均每摄入1g蛋白质时所增加的体重（g）数。一般选择初断乳的雄性大鼠，用含10%被测蛋白质（唯一氮源）合成饲料喂养28天，逐日记录进食量，每周称量体重，然后按式（2－8）计算蛋白质功效比值。

$$\text{蛋白质功效比值(PER)} = \frac{\text{实验期内动物体重增加量(g)}}{\text{实验期内摄入食物蛋白质量(g)}} \quad (2-8)$$

由于同一种食物蛋白质，在不同实验室所测得的PER值重复性不佳，故通常设经过标定的酪蛋白（参考蛋白质）为对照组，酪蛋白对照组作出的功效比值无论多少，都定为2.5，即将酪蛋白对照组PER值换算为2.5，然后按照式（2－9）校正被测蛋白质（实验组）PER。不同实验室都用标定值，这样就有可比性了。

$$\text{被测蛋白质的功效比值(PER)} = \frac{\text{实验组功效比值}}{\text{对照组功效比值}} \times 2.5 \quad (2-9)$$

由于所测蛋白质主要被用来提供动物生长所需，所以该指标常被用来作为婴幼儿食品蛋白质营养价值的评价。该方法在不考虑消化率的情况下，对比较新蛋白质与参考蛋白质也是有用的。但其数值并不与受试蛋白质的营养价值成正比。

几种常见食物蛋白质PER：全鸡蛋3.92、牛奶3.09、鱼4.55、牛肉2.30、大豆2.32、精制面粉0.60、大米2.16。

（2）蛋白质生物价 蛋白质生物价的含义是“储留于身体中的氮占吸收氮的百分比”，是反应食物蛋白质消化吸收后，被机体真正利用的氮数量的比值。蛋白质生物价越高，说明蛋白质被机体利用率越高，即蛋白质的营养价值越高，最高值为100。通常采用动物或人体实验。实验期内动物饲喂含被测蛋白质（唯一的氮来源）的合成饲料，收集实验期内动物饲料和粪、尿样品，测定氮含量；另外设置无氮喂食对照组，给实验动物无氮饲料，收集无氮饲料期粪、尿样品，测定氮含量，得粪代谢氮和尿内源氮数据（尿内源氮是指为机体不摄入蛋白质时尿中所含的氮，它主要来自组织蛋白的分解）；然后按式（2－10）计算被测食物蛋白质的生物价。

$$\text{生物价(BV)} = \frac{\text{储留氮}}{\text{吸收氮}} \times 100 \quad (2-10)$$

式中，吸收氮＝食物氮－（粪氮－粪代谢氮）；

储留氮＝吸收氮－（尿氮－尿内源氮）。

注：人体实验时可按成人全日尿内源性氮2～2.5g，粪代谢0.91～1.2g计。

生物价是评价食物蛋白质营养价值较常用的方法。常见食物蛋白质生物价见表2－4。

表 2-4 常见食物蛋白质的生物价

食物蛋白质	生物价	食物蛋白质	生物价
鸡蛋	94	扁豆	72
脱脂牛奶	85	蚕豆	58
鱼	83	白面粉	52
牛肉	76	小米	57
猪肉	74	玉米	60
大米	77	白菜	76
小麦	67	红薯	72
生大豆	57	马铃薯	67
熟大豆	64	花生	59

生物价受很多因素的影响：同一食物的蛋白质可因实验对象和环境不同，而出现不同的生物价；蛋白质在膳食中所占比例和实验时间长短，都有可能影响食品的蛋白质生物价，所以对不同蛋白质生物价进行比较时，应将实验条件统一。

生物价对指导肝、肾病患者饮食有一定的意义。BV 高，表明食物中氮主要用来合成人体蛋白质，极少有过多的氮经肝肾代谢由尿排出，从而大大减少对肝肾负担。

（3）蛋白质净利用率　只是测定蛋白质生物价时，未考虑蛋白质消化率，对蛋白质的营养价值有些高估；特别是对消化率较低的植物性蛋白质，高估程度更大，为弥补此缺陷，采用蛋白质净利用率测定，其含义是“储留于身体中的氮占摄入氮的百分比”，是表示摄入的食物蛋白质被机体利用的程度。实际上，是将蛋白质的生物价与消化率结合起来考虑，这样可以更全面地评价蛋白质的营养价值。

$$\text{蛋白质净利用率} = \text{消化率} \times \text{生物价} = \frac{\text{储留氮}}{\text{摄入氮}} \times 100\% \qquad (2-11)$$

（四）氨基酸评分

氨基酸评分（AAS）亦称蛋白质化学分，不仅适用于单一食物蛋白质的评价，还可用于混合食物蛋白质的评价。该法的基本操作步骤是将被测食物蛋白质的必需氨基酸组成与推荐的理想蛋白质或参考蛋白质氨基酸模式进行比较（通常选生物价接近 100 的鸡蛋蛋白质及其各氨基酸比例作为参考），并按下式计算氨基酸评分：

$$\text{氨基酸评分(AAS)} = \frac{\text{每克被测食物蛋白质中氮或氨基酸含量(mg)}}{\text{每克理想模式(参考)蛋白质中氮或氨基酸含量(mg)}} \times 100 \qquad (2-12)$$

对被测食物蛋白质进行氨基酸评分，应计算所有必需氨基酸的评分值，分值最低者为该蛋白质的第一限制氨基酸，其分值即为该蛋白的氨基酸评分值。

以小麦粉蛋白质的氨基酸评分为例，计算结果如表 2-5。

表 2-5 小麦粉氨基酸评分表

必需氨基酸名称	小麦粉（标准粉）mg/g 蛋白	参考蛋白质 mg/g 蛋白	AAS
异亮氨酸	37.5	40	93.8
亮氨酸	70.5	70	100.7
赖氨酸	25.7	55	46.7
蛋氨酸+胱氨酸	36.1	35	103.1
苯丙氨酸+酪氨酸	78.3	60	130.5
苏氨酸	28.3	40	70.8
缬氨酸	47.2	50	94.4
色氨酸	12.4	10	124.0

如表 2-5 所示，异亮氨酸、赖氨酸、苏氨酸和缬氨酸的评分值小于 100，故它们均为小麦粉的限制性氨基酸。其中，赖氨酸的分值最低，是小麦粉的第一限制氨基酸，其分值 46.7 即为小麦粉的氨基酸评分值。

用 AAS 不仅可以看出单一食物蛋白质的限制氨基酸，还可以看出混合食物蛋白质的限制氨基酸。在进行食物氨基酸强化时，应根据食物蛋白质氨基酸模式的特点，同时考虑第一、第二、第三限制氨基酸的补充量，否则不仅无效，还可能导致新的氨基酸不平衡。

氨基酸评分的方法比较简单，但没有考虑食物蛋白质的消化率，故美国食品药品管理局（FDA）提出一种新方法，即经消化率修正的氨基酸评分（protein digestibility corrected amino acid scrore，PDCAAS）法。计算公式如下：

经消化率校正的氨基酸的评分(PDCAAS) = 氨基酸评分 × 真消化率　　(2-13)

五、蛋白质互补作用

自然界中没有一种食物蛋白质所含氨基酸比值与人体完全符合，只有多种食物蛋白质混合食用，才能互相补充，使氨基酸的种类及比值更接近于人体需要的模式，从而提高蛋白质的营养价值，这就是蛋白质的互补作用。

例如，小米、玉米和大豆单独食用时，其生物价分别为 57、60 和 64，若按 40%、40% 和 20% 的比例混合食用，生物价可提高到 73。这是因为小米和玉米蛋白质中赖氨酸含量较低，蛋氨酸含量相对较高；而大豆恰恰相反，其赖氨酸含量较高、蛋氨酸相对较少，故将它们混合食用，可相互弥补不足，从而整体上提高了食物蛋白质的利用率。若在植物性食物的基础上再添加少量动物性食物，蛋白质的生物价还会提高，如面粉、小米、大豆、牛肉单独食用，其蛋白质的生物价分别为 67、57、64 和 76，若按 31%、46%、8% 和 15% 的比例混合食用，其蛋白质的生物价可提高到 89，可见动、植物性食物混合食用比单纯植物性食物混合食用还要好，具体数值见表 2-6。

表 2-6 几种食物混合后蛋白质的生物价

食物名称	单独食用	混合食用所占比例/%	
小麦	67	-	31
小米	57	40	46
大豆	64	20	8
玉米	60	40	—
牛肉干	76	—	15
混合食用 BV	—	73	89

若以氨基酸评分为指标，亦明显可见蛋白质的互补作用。例如，谷类、豆类氨基酸评分为44和68，若按谷类67%、豆类22%、奶粉11%的比例混合评分，氨基酸评分可达88，详见表2－7。

表2－7 几种食物混合后蛋白质的氨基酸评分

蛋白质来源	蛋白质氨基酸含量/%				氨基酸评分（限制氨基酸分）
	赖氨酸	含硫氨基酸	苏氨酸	色氨酸	
WHO 标准	5.5	3.5	4.0	1.0	100
谷类	2.4	3.8	3.0	1.1	44（赖氨酸）
豆类	7.2	2.4	4.2	1.4	68（含硫氨基酸）
奶粉	8.0	2.9	3.7	1.3	83（含硫氨基酸）
混合食用	5.1	3.2	3.5	1.2	88（苏氨酸）

为充分发挥食物蛋白质的互补作用，在调配膳食时，应遵循三个原则：①食物的生物学种属愈远愈好，如动物性和植物性食物之间的混合比单纯植物性食物之间的混合要好；②搭配的种类愈多愈好；③食用时间愈近愈好，同时食用最好，因为单个氨基酸在血液中的停留时间约4h，然后到达组织器官，再合成组织器官的蛋白质，而合成组织器官蛋白质的氨基酸必须同时到达才能发挥互补作用。

六、人体蛋白质的营养状况评价

（一）蛋白质营养不良

1. 蛋白质缺乏 蛋白质缺乏常与能量缺乏同时存在。蛋白质－能量营养不良（protein malnutrition，PEM）是一种因缺乏能量和蛋白质而引起的营养缺乏病，在成人和儿童中都有发生，处于生长阶段的儿童更为敏感。其中有因疾病和营养不当引起的，但大多数则是因贫困和饥饿引起，主要发生在婴幼儿当中，在经济落后、卫生条件差的地区尤为多见，是危害小儿健康、导致死亡的主要原因之一。根据临床表现可分为两型。

（1）消瘦型（marasmus）：是由于蛋白质和能量均长期严重缺乏时出现的疾病。该型营养不良多见于母乳不足、喂养不当、饥饿、疾病及先天性营养不良等。由于长期进食太少，机体处于饥饿或半饥饿状态，尤其是能量不足，只能靠消耗自身组织来供给能量，以维持最低生命活动的需要。表现为生长发育缓慢或停止、明显消瘦、体重减轻（严重者只为儿童平均体重的60%）、皮下脂肪减少或消失、肌肉萎缩、毛发细黄而无光泽，常有腹泻、脱水、全身抵抗力低下等症状，易发生感染，但无浮肿。

（2）水肿型（kwashorkor）：这是因蛋白质严重缺乏而能量供应勉强能维持最低需要水平的极度营养不良症，多见于断乳期的婴幼儿。临床表现为精神萎靡、反应冷淡、哭声低弱无力、食欲减退、体重不增或者减轻、下肢呈凹陷性浮肿、皮肤干燥、色素沉着、毛发稀少无光泽、脾肝肿大、易感染其他疾病等。

预防蛋白质缺乏主要通过以下综合措施：①合理营养，保证供应有一定量的优质食物和蛋白质；②提高居民生活水平，大力发展农业和食品加工业；③制订适当的摄入量标准，并大力开展营养教育。

2. 蛋白质摄入过多 蛋白质，尤其是动物性蛋白摄入过多，对人体同样有害。首先，摄入过多的动物蛋白，常伴随较多的的动物脂肪和胆固醇的摄入；其次，正常情况下蛋白质不在体内贮存，故必须将过多的蛋白质脱氨分解随尿液排出体外，这一过程需要大量水分，从而加重肾脏负担。再者，过多的动物性蛋白摄入，也会造成含硫氨基酸摄入过多，这样会加速骨骼中钙的丢失，易产生骨质疏松。另外，研究表明，摄入蛋白质过多与一些癌症相关，尤其是结肠癌、乳腺癌、肾癌、胰腺癌和前列腺癌。所以，应根据机体需要，摄入适量的蛋白质。

（二）蛋白质营养状况的评价

人体蛋白质营养状况的评价可从其膳食摄入量、生化检验、人体测量、症状和体征等方面进行评价。

1. 膳食蛋白质摄入量 膳食蛋白质摄入量，是评价机体蛋白质营养状况的背景材料或参考材料，与机体蛋白质营养状况评价指标结合起来，有助于正确判断机体蛋白质营养状况。

2. 生化检验 生化检验可使用血清蛋白（ALB）、血红蛋白浓度（Hb）、氮平衡、免疫功能指标、尿肌酐/身高指数（CHI）、尿羟脯氨酸指数、血清运铁蛋白（TFN）、血清甲状腺素结合前蛋白、视黄醇结合蛋白（RBP）、血清氨基酸比值（SAAR）、3-甲基组胺酸和毛发形态等指标。其中前六个指标实用，后四个指标灵敏，可根据情况结合使用。

3. 人体测量 人体测量是鉴定机体蛋白质营养状况的重要依据。评定生长发育状况所采用的身体测量指标主要包括体重、身高、上臂肌围、上臂肌面积、胸围以及生长发育指数等。

上述指标，种类虽然很多，但各有不足之处，实际应用还须结合膳食史和临床观察进行综合评价。

七、蛋白质的食物来源

蛋白质的食物来源可分为植物性蛋白质和动物性蛋白质两大类。植物性蛋白质中，谷类含蛋白质10%左右，蛋白质含量不算高，但由于是中国人的主食，所以仍然是膳食蛋白质的主要来源。豆类含有丰富的蛋白质，特别是大豆含蛋白质高达36%~40%，氨基酸组成也比较合理，在体内的利用率较高，是植物蛋白质中的优质蛋白质。坚果类如花生、核桃、莲子等含蛋白质15%~26%，而薯类则为2%~3%。动物性蛋白质中，蛋类含蛋白质11%~14%，奶类（牛奶，是婴幼儿除母乳外蛋白质的最佳来源）含蛋白质3.0%~3.5%，肉类、鱼类含蛋白质15%~22%。动物性蛋白质和大豆蛋白在含量和生物价上都高于其他植物性蛋白质，因此，都属于优质蛋白质。为改善膳食蛋白质质量，一般要求动物性蛋白质和大豆蛋白质应占膳食蛋白质总量的30%~50%。

第三节 脂类

案例导入

案例：脂肪是当今谈论最多的营养素之一，被认为是所谓西方病的罪魁祸首，包括冠心病、高血压、糖尿病以及某些肿瘤等。其中有些说法有一定道理，脂肪是能量密度最高的营养素，过度摄入易发胖，增加以上疾患的发病风险。然而，脂类是人体必需的一类营养素，是人体的重要成分，在强调其负面作用的同时不应忽略其积极作用。例如，胆固醇（特别是低密度胆固醇）过高，容易引发动脉粥样硬化等心脑血管相关疾病，但它对控制生物膜的流动性、合成激素、参与代谢等都起到非常重要的作用，因此，合理控制和利用胆固醇对健康是有利的。

讨论：1. 脂肪的种类有哪些？有哪些生理作用？

2. 脂肪常见的食物来源有哪些？植物脂肪和动物脂肪有何区别？

营养学上重要的脂类有脂肪、磷脂和固醇类，具有为人体提供能量、构成身体组织和一些重要的生理活性物质、促进脂溶性维生素的吸收等生理功能。正常人体内，按体重计算，脂类为14%～19%；肥胖者可达30%以上。

一、脂类的分类

（一）脂肪

脂肪又称甘油三酯，是由一分子甘油和三分子脂肪酸结合而成，约占脂类的95%。体内脂肪的含量常受营养状况和体力活动等因素的影响而有较大变动。多吃碳水化合物和脂肪含量高的食物其含量增加，饥饿则减少。当机体能量消耗较多而食物供应不足时，体内脂肪就大量动员经血循环运输到各组织，被氧化消耗来维持功能。因其含量不恒定，故有“可变脂”或“动脂”之称。

1. 脂肪酸的分类 脂肪酸是构成甘油三酯的基本单元。按脂肪酸的饱和度分为2种。

（1）饱和脂肪酸（saturated fatty acid，SFA）：碳链不含双键的脂肪酸。含4～6碳的脂肪酸通常是饱和脂肪酸。

（2）不饱和脂肪酸（unsaturated fatty acid，UFA）：含有不饱和双键的脂肪酸。根据双键的个数将其分为单不饱和脂肪酸（MUFA）和多不饱和脂肪酸（PUFA）；按双键的位置又分为n－3（或ω－3）系列、n－6（或ω－6）系列的不饱和脂肪酸。α－亚麻酸、二十碳五烯酸（EPA）与二十二碳六烯酸（DHA）属于n－3系列脂肪酸。

拓展阅读

顺式和反式脂肪酸

含双键的不饱和脂肪酸有顺式和反式两种存在形式。天然食物中的油脂，其脂肪酸的结构多为顺式脂肪酸，呈液态，不稳定，易变质，不利加工；常采用氢化方式，将顺式脂肪酸中的部分不饱和键变成饱和，同时其结构由顺式变成反式，形态由液体变成固体，稳定性增强，利于加工保藏，如人造奶油。但近年研究发现，反式脂肪酸可使体内低密度脂蛋白胆固醇（LDL－C）升高、高密度脂蛋白胆固醇（HDL－C）降低，增加心血管疾病的风险，故不主张多食用。

2. 脂肪酸的命名 脂肪酸命名规则：脂肪酸分子上的碳原子用阿拉伯数字编号定位通常有两种系统。Δ编号为系统命名法，从羧基碳原子算起；n或ω编号系统则从离羧基最远的碳原子算起。

示例：	CH_3—	CH_2—	CH_2—	CH_2—	CH_2—	CH_2—	CH_2—	CH_2—	CH_2—	COOH
Δ编号系统	10	9	8	7	6	5	4	3	2	1
n或ω编号系统	1	2	3	4	5	6	7	8	9	10

对不同脂肪酸进行命名时，营养学上还有一套通用的简易命名法，即根据链长、双链数目（饱和度）以及第一个双键所在的位置等，在C（表示碳原子）后以数字表示链长（碳原子数目），第二个数字表示分子中双链的个数，双键以后n－数字表示此脂肪酸属于哪一族。例如：

硬脂酸＝C18：0

油酸＝C18：1，n－9

亚油酸 = C18：2，n－6

亚麻酸 = C18：3，n－3

各种脂肪酸的结构不同，功能也不一样。一般来说，人体细胞中不饱和脂肪酸的含量至少是饱和脂肪酸的两倍，但各种组织中二者的组成有很大差异，并在一定程度上与膳食中脂肪的种类有关。

3. 必需脂肪酸 必需脂肪酸（EFA）是指机体不能合成或合成的速度远远不能满足自身需要，必须通过食物提供的脂肪酸。目前认为人体的必需脂肪酸有两个，即亚油酸和α－亚麻酸。

（二）类脂

类脂包括磷脂、糖脂和类固醇。类脂在体内的含量较恒定，在饥饿状态时不减少，在肥胖时其含量也不增多，有“固定脂”或“不动脂”之称。

1. 磷脂 磷脂是含磷酸根、脂肪酸、甘油和氮的化合物。除甘油三酯外，磷脂是含量最多的脂类，主要形式有甘油磷脂、卵磷脂、神经鞘磷脂等。甘油磷脂存在于各种组织、血浆，并有少量储存于体脂库中，它是构成细胞膜的物质，并与机体的脂肪运输有关。卵磷脂又称为磷脂胆碱，存在于蛋黄和血浆中，神经鞘磷脂则存于神经鞘。

2. 糖脂 糖脂是含有碳水化合物、脂肪酸和氨基乙醇的化合物。糖脂包括脑苷脂类和神经苷脂，也是构成细胞膜所必需的物质。

3. 类固醇 类固醇是含有环戊烷多氢菲的化合物。类固醇中含有自由羟基者视为高分子醇，称为固醇。常见的固醇有动物组织中的胆固醇和植物组织中的谷固醇。

二、脂类的消化吸收

（一）脂肪的消化吸收

食物进入口腔后脂肪的消化就已开始，唾液腺分泌的脂肪酶可水解部分食物脂肪，但这种消化能力很弱。婴儿口腔中的脂肪酶则可有效地分解奶中短链和中链脂肪酸。脂肪的消化在胃内也很有限，其主要消化场所是小肠。来自胆囊中的胆汁首先将脂肪乳化，接着胰腺分泌的脂肪酶将70%左右的甘油三酯水解成甘油单酯和两分子脂肪酸，其余约20%的甘油三酯被小肠黏膜细胞分泌的肠脂肪酶继续水解为脂肪酸及甘油，未被消化的少量脂肪则随胆汁酸盐由粪便排出。

脂肪水解后的小分子，如甘油、短链和中链脂肪酸很容易被小肠吸收直接进入血液，在肠细胞内被重新装配成甘油三酯，并和磷脂、胆固醇以及蛋白质形成乳糜微粒，由淋巴系统进入血液循环。血中的乳糜微粒是一种颗粒最大、密度最低的脂蛋白，是食物脂肪的主要运输形式，随血液流遍全身以满足机体对脂肪和能量的需求，最终被肝脏吸收。食物脂肪的吸收率一般在80%以上，最高的如菜籽油可达99%。

（二）类脂的消化吸收

磷脂的消化吸收与甘油三酯相似，胆固醇则可直接被吸收，如果食物中的胆固醇和其他脂类呈结合状态，则先被水解成游离的胆固醇再被吸收。

三、脂类的生理功能

（一）供给能量

脂肪是最理想的能量存储形式，每克脂肪氧化燃烧所释放出的能量为37.7kJ（9kcal），高于蛋白质和碳水化合物。人体在休息状态下，大约有60%的能量来自于体内脂肪，而在有氧运动或长时间饥饿时，体脂肪消耗产能更多。饥饿时，先消耗糖原和体脂以提供能量，这样可以减少蛋白质作为能量的消耗，起到节约蛋白质作用。

（二）构成机体组织

正常人按体重计算含脂类约14%～19%，胖人约含32%，过胖人可高达60%左右。脂肪组织多分布于腹腔、皮下和肌纤维间。脂肪是热的不良导体，在皮下可阻止体热散失，有助于御寒。在器官周围的脂肪熔点较高，常处于半固体状态，有缓冲机械冲击的作用，可固定和保护器官。

类脂的主要功能是构成身体组织和一些重要的生理活性物质。例如，磷脂与蛋白质结合形成的脂蛋白是细胞膜和亚细胞器膜的重要成分，对维持膜的通透性有重要作用；鞘磷脂是神经鞘的重要成分，可保持鞘的绝缘性；脑磷脂大量存在于脑白质，参与神经冲动的传导；胆固醇是所有体细胞的构成成分，并大量存在于神经组织；胆固醇还是胆酸、7－脱氢胆固醇和维生素 D_3、性激素、黄体酮、前列腺素、肾上腺皮质激素等生理活性物质和激素的前体物，是机体不可缺少的营养物质。

（三）提供必需脂肪酸

必需脂肪酸是磷脂的重要成分，而磷脂又是细胞膜的主要结构成分，故必需脂肪酸与细胞的结构和功能密切相关；亚油酸是合成前列腺素的前体，前列腺素在体内有多种生理功能；必需脂肪酸参与精子的形成，还与胆固醇代谢有密切关系，另外，α－亚麻酸的衍生物 DHA（二十二碳六烯酸），是维持视网膜光感受体功能所必需的脂肪酸。

必需脂肪酸缺乏，可引起生长迟缓、生殖障碍、皮肤受损（出现皮疹）等；另外，还可以引起肝脏、肾脏、神经和视觉等多种疾病。但是，过多地摄取必需脂肪酸，也可使体内氧化物、过氧化物等增加，同样对机体产生不利影响。

（四）促进脂溶性维生素的消化、吸收和转运

脂溶性维生素多伴随脂类而存在，如黄油、鱼肝油、麦胚油、豆油等含有维生素 A、D、E 等。此外，脂类可刺激胆汁分泌，并作为脂溶性维生素的载体，促进脂溶性维生素被消化吸收。

（五）其他作用

脂肪还可增加膳食的美味和增加饱腹感。

四、食物脂类营养价值评价

食物脂类营养价值主要以下四个方面进行评价。

（一）消化率

食物脂肪的消化率与其熔点密切相关，熔点低于体脂的脂肪（如植物油）消化率可高达98%左右。中链脂肪酸容易水解、吸收和运输，所以，临床上常用于某些肠道吸收有障碍的病人。

（二）必需脂肪酸的含量

人体要维持基本的生理功能，离不开亚油酸和α－亚麻酸的参与，这两种必需脂肪酸每天通过食物获得。必需脂肪酸含量越高的脂肪，其营养价值就越高。豆油、花生油、玉米油等植物油中必需脂肪酸含量可高达动物油的十倍以上。

（三）脂溶性维生素含量

脂溶性维生素存在于多数食物的脂肪中，以鲨鱼肝油中的含量为最多，奶油次之，猪油内不含维生素 A 和维生素 D，所以营养价值较低。植物油中维生素 E 的含量较高，如每克麦胚油中的含量高达 1194μg，花生油 189μg，菜籽油 236μg，而每克猪油中仅有 12μg，鸡蛋 11μg。

（四）脂类稳定性

脂类稳定性的大小与不饱和脂肪酸和维生素 E 的含量有关。不饱和脂肪酸含有不稳定的双

键，在有氧条件下，会被诱导发生连锁反应，生成高氧化价态的醛、酮、酸等物质，存在安全性问题。而油脂中含有的维生素 E 有抗氧化作用，是天然的抗氧化剂，可防止脂类氧化酸败。

综合以上评价指标，可知植物油在消化率、不饱和脂肪酸含量、维生素 E 含量方面均高于动物性油脂，说明植物油脂的营养价值总体高于动物油脂。奶油的营养价值也较高，含有较多的维生素 A 和维生素 D，脂肪酸大多是低级脂肪酸，消化率高。猪油的消化率虽与奶油相等，但它不含有维生素，而且脂肪酸主要为油酸，故其营养价值与奶油相差很多。牛、羊脂肪则更差。

在摄入脂肪时，除了考虑其营养价值以外，还应考虑脂肪的摄入量和摄入者本身的情况，以达到合理的脂肪营养。

五、脂肪的食物来源

脂肪的食物来源主要是植物油、动物性食物及坚果类食物。谷类的脂肪含量比较少（0.3% ~3.2%），但玉米和小米可达 4%，且大部分集中在谷胚中。米糠油和玉米胚油是近年来开辟的食用油新资源，富含不饱和脂肪酸（80% 左右）与多种维生素，且吸收率高（90% 以上），同时具有降低人体血清胆固醇的作用。常用的蔬菜类脂肪含量则很少，绝大部分都在 1% 以下。一些油料植物种子、硬果及黄豆中的脂肪含量却很丰富，如豆油、花生油、菜籽油、芝麻油等。动物性食物中含有脂肪最多的是肥肉，高达 90%，其次是肠系膜、内脏及其周围脂肪组织和骨髓。鱼类中的脂肪含量差别较大，大黄鱼只有 0.8%，而鲥鱼高达 17%。各种乳类的含量随动物的种类、栖居地的气候以及营养情况而定。

EPA 和 DHA 主要存在于某些海产鱼油中，这两种脂肪酸具有扩张血管、降低血脂、抑制血小板聚集、降血压等作用，可预防脑血栓、心肌梗死、高血压等疾病的发生。亚油酸的最好食物来源是植物油类，其中菜油和茶油中亚油酸的含量相对较少，小麦胚芽油含量较多（502mg/g），它还含有不少的亚麻酸（57mg/g）；动物脂肪中亚油酸含量一般比植物油低，其中，猪油的含量比牛、羊油多，但低于禽类油，瘦猪肉比肥肉含量高，动物内脏含量高于肌肉，鸡蛋内的含量亦不少，可达 13%。胆固醇只存在于动物性食物中，植物性食物不含胆固醇，而含植物固醇。

第四节 碳水化合物

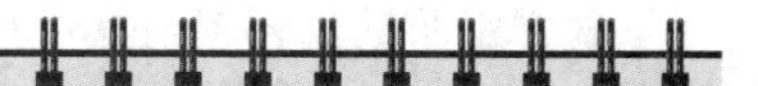

案例导入

案例：碳水化合物是中国居民的主要供能营养素，分为人体可消化利用的碳水化合物（如葡萄糖、蔗糖、淀粉等）和不可消化利用的碳水化合物（如纤维素、木质素等）。人体主要通过葡萄糖代谢来实现碳水化合物的供能作用，如果葡萄糖代谢被阻断，会引发以高血糖为特征的糖尿病。糖尿病的发生和控制与饮食密切相关，少数患者为了降低血糖含量，过份强调不吃甜食，而不是合理控制最终转化成葡萄糖的物质的量，进入饮食调理和治疗误区。

讨论：1. 糖水化合物的种类有哪些？哪些可被人体直接利用？

2. 甜味的强弱等同于葡萄糖的多少吗？如何利用食物的 GI 值来进行血糖控制？

碳水化合物（carbohydrate）也称糖类，由碳、氢、氧组成的一类宏量营养素。

一、碳水化合物的分类

（一）分类

综合化学、生理和营养学的考虑，根据聚合度（degree of polymerization，DP）将碳水化合物分为糖、寡糖和多糖三类，见表2－8。

表2－8　碳水化合物的分类

分类（糖分子DP）	亚组	组成
糖（1～2）	单糖	葡萄糖、半乳糖、果糖
	双糖	蔗糖、乳糖、麦芽糖、海藻糖
	糖醇	山梨醇、甘露糖醇
寡糖（3～9）	异麦芽低聚寡糖	麦芽糊精
	其他寡糖	棉籽糖、水苏糖、低聚果糖
多糖（≥10）	淀粉	直链淀粉、支链淀粉、变性淀粉
	非淀粉多糖	纤维素、半纤维素、果胶、亲水胶质物

（二）糖

1. 单糖　单糖是最简单的糖，通常条件下不能再被直接水解成更小分子的糖类。单糖是构成各种寡糖和多糖的基本单元，食物中的单糖主要为葡萄糖（glucose）、果糖（fructose）和半乳糖（galactose）。

（1）葡萄糖　葡萄糖是构成食物中多种糖类（如淀粉）的最基本单元，它以游离或结合的形式存在于自然界中。游离形式的葡萄糖有D和L两种构型（人体只能代谢D型葡萄糖而不能利用L型），主要存在于血液、脑脊液、淋巴液、水果、蜂蜜以及多种植物中。结合形式的葡萄糖则分为两类，一类由单纯的葡萄糖聚合而成，如淀粉；另一类则是由葡萄糖与其他糖聚合而成，如蔗糖（sucrose）。

（2）果糖　D－果糖通常与蔗糖共同存在于水果和蜂蜜中，苹果及番茄中含量较多。果糖吸收后，部分经肝脏转变成葡萄糖被人体吸收利用，部分转变为糖原、乳糖和脂肪。

果糖的甜度比蔗糖高10%，是天然碳水化合物中甜度最高的糖。

（3）半乳糖　以结合形式存在于乳糖中。半乳糖在人体中也是先转变成葡萄糖后才能被利用，母乳中的半乳糖是在体内重新合成的，而不是由食物中直接获得的。

（4）其他单糖　除上述三种重要的单糖外，食物中还有少量的戊糖，如核糖（ribose）、脱氧核糖（deoxyribose）、阿拉伯糖（arabinose）和木糖（xylose）；前两种糖可在动物体内合成，后两种要存在于水果和根、茎类蔬菜中。

2. 双糖　双糖是由两个相同或不相同的单糖分子上的羟基脱水生成的糖苷，自然界常见的双糖是蔗糖及乳糖。此外还有麦芽糖、海藻糖、异麦芽糖、纤维二糖和壳二糖等。

（1）蔗糖　蔗糖（sucrose）俗称白砂糖或红糖。它是由一分子D－葡萄糖与一分子D－果糖缩合脱水而成。蔗糖普遍存在于植物界的叶、花、根、茎、种子和果实中。在甘蔗、甜菜及槭树汁中含量尤为丰富。

（2）乳糖　乳糖（lactose）由一分子D－葡萄糖与一分子D－半乳糖以β－1，4糖苷键相连而成。乳糖只存在于各种哺乳动物的乳汁中，其浓度约为5%。人体消化液中乳糖酶可将乳糖水解成其相应的单糖。

（3）麦芽糖　麦芽糖（maltose）由两分子葡萄糖以 α-1，4-糖苷键相连而成，大量存在于发芽的谷粒，特别是麦芽中。麦芽糖是淀粉和糖原的结构性成分。

（4）麦芽异糖　麦芽异糖（somaltose）由两分子 D-葡萄糖以 α-1，6-糖苷键相连而成，是支链淀粉及糖原的结构组成单位，代表此类多糖链的分枝点。

（5）海藻糖　海藻糖（trehalose）又名蘑菇糖，是由两分子葡萄糖以 α-1，1-糖苷键相连而成，除海藻外，还广泛存在于蘑菇、酵母、真菌、细菌等物质中。海藻糖甜度约为蔗糖的45%，属非还原性糖，化学性质稳定，是一种非特异性保护剂，可作为保鲜剂用于加工食品、蔬菜、果品以及生物品的保护。

3. 糖醇　在天然的水果、蔬菜中，还存在少量的糖醇类物质，它们是单糖的重要衍生物。这些糖醇类物质因其在体内消化吸收速度慢、提供能量较葡萄糖少，而被用于食品加工业。目前常使用的糖醇类物质有甘露醇（mannitol）、山梨醇（sorbitol）、木糖醇（xylitol）和麦芽醇（maltiok）等。

（三）寡糖

寡糖又称低聚糖，是由3~9个单糖分子通过糖苷键聚合而成的化合物，目前已知的几种重要寡糖有棉籽糖、水苏糖、异麦芽低聚糖、低聚果糖、低聚甘露糖、大豆低聚糖等。寡糖的甜度通常只有蔗糖的30%~60%。

1. 棉籽糖（raffinose）　棉籽糖又称蜜三糖，是一种三碳糖。几乎和蔗糖一样广泛分布于多种植物的种子、果实、花及根茎中，甘蔗和棉籽中含量尤其多。棉籽糖由 D-半乳糖、D-葡萄糖、D-果糖各1分子组成。

2. 水苏糖（stachyose）　水苏糖是一种四糖，通常与蔗糖和棉籽糖共存。水苏糖由2分子 D-半乳糖、1分子 D-葡萄糖和1分子 D-果糖组成。

棉籽糖和水苏糖都不能被肠道消化酶分解而消化吸收，但在大肠中可被肠道细菌代谢，产生气体和其他产物，造成胀气，因此必须进行适当加工以消除其不良影响。目前，也有研究认为这两种糖可以促进肠道有益菌的生长，具有调整肠道正常菌群及提高机体免疫力等多种功能。

3. 低聚果糖（fuctooligosacharide）　低聚果糖又称蔗果低聚糖，是由蔗糖分子结合1~3个果糖而组成。低聚果糖主要存在于日常食用的水果、蔬菜中，如洋葱、香蕉等。低聚果糖的甜度约为蔗糖的30%~60%，难以被人体消化吸收，但可促进大肠双歧杆菌的增殖。此外，低聚果糖不提供口腔微生物沉淀、产酸和腐蚀的场所，故可作为防止龋齿的甜味剂。

（四）多糖

多糖是由大于或等于10个单糖分子脱水缩合并借糖苷键彼此连接而成的高分子聚合物。一般不溶于水，无甜味，不形成结晶，无还原性。在酶或酸的作用下，可水解成单糖残基不等的片段，最后成为单糖。多糖可分为淀粉、糖原和非淀粉多糖。

1. 淀粉　淀粉（atarch）是人类的主要供能物质，存在于植物种子及根茎中。淀粉由葡萄糖聚合而成，因聚合方式不同可分为直链淀粉（amylose）和支链淀粉（amilopectin）。直链淀粉分子量较小，在冷水中不易溶解、分散，但完整的淀粉颗粒放在水中加热，即开始溶涨，并形成糊状；支链淀粉分子量很大，具有很多侧链，易加热糊化。天然食品中，直链淀粉含量较少，一般仅占淀粉成分的19%~35%，而支链淀粉含量可达占65%~81%。支链淀粉含量与食物的品质有很大关系，含支链淀粉越多，糯性越大。

2. 糖原（glycogen）　糖原又称动物淀粉，是多聚 D-葡萄糖。糖原结构与支链淀粉相似，分枝多，支链短，每个支链平均长度相当于12~18个葡萄糖分子。糖原能溶解于水并在相应酶的作用下，迅速分解为葡萄糖，快速供给能量。在动物的肝脏与贝类软体动物中含量较多，蚝肉含糖原约为其湿重的6%。

3. 非淀粉多糖 80%～90%的非淀粉性多糖（nonstarch polysaccharides，NSP）由植物细胞壁组成，包括纤维素、半纤维素、果胶等；其他是非细胞壁物质如植物胶质、海藻胶类和菊粉等。

（1）纤维素（cellulose） 纤维素不溶于水和一般溶剂，无还原性，它广泛存在于植物界，是各种植物细胞壁的主要成分，也是许多木质植物的构成成分和骨架。人体的消化液及消化道中缺乏能水解纤维素的酶，故纤维素不能被人体消化吸收，但它可刺激和促进肠胃道的运动，有利于其他食物的消化吸收及粪便的排泄。

（2）半纤维素 绝大多数的半纤维素（hemicellulose）都是由2～4种不同的单糖或衍生单糖构成的杂多糖，它也是组成植物细胞壁的主要成分，一般与纤维素共存。纤维素和半纤维素在麸皮中含量较多。有些半纤维素也是可溶的。

（3）果胶（pectins） 果胶物质一般是以D－半乳糖醛酸为主要成分的复合多糖的总称，果胶类普遍存在于陆地植物的原始细胞壁和细胞间质层。在一些植物的软组织中含量特别丰富，例如在柑橘类水果的皮中约含30%，甜菜中约含25%，苹果中约含15%。

果胶物质均溶于水，与糖、酸在适当的条件下能形成凝冻，一般用作果酱、果冻及果胶糖果等的凝冻剂，也可用于果汁、饮料、冰淇淋等食品的稳定剂。

二、碳水化合物的消化吸收与代谢

（一）碳水化合物的消化与吸收

人类食物中含量最多的碳水化合物是淀粉，此外还有少量的纤维素、果胶、蔗糖、乳糖、麦芽糖、葡萄糖及一些戊糖等。淀粉不易溶于水，不能被人体直接吸收利用。蔗糖、乳糖及麦芽糖虽溶于水，但也不能直接被吸收进入体内，都必须在消化道内在消化腺分泌的水解酶作用下，变成葡萄糖和相应的其他单糖才能被吸收。非淀粉多糖，如纤维素、果胶等，人体消化液缺乏消化它们的水解酶，不能使之变成单糖而被吸收供能，只能靠结肠内非致病性细菌分泌的纤维素酶和果胶酶进行分解消化，不过人体肠道中含此类细菌不多，靠这种作用利用纤维素及果胶的能力微乎其微。

由于食物在口腔停留时间短暂，唾液淀粉酶对碳水化合物的消化作用不大。胃液不含任何能水解碳水化合物的酶，其所含的胃酸对碳水化合物只可能有微少或极局限的水解，故碳水化合物在胃中几乎没有什么消化。碳水化合物的消化主要在小肠中进行，极少部分非淀粉多糖可在结肠内通过发酵消化。

肠腔中的主要水解酶来自胰液的α－淀粉酶（a－amylase），可使淀粉变成麦芽糖、麦芽三糖（约占65%）、异麦芽糖、α－临界糊精及少量葡萄糖等。淀粉在口腔及肠腔消化后的各种中间产物，可以在小肠黏膜上皮细胞表面进一步彻底消化，最后消化成大量的葡萄糖及少量的果糖和半乳糖。小肠内不被消化的碳水化合物（如纤维素、果胶等）到结肠后，被结肠菌群分解，产生氢气、甲烷、二氧化碳和短链脂肪酸等物质。所产生的气体经体循环转运，经呼气和直肠排出体外，其他产物如短链脂肪酸被肠壁细胞吸收并被机体代谢。

碳水化合物经过消化变成单糖后才能被细胞吸收。糖吸收的主要部位是在小肠的空肠。单糖先入肠黏膜上皮细胞，然后进入小肠壁的毛细血管，再汇合于门静脉而进入肝脏，最后进入大循环，运送到全身各个器官。在吸收过程中也可能有少量单糖经淋巴系统而进入大循环。单糖的吸收过程不单是被动扩散吸收，而是一种耗能的主动吸收。目前普遍认为，在肠黏膜上皮细胞刷状缘上有一特异的运糖载体蛋白，不同的载体蛋白对各种单糖的结合能力不同，有的单糖甚至完全不能与之结合，故各种单糖的相对吸收速率也就各异。

（二）糖原的合成和分解

1. 糖原的合成与分解 消化吸收的葡萄糖或体内其他物质转变而来的葡萄糖进入肝脏和肌肉后，可分别合成肝糖原和肌糖原，此种过程称为糖原的合成作用。肝糖原可在肝脏分解成葡萄糖而供能，此种过程称为糖原的分解作用。饥饿12～18h，肝糖原几乎全部分解而消耗殆尽。因肌肉中缺乏葡萄糖－6－磷酸酶，故肌糖原不能直接分解为葡萄糖，但可通过糖酵解作用分解为乳酸，后者随血流入肝脏后，可通过糖异生作用而间接转变为葡萄糖。肌糖原只有在长时间剧烈运动后才趋于耗尽。

2. 糖异生 由非碳水化合物转变为葡萄糖的过程称为糖异生。非碳水化合物主要是乳酸、丙酮酸、甘油、丙酸盐及生糖氨基酸。糖异生的主要场所是肝脏。肾皮质也能进行糖异生，但其量甚微，总量不到肝异生而来的十分之一，只是在严重饥饿情况下，其功能才明显增强。糖异生的生理意义：

（1）保持饥饿时血糖相对稳定 饥饿时，血糖趋于下降，此时除了肝糖原大量分解外，糖异生作用开始加强。当肝糖原耗尽时，机体组织蛋白分解而来的大量氨基酸以及有体脂分解而来的甘油等非糖物质加速转变成葡萄糖使血糖保持相对稳定，这对于主要依赖葡萄糖供能的组织维持其功能十分重要。如人体大脑、肾髓质、血细胞、视网膜等。

（2）促进肌乳酸的充分利用 当人体剧烈运动时，肌肉经糖酵解作用生成大量乳酸，通过骨骼肌细胞致扩散致血液，并运送到肝脏。通过肝中强大的糖异生能力，乳酸转变为葡萄糖，又返回肌肉供肌肉糖酵解产生能量。如果糖异生途径出现障碍，则乳酸利用受限，可使得人体运动能力明显下降。

（3）有利于肾脏排H^+保Na^+ 在长期禁食或糖尿病晚期可出现代谢中毒，使血液pH降低，促使肾小管细胞中磷酸烯醇式丙醇酸羧激酶的合成加速，从而促进糖异生作用，由此可引起谷氨酰胺脱氨。脱下的氨由肾小管细胞进入管腔的肾小球滤液中，与H^+结合形成NH^+，随尿排出，从而降低了肾小球滤液中H^+浓度，同时替回了Na^+，如此则有助于缓解酸中毒。

（三）血糖及其调节

血糖主要指血中的葡萄糖，正常情况下，血糖含量总是保持在一定的恒定范围内，其浓度为3.9～6.1mmoL/L（700～1100mg/L）。血糖浓度保持相对恒定，是细胞进行正常代谢、维持器官正常功能的重要条件之一。特别是脑组织，因为糖原含量少，又主要靠糖氧化供能，因此保持正常的血糖浓度更显得重要。

1. 血糖的来源与去路 血糖的来源主要为肠道吸收、肝糖原的分解和糖异生作用；去路主要为有氧和无氧分解、合成糖原、转变为非糖物质及随尿排出。

2. 血糖浓度的调节 血糖来源与去路控制，在高等动物中主要靠激素。参与血糖降低的激素有胰岛素；使血糖升高的激素主要是胰高血糖素、糖皮质激素和肾上腺素。

食物对于血糖的调节作用主要在于食物消化吸收速率和利用率。此外，食物中碳水化合物的含量、类型等也是影响血糖的主要因素。

（1）食物碳水化合物的类型 食物碳水化合物总量摄入多，血糖上升的高，因此以往糖尿病患者膳食管理中都是控制总碳水化合物的量在总能量的40%左右，随着碳水化合物分类和功能的认识，对这一看法已有转变。不同类型的碳水化合物，即使摄入的总量相同，产生的血糖也是不同的，如前所述的淀粉。淀粉食物中的快消化成分如游离葡萄糖、蔗糖中的葡萄糖和20min保温后淀粉释放出的葡萄糖，可以很快在小肠吸收并升高血糖水平。而一些抗性淀粉、寡糖或其他形式的膳食纤维，可以进入结肠经细菌发酵后再吸收，对血糖的应答缓慢而平稳。

（2）食物血糖生成指数　食物血糖生成指数（glycemic index，GI）简称血糖指数，是指含50g碳水化合物的食物与相当量的葡萄糖在2h血浆葡萄糖耐量曲线下面积之比值。血糖指数用来衡量某种食物或某种膳食组成对血糖浓度的影响。血糖指数高的食物或膳食，表示进入胃肠后消化快、吸收完全，葡萄糖迅速进入血液；反之则表示在胃肠内停留时间长，释放缓慢，葡萄糖进入血液后峰值低，下降速度慢。

在人体内，所有碳水化合物都被降解成单糖经由血液进入细胞，这种转运过程受胰岛素的质与量所控制。当食品中的碳水化合物被消化后，导致血糖升高并诱导人体产生饱足感；胰岛素的分泌使血糖转运至细胞以恢复正常的血糖浓度，血糖降低越快产生饥饿感也越快。因此，无论对健康人还是糖尿病患者来说，保持一个稳定的血糖浓度是比较理想的。而达到这个状态就要合理地利用食物的GI值。高GI的食物，进入胃肠后消化快、吸收率高，葡萄糖进入血液后峰值高、释放快；而低GI的食物则相反。对糖尿病患者而言，最好选择GI值比较低的食物，而消化道疾病患者则最好选择GI值高的食物。食物血糖指数也可广泛用于高血压病人和肥胖者的膳食管理、居民营养教育，甚至扩展到运动员的膳食管理、食欲等研究中。表2-9、表2-10是常见某些食物的血糖指数。

表2-9　常见糖类的血糖生成指数

食物	GI	食物	GI
葡萄糖	100	麦芽糖	105.0±5.7
蔗糖	65.0±6.3	白糖	83.8±12.1
果糖	23.0±4.6	蜂蜜	73.0±13.3
乳糖	46.0±3.2	巧克力	49.0±8.0

表2-10　常见食物的血糖生产成指数

食物名称	GI	食物名称	GI	食物名称	GI
馒头	88.1	玉米粉	68.0	葡萄	43.0
熟甘薯	76.7	玉米片	78.5	柚子	25.0
熟土豆	66.4	大麦粉	66.0	梨	36.0
面条	81.6	菠萝	66.0	苹果	36.0
大米	83.2	闲趣饼干	47.1	藕粉	32.6
烙饼	79.6	荞麦	54.0	鲜桃	28.0
苕粉	34.5	甘薯（生）	54.0	扁豆	38.0
南瓜	75.0	香蕉	52.0	绿豆	27.2
油条	74.9	猕猴桃	52.0	四季豆	27.0
荞麦面条	59.3	山药	51.0	面包	87.9
西瓜	72.0	酸奶	48.0	可乐	40.3
小米	71.0	牛奶	27.6	大豆	18.0
胡萝卜	71.0	柑	43.0	花生	14.0

（3）其他因素　食物中其他组分和含量、物理状况和加工制作过程等因素，对食物的GI也能产生显著的影响。如富含膳食纤维、抗性淀粉或其他不消化碳水化合物的食物，因淀粉酶的抗性增强（如膳食纤维的包埋作用可降低淀粉与淀粉酶的接触概率，从而阻碍淀粉分解成葡萄糖），胃肠的消化吸收率变小而缓慢，GI就低；水果中的果酸可使胃肠排空

时间延长，吸收缓慢，GI 低；富含脂肪、蛋白质的食物血糖生成指数也低，如豆类和油炸的食品等，但对于糖尿病患者而言，脂肪高的低 GI 食品不是好的选择。另外，如果食物加工处理时间长，糊化程度高，会使食物消化吸收加快，GI 就变高。

（四）糖耐现象

在正常情况下，人体一次摄入大量糖时，其血糖浓度仅暂时升高，很快会恢复正常，这种现象称为糖耐现象或称糖耐量。观察人体糖耐现象，可以推知机体内糖代谢过程是否正常，血糖浓度调节的各种机构是否健全，机体是否可能存在某种疾病。为此，临床上常用糖耐量实验鉴定机体利用糖的能力。

三、碳水化合物的生理功能

碳水化合物是生命细胞结构的主要成分及主要功能物质，并且有调节细胞活动的重要功能。碳水化合物的生理功能与其摄入的种类、在机体内存在的形式有关。

（一）储存和提供能量

在维持人体健康所需要的能量中，55% ~65% 是由碳水化合物氧化分解供给的。体内作为能量来源的碳水化物主要有葡萄糖和糖原。葡萄糖是碳水化物在体内的运输形式，1g 葡萄糖在体内完全氧化分解，可释放能量 16.7kJ（4kcal）；糖原是碳水化物在体内的储存形式，在肝脏和肌肉中含量最多。一旦机体需要，肝脏中的糖原即分解为葡萄糖以提供能量。碳水化合物在体内释放能量较快，供能也快，是神经系统和心肌的主要能源，也是肌肉活动时的主要燃料，对维持神经系统和心脏的正常供能、增强耐力、提高工作效率都有重要意义。

（二）构成机体组织及重要生命物质

碳水化物是组织细胞的重要组成成分，如核糖和脱氧核糖是细胞中核酸的成分；糖与脂类形成的糖脂是组成神经组织与细胞膜的重要成分；糖与蛋白质结合的糖蛋白，是某些具有重要生理功能物质（如抗体、酶、激素以及肝素）的组成部分，具有多种功能。

（三）抗生酮作用

膳食中碳水化合物供应不足时，体内脂肪或食物脂肪被动员并加速分解为脂肪酸来供应能量。在这一代谢过程中，脂肪酸不能彻底氧化而产生过多的酮体，酮体在体内蓄积，引起酮血症和酮尿症。不过，膳食中充足的碳水化合物可以防止上述现象的发生。

（四）节约蛋白质作用

碳水化物是机体最直接、最经济的能量来源。当膳食中碳水化合物供应不足时，机体为了满足自身对葡萄糖的需要，会通过糖异生作用，将蛋白质转化为葡萄糖供给能量；而当膳食提供的碳水化合物足够时，人体会首先利用它来供能，从而减少了蛋白质作为能量的消耗，使更多的蛋白质参与组织构成，节约了蛋白质。

（五）改善感官品质

食糖是食品烹调不可缺少的原料。另外，利用碳水化物的各种性质，可以加工出色、香、味、形各异的多种食品。例如：糖和氨基化合物（氨基酸、肽和蛋白质）可以发生美拉德反应，反应的结果使食品具有特殊的色泽和香味，如面包表面的金黄色和香气。

（六）解毒作用

碳水化合物经糖醛酸途径代谢生成的葡萄糖醛酸，是体内一种重要的结合解毒剂，在肝脏中能与许多有害物质如细菌毒素、酒精、砷等结合，以消除或减轻这些物质的毒性或生物活性，从而起到解毒作用。

（七）增强肠道功能

非淀粉多糖，如纤维素、果胶、抗性淀粉、功能性低聚糖等，虽然不能在小肠消化吸收，但能刺激肠道有益菌的生长、促进肠道蠕动、增强肠道的排泄功能。

四、碳水化合物的食物来源

膳食中淀粉的来源主要是粮谷类和薯类食物。粮谷类一般含碳水化合物60%～80%，薯类含量为15%～29%，豆类为40%～60%。

单糖和双糖的来源主要是蔗糖、糖果、甜食、糕点、甜味水果、含糖饮料和蜂蜜等。

第五节 矿物质

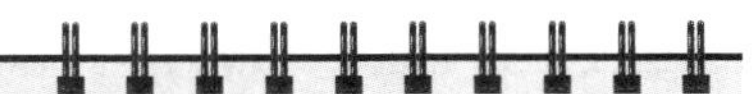

案例导入

案例：矿物质的摄入量应控制在生理作用剂量带内，即在推荐摄入量（RNI）或适宜摄入量（AI）和可耐受最高摄入量（UL）之间。低于剂量带，可能引发相应的元素缺乏症；高于UL时，可能产生毒性作用。例如：正常成人钙的RNI值为800～1000mg/d，UL值为3000mg/d，如果长期摄入过少，会导致钙缺乏，引起幼儿生长迟缓、新骨结构异常、骨钙化不良、骨骼变形，产生佝偻病；还会导致成人骨质软化、骨质疏松等问题。摄入过量，会增加脏器结石的风险，同时引发奶碱综合征，甚至还有的认为幼儿补钙过量会导致儿童骨龄超前，身高增长速度放缓。

讨论：1. 常见的矿物质有哪些？它们的生理功能是什么？
2. 影响矿物质吸收的因素有哪些？

一、概述

生物和人类都是地球环境演化到一定阶段的产物，人体与环境之间不断进行着物质和能量交换。人体组织几乎含有自然界存在的各种元素。存在于人体的各种元素中，除碳、氢、氧、氮外，其余各种元素无论存在的形式如何、含量多少，统称为矿物质（minerals）或无机盐。目前发现有20余种矿物质是构成人体组织、保持正常生理功能所必需的。

（一）概念和分类

在组成人体的几十种元素中，根据它们在体内的含量和人体每日对它们的需要量不同分为两大类：含量大于体重0.01%、每人每日膳食需要量在100mg以上者为常量元素或宏量元素，如钙、镁、钾、钠、磷、硫、氯等7种；含量低于此量者为微量元素。

FAO/IAEA/WHO三个国际组织的专家委员会根据生物学的作用将微量元素分为三类。

（1）人体必需微量元素，共8种，包括铁、锌、碘、硒、铜、钼、铬及钴。

（2）人体可能必需的微量元素，共5种，包括锰、硅、硼、钒及镍。

（3）具有潜在的毒性，但在低剂量时可能具有人体必需功能的微量元素，包括氟、铅、镉、汞、砷、铝及锡，共7种。

（二）生理功能

矿物质与其他营养物质不同，不能在体内合成，也不能在代谢中消失，必须通过膳食补充。从胎儿到成人，体内的无机盐（灰分）含量随年龄的增加而增加，不过它们之间比例变动不大。除了生长发育期儿童、孕妇及乳母对无机元素的吸收相对大于排出外，其他人一般都是保持平衡的。

矿物质在体内的生理功能主要有：

（1）构成人体组织的重要成分，如骨骼和牙齿等硬组织，大部分是由钙、磷和镁组成，而软组织含钾较多；

（2）在细胞内外液与蛋白质一起调节细胞膜的通透性、控制水分、维持正常的渗透压和酸碱平衡（酸性元素氯、硫及磷；碱性元素钠、钾及镁），维持神经肌肉兴奋性；

（3）构成酶、激素、维生素、蛋白质和核酸的成分，或参与激活酶的活性。

（三）生理作用剂量带

由于各种矿物质在人体新陈代谢过程中，每日都会有一定量随各种途径如粪、尿、汗、头发、指甲、皮肤及黏膜排出体外，所以需要膳食补充。一般来说，矿物质在体内的生理作用剂量带与毒副作用剂量带距离较小。当矿物质的摄入量在推荐摄入量（RNI）或适宜摄入量（AI）和可耐受最高摄入量（UL）之间，它们就在生理作用剂量带内，对97%～98%的人都是安全的；当过量摄入并超过可耐受最高摄入量（UL）时，则产生毒性作用的可能性就随之增加，可能导致不同的毒性反应以致中毒。因此，矿物质摄入量应该很慎重。

某些矿物质，如钙、碘、铁、锌、硒在不同食物中含量差异较大，加上其生物利用的影响因素较多，导致人体内这些元素容易缺乏。

二、常量元素

（一）钙

钙（calcium）是构成人体的重要组分，按含量排列，仅次于碳、氢、氧、氮，排列第五位，是人体内含量最多的无机元素，占人体重量的1.5%～2.8%。正常成人体内含有1000～1200g的钙。

1. 体内分布 人体几乎99%的钙集中于骨骼和牙齿，主要以羟磷灰石的形式存在，少量为无定性的磷酸钙；其余1%，有一半与柠檬酸（枸橼酸）螯合或与蛋白质（主要是清蛋白）结合，另一半则以离子状态存在于软组织（以混溶钙池形式存在，miscible calcium pool）、细胞外液（ECF）和血液中。血钙较稳定，几乎全部存在于血清中，血清钙的正常浓度为2.25～2.75mmol（90～110mg）/L，儿童较高，常处于上限。血清中的钙可分为扩散性钙（与有机酸或无机酸结合的复合钙和离子状态的钙）和非扩散性钙（与血清蛋白结合的钙）两部分，非扩散性与钙离子之间可互相转换。蛋白结合钙平均占46%，离子钙47.5%，复合钙6.5%。

2. 生理功能

（1）构成机体的骨骼和牙齿 钙是构成骨骼的重要组分，对保证骨骼的正常生长发育和维持骨健康起着至关重要的作用。骨骼钙与混溶钙池钙维持着动态平衡。即骨中的钙不断从破骨细胞中释出进入混溶钙池，而混溶钙池的钙又不断地沉积于骨细胞。钙的这种更新速率随年龄的增长而减慢。幼儿骨骼每1～2年更新一次，年轻成人更新一次则需10～12年。男性18岁以后骨的长度开始稳定，女性则更早一些；而骨密度仍继续增加若干年。40岁以后骨中的矿物质逐渐减少，转换率为每年0.7%。妇女绝经后，骨质丢失速度加快，骨度（质）降低到一定程度时，就不能保持骨骼结构的完整，甚至压缩变形，以致在很小的外力作用下即可发生骨折，即为骨质疏松症（Osteoporosis）。

（2）维持肌肉和神经的兴奋性 钙离子与神经和肌肉的兴奋、神经冲动的传导、心脏的正常搏动等生理活动有密切关系。如血清钙离子浓度降低时，肌肉、神经的兴奋性增高，可引起手足抽搐；而钙离子浓度过高时，则损害肌肉的收缩功能，引起心脏和呼吸衰竭。

（3）其他功能 细胞内的钙离子，是细胞对刺激发生反应的媒介，对细胞功能的维持、酶的激活以及激素的分泌等，都有着决定性的影响。例如，钙离子激活凝血酶元使之变成凝血酶，从而参与血液凝固过程；钙还与 ATP 酶、琥珀酸脱氢酶、脂肪酶、蛋白分解酶等的活性有关。

3. 吸收与代谢

（1）钙的吸收　在食物的消化过程中，钙通常由复合物中游离出来，其中大部分被释放成为一种可溶的离子化状态，以便于吸收；少部分低分子量的复合物，可被原样完整吸收。钙的吸收部位主要在小肠近端，吸收的机制有主动吸收（主要方式）和被动吸收两种。当机体对钙的需要量高或膳食摄入量较低时，肠道对钙的主动吸收机制最活跃，这是一种需要能量的主动运载过程，需要维生素 D 的活性代谢产物 $1,25-(OH)_2D_3$ 参与；在摄入钙量较高时，则大部分通过被动的离子扩散方式吸收。

影响钙吸收利用的因素主要包括机体、膳食和体育锻炼等方面。

①机体因素：钙的吸收与年龄、性别及生理状况有关系。钙的吸收随年龄增长而下降，婴儿时期因需要量大，吸收率可高达 60%，儿童约为 40%，年轻成人保持在 25% 上下，成年人仅为 20% 左右，40 岁以后，钙吸收逐渐下降；孕产妇的钙吸收比正常成年人高，母乳喂养的产妇钙吸收率可达 60% ~70%。

②膳食因素：有利于钙吸收的因素：膳食中钙的摄入量高则吸收量相应也高，但并不成正比（摄入量增加时，吸收率相对降低）；维生素 D 有促进钙吸收的作用；凡能降低肠道 pH 或增加钙溶解度的物质，均可促进钙吸收，如乳糖发酵导致 pH 降低或乳糖与钙结合成低分子可溶物质可促进钙吸收；某些氨基酸如赖氨酸、色氨酸、精氨酸等，可与钙形成可溶性钙盐，有利于钙吸收；通常当蛋白质摄入量从缺乏到适宜水平时，钙的吸收增加，但是当蛋白质摄入量超过适宜水平时，则没有进一步的影响；此外低磷膳食（理想的钙磷比为 1∶1 ~2∶1）可升高钙的吸收率，母乳钙吸收率高于牛奶可能与磷含量低有关。

不利于钙吸收的因素：凡在肠道中能与钙形成不可溶性复合物的物质，均可干扰钙的吸收。如谷类中常见的植酸，会在肠道中与钙形成植酸钙而不能吸收；某些蔬菜如菠菜、苋菜、竹笋中的草酸也会与钙形成草酸钙而不能吸收；又如一些食物中的碱性磷酸盐可与钙形成不溶解的钙盐而影响吸收；膳食纤维中的糖醛酸（aldonic acid）残基可与钙结合而影响其吸收；脂肪酸与钙结合可形成脂肪酸而影响钙吸收；此外一些碱性药物如抗酸药、四环素、肝素等可使胃肠道 pH 升高，使钙吸收降低。

③体育锻炼可促进钙吸收。

（2）钙的代谢　钙的排泄主要通过肠道和泌尿系统，经汗液也有少量排出。人体每日摄入钙的 10% ~20% 从肾脏排出，80% ~90% 经肠道排出。

4. 钙的缺乏

（1）佝偻病　我国居民平均钙摄入量普遍偏低，钙的缺乏已成为我国居民较常见的营养性疾病。儿童时期生长发育旺盛，对钙需要量较多，如长期摄钙不足，并伴随蛋白质和维生素 D 缺乏，可引起生长迟缓、新骨结构异常、骨钙化不良、骨骼变形。该病多见于 2 岁以下婴幼儿，特别是早产儿和孪生儿。故应注意对孕妇、乳母及婴幼儿补充足量的钙与维生素 D，并要求合适的钙、磷比，0 ~6 月龄婴儿钙、磷比以 2∶1 为宜。

（2）骨质疏松症　人在 35 岁左右，单位体积内的骨质达到顶峰，称为峰值骨密度，此后骨质逐渐丢失。妇女绝经以后，雌激素分泌减少，骨质丢失速度加快，如果体内钙缺乏易发生骨质疏松症。当骨密度降低到一定程度时，就不能保持骨骼结构的完整，骨骼甚至压缩变形，在很小外力下即可发生骨折。

（3）其他　有研究提示，缺钙可能与高血压、结肠癌、男性不育和精子质量降低有关。

5. 钙过量与毒性　钙摄入过量可能对机体产生不良作用，主要有以下三方面危害。

（1）增加肾结石的危险性　钙过量摄入，可导致尿液中的钙含量增加。如果膳食中的草酸、蛋白质、膳食纤维等摄入量也高，则易与钙结合，增加肾结石的患病概率。

（2）奶碱综合征（MAS）　典型症候群包括高血钙症、碱中毒和肾功能障碍，但症状表现可有很大差异。其严重程度取决于钙和碱摄入量的多少和持续时间。急性发作者呈现高血钙和碱中毒症，临床特征是易兴奋、头疼、眩晕、恶心和呕吐，虚弱、肌痛和冷漠，如再继续摄入钙和碱，则神经系统症状加重（记忆丧失、嗜睡和昏迷）。

（3）钙和其他矿物质的相互干扰作用　钙和其他一些矿物质之间存在着不良的相互作用，高钙膳食能够影响一些元素的生物利用率。①可明显抑制铁吸收，并存在剂量反应关系；②高钙膳食可降低锌的生物利用率，并对锌平衡有影响，在肠道中钙和锌有相互拮抗作用；③高钙膳食对镁代谢有潜在副作用，当钙镁比大于5时，可致镁缺乏，因此，特别要注意对一些特殊人群（如肾功能受损者、糖尿病与镁耗竭者）镁状况的不良影响。

6. 营养状况评价

（1）生化指标　钙的生化指标不是反映机体钙营养状况的合适指标，因为血钙浓度受严格调控而相对稳定。一般血钙浓度变化往往小于测量误差。

（2）钙平衡测定　测定钙平衡的方法是目前实际用于评价人体钙营养状况，并据此制订人体钙需要量的方法。钙的摄入量与排出量（粪钙+尿钙+汗液钙）的差值为0时，则呈现平衡状态。为负值则为负平衡，为正值则为正平衡。

（3）骨质的测量　测量骨质可直接反映机体的钙营养状况。①骨矿物质含量（BIM）：指在一特定骨骼部位中矿物质的含量，例如股骨颈、腰椎过全身；②骨密度（BMD）：是骨矿物质含量（BMC）除以扫描部位的骨面积，单位为 g/cm^3。

（4）流行病学方法　是采用流行病学方法，在人群中调查不同水平的钙摄入量与骨质疏松及骨折发生率的关系。

7. 食物来源　奶和奶制品是钙的最佳来源，其钙含量丰富，吸收率也高，发酵的酸奶更有利于钙的吸收。可以连壳吃的小鱼、小虾及一些硬果类含钙也较多。豆类、绿色蔬菜类也是钙的较好来源。

在选用蔬菜时，应注意其中草酸含量，并可采用适当措施去除妨碍钙吸收和利用的因素，如先经水漂烫后再炒（使部分草酸溶于水）；面粉植酸含量较高，可通过发酵减少其含量；此外还应采用合理烹调处理方法，避免食物中钙的损失。

常见食物的钙含量见表2－11。

表2－11　常见食物的钙含量　（mg/100g）

食物名称	含量	食物名称	含量	食物名称	含量
牛奶	104	豌豆（干）	67	蚌肉	190
干酪	799	花生仁	284	大豆	191
蛋黄	112	荠菜	294	豆腐	164
大米	13	苜蓿	713	黑豆	224
标准粉	31	油菜	108	青豆	200
猪肉（瘦）	6	海带（干）	348	雪里蕻	230
牛肉（瘦）	9	紫菜	264	苋菜	178
羊肉（瘦）	9	木耳	247	大白菜	45
鸡肉	9	虾皮	991	枣	80

（二）磷

磷（phosphorus）也是人体含量较多的元素之一，稍次于钙排列为第六位，约占人体重的1%。成人体内可含有600～900g的磷，它不但构成人体成分，而且参与生命活动中非常重要的代谢过程。

1. 体内分布 人体内的磷85%存在于骨骼，主要形式为无定形的磷酸钙［$Ca_3(PO_4)$］和结晶的羟磷灰石［$Ca_{10}(PO_4)_6(OH)_2$］；其余部分存在于骨骼肌的膜与组织结构、皮肤、神经组织和器官中。在软组织及细胞膜的磷都是以有机磷酯的形式存在，还有磷蛋白、磷脂等形式。在骨骼中的磷大部分为无机正磷酸盐，少量为无机磷酸盐及离子（$H_2PO_4^-$及HPO_4^{2-}）。

血磷是指血清中无机磷酸盐中所含有的磷，正常人仅有0.97～1.6mmol（30～59mg）/L，红细胞及血浆中有机磷酸酯及磷脂所含的有机磷远远大于此值。血磷浓度不及血钙稳定，随年龄而变化。新生儿血磷约为1.97mmol（61mg）/L，15岁以上可达成人血磷水平1.13mmol（35mg）/L。对血磷浓度的基本调节在于肾小管功能，取决于磷在肾小管的再吸收与肾小球滤过率二者之间的关系。

血中钙、磷浓度之间有一定关系。正常人100ml血清中钙、磷浓度以毫克数表示时，其乘积在35～40之间，即［Ca］×［P］=35～40，如小于30时，即反映骨质钙化停滞，可能发生软骨病。

2. 生理功能

（1）构成机体的骨骼和牙齿 磷是构成骨骼和牙齿的重要原料，起构成机体支架和承担负重作用，并作为磷的储存库，其重要性与骨、牙齿中的钙盐作用相同。

（2）参与机体能量代谢 磷以磷酸根形式参与机体能量代谢。当产能营养素在代谢中释放出能量时，磷酸根与之结合成高能磷酸化合物（如三磷酸腺苷及磷酸肌酸等），将能量储存起来；当人体需要能量时，高能有机酸释放出能量又游离出磷酸根，这对有效地利用、储存和运送转移能量起到重要作用。

（3）组成生命的重要物质 磷是组成核酸、磷蛋白、磷脂、环腺苷酸、环鸟苷酸和多种酶的组成成分。

（4）参与酸碱平衡的调节 磷酸盐缓冲体系接近中性，构成体内缓冲体系。

（5）其他功能 磷还参与糖和脂肪的吸收及代谢。

3. 吸收与代谢

（1）磷的吸收 人体每天摄入的磷约1～1.5g，主要是有机磷酸和磷脂等，它们易被消化吸收。磷的吸收部位在小肠，其中以十二指肠及空肠部位吸收最快，在回肠吸收较差。吸收的方式有载体运转主动吸收和扩散被动吸收两种机制。当机体需要量增高和摄入量减少时，可由$1\alpha, 25-(OH)_2D_3$调节使磷吸收率提高，低磷膳食时磷吸收率可高达90%。

磷的吸收受到机体因素和膳食因素等影响。机体活跃的生长发育期，磷运转的效率大于成年期，婴儿以乳母喂养时，其吸收率为85%～90%，学龄儿童或成人其吸收率为50%～70%；吸收率受同时摄入的食物中其他阳离子（如钙、锶、铝）的影响，因阳离子会与磷会形成不溶性的磷酸盐；吸收率还受膳食中磷的来源及膳食中有机磷的性质的影响，例如谷胚中存在植酸（六磷酸肌醇），由于人体肠黏膜缺乏植酸酶，故谷胚中形成的植酸磷酸盐不为人体所吸收。

（2）磷的代谢 磷的主要排泄途径是经肾脏，70%经由肾以可溶性磷酸盐形式排出，未经肠道吸收的磷从粪便排出，约占机体每日摄磷量的30%，其余少量也可由汗液排出。

4. 磷缺乏 含磷的食物来源广泛，因此人类磷缺乏比较少见。但也有例外，如早产儿若仅喂养以母乳，因人乳含磷量较低，不足以满足早产儿骨磷沉积的需要，可发生磷缺乏，出现佝偻病样骨骼异常。磷缺乏还可见于使用静脉营养过度而未补充磷的病人。在严重磷缺乏和磷耗竭时，可发生低磷血症。

磷缺乏主要引起厌食、贫血、肌无力、骨痛、佝偻病和骨软化、全身虚弱、对传染病的易感性增加、感觉异常、共济失调、精神错乱甚至死亡。这些严重症状常限于血清无机磷降至0.29mmol（9mg）/L以下出现。

5. 磷过量与毒性 摄入磷过多时，可发生细胞外液磷浓度过高，而表现为高磷血症，可能造成一些相应的危害，如肾性骨萎缩性损害、非骨组织的钙化和影响钙的吸收等。

磷过量引起的急性毒性，可引起肝组织坏死和脂肪肝，主要损害网状组织。

6. 营养状况评价 磷营养状况的评价指标为血清无机磷水平。成人血清无机磷正常值为1.15mmol/L。

7. 食物来源 磷在食物中分布很广，无论动物性食物或植物性食物，在其细胞中都含有丰富的磷，动物的乳汁中也含有磷。磷是与蛋白质并存的，瘦肉、蛋、奶及动物的肝、肾含量都很高，海带、紫菜、芝麻酱、花生、干豆类、坚果、粗粮含磷也较丰富。但粮谷中的磷为植酸磷，不通过加工，吸收利用率低。可利用酵母菌分泌的植酸酶，将小麦粉进行发酵，提高其制品磷的吸收率。

（三）镁

镁（magnesium）主要分布于细胞内，是人体细胞内的主要阳离子，含量仅次于钾和磷；在细胞外液中的含量仅次于钠和钙，居第三位。

1. 体内分布 正常成人身体总镁量约25g，其中60%~65%的镁以磷酸盐和碳酸盐的形式存在于骨骼和牙齿中，27%存在于软组织中，2%存在于体液内，镁在软组织中以肝和肌肉浓度最高，血浆中镁浓度为1~3mg/100ml。

2. 生理功能

（1）参与骨骼和牙齿构成 镁与钙、磷一起构成骨骼和牙齿，镁和钙既有协同作用又有拮抗作用，当钙摄入不足时，适量的镁代替钙；但当镁摄入量过多时，反而会阻止骨骼的正常钙化作用。

（2）激活多种酶的活性 镁是体内一些高能磷酸键转移酶等的激活剂，如乙酰辅酶A、醛缩酶、胆碱酯酶、胆碱乙酰化酶、碱性磷酸酶等，这些酶在能量和物质代谢中都是十分重要的。

（3）参与蛋白质合成 镁离子浓度降低到一定程度，会影响脱氧核糖核酸的合成和细胞生长，使蛋白质的合成与利用减少，血浆中清蛋白和免疫球蛋白的含量也降低。

（4）维持体液酸碱平衡和神经肌肉兴奋性 镁是细胞内液的主要阳离子之一，与钙、钾、钠一起和相应的负离子协同维持体内酸碱平衡和神经、肌肉的应激性。镁与钙相互制约，保持神经肌肉兴奋与抑制的平衡。若血清镁浓度降低到镁、钙失去平衡，则会出现神经肌肉兴奋性增强、易激动、心律不齐，幼儿会发生癫痫、惊厥，甚至出现震颤性谵妄等。

（5）保护心血管 镁是心血管系统的保护因子，作用于周围血管系统会引起血管扩张，剂量大时会引起血压下降。软水地区居民心血管发病率要比硬水地区居民心血管发病率高，饮硬水地区的居民猝死率也低，这与硬水中含镁量高有关。

（6）抑制钾、钙通道 镁可封闭不同的钾通道，阻止钾外流。镁也可抑制钙通过膜通道内流。当镁耗竭时，这种抑制作用减弱，导致钙经钙通道进入细胞增多。

（7）维护胃肠道和激素的功能 低度硫酸镁溶液经十二指肠时，可使Oddi括约肌松弛，短期胆汁流出，促使胆囊排空，具有利胆作用；碱性镁盐可中和胃酸；镁离子在肠腔中吸收缓慢，引起水分滞留，具有导泄作用。低浓度镁还可减轻肠壁的压力和蠕动，有解痉作用。另外，血浆镁的变化直接影响甲状旁腺激素的分泌，但其作用仅为钙的30%～40%。

3. 吸收与代谢 食物中的镁在整个肠道均可吸收，但主要是在空肠末端与回肠吸收，吸收率一般约为30%。可通过被动扩散和主动转运两种机制吸收。

影响镁吸收的因素：①受膳食中镁含量的影响，当摄入少时吸收率增加，摄入多时吸收率降低；②膳食中促进镁吸收的成分主要有氨基酸、乳糖等，氨基酸可增加难溶性镁盐的溶解度，多饮水也有明显促进镁吸收的作用；③抑制镁吸收的主要成分有过多的磷、草酸、植酸和膳食纤维等，此外，由于镁与钙的吸收途径相同，二者在肠道竞争吸收而互相干扰。

肾脏是维持机体镁内稳态的重要器官，肾脏对镁的处理是一个滤过和重吸收过程，经肾小球滤过的镁大约有65%在肾小管重吸收，粪便只排出少量内源性镁，汗液也可排出少量镁。

4. 镁的缺乏 镁缺乏时会引起肌肉痉挛、心跳过速、食欲减退、倦怠、恶心、呕吐，甚至精神错乱、幻觉、定向力障碍等。酒精中毒、严重肾脏疾病、急性腹泻及恶性营养不良的病人容易发生镁缺乏。

5. 镁过量与毒性 在正常情况下，肠肾及甲状旁腺等能调节镁代谢，一般不易发生镁中毒。用镁盐抗酸、导泻利胆、抗惊厥或治疗高血压脑病，亦不会发生镁中毒。以下几种情况有可能发生镁中毒：①肾功能不全者，尤其是尿少者，接受镁剂治疗时，容易发生镁中毒；②糖尿病酮症的早期，由于脱水，镁从细胞内溢出到细胞外，血镁常升高；③肾上腺皮质功能不全、黏液水肿、骨髓瘤、草酸中毒、肺部疾患及关节炎等疾病时血镁升高；④孕妇用镁剂治疗时，可导致婴儿因血镁突然增高而死亡；⑤偶尔大量注射或口服镁盐也可引起高镁血症，尤其在脱水或伴有肾功能不全者中更为多见。

6. 营养状况评价 临床上血清镁低于0.7mmol/L时可诊断为低镁血症；血清镁高于1.03mmol/L（2.5mg/dL）为高镁血症。

7. 食物来源 镁广泛存在于各种食物中，但含量差别很大。叶绿素是镁卟啉的螯合物，所以绿叶蔬菜富含镁。粗粮、坚果也含有丰富的镁，而肉类食物、淀粉类食物及牛奶中的镁含量属中等。精制食品的镁含量一般是很低的，随着精制、加工食品摄入量的增加，镁的摄入量呈减少趋势。

约45%的膳食镁来自蔬菜、水果、谷物和坚果，约29%来自奶、肉、蛋。除了食物外，从饮水中也可以获得少量镁，水中镁的含量差异很大，故摄入量难以估计，如硬水中含有较高的镁盐，软水中含量相对较低。

含镁较丰富的食物有荞麦、大麦、燕麦、黄豆、黑米、苋菜等，含量详见表2－12。

表2－12 常见含镁较丰富的食物及镁含量 单位：mg/100g

食物名称	含量	食物名称	含量
大麦	158	苋菜（绿）	119
黑米	147	口蘑（白蘑）	167
荞麦	258	木耳（干）	152
麸皮	382	香菇（干）	147
黄豆	199	苔菜（干）	1257

（四）钾

正常成人体内钾总量约为50mmol/kg。

1. 体内分布 体内钾主要存于细胞内，约占总量的98%，其他存在于细胞外。钾在体内分布与器官的大小及其细胞的数量和质量有关，其中70%的体钾储存于肌肉，10%在皮肤，红细胞内占6%～7%，骨占6%，脑占4.5%，肝占4.0%，正常人血浆浓度为3.5～5.3mmol/L，约为细胞内钾浓度的1/25。各种体液内都含有钾。

2. 生理功能

（1）维持碳水化物、蛋白质和能量的正常代谢 葡萄糖和氨基酸经过细胞膜进入细胞合成糖原和蛋白质时，必需有适量的钾离子参与。估计合成1g糖原约需24mg钾，合成蛋白质时每1g氮需要12mg钾。三磷酸腺苷的生成过程中也需要一定量的钾，如果钾缺乏时，糖和蛋白质的代谢将受到影响。

（2）维持细胞内正常渗透压 钾主要存在于细胞内，对钾在细胞内渗透性的维持中起重要作用。

（3）维持神经肌肉的应激性和正常功能 细胞内的钾离子和细胞外的钠离子联合作用，可激活Na^+-K^+-ATP酶，产生能量，维持细胞内外钾钠离子浓度梯度，发生膜电位，使膜有电信号能力，膜去极化时在轴突发生动作电位，激活肌肉纤维收缩并引起突触释放神经递质。当血钾降低时膜电位上升，细胞膜极化过度，应激性降低，发生松弛性瘫痪。当血钾过高时，可使膜电位降低，可致细胞不能复极而应激性丧失，其结果也可引发肌肉麻痹。

（4）维持心肌的正常功能 心肌细胞内外的钾浓度对心肌的自律性、传导性和兴奋性有密切关系。钾缺乏时，心肌兴奋性增高；钾过高时又使心肌自律性、传导性和兴奋性受抑制；二者均可引起心律失常。在心肌收缩期，肌动蛋白与肌球蛋白和ATP结合前，钾从细胞内逸出，舒张期又内移。若缺钾或钾过多，均可引起钾的迁移，从而使心脏功能严重失常。

（5）维持细胞内外正常的酸碱平衡和电解质平衡 钾代谢紊乱时，可影响细胞内外酸碱平衡。当细胞失钾时，细胞外液中钠与氢离子可进入细胞内，引起细胞内酸中毒和细胞外碱中毒；反之，细胞外钾离子内移，氢离子外移，可引起细胞内碱中毒与细胞外酸中毒。

（6）降低血压 血压与膳食钾、尿钾、总体钾或血清钾呈负相关。补钾对高血压及正常血压者有降压作用。其他作用机制可能与钾直接促进尿钠排出，抑制肾素血管紧张素系统和交感神经系统，改善压力感受器的功能以及影响周围血管阻力等因素有关。

3. 吸收与代谢 人体的钾主要来自食物，成人每日从膳食中摄入的钾为240～400mg，儿童为2～12mg/kg体重。摄入的钾大部分由小肠吸收，吸收率约为90%左右。

肾是维持钾平衡的主要调节器官，摄入的钾约有90%经肾脏排出，肾脏每日滤过钾约600～700mmol/L，每日排出量约70～90mmol/L。经粪和汗也可排出少量的钾。

4. 钾缺乏 人体内钾总量减少可引起钾缺乏症，可引起神经肌肉、消化、心血管、泌尿、中枢神经等系统发生功能性或病理性改变。主要表现为肌无力及瘫痪、心律失常、横纹肌溶解症及肾功能障碍等。长期缺钾，可出现肾功能障碍，表现为多尿、夜尿、口渴、多饮等。由于失钾，可发生低钾、低氯性碱中毒。

体内缺钾的常见原因是摄入不足或损失过多。由于疾病或其他原因需要长期禁食或少食，而静脉补液中少钾或无钾时，易发生摄入不足。损失过多的原因比较多，可经消化道损失，频繁的呕吐、腹泻、胃肠引流、长期用缓泻剂或轻泻剂等；经肾损失，如各种以肾小管功能障碍为主的肾脏疾病，可使钾从尿中大量丢失；经汗丢失，常见于高温作业或体力劳动者，大量出汗而使钾大量丢失。

5. 钾过量与毒性 体内钾过多，血钾浓度高于5.5mmol/L时，可出现毒性反应，称高钾血症。钾过多可使细胞外 K^+ 上升，心肌自律性、传导性和兴奋性受抑制。表现为极度疲乏软弱、四肢无力、下肢沉重，严重时可发生吞咽、呼吸及发音困难，甚至呼吸肌麻痹而骤死。心血管系统可见心率缓慢，心音减弱。早期可见血压偏高，晚期下降。

酸中毒、缺氧、大量溶血、严重组织创伤、中毒反应等情况可使细胞内钾外移引起高钾血症。

6. 营养状况评价 尽管血清钾不能准确反映体钾的水平，但目前仍是了解体钾贮备的一个重要指标。正常血清钾浓度为 3.5 ~ 5.5mmol/L（140 ~ 210mg/L），低于 3.5mmol/L，表明体钾缺乏。血清钾超过 5.5mmol/L 时，出现高钾血症，可出现明显钾中毒症状。

7. 食物来源 钾来源广泛，大部分食物都含钾，其中蔬菜和水果是钾最好的来源。常见食物中钾含量详见表 2 - 13。

表 2 - 13 常见食物中钾的含量 (mg/100g)

食物名称	含量	食物名称	含量	食物名称	含量
紫菜	1796	黄豆	1503	韭菜	247
赤豆	860	绿豆	787	黑木耳	757
花生仁	587	枣（干）	524	毛豆	478
扁豆	439	小米	284	牛肉（瘦）	284
带鱼	280	黄鳝	278	鲢鱼	277
猪肝	235	鸡	251	羊肉（肥瘦）	232

（五）钠

钠（sodium）是人体不可缺少的常量元素，钠单质性质非常活泼，自然界多以钠盐形式存在，食盐（NaCl）是人体获得钠的主要来源。

1. 体内分布 一般情况下，成人体内钠含量大约为 6200 ~ 6900mg 或 95 ~ 106mg/kg，占体重 0.15%，体内钠主要在细胞外液，占钠总量的 44% ~ 50%；骨骼次之，含量达 40% ~ 47%；细胞内液中含量较低，仅 9% ~ 10%。正常人血浆钠浓度为 135 ~ 140mmol/L。

2. 生理功能

（1）调节体内水分 钠主要存在于细胞外液，是细胞外液中的主要阳离子，构成细胞外液渗透压，调节与维持体内水分的恒定。当钠量增高时，水量也增高；反之，钠量低时，水量减少。

（2）维持酸碱平衡 钠在肾小管重吸收时，与 H^+ 交换，清除体内酸性代谢产物（如 CO_2），保持体液的酸碱平衡。

（3）泵的构成成分 钠钾离子的主动运转，由 $Na^+ - K^+$ - ATP 酶驱动，使钠离子主动从细胞内排出，以维持细胞内外液渗透压平衡。钠对 ATP 的生成和利用、肌肉运动、心血管功能、能量代谢都有作用，钠不足均可影响其作用。此外糖代谢、氧的利用也需要钠的参与。

（4）维护血压正常 膳食钠摄入与血压有关，血压随年龄增加而增高，这种增高有 20% 可能归因于膳食中食盐的摄入。每摄入 2300mg 钠，可导致血压升高 0.267kPa（2mmHg）。

（5）增强神经肌肉兴奋性 钠、钾、钙、镁等离子的浓度平衡对于神经肌肉的应激性都是必需的，体内充足的钠可增强神经肌肉的兴奋性。

3. 吸收与代谢 钠在小肠上部吸收，吸收率极高，几乎可全部被吸收。每日从肠道中吸收的氯化钠总量在 4400mg 左右。被吸收的钠，部分通过血液输送到胃液、肠液、胆汁以及汗液中。人体对钠摄入的水平适应性很大，肾脏可应付较宽的钠摄入范围以及摄入量的突然改变。

钠可以通过尿液、汗、粪便等排出。如果出汗不多也无腹泻，98%以上摄入的钠自尿液中排出，排出量约在2300～3220mg；每日从粪便中排出的钠不足10mg；钠还从汗中排出，不同个体汗中钠的浓度变化较大。

4. 钠的缺乏 一般情况下人体不易缺乏钠，但在某些情况下，如禁食、少食、膳食钠限制过严、摄入量非常低时；高温、重体力劳动、过量出汗、胃肠疾病、反复呕吐、腹泻（泻剂应用）等使钠过量排出或丢失时；或某些疾病，如阿迪森病引起肾不能有效保留钠时；胃肠外营养缺钠或低钠时；利尿剂的使用，可抑制肾小管重吸收钠而使钠丢失等造成钠含量降低，而又未能补充丢失的钠时，均可引起钠的缺乏。血浆钠<135mmol/L时，即为低钠血症。

钠的缺乏在早期症状不明显，血钠过低时，则渗透压下降，细胞肿胀。当失钠达0.75～1.2g/kg体重时，可出现恶心、呕吐、视力模糊、心率加速、脉搏细弱、血压下降、肌肉痉挛、疼痛反射消失，以致于淡漠、昏迷、休克、急性肾功能衰竭而死亡。

5. 钠过量与毒性 正常情况下钠不在体内积蓄，但某些情况下，如由于肾功能受损时易发生钠在体内积蓄，可导致毒性反应。血浆钠>150mmol/L时称高钠血症，血钠过高可出现口渴、面部潮红、软弱无力、烦躁不安、精神恍惚、谵妄、昏迷、血压下降，严重可导致死亡。

急性过量摄入食盐（每天达35～40g）可引起急性中毒，出现水肿、血压上升、血浆胆固醇升高、脂肪清除率降低、胃黏膜上皮细胞破裂等症状。此外，长期摄入较高的食盐，有可能增加胃癌发生的危险性，可能由于盐导致胃黏膜保护层损伤，引起炎症再生反应，增加DNA合成和细胞增殖。当盐损伤胃黏膜上皮后，幽门螺杆菌才起促进癌变的作用。

6. 营养状况评价 可通过平衡试验或测定尿钠含量评价营养状况。儿童、成人血清钠水平正常值，均在136～146mmol/L。

7. 食物来源 钠普遍存在于各种食物中，一般动物性食物钠含量高于植物性食物，但人体钠来源主要为食盐，以及加工、制备食物过程中加入的钠或含钠的复合物（如谷氨酸钠、碳酸氢钠等）、酱油、盐渍或腌制肉或烟熏食品，酱咸菜类、发酵豆制品、咸类休闲食品等。

（六）氯

氯是人体必须常量元素之一，在人体含量平均为1.17g/kg，总量为82～100g，占体重的0.15%，广泛分布于全身，主要以氯离子形式与钠、钾化合存在，其中氯化钾主要在细胞内液，而氯化钠主要在细胞外液中。

1. 生理功能与缺乏

（1）生理功能 ①与钠离子共同维持细胞外液的容量、渗透压平衡和酸碱平衡；②作为人体中主要的阴离子参与红细胞CO_2的运转；③氯离子还参与胃液中胃酸形成，还有稳定神经细胞膜电位的作用等。

（2）缺乏 由饮食引起的氯缺乏很少见，但不合理配方膳（含氯量1～2mmol/L）的应用，可使患先天性腹泻（再吸收障碍）的婴儿氯缺乏；大量出汗、腹泻、呕吐，或肾病肾功能改变，或使用利尿剂等引起的氯大量丢失，均可造成氯的缺乏。氯的缺乏常伴有钠的缺乏，此时，造成低氯性代谢性碱中毒，常可发生肌肉收缩、消化功能受损，且可影响生长发育。

2. 吸收与代谢 饮食中氯多以氯化钠形式被摄入，并在胃肠道被吸收，吸收的氯离子经血液和淋巴液运输至各个组织中。

氯化物主要从肾脏排出，但经肾小球滤过的氯约有80%在肾近曲小管被重吸收，10%

在远曲小管被重吸收，只有小部分经尿排出体外，并在肾小管以铵换钠，将钠重新吸收。氯和钠除主要从肾排出体外，也从皮肤排出，在高温、剧烈运动、汗液大量排出时，也相应促使了氯化钠的排出；利尿剂的应用使钠的重吸收减少；腹泻时，食物及消化液中氯可随粪便排出。

3. 过量危害与毒性 人体摄入氯过多引起对机体的危害作用并不多见，仅见于严重失水、持续摄入高氯化钠（如食盐）或过多氯化铵；临床上可见于输尿管吻合术、肾功能衰竭、尿崩症以及肠对氯的吸收增强等，以上均可引起氯过多而致高氯血症。此外，敏感个体尚可致血压升高。

4. 食物来源 膳食中氯几乎完全来源于氯化钠，仅少量来自氯化钾。食盐及其加工食品、酱油、盐渍、腌制或烟熏食品，酱咸菜以及咸味食品等都富含氯化物。一般天然食品中氯的含量差异较大；天然水中大都含有氯，不过从饮水获取的量与从食盐来源的量相比并不重要。

（七）硫

硫是组织蛋白质的部分，约占体重的0.25%，大部分存在于含硫氨基酸（蛋氨酸、胱氨酸、半胱氨酸）之中。头发、指甲和皮肤含硫最多，体内许多重要物质都含硫，如维生素中的硫胺素、泛酸和生物素，激素中的胰岛素、垂体前叶激素，以及谷胱甘肽和辅酶A。硫酸盐在体内生物解毒机制中起重要作用。铁硫蛋白在能量的产生和传递中都有重要意义。

硫的存在形式分为无机和有机两种，后者包括复杂的硫脂、含硫蛋白质、糖蛋白、黏蛋白、肝素等。食物中的硫被消化吸收后，进入血循环，用于合成组织蛋白或其他含硫物质。每日从尿中约排出2g硫，其中大部分为无机硫酸盐，少量为有机硫酸脂和中性硫。体内硫的代谢与氮平行，硫的代谢亦可看做蛋白质的代谢。

膳食中含蛋白质100g，可供给0.6~1.6g硫（视蛋白质质量而定），一般认为膳食中蛋白质充足即可满足机体对硫的需要。不同食物蛋白质含量不同，含硫的量也不同，部分食物硫含量见表2-14。

表2-14 部分食物的硫含量

食物名称	蛋白质含量（g）	硫占蛋白质（%）
瘦牛肉	20.3	0.95~1.00
鸡蛋	14.7	1.4
牛奶	3.3	0.95~1.09
面粉（标准粉）	9.9	1.15~1.29
大麦米	10.5	1.30
燕麦	15.6	1.55
大豆	36.3	0.69~1.00
豌豆	24.6	0.80~0.94
马铃薯	2.3	1.07

三、微量元素

（一）铁

铁是人体重要必需微量元素之一，也是比较容易缺乏的元素，铁缺乏是我国主要的营养缺乏病之一。

1. 体内分布 人体内铁总量为4～5g，可分为功能性铁和储存铁。功能性铁是主要的存在形式，约占总铁含量的2/3，其中血红蛋白占总铁量的60%～75%，肌红蛋白占3%，含铁酶（细胞色素氧化酶、过氧化物酶、过氧化氢酶等）占1%，这些铁参与氧的运转和利用。储存铁以铁蛋白和含铁血黄素形式存在于肝、脾与骨髓中，占总铁的25%～30%。正常男性的储存铁约为1000mg，女性仅为300～400mg。

2. 生理功能

（1）参与O_2与CO_2的运转 血红蛋白、肌红蛋白、细胞色素A以及一些呼吸酶，参与体内O_2与CO_2的转运、交换和组织呼吸过程。

（2）参与骨髓造血过程 铁与红细胞的形成与成熟有关，铁在骨髓造血组织中进入幼红细胞内，与卟啉结合形成正铁血红素，后者再与珠蛋白合成血红蛋白。缺铁时，新生的红细胞中血红蛋白不足，甚至影响DNA的合成及幼红细胞的分裂增殖，还可使红细胞寿命缩短，自身溶血增加。

（3）与免疫能力有关 铁与免疫关系密切，铁可提高机体免疫力，增加中性粒细胞和吞噬细胞的功能。但当感染时，过量铁往往促进细菌的生长，对抵御感染不利。

（4）其他功能 铁还有催化β-胡萝卜素转化为维生素A、参与嘌呤和胶原的合成、抗体的产生、脂类从血液中运转以及药物在肝脏的解毒等功能。

3. 吸收和代谢 铁的吸收主要是在小肠，在肠黏膜上吸收血红铁素和非血红铁素的受体是不一样的。膳食中铁的吸收率差异很大，这与机体铁的营养情况、膳食中铁的含量和存在形式、膳食中影响铁吸收的食物成分及其含量有密切的关系。

（1）血红素铁吸收 血红素铁经过特异受体进入小肠黏膜细胞后，卟啉环被血红素加氧酶破坏，铁被释放出来，此后与吸收的非血红素铁成为同一形式的铁，共用黏膜浆膜侧同一转运系统离开黏膜细胞进入血浆。血红素铁主要来自肉、禽、鱼的血红蛋白和肌红蛋白，与非血红素铁相比，血红素铁受膳食因素影响较小，当铁缺乏时血红素铁吸收率为40%，不缺乏时为10%。

（2）非血红素铁吸收 非血红素铁基本上由铁盐构成，主要存在于植物和乳制品中，占膳食铁的绝大部分，特别在发展中国家，膳食中非血红素铁占膳食中铁的90%以上。铁在食物中主要以三价铁形式存在，只有被还原成二价铁离子才能被吸收。

促进非血红素铁吸收的因素有：氨基酸如胱氨酸、半胱氨酸、赖氨酸、组氨酸等有利于铁的吸收；还原性物质如抗坏血酸、EDTA等可促进吸收；膳食中适量的脂类对铁吸收有利；碳水化合物中的乳糖、蔗糖、葡糖糖对铁的吸收有促进作用；少量钙以及维生素中的A、B、C有利于铁的吸收运转与储存；其他如枸橼酸、乳酸、丙氨酸等有机酸也都可提高铁是吸收。

抑制非血红素铁吸收的因素有：过高或过低的脂肪会降低铁的吸收；淀粉含量高会明显降低铁的吸收率；大量的钙对铁吸收也不利；粮谷类及蔬菜水果中膳食纤维、植酸盐、草酸盐以及多酚类化合物摄入过多时，可干扰铁的吸收。卵黄高磷蛋白可干扰铁的吸收，使蛋类中铁的吸收率降低。

另外，机体状况也可左右铁的吸收，一般体内铁储存量越少，吸收越容易；造血系统越活跃，吸收也越多。

4. 铁的缺乏

（1）分期 铁缺乏或铁耗竭是一个从轻到重的渐进过程，一般可分为三个阶段。第一阶段只有铁储存减少（ID），表现为血清铁蛋白测定结果降低，此阶段还不会引起有害的生理学后果；第二阶段的特征为红细胞生成缺铁期（IDE），其特征是血清铁蛋白、血清铁和运铁蛋白饱和度下降，但血红蛋白未下降，尚无贫血表现，故称为无贫血的铁缺乏期；第三阶段是明显的缺铁性贫血期（IDA），此时血红蛋白下降，贫血的严重程度取决于血红蛋白的下降程度。

（2）缺铁的影响 ①贫血：贫血患者常有心慌、气短、头晕、眼花、精力不集中、学习工作能力下降。妊娠早期贫血还与早产、低出生体重儿及胎儿死亡有关。②行为和智力方面：铁缺乏可引起心理活动和智力发育的损害及行为的改变。铁缺乏（尚未出现贫血的铁缺乏）还可损害儿童的认知能力，而且以后补充铁也难以恢复。长期铁缺乏明显影响身体耐力。③其他：铁缺乏还可使肌肉中氧化代谢受损，使抗感染能力和抗寒能力下降。

5. 铁过量与毒性 铁过量可致中毒，急性中毒常见于误服过量铁剂，多见于儿童，主要症状为消化道出血，且死亡率很高。慢性铁中毒可发生于消化道吸收的铁过多和肠道外输入过多的铁。多种疾病，如心脏病、肝脏疾病、糖尿病及某些肿瘤等与体内铁的储存过多也有关。

肝脏是铁过载损伤的主要靶器官，过量铁可致肝纤维化、肝硬化、肝细胞瘤，铁过量通过催化自由基的生成，促进脂蛋白的过氧化，形成氧化低密度脂蛋白等，从而参与动脉粥样硬化的形成。铁过多导致机体氧化和抗氧化系统失衡，直接损伤 DNA，诱发突变，与肝、结肠、直肠、肺、食管、膀胱等多种器官的肿瘤可能有关。

6. 食物来源 铁广泛存在于各种食物中，但分布极不均衡，吸收率相差也很大。一般动物性食物铁的含量和吸收率均比植物性食物高。

含铁丰富的食物有动物血、肝脏、鸡胗、牛肾、大豆、黑木耳、芝麻酱等；含铁良好的食物有瘦肉、红糖、蛋黄、猪肾、羊肾、干果等；含铁一般的食物有鱼、谷物、菠菜、扁豆、豌豆、芥菜叶等；含铁微量的有奶制品、蔬菜和水果等。

（二）碘

碘缺乏被认为与甲状腺肿有关，是世界上四大营养缺乏病之一。

1. 分布和吸收 碘在自然界分布广泛，常以化合物形式存在，岩石、土壤、水、动植物和空气中含有微量碘，以海水含碘量最高。

人体碘有 80% ~90% 来自食物，10% ~20% 来自饮水。消化道、皮肤、呼吸道、黏膜都可吸收碘。食物中的碘以两种形式存在，无机碘和有机碘。无机碘（碘化）在胃和小肠几乎 100% 被吸收；有机碘在消化道被消化、脱碘后，以无机碘形式被吸收。与氨基酸结合的碘可直接被吸收，与脂肪酸结合的有机碘可不经肝脏，由乳糜管吸收而进入体液。

膳食钙、镁以及一些药物如磺胺等，对碘吸收有一定阻碍影响；人体蛋白质与能量不足时，也会妨碍胃肠内的碘吸收。

碘的排泄途径主要为肾脏，其次为肠。一般有 80% ~85% 的碘经肾排出，10% 碘经粪便排出，也有少量随汗液（占 5%）或通过呼吸排出，哺乳妇女也会从乳汁中排出一定量的碘。

2. 生理功能 迄今为止，尚未发现碘的独立作用，碘的生理功能是通过甲状腺激素完成的，甲状腺利用碘和酪氨酸合成甲状腺激素，它包括三碘甲腺原氨酸（T_3）和四碘甲腺原氨酸（T_4）。甲状腺激素的主要活性形式为 T_3，其生理功能如下 ①能量代谢：促进物质的分解代谢，增加氧耗量，维持基础生命活动，保持体温。②促进体格发育：发育期儿童的身高、体重、骨骼、肌肉的增长和性发育都必须有甲状腺激素的参与，碘缺乏即可致儿童生长发育受阻，缺碘是侏儒症的一个最主要病因。③脑发育：在脑发育的临界期内（从妊娠开始至 2 岁），神经系统的发育包括神经元的增殖、迁移、分化和髓鞘化，特别是树突、树突棘、突触及神经联系的建立都需要甲状腺激素的参与，它的缺乏导致不同程度的脑发育落后，这种脑发育障碍在临界期以后再补充碘或甲状腺激素也不可逆转。因此，在严重地方性甲状腺肿的地区，可发生以神经肌肉功能障碍为主要表现的克汀病。

3. 碘缺乏 环境缺碘是主要原因，通过食物链的作用可导致生活在该地区人群的碘缺乏。碘缺乏不仅会引起甲状腺肿和少数克汀病发生，还可引起更多的亚临床克汀病和儿童智力低下的发生，包括甲状腺肿、流产、先天畸形、死亡率增高、地方性克汀病等。

4. 碘过量 根据我国高碘性甲状腺肿的发病来看，当人群（儿童）尿碘水平达800μg/L，则可造成高碘性甲状腺肿流行，碘摄入的安全范围应当是150～800μg/d。

5. 食物来源 人类所需的碘，主要来自食物，为一日总摄入量的80%～90%，其次为饮水与食盐。食物中碘含量的高低取决于各地区土壤及土质等因素，甲状腺肿流行地区的食物碘含量常低于非流行地区的同类食物。

海洋生物含碘丰富，是碘的良好来源，如海带、紫菜、海鱼、干贝、淡菜、海参、龙虾等，其中，干海带含碘可达36mg/kg。而远离海洋的内陆山区，土壤和空气中含碘较少，故饮水、食物中含碘量也较少，易发生缺碘。陆地食品中动物性食品含碘量高于植物性食品，蛋、奶含碘量相对稍高，其次为肉类，淡水鱼的含碘量低于肉类。

（三）硒

硒是地壳中含量极微、分布不均的稀有元素，硒的缺乏与克山病有关。

1. 体内分布 成人体内约含硒14～21mg，广泛分布于人体组织器官和体液中，肾中硒的浓度最高，肝脏次之，血液中相对低些，脂肪组织中含量最低。

2. 生理功能

（1）抗氧化作用 由于硒是若干抗氧化酶（GPX、TR等）的必需组分，它通过消除脂质过氧化物，阻断活性氧和自由基的致病作用，起到延缓衰老及预防某些慢性病发生的功能。

（2）免疫作用 适宜的硒水平对于保持细胞免疫和体液免疫是必需的。硒在脾、肝、淋巴结等所有免疫器官中都有检出，补硒可以明显提高宿主抗体和补体的应答能力。

（3）调节代谢作用 硒通过碘甲状腺原氨酸碘酶调节甲状腺激素来影响机体全身代谢。

（4）抑癌作用 硒通过体内代谢产物（特别是甲基硒化物）抑制癌细胞生长。

（5）其他作用 硒还有维持正常生育功能及抗艾滋病的作用。

3. 吸收与代谢 硒主要在十二指肠、空肠、回肠中被吸收。硒在体内的吸收、转运、排出、储存和分布会受膳食中硒的化学形式和量的影响；另外，性别、年龄、健康状况以及食物中是否存在硫、重金属、维生素等化合物也有影响。

经尿排出的硒占总硒排出量的50%～60%，在摄入高膳食硒时，尿硒排出量会增加，反之减少，肾脏起着调节作用。膳食硒摄入范围内（8.8～226μg/d），粪硒排出量总是恒定在40%～50%，呼气和汗液中排出的硒极少。

4. 硒缺乏 硒缺乏是发生克山病的重要原因，临床上主要症状为心脏扩大、心功能失代偿、心力衰竭等。此外，缺硒与大骨节病也有关。

（1）克山病 是一种以多发性灶状心肌坏死为主要病变的地方性心肌病。它具有地区性分布、季节年度高发和人群多发这三大流行病学特征。临床上分为急型、亚急型、慢型和潜在型等四类。在补硒预防克山病试验的同时，测定比较了克山病区与非病区各类样品的硒含量。结果发现，克山病区人体内（血、发、尿）、外（水、土、粮）环境均处于低硒状态。

（2）大骨节病 是一种地方性、多发性、变形性骨关节病。它主要发生于青少年，严重地影响骨发育和日后生活劳动能力。补硒可以缓解一些病状，对病人骨骺端改变有促进修复、防止恶化的较好效果，但不能有效控制大骨节病发病率。因此，目前认为低硒是大骨节病发生环境因素之一。

在肠外营养液中未补充硒的病人中，发现血硒和谷胱甘肽过氧化酶活力均降低，有的出现类似克山病的心肌病变，有的出现骨骼肌疼痛和萎缩。

5. 硒过量与毒性 硒过量也可致中毒。摄入硒量高达38mg/d时，3～4天内头发全部脱落。慢性中毒者平均摄入硒4.99mg/d，中毒体征主要是头发脱落、指甲变形、恶心、呕吐、烦躁、疲乏和外周神经炎等症状。

6. 食物来源 食物中硒含量变化很大，以鲜重计，内脏和海产品中含量为0.4～1.5mg/kg；肌肉为0.1～0.4mg/kg；奶制品低于0.3mg/kg；水果蔬菜低于0.1mg/kg。

硒的良好来源是海洋食品（如蟹、蛤蜊、牡蛎、海参等）和动物的肝、肾及肉类。而植物性食物的硒含量受到其栽种土壤中硒含量和可被吸收利用量的影响，因此，即使是同一品种的谷物或蔬菜，会由于产地不同而硒含量不同，例如，低硒地区大米硒含量可少于2mg/kg，而高硒地区大米硒含量可高达20mg/kg。

（四）锌

锌是人体正常生长发育所必需的营养素，在微量元素中居第二位。

1. 体内分布 成人体内锌含量为2.0～2.5g，以肝、肾、肌肉、视网膜、皮肤、毛发、指甲、前列腺等器官组织锌含量高，血液中含量很少。锌在体内主要以酶的形式存在，对生长发育、免疫功能、物质代谢和生殖功能等均有重要作用。

2. 生理功能

（1）体内很多酶的组成成分或激活剂 体内六大酶系（氧化还原酶、水解酶、裂解酶、转移酶，合成酶和异构酶类）中，每一类都含锌酶，如碳酸酐酶、胰羧肽酶、乳酸脱氢酶、碱性磷酸酶、DNA 聚合酶等，它们不论在组织呼吸，还是在蛋白质、脂肪、碳水化物、核酸等代谢中都发挥重要作用。

（2）促进生长发育 锌参与细胞生长、分裂和分化等过程。一旦缺乏就会妨碍生长激素轴的功能。由此，导致生长发育受到影响，使小孩身材矮小，体重不增，严重将导致“侏儒症”。锌还参与脑细胞中的 DNA 和蛋白合成，如果缺锌会影响小孩的智能发育。

（3）促进食欲作用 锌参与涎蛋白的构成，锌缺乏会影响舌黏膜的功能，从而使味觉敏感度下降，小孩会出现厌食和偏食，有的还会出现异食癖，如：喜欢吃泥土、煤渣、火柴棍、生面粉等。

（4）促进性器官正常发育 缺锌会引起性成熟迟缓，性器官发育不良，导致青少年没有第二性征出现，或者机能低下。锌元素大量存在于男性睾丸中，参与精子的整个生成、成熟和获能的过程。男性一旦缺锌，就会导致精子数量减少、活力下降、精液液化不良，最终导致男性不育。缺锌也可能导致女性月经失调。

（5）对皮肤和视力有保护作用 促进伤口和创伤的愈合，如果缺锌，可能会导致皮肤干燥、粗糙、创口愈合缓慢。补锌剂最早的临床应用就是用来治疗皮肤病。

参与维生素 A 的代谢，促进维生素 A 吸收。维生素 A 平时储存在肝脏中，当人体需要时，将维生素 A 输送到血液中，这个过程是靠锌来完成“动员”工作的。

（6）促进机体免疫功能 锌元素是免疫器官胸腺发育的营养素，只有锌量充足才能有效保证胸腺发育，正常分化 T 淋巴细胞，促进细胞免疫功能。

（7）有利于毛发和指甲正常生长 人体在合成毛发蛋白质过程中，需要十余种含锌酶参与，锌缺乏时毛发色素变淡，且易脱发，同时指甲会出现白癍等。

3. 吸收与代谢

（1）锌的吸收　锌的吸收部位主要在十二指肠和近侧小肠，吸收率为20%～30%，仅小部分在胃和大肠吸收，锌先与小分子的肽构成复合物，主要经主动运转机制被吸收，运转至门静脉循环和内源性锌分泌返回肠细胞。

影响锌吸收利用的因素：植物性食物中含有的植酸、鞣酸和纤维素等均不利于锌的吸收；而动物性食物中的锌生物利用率较高；维生素D也可促进锌的吸收。

（2）锌的代谢　锌在体内代谢后，主要通过胰腺分泌排出，约90%摄入的锌由粪中排出，其余部分由尿、汗、头发中排出或丢失。

4. 锌缺乏　人类锌缺乏的常见体征是生长缓慢、皮肤伤口愈合不良、味觉障碍、胃肠道疾患、免疫功能减退等。急性锌缺乏，会出现皮肤损害和脱发，妊娠期缺锌，胎儿生长发育缓慢，甚至出现畸形等。

5. 锌过量与毒性　成人一次性摄入2g以上的锌会发生锌中毒，其主要特征是锌对胃肠道的直接作用，导致上腹疼痛、腹泻、恶心、呕吐。长期每天补充100mg（较大量锌）可发生贫血、免疫功能下降、高密度脂蛋白（HDL）胆固醇降低等。长期每天服用25mg锌，可引起铜继发性缺乏，损害免疫器官和免疫功能，影响中性粒细胞及巨噬细胞活力，抑制其趋化性和吞噬作用及细胞的杀伤能力。

6. 食物来源　食物中的锌含量差别很大，吸收利用率也不相同。一般来说贝壳类海产品、红色肉类、动物内脏类都是锌的极好来源，干果类、谷类胚芽和麦麸也富含锌；一般植物性食物含锌较低。干酪、虾、燕麦、花生酱、花生等为良好来源。精细的粮食加工过程可导致大量的锌丢失，如小麦加工成精面粉大约会损失80%的锌，豆类制成罐头比新鲜大豆锌含量损失60%左右。

（五）铬

铬是“葡萄糖耐量因子”（glucosetolerance，GTF）的一部分或是必需的，具有潜在的胰岛素作用。

1. 体内分布　正常人体内铬含量6～7mg，主要存在于骨、皮肤、脂肪组织等，一般铬含量为肝5～17ng/g，脾14～23ng/g，肾3～11ng/g，骨为101～324ng/g，脑43ng/g。各组织和器官中的铬浓度均随年龄而下降，因此老年人常有缺铬现象。

2. 生理功能

（1）加强胰岛素的作用　铬与烟酸、谷胱甘肽一起组成葡萄糖耐量因子，可加强胰岛素的作用，促进细胞摄取、利用葡萄糖。

（2）预防动脉粥样硬化　铬对血清胆固醇的内环境稳定有作用，喂饲缺铬饲料的大鼠血清胆固醇较高，补铬后血清胆固醇下降，高密度脂蛋白胆固醇和载脂蛋白A的浓度增加。

（3）促进蛋白质代谢和生长发育　DNA和RNA的结合部位存在大量的铬，铬在蛋白质的代谢或结构中发挥作用，缺铬动物生长发育停滞。

（4）对免疫反应的影响　补充铬可以提高应激状态下动物体内免疫球蛋白的含量，显著减少其血清皮质醇，并可增强RNA的合成。

3. 影响吸收利用因素　铬的吸收受不同膳食成分的影响。高糖膳食能增加铬的丢失，明显提高铬平均排出量；在缺锌大鼠中铬的吸收提高；在缺铁大鼠中铬的吸收高于补铁的大鼠；此外，维生素C能促进铬的吸收。

4. 铬的缺乏　铬缺乏的原因主要是摄入不足或消耗过多，其危害有致生长迟缓、葡萄糖耐量损害、高葡萄糖血症等。铬缺乏症主要表现为体重下降，外周神经炎，葡萄糖耐量受损，呼吸商降低。

5. 铬过量与毒性 六价铬是明确的有害元素，它可以通过消化道、呼吸道、皮肤和黏膜侵入人体，在体内主要积聚在肝、肾和内分泌腺中。人口服铬酸的致死剂量为3g，可见胃黏膜充血溃疡、肾组织坏死、内脏器官出血等。

6. 食物来源 铬以小剂量广泛分布食物中，铬的良好食物来源为肉类、全谷类食物及豆类，乳类、水果、蔬菜中含量较低。长期食用精制食品，可促进体内铬的排泄，造成铬的缺乏。在日常饮食中注意通过富铬食物补充铬元素，特别是糖尿病患者，更加应该增加铬元素的摄入量。

（六）铜

铜是人体含量排列第三的微量元素，仅次于铁和锌，作为多种酶的辅基在体内发挥着重要作用。

1. 体内分布 人体内含铜量50～120mg，其中约有50%～70%存在于肌肉和骨骼中，20%在肝中，5%～10%在血液中。人血液中铜主要分布于细胞和血浆中，在红细胞中大约60%的铜存在于铜－锌金属酶中（超氧化物歧化酶，SOD），其余40%与其他蛋白质和氨基酸松弛结合。

2. 生理功能 铜主要以含铜酶形式体现其生理功能，比如铜蓝蛋白、赖氨酰氧化酶、多巴胺－β羧化酶、细胞色素c氧化酶、超氧化物歧化酶、酪氨酸等。

（1）催化作用 许多含铜酶作为氧化酶，参与体内氧化还原过程，参与铁的代谢和红细胞生成，维持正常造血、促进结缔组织形成、维护中枢神经系统的健康，以及促进正常黑色素形成和维护毛发正常结构、保护机体细胞免受超氧阴离子的损伤等重要作用。

（2）与脂质和糖代谢有关 铜对脂质和糖代谢有一定影响，缺铜可使动物血中胆固醇水平升高，但铜过量又会引起脂质代谢紊乱。铜对血糖的调节也有重要作用，缺铜后葡萄糖耐量降低。对某些常规疗法无效的糖尿病患者，给以小剂量铜离子治疗，可使病情改善，血糖降低。

3. 吸收与代谢

（1）铜的吸收 铜主要在小肠被吸收，少量由胃吸收。胃肠道对一般食物中的铜吸收率很高，可达55%～75%。铜的吸收率受膳食中铜含量的影响，膳食中铜含量增加，吸收率则下降，但吸收量仍有所增加；膳食中其他营养成分，如锌、铁、钼、维生素C、蔗糖和果糖等的摄入量对铜的吸收利用可能产生影响。

（2）铜的代谢 膳食中铜被吸收后，通过门脉血运送到肝脏，掺入到铜蓝蛋白，然后释放到血液，传递到全身组织。大部分内源性铜排泄到胃肠道，与食物中未被吸收的铜一起由粪便排出体外，少量铜通过其他途径排出。

4. 铜的缺乏 临床上铜缺乏较少见，常与其他营养素缺乏同时存在，且症状较轻。铜参与铁的代谢，铜缺时红细胞生成障碍，大多数为低血色素小细胞性贫血，亦可为正常细胞或大细胞性贫血。X光显示骨质疏松，进一步可见长骨骺端变化等，并可发生骨折。此外有厌食、腹泻、肝脾肿大、生长停滞、浅表静脉扩张、肌张力减退和精神萎靡等表现。

铜缺乏可引起赖氨酰胺氧化酶活力下降，使弹性蛋白和胶原蛋白的生物合成减少，并使心脏和动脉组织强度降低引起破裂，以至死亡。

5. 铜过量与毒性 人体急性铜中毒主要是由误食铜盐或食用与铜容器接触的食物或饮料引起。大剂量铜的急性毒性反应包括口腔有金属味，上腹疼痛、恶心、呕吐及严重腹泻，严重者甚至发生肝、肾衰竭，休克，昏迷以至死亡。

慢性中毒可在长期摄入过多或胆汁排泄减少后出现，葡萄园常用铜化合物作为杀虫剂，其工作人员中亦可出现。经口摄入而引起慢性中毒尚未确定。

6. 食物来源 铜广泛存在于各种食物中，牡蛎、贝类以及坚果类食物是铜的良好来源（含量约为0.3～2mg/100g食物），其次是动物肝脏、肾组织、谷类发芽部分、豆类等（含量约为0.1～0.3mg/100g食物）。植物性食物铜含量取决于其生长土壤的铜含量以及加工方法。奶类和蔬菜含量最低（≤0.1mg/100g食物），其中牛奶含量很低，人奶含量较高，长期用牛奶进行人工喂养的婴儿应注意铜的营养状况。

（七）氟

氟已被证实是唯一能降低儿童和成年人龋齿患病率和减轻龋齿病情的微量元素。

1. 体内分布 正常人体内含氟总量为2～3g，约有96%积存于骨骼和牙齿中，少量存于内脏、软组织及体液中。

2. 生理功能

（1）防治龋齿 氟在骨骼与牙齿的形成中有着重要的作用。氟是牙齿的重要成分，氟被牙釉质中的羟磷灰石吸附后，在牙齿表面形成一层抗酸性腐蚀的、坚硬的氟磷灰石保护层，有防止龋齿的作用。

（2）防止骨质疏松 人体骨骼固体的60%为骨盐（主要为羟磷灰石），而氟能与骨盐结晶表面的离子进行交换，形成氟磷灰石而成为骨盐的组成部分。骨盐中的氟多时，骨质坚硬，而且适量的氟有利于钙和磷的利用及其在骨骼中沉积，可加速骨骼成长，促进成长，并维护骨骼的健康。

3. 吸收与代谢 膳食和饮水中的氟摄入后，主要在胃部吸收。氟的吸收很快，吸收率也很高。饮水中的氟可完全被吸收，食物中的氟一般被吸收75%～90%，剩下的10%～25%则由粪便排出，吸收一半量所需要的时间约为30min，血浆浓度通常在30～60min内达到峰值。氟吸收的机制主要是通过被动扩散。

4. 氟的缺乏 氟缺乏时，由于釉质中不能形成氟磷灰石而得不到保护，牙釉质易被微生物、有机酸和酶侵蚀而发生龋齿。此外，钙磷的利用也会受到影响，而导致骨质疏松。

5. 氟的过量 过量氟会干扰钙、磷的代谢，造成骨骼组织的氟化钙异常增加，逐步出现骨的密度增加、骨膜增厚，并有韧带和骨骼的钙化，引起运动系统障碍，有的甚至导致残疾；过量的氟会引起牙齿失去原有半透明的光泽、牙质变暗，逐步出现白垩样的小斑块，同时牙质被黄色的色素沉着，牙齿颜色也逐步加深，变为黑褐色，还会在牙齿表面出现小凹陷，甚至引起牙齿发育不良、变形、变脆、破碎折断、缺损等；实际情况会引起血氟和尿氟的升高、恶心、厌食和便秘；也会引起某些酶活性改变和某些内分泌功能的改变等。

6. 食物来源 一般情况下，动物性食品中的氟高于植物性食品，海洋动物中的氟高于淡水及陆地食品。鱼（鲱鱼28.50mg/kg）和茶叶（37.5～178.0mg/kg）氟含量很高。

（八）锰

1. 体内分布 锰在人体内含量甚微，成年人仅12～20mg，骨、肝、胰及肾中锰浓度为20～50nmol/g，脑、心、肺和肌肉中锰的浓度低于20nmol/g，全血和血清中的锰浓度分别为200nmol/L和20nmol/L。锰在线粒体中的浓度高于在细胞浆和其他细胞器中的浓度，所以线粒体多的组织含锰量高。

2. 生理功能 锰在体内一部分作为酶的组成成分，一部分作为酶的激活剂起作用。含锰酶包括精氨酸酶、丙酮酸羧化酶和锰超氧化歧化酶。

锰缺乏会影响生长，造成骨骼畸形、共济失调、生殖功能紊乱，引起脂肪、糖代谢的紊乱，胆固醇合成障碍等。此外病人还有体重下降，毛发色素减少，皮炎等现象。

3. 吸收与代谢 锰的吸收是一种迅速的可饱和过程，很可能是通过一种高亲和性、低容量的主动运输系统和一种不饱和的简单扩散作用完成的。锰的吸收率会随膳食中锰含量增加而降低，也会因身体锰营养状况不良而增高，而内源性锰的排出并不受膳食锰含量和身体锰营养状况的影响。

膳食中的植酸盐、纤维素、铁、钙、磷对锰的吸收可能有不良影响，如长时间补充铁可导致血清锰水平及淋巴细胞的锰超氧化歧化酶活性下降。

大约90%的锰通过胆道、胰腺和肠分泌排泄，仅有微量经粪排泄，如果锰营养状况良好，则锰很快从血中清除，成人摄入锰10天后仅残留1%。

4. 锰的缺乏 锰缺乏是人类的一个潜在营养问题。某些疾病（如癫痫、糖尿病、苯丙酮尿症）患者血锰浓度或组织锰浓度低于正常人，故这些疾病可能与锰代谢紊乱有关。此外，锰缺乏也被认为是关节疾病、骨质疏松、先天畸形等疾患的潜在致病因素。

5. 锰的过量 与其他微量元素相比，口服锰的毒性很小，很少见到经口摄入而发生中毒的报告。锰中毒病例大多数是由于接触锰含量超过$50\mu g/m^3$的空气所致。锰中毒可引起中枢神经系统异常，严重锰中毒时可发生重度精神病症状，包括高激惹性、暴力行为和幻觉，被称为锰狂症。病情进一步发展可引起锥体外系永久性伤害，其神经系统的形态学改变与帕金森症类似。

6. 食物来源 茶叶（各种品种平均为$150\mu g/g$）内锰的含量最丰富，谷类、坚果、叶类蔬菜富含锰。精制的谷类、肉、鱼、奶类中含锰比较少，动物性食物虽然锰含量不高，但吸收和存留较高，仍不失为锰的良好来源。

（九）钼

钼是人体必需微量元素之一。人体对钼的需求量很小，通常条件下人体不会发生钼缺乏。

1. 体内分布 成人体内含钼总量约为9mg，分布于全身各种组织和体液中，肝、肾中含量最高。

2. 生理功能 钼是黄嘌呤氧化酶、醛氧化酶和亚硫酸盐氧化酶等酶的辅基，催化相应的代谢反应。这些酶参与碳水化合物、脂肪、蛋白质、含硫氨基酸、核酸和铁的代谢。

3. 吸收与代谢

（1）吸收　动物对钼的吸收主要是在胃及小肠。经口摄入的可溶性钼酸铵约88%～93%可被吸收，钼酸盐被吸收后仍以钼酸根的形式与血液中的巨球蛋白结合，并与红细胞有松散的结合。血液中的钼大部分被肝、肾摄取，在肝脏中的钼酸根一部分转化为含钼酶，其余部分与蝶呤结合形成含钼的辅基储存在肝脏中。钼的吸收受到膳食中共存物质的影响，特别是含硫化合物，对钼的吸收有相当强的阻碍作用，硫化钼口服后只能吸收5%左右。

（2）代谢　摄入低钼膳食时，钼在体内的转换较慢，存留率较高。摄入高钼膳食时，钼在体内的转换较快，过量的钼迅速经尿排出。钼在体内的内稳态机制是通过肾脏排泄而不是改变吸收率；也有相当数量的钼是经胆汁排泄的。

4. 钼的缺乏 钼缺乏时肝中黄嘌呤氧化酶活性降低，尿酸排出减少，可能会引起泌尿道黄嘌呤结石。缺钼可造成心肌坏死。

5. 钼的过量 钼、铜有一定比值，铜/钼比值过高，是引起贫血的原因之一。膳食中含钼达10～15mg/d时，就会导致类似痛风症状的高发病率，并伴有血钼、尿酸和嘌呤氧化酶的增高。

6. 食物来源 钼广泛存在于各种食物中，动物肝、肾中含量最丰富，干豆、奶制品和谷类是钼的良好来源，蔬菜、水果和海产品中含量一般较低。

（十）其他微量元素

1. 钴 钴元素是维生素 B_{12} 的重要组成成分之一。维生素 B_{12} 是血红细胞形成的一种重要因素。动物内脏如肾、肝、胰含钴（维生素 B_{12}）都比较丰富的，其次是牡蛎、瘦肉，发酵豆制品中含维生素 B_{12} 也不少，如臭豆腐、红豆乳、豆豉、酱油、黄酱等。

2. 硅 硅是高等动物所必需的微量元素，是形成骨、软骨、结缔组织必需的成分。人体内含硅量2～3g，膳食中每日推荐摄入量为20～50mg。硅广泛存在于各类食物中，粗粮及谷类制品中含量丰富，通过正常膳食即可获得足够量的硅。

3. 硼 硼是包括人在内的较高等动物所必需的营养素，在生物体中主要与氧结合。硼可能与钙、镁代谢和甲状旁腺的功能有关。口服硼的毒性很低。人的急性中毒体征包括恶心、呕吐、腹泻、皮炎和嗜睡。植物性食物，尤其是非柑橘类水果、叶菜、果仁和豆类富含硼。果酒、苹果汁和啤酒含硼量也很高。肉、鱼和奶类食品中含硼量少。

4. 镍 镍可构成镍蛋白，构成某些金属酶的辅基，调节某些内分泌功能及神经生理功能，还有增加胰岛素的作用，并可刺激造血功能和维持膜结构。镍富含于巧克力、坚果、干豆、谷类及梨等。

第六节　维生素

案例导入

案例： 维生素C参与体内许多重要化合物的合成或分解过程，可抗氧化和增强机体免疫功能，如果缺乏，会引起食欲减退、齿龈肿胀，进而全身点状出血，甚至形成血肿或瘀斑。维生素C多存在于绿叶蔬菜及新鲜水果中。16世纪，航海家哥伦布经常带领船队在大西洋上探险。有一次，船队航行不到一半路程，十几个船员病倒了。为了不拖累大家，患病船员提出要留在附近荒岛上，等船队返航时再将尸体运回家乡。几个月后，胜利返航的船队到达荒岛，发现那些患病的船员不仅没死，而且坏血病竟然好了。原来，他们很快将留下的食物吃完了，后来只好采摘野果子吃，结果就发生了奇迹。

讨论： 1. 什么叫做维生素？常见的维生素有哪些？功能作用如何？
2. 常见维生素的优质食物来源有哪些？

一、概述

维生素是维持机体正常生理功能及细胞内特异代谢反应所必需的一类微量有机化合物。这类物质在体内既不是构成身体组织的原料，也不是能量的来源，而是一类调节物质，在物质代谢中起重要作用。这类物质由于体内不能合成或合成量不足，所以虽然需要量很少（每日仅以mg或μg计算），但必须经常由食物供给。

（一）命名

维生素可以按字母命名，也可以按化学结构或功能命名，详见表2－15。

表 2-15 维生素命名

以字母命名	以化学结构或功能命名	英文名称
维生素 A	视黄醇，抗干眼病维生素	vitaminA，retinol
维生素 D	钙化醇，抗佝偻病维生素	VitaminD，calciferol
维生素 E	生育酚	vitaminE，tocopherol
维生素 K	叶绿醌，凝血维生素	VitaminK，phylloquinone
维生素 B_1	硫胺素，抗脚气病维生素	VitaminB_1，thiamin
维生素 B_2	核黄素	VitaminB_2，riboflavin
维生素 B_3	泛酸	VitaminB_3，pantothenic acid
维生素 PP	尼克酸，尼科酰胺，抗癞皮病维生素	Nicin，nicotinic acid，niaciamide
维生素 B_6	吡哆醇（醛、胺）	Pyridoxine，pyridoxal，pyridoxamine
维生素 M	叶酸	Folacin，folic acid，folate
维生素 H	生物素	Biotin
维生素 B_{12}	钴胺素，氰胺素质，抗恶性贫血病维生素	Cobalamin
维生素 C	抗坏血酸，抗坏血病维生素	Ascorbic acid

（二）分类

维生素的种类很多，化学结构差异极大，通常根据维生素的溶解性可将其分成两大类。

1. 脂溶性维生素 包括维生素 A、维生素 D、维生素 E、维生素 K。脂溶性维生素不溶于水而溶于脂肪及有机溶液（如苯、乙醚及三氯甲烷等），它们在体内消化、吸收、运输、排泄过程均与脂类密切相关，代谢相对较慢，大剂量摄入容易引起中毒。

2. 水溶性维生素 包括 B 族维生素（维生素 B_1、维生素 B_2、维生素 PP、叶酸、维生素 B_6、维生素 B_{12}、泛酸、生物素等）和维生素 C。水溶性维生素易溶于水而不溶于脂肪及有机溶剂中，对酸稳定，易被碱破坏，水溶性维生素及其代谢产物较易自尿中排出，一般不会在体内蓄积中毒，但极大量摄入时也可出现毒性，如摄入过少，可较快地出现缺乏症状。

有些化合物，其活性极似维生素，曾被列入维生素类，通常称之为“类维生素”，也有人建议称为“其他微量有机营养素”，如生物类黄酮、肉碱、辅酶 Q（泛醌）、肌醇、硫辛酸、对氨基苯甲酸、乳清酸和牛磺酸等，其中牛磺酸、肉碱在近来特别受到重视。

值得一提的是，一些商业上所称的维生素，按其性质功能来说并不是维生素，比如临床上使用的抗溃疡药维生素 U，实际上是一种 L-蛋氨酸的衍生物，不属于营养学上所称的维生素。

二、脂溶性维生素

（一）维生素 A

1. 概念和理化性质

（1）概念和分类 又称视黄醇（其醛衍生物视黄醛）或抗干眼病因子，维生素 A 类是指含有 β-白芷酮环的多烯基结构、并具有视黄醇（retinol）生物活性的一大类物质。狭义的维生素 A 指视黄醇，广义而言应包括已形成的维生素 A 和维生素 A 原。

动物体内一般含已成形的、具有生物活性功能的维生素 A，包括视黄醇、视黄醛（retinal）、视黄酸（retinoic acid）等物质。维生素 A（视黄醇）有维生素 A_1（视黄醇）和维生

素 A_2（3－脱氢视黄醇）之分，维生素 A_1 主要存在于海产鱼中，而维生素 A_2 主要存在于淡水鱼中。

而植物中所含的一般为维生素 A 原，需通过转化后才能变成具有活性的维生素 A。维生素 A 原主要存在于黄、绿、红色植物中，有 α－胡萝卜素、β－胡萝卜素、γ－胡萝卜素等。目前已经发现的类胡萝卜素约为 600 种，仅有约十分之一是维生素 A 原，其中最为重要的是 β－胡萝卜素，它常与绿叶素并存。

膳食或食物中全部具有视黄醇活性的物质常用当量（retinal equivalents，RE）来表示，包括已形成的维生素 A 和维生素 A 原的总量。它们的换算关系是：

1μg 视黄醇＝0.003μmol 视黄醇＝1μg 视黄醇当量（RE）

1μgβ－胡萝卜素＝0.167μg 视黄醇当量（RE）

1μg 其他维生素 A 原＝0.084μg 视黄醇当量（RE）

$$\text{膳食或食物中总视黄醇当量}(\mu gRE) = \text{视黄醇}(\mu g) + \beta - \text{胡萝卜素}(\mu g) \times 0.167 + \text{其他维生素 A 原}(\mu g) \times 0.084 \quad (2-14)$$

（2）理化性质　维生素 A 和类胡萝卜素都对酸、碱和热稳定，一般烹调和罐头加工不易破坏，但易被氧化和受紫外线破坏。当食物中还有磷脂、维生素 E、维生素 C 和其他抗氧化剂时，视黄醇和类胡萝卜素较为稳定，脂肪酸败可引起其严重破坏。

2. 吸收与代谢　食物中已形成的维生素 A 和维生素 A 原类胡萝卜素经胃内的蛋白酶消化作用后从食物中释出，在小肠中胆汁和胰脂酶的共同作用下水解，视黄醇、胡萝卜醇和类胡萝卜素烃一同以胶团的形式穿过小肠绒毛吸收上皮细胞的质膜。

维生素 A 与类胡萝卜素的吸收存在差别，维生素 A 的吸收需要能量和载体，其吸收率为 60%～90%，吸收速率比胡萝卜素快 7～30 倍；类胡萝卜素吸收时对胆盐的依赖程度比维生素 A 要强得多，在肠道是以扩散的方式被吸收，其吸收率一般为 10%～50%。

由膳食中摄入的维生素 A，20% 可以通过胆汁由粪便排出，17% 从尿排出，30% 以 CO_2 形式释放，剩下的储存在肝脏中。

3. 生理功能

（1）维持正常视觉　维生素 A 能促进视觉细胞内感光物质的合成和再生，以维持正常视觉。人视网膜的杆状细胞内含有感光物质视紫红质，其对光敏感，当其被光照射时可引起一系列变化，同时释放出视蛋白，引起神经冲动，此时能看见物体，这一过程称为光适应。人若进入暗处，因视紫红质消失，故不能见物，只有当足够的视紫红质再生后才能在一定照度下见物，这一过程称为暗适应。暗适应的快慢决定于照射波的波长、强度和照射时间，同时也决定于体内维生素 A 的营养状况。

（2）维持上皮的正常生长和分化　维生素 A 在维持上皮的正常生长与分化中起着十分重要的作用，缺乏维生素 A 可影响黏膜细胞中糖蛋白的生物合成及粘膜的正常结构。

（3）促进生长发育　视黄醇和视黄酸对于胚胎发育是必需的。维生素 A 缺乏影响雄性动物精子的生成，并使雌性动物雌性激素分泌的周期变化消失，以至不能受孕、导致畸胎发生、流产和死亡。缺乏维生素 A 的儿童生长停滞、发育迟缓、骨骼发育不良，缺乏维生素 A 的孕妇所生的新生儿体重较轻。

（4）抑癌作用　维生素 A 或其衍生物（如 5，6－环氧视黄酸，13－顺式视黄酸）有抑癌防癌作用，与它们能促进上皮细胞的正常分化有关，也与阻止肿瘤形成的抗启动基因的活性有关。类胡萝卜素的抑癌作用比维生素 A 更受人们重视，可能与其抗氧化作用有关。

(5) 维持机体正常免疫功能　维生素 A 对机体免疫系统有重要的作用，维生素 A 缺乏可影响抗体生成、胸腺重量和上皮组织的分化，使机体免疫功能降低，引起呼吸道、消化道感染率增加。

(6) 改善铁吸收和铁运转　维生素 A 和 β－胡萝卜素可在肠道内与铁形成溶解度高的络合物，从而减少了植酸和多酚类物质对铁吸收的不利作用，有改善铁吸收和促进铁运转的作用。

4. 缺乏与过量

(1) 维生素 A 缺乏　导致的干眼病患率相当高，在非洲和亚洲许多发展中国家的部分地区，甚至呈地方性流行。维生素 A 缺乏除了引起眼部症状外，还会引起机体不同组织上皮干燥、增生及角化，以至出现各种症状。比如，皮脂腺及汗腺角化，出现皮肤干燥，在毛囊周围角化过度，发生毛囊丘疹与毛发脱落；呼吸、消化、泌尿、生殖上皮细胞角化变性，破坏其完整性，容易遭受细菌入侵，引起感染。特别是儿童、老人容易引起呼吸道炎症，严重可引起死亡。另外，维生素 A 缺乏时，可引起血红蛋白合成代谢障碍，免疫功能低下，儿童则生长发育迟缓。

(2) 维生素 A 过量　摄入大剂量维生素 A 可引起急性、慢性及致畸毒性损害。

①急性毒性：成人一次或多次连续摄入其推荐摄入量 RNI 的 100 倍，或儿童大于其 RNI 的 20 倍时，可发生急性毒性反应。早期症状为恶心、呕吐、头疼、眩晕、视觉模糊、肌肉失调、婴儿囟门突起。当剂量极大时，可发生嗜睡、厌食、少动、反复呕吐。

②慢性毒性：比急性中毒常见，维生素 A 使用剂量为其 RNI 的 10 倍以上时可发生，常见症状是头痛、脱发、肝大、长骨末端外周部分疼痛、肌肉僵硬、皮肤瘙痒等。孕妇在妊娠早期每天大剂量摄入维生素 A，还可导致胚胎吸收、流产、出生缺陷。

大量摄入类胡萝卜素可出现高胡萝卜素血症（hypercarotenemia），可出现类似黄疸的皮肤，但停止使用类胡萝卜素，症状会慢慢消失，未发现其他毒性。

5. 营养状况鉴定　维生素 A 营养状况应根据生化指标、临床表现，结合生理情况、膳食摄入情况综合予以判定。常用检查方法有：血清维生素 A 水平测定、改进的相对剂量反应试验、视觉暗适应功能测定、血浆视黄醇结合蛋白测定、眼结膜印迹细胞学法、眼部症状检查法等。

6. 食物来源　维生素 A 最好的食物来源是各种动物肝脏及鱼肝油、鱼卵、全奶、奶油、禽蛋等；维生素 A 原（类胡萝卜素）的良好来源是深色蔬菜和水果，如冬寒菜、菠菜、苜蓿、空心菜、莴苣叶、芹菜叶、胡萝卜、豌豆苗、红心红薯、辣椒及水果中的芒果、杏子及柿子等。

除膳食来源之外，维生素 A 补充剂也常用，其使用剂量不要高于 RNI 的 1.5 倍，用量过大不仅没有必要，反而可能引起中毒。

（二）维生素 D

1. 概念与理化性质

(1) 概念和分类　又称抗佝偻病维生素，维生素 D 类是指含有环戊氢烯菲环结构。并具有钙化醇生物活性的一大类物质，以维生素 D_2（ergocalciferol，麦角钙化醇）及维生素 D_3（cholecalciferol，胆钙化醇）最为常见。前者是由酵母菌或者麦角中的麦角固醇（ergosterol）经紫外光照射后的产物，后者是人体从食物摄入或者在体内合成的胆固醇经转变为 7－脱氢胆固醇储存于皮下在紫外线的照射后产生的。

维生素 D 的量可用 IU 或 μg 表示，它们的换算关系为：

$$1IU\ 维生素\ D_3 = 0.025\mu g\ 维生素\ D_3，即\ 1\mu g\ 维生素\ D_3 = 40IU\ 维生素\ D_3 \quad (2-15)$$

（2）理化性质　维生素D是白色晶体，溶于脂肪和有机溶剂，其化学性质比较稳定，在中性和碱性溶液中耐热，不易被氧化，但在酸性溶液中则逐渐分解，故通常的烹调加工不会引起维生素D的损失；但脂肪酸则可以引起维生素D的破坏、过量辐射线照射，可形成具有毒性的化合物。

2. 吸收和代谢　人类从膳食和皮肤两个途径获得维生素D。食物中50%～80%的维生素D与脂肪一起通过胆汁作用形成胶体，在空肠和回肠中被动吸收入小肠黏膜细胞，吸收后的维生素D大部分掺入乳糜微粒经淋巴入血，部分维生素D与维生素D结合蛋白（DBP）集合后进入肝脏。由皮肤中产生的维生素D_3则缓慢扩散入血，约60%的与DBP结合后转运至肝脏。部分与DBP结合的维生素D_3在被肝脏摄取之前，进入肝外组织（脂肪和肌肉）。进入肝脏的维生素D经反应后被转运至肾脏，后释放入血，并运输至小肠、骨、肾等靶器官，后与靶器官受体结合，发生相应的生物学效应，呈现各种生理作用。

维生素D主要存储于脂肪组织中，其次为肝脏、大脑。肺、脾、骨和皮肤也有少量存在。维生素D分解代谢主要在肝脏，主要排泄途经是胆汁，它是在转化为极性较强的代谢产物并结合成葡萄糖苷酸后随同胆汁从粪便排出，在尿中仅排出2%～4%。

3. 生理功能　维生素D的基本生理功能主要通过$1\alpha，25-(OH)_2-D_3$在小肠、肾、骨等靶器官实现，包括维持细胞内、外钙浓度，调节钙磷代谢等功能。

（1）促进小肠钙吸收和肾对钙、磷的重吸收　转运至小肠组织的$1\alpha，25-(OH)_2-D_3$先进入黏膜上皮细胞，并在该处诱发一种特异的钙结合蛋白质合成，因此它可被视为参与钙运输的载体。这种结合蛋白还可增加肠黏膜对钙的通透性，将钙主动转运透过膜细胞进入血循环。

促进肾小管对钙、磷的重吸收：$1\alpha,25-(OH)_2-D_3$对肾脏也有直接作用，能促进肾小管对钙、磷的重吸收，减少丢失。

（2）对骨骼钙的动员和促进破骨细胞的分化　$1\alpha,25-(OH)_2-D_3$对骨有两种相反的作用：一方面，当血钙降低时，与甲状旁腺激素协同作用，通过破骨细胞作用，使骨盐溶解，从骨中吸收钙、磷，以维持血浆钙、磷的正常浓度；另一方面，当细胞外钙、磷浓度超饱和时，可促进骺板软骨和类骨组织钙化，有利于骨盐的沉积。如果维生素D缺乏，受影响最明显的就是处于快速生长期的骨骼，可导致个体罹患佝偻病或软骨化病。

（3）调节基因转录作用　$1\alpha,25-(OH)_2-D_3$通过调节基因转录和一种独立信息转导途径来启动生物学效应，目前已有众多具调节基因转录作用的维生素D核受体靶器官，包括肠、肾、骨、胰、垂体、乳房、胎盘、造血组织、皮肤及各种来源的癌细胞等。

4. 缺乏和过量

（1）维生素D缺乏　维生素D缺乏可导致肠道吸收钙和磷减少，肾小管对钙和磷的重吸收减少，影响骨钙化，造成骨骼和牙齿的矿化异常。婴儿缺乏维生素D将引起佝偻病，主要表现为骨骼变软和弯曲变形，如幼儿刚学会走路时，身体重量使下肢弯曲，形成“X”或“O”形腿，胸骨外凸（“鸡胸”）、肋骨凸肋软骨连接处形成“肋骨串珠”；对成人，尤其是孕母、乳母和老人，可使已成熟的骨骼脱钙而发生骨质软化症和骨质疏松症；维生素D缺乏还可引发手足痉挛症，表现为肌肉痉挛、小腿抽筋、惊厥等。

（2）维生素D过量　膳食来源的维生素D一般不会引起中毒，但是长期大剂量服用维生素D营养补充剂可引起维生素D中毒。中毒症状包括：食欲不振、体重减轻、恶心、呕吐、腹泻、头痛、多尿、烦渴，发热，血清钙磷增高，以致发展成动脉、心肌、肺、肾、气管等软组织转移性钙化和肾结石。

5. 营养水平鉴定 $25-OH-D_3$是维生素D_3在血液中的主要存在形式，目前多用高效液相色谱法测定血浆中的$25-OH-D_3$，结果准确可靠；另外，血清$1\alpha, 25-(OH)_2-D_3$也可用竞争受体结合试验（competitive receptor binding assay）进行测定；血清钙磷乘积、血清碱性磷酸酶活性也可用于判定佝偻病，由于其结果受众多因素影响，并不被看作是判定维生素D营养状况的良好指标。

6. 食物来源 外源性维生素D主要由食物提供，脂肪含量高的海鱼、动物肝脏、蛋黄、奶油和干酪等动物性食物含量相对较高，维生素A、D强化牛奶现在也比较常见，而蔬菜、谷物和水果几乎不含维生素D。

另外，维生素D还可以通过阳光中紫外线照射由皮肤产生。所以经常晒太阳是人体廉价获得充足有效的维生素D_3的最好来源，特别是儿童和老人应多进行户外活动，在阳光不足或空气污染严重的地区，也可采用紫外线灯作预防性照射。

（三）维生素E

1. 概念与理化性质

（1）概念和分类 又称生育酚，是指含骈二氢吡喃结构、具有α-生育酚生物活性的一类物质。目前已知有四种生育酚（tocopherols，即α-T，β-T，γ-T，ε-T）和四种生育三烯酚（tocotrienols，即α-TT，β-TT，γ-TT，ε-TT），其中α-生育酚的生物活性最高，故通常以α-生育酚作为维生素E的代表进行研究。膳食中维生素E的活性以α-生育酚当量（α-TE）来表示。

$$\begin{aligned}\text{膳食中总}\,\alpha-\text{TE(mg)} &= d-\alpha-\text{T(mg)}+0.5\beta-\text{T(mg)}+0.1\gamma-\text{T(mg)}\\ &\quad +0.3\text{TT(mg)}+0.74dl-\alpha-\text{T(mg)}\end{aligned} \tag{2-16}$$

1个国际单位（IU）维生素E的定义是1mg dl-α-生育酚乙醇酯的活性，换算关系如下：

$$1\text{mg}\ d-\alpha-\text{生育酚} = 1.49\text{IU 维生素 E} \tag{2-17}$$

$$1\text{mg}\ d-\alpha-\text{生育酚乙酸酯} = 1.36\text{IU 维生素 E} \tag{2-18}$$

$$1\text{mg}\ d-\alpha-\text{生育酚} = 1.1\text{IU 维生素 E} \tag{2-19}$$

$$\begin{aligned}1\text{mg}\ dl-\alpha-\text{生育酚乙酸酯} &= 0.67\text{mg}\ dl-\alpha-\text{生育酚}\\ &= 0.74\text{mg}\ d-\alpha-\text{生育酚乙酸酯}\\ &= 0.91\text{mg}\ dl-\alpha-\text{生育酚}\\ &= 1\text{mg}\ dl-\alpha-\text{生育酚乙酸酯}\end{aligned} \tag{2-20}$$

（2）理化性质 α-生育酚是黄色油状液体，溶于酒精、脂肪和脂溶剂，对热及酸稳定，对碱不稳定，对氧十分敏感，油脂酸败会加速维生素E的破坏。食物中维生素E在一般烹调时损失不大，但油炸时维生素E含量明显降低。

2. 吸收与代谢

（1）吸收 膳食中维生素E主要由α-生育酚和γ-生育酚组成，在正常情况下其中约20%～25%可被吸收。机体对维生素E的吸收依赖于胆汁参与的脂肪吸收。生育三烯酚经胰酯酶和肠黏膜酯酶水解，与游离的生育酚及其他脂类消化产物在胆汁的作用下以胶团的形式在肠上皮细胞被动扩散吸收，然后掺入乳糜微粒，经淋巴导管进入血液循环；吸收后的维生素E主要经乳糜微粒途径转运至肝脏，在肝中与极低密度脂蛋白（VLDL）结合再次进入血循环。

肝脏有迅速更新维生素E储存的功能，故维生素E在肝脏储存不多，主要储存在脂肪组织。维生素E几乎只存在于脂肪细胞的脂肪滴、所有细胞膜和血循环的脂蛋白中。

（2）代谢　维生素E排泄的主要途径是胆汁，还有部分代谢产物经尿排出。α－生育酚在体内的主要氧化产物是生育醌，脱去醛基生成葡糖醛酸，葡糖醛酸可通过胆汁排泄，或进一步在肾脏中被降解产生α－生育酸从尿液排出，皮肤和肠道也是维生素E排泄的重要途径。

3. 生理功能

（1）抗氧化作用　维生素E是高效抗氧化剂，在体内保护细胞免受自由基损害。维生素E与超氧化物歧化酶、谷胱甘肽过氧化酶一起构成体内抗氧化系统，保护生物膜（包括细胞膜、细胞器膜）上多烯脂肪酸、细胞骨架及其他蛋白质的巯基免受自由基攻击。维生素E缺乏可使细胞抗氧化功能发生障碍，引起细胞损伤，这一功能与其抗动脉硬化、保护心血管系统、抗癌、改善免疫功能及延缓衰老等过程有关。

（2）促进蛋白质更新合成　维生素E可通过促进RNA更新的蛋白质合成而促进某些酶蛋白合成。缺乏维生素E可出现核酸和氨基酸代谢异常，还会导致膜结合酶功能发生变化。

（3）预防衰老　随着年龄增长体内脂褐质不断增加。脂褐质俗称老年斑，是细胞内某些成分被氧化分解后的沉积物。补充维生素E可减少脂褐质形成，改善皮肤弹性，使性腺萎缩减轻，提高免疫能力。因此，维生素E在预防衰老中的作用日益被受到重视。

（4）与动物的生殖功能和精子生成有关　维生素E缺乏时可出现睾丸萎缩及其上皮细胞变性、孕育异常，临床上常用维生素E治疗先兆流产和习惯性流产，但人类尚未发现因维生素E缺乏而引起的不育症。

（5）其他作用　维生素E具有保持红细胞完整性的作用，可用于治疗溶血性贫血；高浓度的维生素E还能增强多种免疫功能，包括抗体反应和吞噬细胞活性等。

4. 缺乏与过量

（1）缺乏　长期缺乏者血浆中维生素E浓度可降低，红细胞膜受损，红细胞寿命缩短，出现溶血性贫血；维生素E缺乏时，还可引起神经—肌肉退行性变化，出现视网膜退变、蜡样质色素积聚、肌无力、神经退行性病变、小脑共济失调等；可增加罹患动脉粥样硬化、癌（如肺癌、乳腺癌）、白内障以及其他老年退行性病变的概率。

（2）过量　在脂溶性维生素中，维生素E的毒性相对较小。可能出现的中毒症状有：视觉模糊、头痛、极度疲乏、肌无力以及凝血机制损害导致某些个体出血的倾向。目前不少人自行补充维生素E，但每天摄入量以不超过400mg为宜。

5. 营养水平鉴定　维生素E的营养状况评价可以通过检测血清维生素E水平或红细胞溶血试验两个方法来进行。

6. 食物来源　维生素E在自然界中分布甚广，一般情况下不会缺乏。维生素E含量丰富的食品有植物油、麦胚、硬果、种子类、豆类及其他谷类；蛋类、鸡（鸭）肫、绿叶蔬菜中有一定含量；肉、鱼类动物性食品、水果及其他蔬菜含量很少。食物加工、储存和制备过程可损失部分维生素E。

（四）维生素K

1. 概念和理化性质

（1）概念　又称凝血维生素，维生素K是含2－甲基－1，4萘醌基团，具有维生素K

生物活性的一组化合物。植物来源的维生素 K 为叶绿醌，是人类维生素 K 的主要来源；细菌来源的为甲萘醌类；动物组织既含有叶绿醌又含有甲萘醌。

（2）理化性质　维生素 K_1 为淡黄色油液，维生素 K_2 为黄色结晶，维生素 K_3 系化学合成，其双磷酸钠化合物及亚硫酸钠化合物的水溶性强，易吸收，对胃肠刺激小，临床应用颇广。

2. 吸收与代谢　维生素 K 的吸收途径与脂肪相同，与其他脂溶性维生素一样，影响膳食脂肪吸收的因素（如胰脏内分泌功能紊乱、胆结石等）均可影响维生素 K 的吸收。维生素 K 在胰液和胆汁的作用下被小肠上段（十二指肠和空肠）吸收后进入淋巴系统，经胸导管进入血液循环，维生素 K 吸收后与乳糜微粒结合，依附在脂蛋白上并转运至肝和其他组织。人类维生素 K 的储存很少，除肝脏外，其他器官很难检测到。

吸收的维生素 K 有 30% ~40% 经胆汁排出肠腔，大约有 15% 排入尿，在肠道由细菌合成的甲萘醌很少。

3. 生理功能　主要体现凝血功能和骨钙代谢两个方面。

（1）参与凝血功能　维生素 K 是一种与血凝有关的营养素，许多凝血因子的生物合成有赖于维生素 K 的存在，如凝血因子Ⅱ（凝血酶原）、凝血因子Ⅶ（转变加速因子前体），凝血因子Ⅸ（Christ - Mas 因子，血浆促凝血酶原激酶成分）和凝血因子 X（Stuart 因子）等，其功能是防止出血，并使可溶性纤维转化为不溶性纤维蛋白，再与血小板交联形成血凝块。

（2）参与骨钙代谢　维生素 K 参与骨钙中谷氨基酸的羧基化反应，能增加成骨细胞骨钙素的合成，对骨质疏松的预防和治疗有一定作用。

4. 缺乏与过量

（1）缺乏　维生素 K 广泛分布于动植物组织中，肠道内微生物可部分合成，健康人群原发性维生素 K 缺乏并不常见。但新生儿、慢性胃肠疾患、长期控制饮食和使用抗生素的患者有时可见。维生素 K 缺乏会引起低凝血酶原血症，且其他依赖维生素 K 的凝血因子浓度下降，表现为凝血功能障碍和出血。新生儿对维生素 K 有特殊的需求，新生儿如果出生后凝血酶原值低于 10% 以下，会产生新生儿出血病（HND），严重可导致死亡。

（2）过量　天然的维生素 K_1、维生素 K_2 不产生毒性，甚至大量服用也无毒。然而维生素 K 前体 2 - 甲基萘醌（K_3）由于与巯基反应而有毒性，能引起婴儿溶血性贫血、高胆红素血症和核黄疸症，故 2 - 甲基萘醌不应用于维生素 K 缺乏症。

5. 营养状况评价　评价维生素 K 营养状况的方法有：机体凝血功能测定；凝血酶原活性和其他维生素 K 依赖因子测定；通过高效液相色谱法测定血浆中叶绿醌的浓度；还可用特异性抗体检测血浆的羧化凝血酶原进行判断。

6. 食物来源　绿叶蔬菜是维生素 K 最好的食物来源，其含量为 50 ~ 800μg/100g；其次是豆类；奶、蛋、肉含量低于 5μg/100g。

三、水溶性维生素

（一）维生素 B_1

1. 概念与理化性质　又称硫胺素或抗脚气病维生素，是人类最早发现的维生素之一。因其结构中有含硫的噻唑环与含氨基的嘧啶环，故名硫胺素，其纯品大多以盐酸盐或硫酸盐的形式存在。

维生素 B_1 略带酵母气味，易溶于水，微溶于乙醇。盐酸盐为白色结晶，有特殊香味，在水中溶解度较大，在碱性溶液中加热极易分解破坏，而在酸性溶液中加热到 120℃ 也不被破坏。氧化剂及还原剂均可使其失去作用，亚硫酸盐可使其分解成噻唑和嘧啶两部分。

2. 吸收、转运和代谢 人体内维生素 B_1 总量约为30mg，其中以心、肝、肾和脑组织含量较高，约一半存在于肌肉中。体内维生素 B_1 中约有80%为硫胺素焦磷酯（TPP），10%为硫胺素三磷酸酯，此外还有硫胺素单磷酸酯及游离硫胺素。

维生素 B_1 吸收主要在空肠，低浓度时主要靠载体介导的主动转运系统，吸收过程需要有钠，同时消耗ATP。高浓度时可通过被动扩散吸收，但效率很低。维生素 B_1 吸收后在空肠黏膜细胞内磷酸化转变成焦磷酸酯，在血液中主要由红细胞运输。

维生素 B_1 在体内的生物半衰期为9.5～18.5天，所以体内贮存的维生素 B_1 在三周内就会耗尽。它的代谢产物为噻唑、嘧啶及其衍生物，经尿排出的代谢产物约有22种来自嘧啶，29种来自噻唑。

3. 生理功能 维生素 B_1 与能量代谢有关，主要功能是维持碳水化合物的正常代谢，作为碳水化合物氧化过程中的一种辅酶起作用。

（1）辅酶功能，维持体内正常能量代谢 维生素 B_1 在硫胺素焦磷酸激酶的作用下，与ATP结合形成TPP，TPP是维生素 B_1 主要的辅酶形式，在体内参与α-酮酸的氧化脱羧反应和磷酸戊糖途径的转酮醇酶反应，在三羧酸循环和ATP生成过程以及磷酸戊糖通路中起重要作用。

（2）抑制乙酰胆碱的活性，促进胃肠蠕动 乙酰胆碱有促进胃肠蠕动和腺体分泌的作用，维生素 B_1 是胆碱酯酶的抑制剂，可减少和降低乙酰胆碱的水解，而当维生素 B_1 缺乏时，胆碱酯酶的活性增强，使乙酰胆碱分解加速，导致胃肠蠕动变慢、消化液分泌减少，出现消化不良。

（3）对神经组织的作用 维生素 B_1 在神经组织中可能具有一种特殊的非酶作用，TPP可能具有调控膜钠离子通道功能，当TPP缺乏时，渗透梯度无法维持，引起电解质与水转移。

4. 缺乏与过量

（1）缺乏 引起缺乏的原因 ①摄入过少：谷物贮存不当、发霉变质或碾磨过度，维生素 B_1 可丧失；蒸煮烹调不当可使硫胺素随米汤与菜汤流失或被破坏；食欲减退，大量饮酒，长期静脉营养患者可致维生素 B_1 摄入不足。②需求量增加：在生理情况下，如生长发育旺盛期、妊娠哺乳期、强体力劳动与运动者，或以高碳水化物、低脂肪、低蛋白饮食为主者，维生素 B_1 需求量增加；在病理情况下，如甲状腺毒症、长期发热以及慢性消耗性疾病时，维生素 B_1 需求量亦增加。③吸收障碍：慢性腹泻、肠结核、肠伤寒等疾病可致维生素 B_1 吸收障碍；酗酒、慢性营养不良及叶酸缺乏者亦可存在吸收障碍。④分解增加：进食某些含硫胺素酶的食物，如生鱼片、牡蛎、虾、咖啡、茶以及其他植物，可氧化维生素 B_1，使体内维生素 B_1 水平下降。⑤排泄增加：在使用利尿剂时，可使维生素 B_1 丧失过多。

缺乏的症状：初期表现为疲乏、淡漠、食欲不振、恶心、忧郁、急躁、沮丧、腿麻木和心电图异常。维生素 B_1 缺乏一般可分为3类：①干性脚气病，以多发性神经炎为主，出现上行性周围神经，表现为指趾麻木、肌肉酸痛和压痛。②湿性脚气病，以下肢水肿和心脏症状为主。③混合型脚气病，严重缺乏者可同时出现神经和心血系统症状。此外，少数患者可出现“Wenick-Korsakoff”综合征。症状包括呕吐、眼球震颤（水平震颤多于垂直震颤）、眼肌麻痹、发热、共济失调、神志不清或进而昏迷，亦可伴有记忆缺失、学习能力下降等。还可导致认知丧失、记忆力减退及潜在的脑损伤。

（2）过量 过量的维生素 B_1 很容易从肾脏排出，维生素 B_1 过量中毒很少见，超过RNI 100倍以上的剂量有可能出现头痛、浮肿、惊厥、心律失常、过敏等症状。

5. 人体营养状况评价 临床检查可发现维生素 B_1 缺乏的症状和体征，但生化检查的变化常先于临床症状和体征的出现，常用的生化指标有：尿负荷试验；尿中维生素 B_1 和肌酐含量比值；红细胞转酮醇酶活力系数等。

6. 食物来源 维生素 B_1 广泛存在于天然食物中，但含量受食物种类、收获、存储、加工、烹调条件等因素影响较大。最为丰富的来源是葵花籽仁、花生、大豆粉、瘦猪肉、动物内脏（肝、心、肾）等；其次为小麦粉、小米、玉米、大米等谷物；鱼类、蔬菜和水果中含量较少。

日常膳食中维生素 B_1 主要来自于谷类食物，因它多存在于表皮和胚芽中，如米、面碾磨过于精细，过分淘米或烹调中加碱，均可造成维生素 B_1 大量损失。

（二）维生素 B_2

1. 概念与理化性质 维生素 B_2 又称核黄素，是由核糖和异咯嗪组成呈平面结构的物质。

维生素 B_2 是黄色针状结晶，微溶于水，在酸性溶液中对热稳定，碱性环境中易于分解破坏。游离型核黄素对紫外光敏感，在酸性条件下分解为光黄素，在碱性条件下分解为光色素，故核黄素必须避光储存。

2. 吸收、转运、代谢 核黄素是黄素单核苷酸（FMN）和黄素腺嘌呤二核苷酸（FAD）两种重要辅酶的组成成分。膳食中核黄素大部分是以 FMN 和 FAD 形式与蛋白质结合存在，进入消化道后，先在胃酸、蛋白酶的作用下，水解释放出核黄素蛋白，然后在小肠上端磷酸酶和焦磷酸化酶的作用下，水解为游离维生素 B_2，在小肠上端以依赖钠离子的主动转运方式吸收。被吸收后的维生素 B_2 经过系列反应后由门静脉运输到肝脏。在肝脏核黄素再转变成作为辅酶的 FMN 和 FAD，由血浆中的白蛋白等蛋白质结合，运输到各个组织器官。

胃酸和胆盐有助于核黄素的释放和吸收，甲状腺素也可促进核黄素的吸收；而抗酸剂和乙醇则妨碍核黄素的释放，某些金属离子如 Zn^{2+}、Cu^{2+}、Fe^{2+} 等和咖啡因、茶碱、抗坏血酸都能与核黄素或 FMN 结合形成络合物影响生物利用率。

体内多余的核黄素主要随尿液排出，食物中未被吸收的核黄素和胆汁中未被重吸收的部分核黄素随粪便排出，汗液亦可排出少量核黄素。

3. 生理功能

（1）参与体内生物氧化与能量代谢 维生素 B_2 在人体内为许多重要辅酶的组成成分，在细胞代谢呼吸链的重要反应中起控制作用，或参与更加复杂的电子传递系统，还通过三羧酸循环中的一些酶及呼吸链等参与体内氧化还原反应与能量代谢，从而维持蛋白质、脂肪和碳水化合物的正常代谢。

（2）参与维生素 B_6 和烟酸的代谢 作为辅酶，参与色氨酸转变为烟酸、维生素转变为磷酸吡哆醛的过程。

（3）参与抗氧化防御系统 作为谷胱甘肽还原酶的辅酶，参与体内的抗氧化防御系统，维持还原性谷胱甘肽的浓度。

（4）参与药物代谢 与细胞色素 P_{450} 结合，参与药物代谢，提高机体对环境应激适应能力等。

（5）参与细胞的正常生长 皮肤黏膜损伤后，细胞的再生需要核黄素，因此，核黄素具有维持皮肤黏膜完整性的作用。

4. 缺乏与过量

（1）缺乏 核黄素缺乏症很少单独出现，几乎总是伴有其他维生素缺乏。体内缺乏维

生素 B_2时，机体的生物氧化过程受到影响，正常的代谢发生障碍，可出现典型的维生素 B_2 缺乏症状，首先出现咽喉炎和口角炎，然后为舌炎、唇炎（红色剥脱唇）、面部脂溢性皮炎、躯干和四肢皮炎，随后出现贫血和神经系统症状。有些病人有明显的角膜血管增生和白内障形成以及阴囊炎，阴道炎等。怀孕期间，尤其是胎儿形成的关键期，如缺乏核黄素，也会出现唇裂、白内障等先天畸形。儿童长期缺乏核黄素可致生长迟缓、轻中度缺铁性贫血。

但是，舌炎、皮炎不是维生素 B_2缺乏的特有症状，其他维生素缺乏也可出现皮炎。由于核黄素辅酶参与叶酸、尼克酸及吡哆醛的代谢，因此在严重缺乏时常混杂出现其他 B 族维生素缺乏的表现。

（2）过量　由于核黄素溶解度极低，在肠道吸收有限，因而一般无中毒或过量的担忧。维生素 B_2 在正常肾功能状况下几乎不产生毒性，大量服用时尿呈黄色。

5. 营养状况评价　核黄素营养状况可通过尿负荷试验和红细胞谷胱甘肽还原酶活性系数来评价。

6. 食物来源　核黄素的良好来源主要是动物性食物，肝、肾、心、蛋黄、乳类尤为丰富。植物性食物中则以绿叶蔬菜如菠菜、韭菜、油菜及豆类含量较多，而粮谷类含量较低，尤其是精磨过的粮谷。

核黄素在食品加工中容易损失，可由于热烫处理或曝光而损失，牛奶在强光下 2h 后可损失 50% 的核黄素，蔬菜经炒煮后会损失 10% ~40% 的核黄素，而碾磨过的谷物可损失 60% 的核黄素。

（三）烟酸

1. 概念与理化性质　烟酸又称尼克酸、维生素 PP、维生素 B_5、抗癞皮病因子等。烟酸是吡啶 -3 -羧酸及其衍生物的总称，是对酸、碱、光、热都比较稳定的白色结晶，一般烹调损失较少。

2. 吸收、代谢和转运　食物中的烟酸主要以辅酶形式存在，经消化酶作用释放出尼克酰胺。烟酸及尼克酰胺都可在胃肠道迅速吸收，并且在肠黏膜细胞内转化成辅酶形式 NAD 和 NADP，在血浆中主要以尼克酰胺形式转运。

尼克酰胺辅酶在心、肝、肾、肌肉中的含量较高，肝还是贮存 NAD 的主要器官。脯乳动物的肝、肾组织中存在由色氨酸生成尼克酰胺的酶系，可以满足大部分的需要。色氨酸转变成烟酸的效率个体差异很大，妊娠末期转变效率会增高 3 倍，这可能与雌激素对色氨酸氧化酶的作用有关。色氨酸的摄入量及转变过程中的辅助因子如核黄素、维生素 B_6 的营养状况都可影响机体烟酸的需要量。

烟酸在肝内甲基化形成 N^1 -甲基尼克酰胺（N^1 -MN），并且与 N^1 -甲基 -2 -吡啶酮 -5 -甲酰胺等代谢产物一起从尿中排出。

3. 生理功能

（1）构成辅酶Ⅰ（NAD）和辅酶Ⅱ（NADP）　烟酸以尼克酰胺的形式在体内构成辅酶Ⅰ和辅酶Ⅱ。辅酶Ⅰ（NAD）经水解生成腺嘌呤二磷酸核苷（ADP），并被转移至受体蛋白（如组蛋白），这种核苷化的蛋白质在 DNA 修复、复制、稳定及细胞分化中有重要作用。而辅酶Ⅱ则是组织中及其重要的递氢体，为电子转移系统的起始传递者，作为 200 多种酶的辅酶在糖、脂类、氨基酸、类固醇等物质的代谢过程中起重要的作用。

（2）构成葡萄糖耐量因子　以非辅酶形式存在的尼克酸还是葡萄糖耐量因子（GTF）的组成成分，具有增强胰岛素效能的作用。

（3）维持神经、消化系统和皮肤的正常功能。

4. 缺乏与过量

（1）缺乏　烟酸缺乏症又称癞皮病，临床上以皮肤、胃肠道、神经系统症状为主要表现。该病的发生与烟酸的摄入、吸收减少及代障碍有关，尤其在以玉米等谷类为主食且又缺乏适当副食品的地区更容易发生，同时可伴有色氨酸和其他维生素的缺乏，在消化道吸收障碍和慢性消耗性疾病中也可见到。早期阶段临床表现可不明显，往往有食欲减退、倦怠乏力、体重下降、腹痛不适、消化不良、容易兴奋、注意力不集中、失眠等非特异性病征。其典型病例可有皮炎、腹泻和痴呆，即三“D”症状。

本病常与脚气病、核黄素缺乏病及其他营养缺乏病同时存在。

（2）过量　过量摄入的副作用有皮肤发红、眼部感觉异常、高尿酸血症，偶见高血糖等。

5. 营养状况评价　烟酸的营养状况可通过尿负荷试验和尿中 2－吡啶酮/N1－MN 的测定来评价。

6. 食物来源　烟酸广泛存在于动植物食品中。肝、肾、瘦肉、花生、茶叶、口蘑等含量较高；奶、干酪和蛋中烟酸含量不高，但含有丰富的色氨酸，可转化成烟酸；全谷类、绿叶蔬菜中也含有一定数量的烟酸。

玉米中色氨酸含量偏低，而且结合型烟酸占 69%～73%，因此以玉米为主食且缺乏其他副食品的地区的居民易缺乏烟酸，可通过基因工程培养出高色氨酸玉米。

烟酸除了从食物中直接摄取外，还可在体内由色氨酸转化而来，大约 60mg 色氨酸可转化为 1mg 烟酸。

（四）维生素 B_6

1. 概念与理化性质　维生素 B_6是吡啶的衍生物，包括吡哆醇、吡哆醛和吡哆胺三种形式，它们在体内可以相互转变。在动物组织中多以吡哆醛和吡哆胺形式存在，在植物中以吡多醇形式存在。游离的维生素 B_6在酸性溶液中对光、热比较稳定，在碱性中易受光、热破坏。

2. 吸收与代谢　食物中的维生素 B_6主要以磷酸吡哆醛、磷酸吡哆胺及吡哆胺形式存在，前两者需经消化酶水解脱磷酸后才能被小肠被动吸收。吸收后的维生素 B_6在血浆与红细胞中转运，被肝、脑、肾摄取。过多地吡哆醛在肝内醛氧化酶的作用下转变成吡哆酸，然后入血经尿液排出。

3. 生理功能

（1）以 PLP 辅酶形式参与许多酶系反应　PLP 作为氨基酸代谢中所需 100 多种酶的辅酶，参与所有氨基酸代谢，与维生素 C 协同作用，参与脂肪酸的代谢，预防脂肪肝；促进体内烟酸合成等。

（2）促进免疫功能　PLP 可能通过参与一碳单位代谢而影响免疫功能。

（3）维持神经系统功能　许多需要 PLP 参与的酶促反应均使神经递质水平升高。包括 5－羟色胺、多巴胺、去甲肾上腺素等。

（4）降低慢性病的作用　维生素 B_6可降低血清中同型半胱氨酸含量，减少血管疾病的危险因素。

4. 缺乏与过量

（1）缺乏　单纯的维生素 B_6缺乏症较罕见，一般常伴有多种 B 族维生素摄入不足的表现。除了膳食摄入不足外，某些药物如异烟肼、环丝氨酸、青霉胺、免疫抑制剂（包括肾上腺皮质激素，环磷酰胺，环孢素）等都可与吡哆醛或磷酸吡哆醛形成复合物而诱发维生素 B_6 缺乏症。

维生素 B_6 缺乏的症状主要表现在皮肤和神经系统。眼、鼻和口部皮肤脂溢样皮肤损害，伴有舌炎和口腔炎。服用吡哆醇后，皮肤损害迅速消除。神经系统方面表现为周围神经炎，伴有滑液肿胀和触痛，特别是腕滑液肿胀（腕管病）是由于吡哆醇缺乏所致，用大剂量吡哆醇治疗可有效。维生素 B_6 缺乏还可导致体液和细胞介导的免疫功能受阻。迟发性过敏反应减弱，出现高半胱氨酸血症和黄尿酸血症，偶然可见小细胞贫血。儿童维生素 B_6 缺乏可有烦躁、肌肉抽搐，严重者出现惊厥，常有脑电图异常。

（2）过量 肾功能正常时服用维生素 B_6，几乎不产生毒性。长期大量应用维生素 B_6 制剂可致严重的周围神经炎，出现神经感觉异常，进行性步态不稳，手、足麻木，停药后症状虽可缓解，但仍可感觉软弱无力。孕妇接受大量的维生素 B_6 后，可致新生儿产生维生素 B_6 依赖综合征。

5. 机体营养状况评价 烟酸的营养状况可通过直接测定血浆中维生素 B_6 及尿中维生素 B_6 代谢产物的浓度尿、色氨酸负荷试验和测定谷草酰乙酸转氨酶指数（GUTI）、谷丙酸转氨酶指数（GPTI）及血浆半胱氨酸含量来进行评价。

6. 食物来源 维生素 B_6 广泛存在于各种食物中，在植物性食物中主要以吡哆醇、吡哆胺及其糖基化形式存在，在动物性食物中主要以吡哆醛及其磷酸化形式存在。白色肉类（如鸡肉和鱼肉）、动物肝脏、豆类、坚果类、酵母和蛋黄等食物中维生素 B_6 含量较高，香蕉、卷心菜、菠菜等水果和蔬菜中含量也较多，但总体生物利用率不及动物性食物。

（五）叶酸

1. 概念与理化性质 叶酸是蝶酸和谷氨酸结合构成的一类化合物总称，属B族维生素，在植物绿叶中含量丰富，因最初从菠菜叶中分离出来而得名。叶酸为黄色或橙黄色结晶性粉末，无臭、无味、微溶于热水，不溶于乙醇、乙醚及其他有机溶剂。叶酸的钠盐易溶于水，但在水溶液中容易被光照破坏，产生蝶啶和氨基苯甲酰谷氨酸盐。在酸性溶液中对热不稳定，而在中性和碱性环境中却很稳定。

2. 吸收、转运和代谢 膳食中叶酸多以与多个谷氨酸结合的形式存在。此种形式不易被小肠吸收，必须在小肠黏膜细胞分泌的酶作用下水解为单谷氨酸叶酸，才能被小肠吸收，总吸收率为70%。人体内叶酸总量为5～6mg，主要储存在肝内，且80%以5－甲基四氢叶酸形式存在。

叶酸主要通过胆汁、粪便和尿液排出体外，少量可随汗与唾液排出。由胆汁排至肠道中的叶酸可再被吸收，形成肝肠循环。

3. 生理功能 叶酸的重要生理功能是体内生化反应中一碳单位转移酶系的辅酶，作为一碳单位的载体参加代谢。一碳单位是指在代谢过程中氨基酸或其他化合物分解生成的含一个碳原子的基团如甲基、亚甲基、甲酰基、亚胺甲基等。叶酸携带一碳单位的代谢包括：参与嘌呤、嘧啶核苷酸的合成；参与氨基酸之间的相互转化；参与血红蛋白及重要的甲基化合物合成。叶酸缺乏则一碳单位传递受阻，影响核酸合成和氨基酸代谢，进而造成细胞增殖、神经介质合成、组织生长和机体发育障碍。因此，叶酸缺乏所产生的损害是广泛而深远的。

4. 缺乏与过量

（1）缺乏 人类肠道细菌能合成叶酸，故一般不易发生缺乏症。但当吸收不良、代谢失常或组织需要过多、酗酒，服用抗惊厥药物、避孕药以及长期使用肠道抑菌药物或叶酸结抗药等状况下，则可造成叶酸缺乏。

体内缺乏叶酸时，可能产生巨幼红细胞贫血，典型症状为头晕、乏力、面色苍白、舌炎及胃肠功能紊乱。怀孕早期缺乏叶酸可引起胎儿神经管畸形，主要表现为脊柱裂和无脑畸形等中枢神经系统发育异常；叶酸摄入不足还易导致孕妇流产率增高、胎儿宫内发育迟缓、早产及新生儿低出生体重等。叶酸缺乏还可导致同型半胱氨酸血症，从而引发动脉粥样硬化及心血管疾病

（2）过量　肾功能正常者，长期大量服用叶酸很少发生中毒反应，偶尔可见过敏反应。个别病人长期大量服用叶酸可出现厌食、恶心等肠胃道症状。大量服用叶酸时，可出现黄色大便。口服叶酸可很快改善巨幼红细胞性贫血，但不能阻止维生素 B_{12} 缺乏所致的神经损害的进展，而且继续大量服用叶酸，可进一步降低血清中维生素 B_{12} 含量，反而使神经损害向不可逆转方向发展。

5. 营养状况评价　可通过同时测定血清和红细胞中叶酸含量进行综合评价，另外，还可使用组氨酸耐量测试评价叶酸营养状况。

6. 食物来源　人体需要的叶酸主要来自食物，深色绿叶蔬菜、胡萝卜、动物肝脏、蛋黄、豆类、南瓜、杏等都富含叶酸；有些水果，如橘子、草莓等，也含有较多的叶酸；小白菜、油菜等蔬菜，叶酸含量也较高。食物经长时间储存后烹调叶酸损失较多。

（六）维生素 B_{12}

1. 概念与理化性质　维生素 B_{12} 又称钴胺素，有人称之为造血维生素。维生素 B_{12} 为深红色结晶或结晶性粉末，无臭，无味，具有较强吸湿性。在水和乙醇中略溶，在丙酮、三氯甲烷或乙醚中溶解。维生素 B_{12} 在中性溶液中比较稳定，在酸性或碱性溶液中易分解，受日光照射也会失去活性，因此，在加工含维生素 B_{12} 的食物时，不能加醋或碱；温度过高或消毒时间过长，如在100℃灭菌30min或120℃灭菌15min可使其分解；重金属盐类及微生物亦能使之失效。

2. 吸收、转运和代谢　维生素 B_{12} 必须与正常胃黏膜分泌的一种糖蛋白结合后才能被小肠吸收，进入肠道后附着在回肠内壁黏膜细胞的受体上，接着在肠道酶的作用下释放出维生素 B_{12}，由肠黏膜细胞吸收，进入门静脉再与血浆中的转移蛋白结合，然后由血液运送到全身各组织，如肝、肾、骨髓等。

机体内维生素 B_{12} 的总量约为2～4mg，其中约有60%储存于肝脏，30%储存于肌肉、皮肤和骨骼组织中，少量分布于肺、肾、脾。维生素 B_{12} 主要经尿排出，部分可从胆汁排出。

3. 生理功能　维生素 B_{12} 在体内以两种辅酶形式发挥生理作用，即甲基钴胺素（甲基 B_{12}）和腺苷基钴胺素（辅酶 B_{12}）参与体内生化反应。

（1）促进叶酸和蛋氨酸的合成和利用　甲基钴胺参与体内甲基转换反应和叶酸代谢，是 N^5－甲基四氢叶酸甲基移换酶的辅酶。如果缺乏维生素 B_{12}，则叶酸难以被机体再利用，犹如缺乏叶酸一样，引起巨幼红细胞贫血。甲基钴胺作辅酶的甲基移换反应可促进蛋氨酸的再利用，蛋氨酸经活化后可作为甲基供促进胆碱和磷脂的合成，有利于保护肝脏，防止发生脂肪肝，所以临床上把叶酸和维生素 B_{12} 作为治疗肝脏病的辅助药物。

（2）有利于脂类的合成和利用　维生素 B_{12} 作为甲基丙二酰辅酶A异构酶的辅酶，参与体内丙酸代谢，保证脂肪酸的合成和利用。

4. 缺乏与过量

（1）缺乏　维生素 B_{12} 广泛存在于动物食品中，加上人体对它的需要量甚少，故膳食

维生素 B_{12}的缺乏较少见。维生素 B_{12}缺乏多因吸收不良引起，如萎缩性胃炎、胃全切除患者，或恶性贫血、寄生虫感染等患者等可能出现缺乏症状。另外，素食者由于不吃肉食，也可发生维生素 B_{12}缺乏。缺乏表现主要现为巨幼红细胞贫血、高同型半胱氨酸血症、神经系统损害，常见症状是虚弱、减重、背痛、四肢感到刺痛、神态呆滞、神经失常等，晚期可出现记忆丧失、神志模糊、忧郁甚至视力丧失等，表现为妄想、幻觉以至发展成一种精神病。

（2）过量　维生素 B_{12}的毒性未见报道。

5. 营养状况评价　血清全转钴胺素Ⅱ（holo TcⅡ）是反映维生素 B_{12}负平衡的早期指标；血清全结合咕啉可表示肝脏储存是否缺乏；另外，血清维生素 B_{12}浓度、血清同型半胱氨酸及甲基丙二酸、脱氧尿嘧啶抑制试验也可反映维生素 B_{12}的营养状况。

6. 食物来源　天然来源的维生素 B_{12}是由微生物合成的，故肉类（包括内脏）、鱼类、贝壳类、禽蛋类及乳类等含微生物的动物性食物，维生素 B_{12}的含量比较丰富；豆科植物含有微生物，能产生少量的维生素 B_{12}；而水果、蔬菜和粮谷类食品如果未受到微生物污染一般不含维生素 B_{12}。

（七）维生素 C

1. 概念与理化性质　又名抗坏血酸（ascorbic acid），它是含有内酯结构的多元醇类，其特点是由于可解离出 H^+的烯醇式羟基，故其水溶液有较强的酸性；由于可脱氢而被氧化，故又有很强的还原性。维生素 C 含有不对称碳原子，具有光学异构体，自然界存在的、有生理活性的是 L－型抗坏血酸。维生素 C 在酸性水溶液中较为稳定，在中性及碱性溶液中易被破坏，有微量金属离子存在时，更易被氧化分解；加热或受光照射也可使维生素 C 分解。此外，植物组织中尚含有抗坏血酸氧化酶，能催化抗坏血酸氧化分解，失去活性，所以蔬菜和水果储存过久，其中维生素 C 可遭到破坏而使其营养价值降低。

2. 吸收、转运及代谢　多数动物能够利用葡萄糖以合成维生素 C，但是人类、灵长类动物和豚鼠由于体内缺少合成维生素 C 的酶类，所以不能合成维生素 C，而必须依赖食物供给。食物中维生素 C 一般在小肠上段被吸收，摄入量越高，吸收率越低。维生素 C 通过扩散或者以钠依赖的主动转运形式由肠道吸收进入血液循环，吸收后的维生素 C 广泛分布于机体各组织。

维生素 C 可直接由尿排出，或在体内代谢分解为草酸或与硫酸结合生成维生素 C 硫酸酯后随尿排出，部分维生素 C 还可通过汗和粪便排出。

3. 生理功能

（1）参与体内的羟化反应　维生素 C 对许多物质的羟化反应都有重要作用，而羟化反应又是体内许多重要化合物的合成或分解的必经步骤，例如胶原的生成、类固醇的合成与转变，以及许多有机药物或毒物的生物转化等，都需要经羟化作用才能完成。

（2）抗氧化作用　维生素 C 是体内一种很强的抗氧化剂，可清除自由基，保护组织细胞免受氧化损伤；可还原超氧化物、羟基、次氯酸以及其他活性氧化剂，以免影响 DNA 的转录或损伤 DNA、蛋白质或膜结构；作为还原剂保持氧化型谷胱甘肽和还原型谷胱甘肽之间的平衡；可将三价铁还原为二价铁，提高了铁的利用率；使酶分子中的巯基保持还原状态，从而维持巯基酶的活性；可将叶酸还原成有生物活性的四氢叶酸，防止发生巨幼红细胞贫血等。

（3）增强机体的免疫功能　维生素 C 不仅能促进抗体的合成，还能增强白细胞对流感病毒的反应性以及促进 H_2O_2在粒细胞中的杀菌作用等，以此增强机体的免疫功能。

4. 缺乏与过量

（1）缺乏 膳食摄入减少或机体需要增加，又得不到及时补充时，可使体内维生素 C 储存减少，引起维生素 C 缺乏，最终导致坏血病。一般起病缓慢，历时 4～7 个月，症状为全身乏力、食欲减退、齿龈肿胀，间或有感染发炎，婴幼儿会出现生长迟缓、烦躁和消化不良。进而全身点状出血，甚至形成血肿或瘀斑。维生素 C 缺乏还可引起胶原蛋白合成障碍，骨有机质形成不良而导致骨质疏松。

（2）过量 维生素 C 毒性很低，但是一次口服 2～8g 时可能会出现腹泻、腹胀；患有草酸结石的病人，摄入量过多时可能增加尿中草酸盐的排泄，增加尿路结石的危险。儿童长期服用过量，易患骨骼疾病。

不适当地大量使用维生素 C 可能造成维生素 C 依赖症，如果骤然停服，则体内代谢仍维持在高水平，会很快消耗体内储备。所以若停服维生素 C 或降低剂量，应当逐渐进行，使机体有适应的过程。

5. 机体营养状况评价 机体维生素 C 营养状况可通过血浆或血清维生素 C 含量检测、粒细胞中维生素 C 含量检测等方法进行评价。

6. 食物来源 膳食中的维生素 C 基本上都来源于植物，虽然很多动物能合成维生素 C 为本身所用，但在动物组织中含量很少。维生素 C 主要存在于蔬菜和水果中，植物种子如谷类基本不含维生素 C，动物性食品除肝、肾、血液外含量甚微。蔬菜中柿子椒、番茄、菜花及各种深色叶菜含量丰富；水果中的柑橘、柠檬、青枣、山楂、猕猴桃等维生素 C 的含量较多，而苹果和梨含量很少。

（八）其他水溶性维生素

1. 泛酸

（1）理化性质 泛酸（pantothenic acid）又名抗皮炎维生素，即维生素 B_3，是一种二肽衍生物，呈黄色黏稠油状，在干热及酸、碱溶液中易被破坏，对氧化剂和还原剂极为稳定。

（2）吸收与代谢 泛酸在小肠内主动吸收，高浓度时通过被动扩散作用，由血液经载体运输进入细胞，分布于全身组织，以肝、肾、脑等浓度最高。约 70% 的泛酸以原形由尿液中排出，30% 由粪便中排出，也有部分被完全氧化为 CO_2 后经肺排出。

（3）生理功能 泛酸的主要生理功能是构成辅酶 A 和酰基载体蛋白，并通过它们在代谢中发挥作用。泛酸作为辅酶 A 的组成部分参与体内碳水化合物、脂肪和蛋白质的代谢；而酰基载体蛋白作为脂肪酸合成酶复合体的组成部分参与脂肪酸的合成，与皮肤、黏膜的正常功能、动物毛皮的色泽及对疾病的抵抗力有很大的关系。

（4）缺乏与过量 泛酸广泛存在于自然界，人类因膳食因素引起的泛酸缺乏症很少会发生。但摄入量低时很可能使一些代谢过程减慢，引起不明显的临床症状，例如过敏、焦躁不安、足底灼痛、肌肉痉挛、对胰岛素过敏、容易疲劳、抵抗力下降、精神忧郁等。

泛酸毒性很低，摄入过多可能使生物素转运受阻。

（5）食物来源 泛酸在动植性食物中分布很广，动物内脏、鱼肉、鸡蛋、整谷中含量较高，其次为大豆粉、小麦粉，蔬菜与水果中含量相对较少。

2. 胆碱

胆碱是一种具有乳化性的 B 族维生素。它能将脂肪乳化，也能将胆固醇乳化，防止胆固醇积蓄在动脉壁或胆囊中。胆碱还能通过“脑血管屏障”（这个“屏障”保护脑部不受日常饮食的影响）进入脑细胞，生产能帮助记忆的物质，所以它具有防止老年人记忆力衰退的功效，有助于治疗老年痴呆症。蛋类、动物的脑、心、肝、绿叶蔬菜、麦芽、大豆卵磷脂等富含胆碱。

3. 生物素

（1）理化性质　生物素（biotin）又名维生素 H、辅酶 R，结构为带有戊酸侧链的含硫脲基环。它的结构中有三个不对称的碳原子，共有 8 种同分异构物，但只有 *d*-（+）-生物素能在自然界找到，并且具有酶的活性，一般也称为 D-生物素。生物素易溶于热水，对热稳定，可被强酸、强碱及紫外线处理破坏。

（2）吸收与代谢　生物素吸收的主要部位是小肠的近端，结肠也可吸收一部分。吸收的生物素经门静脉循环，运送到肝、肾内储存。体内生物素主要储存于肝脏，血液中含量较低。膳食中的其他共存物质会影响到生物素的吸收，如生蛋清中的抗生物素蛋白；另外，胃酸缺乏者，生物素吸收也会减少。

生物素主要经尿排出，乳中排出较少。

（3）生理功能　生物素的主要功能是作为各种羧化酶的辅酶而发挥作用，在碳水化合物、脂类、蛋白质和核酸的代谢过程中发挥重要作用。此外，生物素对细胞生长、体内葡萄糖稳定、DNA 合成和唾液酸受体蛋白的表达都有作用，但目前还不清楚生物素的这些作用是否与其辅化酶功能有一定的联系。

（4）缺乏与过量　长期摄入生的卵蛋白（如生吃或开水冲吃鸡蛋）、服用抗惊厥药物、短肠综合征、蛋白质-能量营养不良及其他不明原因的吸收不良而未在肠外营养中添加生物素时易导致生物素缺乏。生物素缺乏表现多数以皮肤炎为主，早期表现为口腔周围皮炎、结膜炎、脱毛、舌乳头萎缩、黏膜变灰、皮肤干燥、麻木、精神沮丧、疲劳、肌肉痛，甚至出现共济失调等症状。生物素缺乏婴儿的典型神经症状是张力减退、嗜睡、发育延迟和一种特别的退缩行为，还可出现脂溢性皮炎。

生物素的毒性很低，至今未见生物素毒性反应的报道。

（5）食物来源　生物素广泛存在于天然食物中，不同来源生物素的可利用程度不同。玉米和大豆的生物素可全部利用，动物组织、蛋黄、番茄、酵母、花菜等是生物素的良好来源，小麦中的则难以利用。肠内细菌也可合成部分生物素，并且可以在结肠内被吸收，但目前用于评估细菌合成生物素的吸收程度的资料很少。

四、类微生素

近年来，人们在食物中又发现了一些“其他微量有机营养素”，其含量比维生素多，机体可自身合成一部分，具有维生素的一些特点，但功能尚不太明确，所以将这一类物质称为类维生素，如肉碱、肌醇、对氨基苯甲酸、牛黄酸、辅酶 Q、生物类黄酮等。

（一）肉碱

肉碱（carnitine）分布于各种组织，尤以线粒体内含量居多。按国际分类，肉碱也可归为胆碱类。

1. 肉碱的理化性质　肉碱为白色晶体或透明细粉，略有特殊腥味，易溶于水、乙醇和碱，几乎不溶于丙酮和乙酸盐。常以盐酸盐和柠檬酸镁盐等形式存在。

2. 吸收与代谢　在一系列肝内辅酶的作用下，人体以维生素 C、维生素 B_6、烟酸和铁作为辅基，由赖氨酸和蛋氨酸合成左旋肉碱，但这种体内合成是很有限的。食物中的肉碱无论是游离还是酰化形式，都易于吸收。体内总量大约为 100mmol，每天大约更新 5%。在血浆中以游离和乙酰化两种形式存在，血浆中游离肉碱含量男性为 36～83μmol/L，女性为

28～75μmol/L。游离和乙酰肉碱均可经尿排出，排出量男性为300～530μmol，女性为320μmol，其中游离肉碱占30%～50%。

3. 生理功能 肉碱最主要的生理功能是可携带脂酰辅酶A进入线粒体，参与脂肪的氧化反应，使人体心肌细胞及肌肉细胞获得能量。由于肉碱的转运作用可以促进脂肪酸进入线粒体代谢，而脂肪酸氧化可提供更多的ATP，因此肉碱具有抗疲劳、降低血脂和体重的作用。

4. 肉碱的缺乏及补充 肉碱能在人体的肝脏中合成，但在婴儿、青春期以及成人的特定生理条件下，可因合成数量不足而导致缺乏，主要见于禁食、素食、剧烈运动、肥胖者以及吃未强化肉碱的配方食品的婴儿等。苯丙酮尿症（Pku）患者，由于其摄入的天然蛋白只占总摄入量的20%，因此这些患者血中肉碱水平远远低于正常人群，故应于以补充。婴儿也常常需要补充肉碱，因为婴儿合成肉碱能力仅为成人的12%，出生18个月后，婴儿肝脏合成能力仅为其体内需要量的30%。

一般认为补充左旋肉碱是安全的，唯一的副作用是有短暂腹泻。

5. 食物来源 植物性食品含左旋肉碱较少（某些甚至无），同时合成肉碱的两种必需氨基酸赖氨酸和蛋氨酸亦较少；而动物性食左旋肉碱含量较高，尤以肝脏最为丰富，另外，酵母、乳及肉等食品也较多。人和大多数动物还可通过自身体内合成来满足生理需要。

（二）牛磺酸

牛磺酸（taurine）又名牛胆碱、牛胆素，一种无色结晶状物质，由牛胆酸的水解作用形成，发现于许多动物的肌肉和肺中。按结构命名为氨基乙磺酸，是体内一种P－氨基酸，属于非蛋白质氨基酸，按作用类似于维生素。

1. 吸收与代谢 机体可以从膳食中摄取或自身合成牛磺酸。牛磺酸广泛分布于中枢神经系统、视网膜、肝、骨骼肌、心肌、血细胞、胸腺及肾上腺，其中以脑组织的浓度最高。牛磺酸还可在体内合成，合成材料为甲硫氨酸和半胱氨酸。婴幼儿时期体内合成的牛磺酸不能满足需要，必须由母乳、辅助食品中加以补充。

牛磺酸的分子量较小，无抗原性，各种途径给药均易吸收。而代谢途径主要为肾脏，肾脏通过调节重吸收以维持体内牛磺酸水平相对稳定，多余的则由尿液排出体外。妊娠、授乳期妇女尿中牛磺酸排出量减少。

2. 生理功能

（1）保护心血管系统 牛磺酸是心脏中含量最丰富的游离氨基酸，能增加心肌收缩期钙的利用、预防钙超载引起的心肌损伤，并且在治疗中不出现心率增快和心律失常等副作用。除此之外，血小板中的牛磺酸可以降低血液中胆固醇和低密度脂蛋白胆固醇的水平，同时提高高密度脂蛋白胆固醇水平，对预防动脉粥样硬化和冠心病有益。

（2）促进脂肪乳化 在肝脏中牛磺酸与胆汁酸结合形成牛黄胆酸，促进脂肪类物质的消化吸收，增加脂质和胆固醇的溶解性，预防胆固醇性结石的形成，增加胆汁流量等。

（3）改善视功能 牛磺酸对视觉感受器发育、视功能改善有明显效果。当视网膜中的牛磺酸降低时，会出现视网膜结构和功能的变化，有可能引发人体色素性视网膜炎。

（4）对神经系统的作用 牛磺酸是中枢神经系统的一种抑制性递质，因此对神经系统异常兴奋性疾病，如癫痫、惊厥、震颤及老年人入睡困难和早睡均有较好的治疗作用。另外，牛磺酸还有中枢调节血压作用，可抑制交感神经，对抗肾素血管紧张素引起的高血压。

3. 缺乏与过量 牛磺酸主要由食物供给。人体若缺乏牛磺酸，各器官系统都会受到影响，特别是婴幼儿，会出现吐奶、消化不良、生长发育迟缓、视网膜功能紊乱等，成年人或老年人缺乏则与高血压、糖尿病等密切相关。当机体牛黄酸缺乏引起心脏中牛磺酸浓度降低时，就会导致心脏功能减弱，进而引起心脏病。

大量摄取牛磺酸未见有任何副作用。

4. 食物来源 蔬菜、水果、谷类、干果类都不含牛磺酸，只有禽兽类、水产品和奶制品中含有牛磺酸。其中，以海产品中牛磺酸含量最高，如牡蛎、蛤蛎等；禽类中红肉比白肉含量高；奶制品中含量低，牛奶中牛磺酸含量比人奶少得多，故食用配方食品的婴儿以及完全胃肠外营养者要注意补充牛磺酸。

（三）肌醇

肌醇（inositol）属于糖醇类物质，即环己六醇，它和胆碱结合形成卵磷脂，有代谢脂肪和胆固醇的作用，也是供给脑细胞营养的重要物质。

肌醇的主要生理功能包括：协助脂肪代谢，有利于血液中胆固醇输送，降低血胆固醇，避免动脉硬化、高血压等；维持脑细胞健康，促进神经传导，防止记忆力衰退；增进肝功能，排除毒素；防止湿疹，维持皮肤健康。

当肌醇缺乏时，可能导致湿疹、胆固醇积累、肝硬化、脂肪肝、动脉硬化和老年痴呆。

动物肝脏、牛脑、牛心、啤酒酵母、葡萄干、未精制的糖蜜、花生、麦芽等食物富含肌醇。

（四）维生素 P

维生素 P 亦称为柠檬素（citrin），水溶性，最初由柠檬中分离出来，以后又发现多种具有类似结构和活性的物质，所以维生素 P 不是单一的化合物，主要的维生素 P 类化合物有橘皮苷、芸香苷（芦丁）等。

维生素 P 的主要生理作用在于维持毛细血管壁的正常通透性。在自然界维生素 P 常与维生素 C 共存，故一般认为坏血病系此两种维生素共同缺乏的结果。虽然在人类尚未发现单纯缺乏维生素 P 的疾病，但临床上可以应用维生素 P 防治某些因毛细血管通透性增强而引起的疾病。

橙、柠檬、杏、樱桃、玫瑰果实中及芥末粉含有维生素 P。

第七节 水和其他膳食成分

一、水

水（water）是人类机体赖以维持最基本生命活动的物质，是一种重要的宏量营养素。由于水相对容易获取，人们往往忽视它的重要性。水是机体的重要组成物质，不仅可以作为各种物质的溶媒，参与细胞代谢，而且也构成细胞赖以生存的外环境。

（一）水在体内的分布

水是身体内含量最多的物质，占人体的 50% ~80%。分布于细胞、细胞外液和身体固态的支持组织中，在代谢活跃的肌肉和内脏细胞内，水的含量较高，而在不很活跃的组织或稳定的支持组织中则含量较低。

人体内水的含量因年龄、性别、体型、职业不同而不同，一般来讲，随着年龄增加，水的含量下降。新生儿及胎儿的含水量比成年人高得多，约占体重的80%，随着生长和成熟会减少总体水量；女性体内脂肪含量高于男性，故其体内水含量低于男性；另外，运动员的水含量总体要高于普通人。

（二）水的生理功能

水是组成溶液的主要成分，对人体的正常物质代谢有重要作用。

1. 溶媒作用 营养物质的吸收、运输，代谢废物的排出都需要溶解在水中才能进行，这关系到消化、吸收、分泌及排泄等所有生理过程。

2. 调节体温 水的比热高于其他物质，因而吸收的热较多。人体代谢过程中产生的热通过血液循环和体液交换，经体表皮肤或肺部呼吸来散发。同时，水具有很高的蒸发热，蒸发少量的水即可散发大量的热，因此水在调节体温方面高效率，对作为恒温动物的人具有十分重要的作用。

3. 润滑作用 机体关节腔内、体腔内和各器官间隙都有一定量的水分，以减少关节和器官间的摩擦力，起润滑作用。

4. 参与构成组织 蛋白胶体中的水直接参与构成细胞与组织，这种结合水能使组织具有一定的形态、硬度和弹性。

（三）缺乏与过量

1. 水缺乏 水摄入不足或丢失过多，可引起机体失水。机体缺水可使细胞外液电解质浓度增加，形成高渗；细胞内水分外流，引起脱水；可使血液变得黏稠；机体组织中的蛋白质和脂肪分解加强，氮和钠、钾离子排出增加；因黏膜干燥而降低对传染病的抵抗力。

一般情况下，失水达体重的2%时，可感到口渴、食欲降低、消化功能减弱，出现少尿；失水达体重的10%以上时，可出现烦躁、眼球内陷、皮肤失去弹性，全身无力、体温升高、脉搏加快、血压下降，失水超过体重20%以上时，会引起死亡。

缺水比饥饿更难维持生命，饥饿时消耗体内绝大部分的脂肪和一半以上的蛋白质而仍可生存，但体内损失10%的水分就能导致严重的代谢紊乱。高温季节时的缺水后果比低温时严重得多。

2. 水过量 如果水摄入量超过水排出的能力，可出现体内水过量或引起水中毒。这种情况多见于疾病（如肾、肝、心脏疾病），当严重脱水且补水方法不当时也可发生。水摄入和排出均受中枢神经系统控制，水排出经肾、脏、皮肤及肠道等多种途径调节，在正常人一般不会出现水中毒。

（四）来源和需要量

水的需要量受年龄、体力活动、环境温度、膳食、疾病和损伤等多方面的影响。人体所需的水主要来源于是三个方面：饮用水及各种饮料、食物中的水分和体内的代谢水。一般情况下，人体最低需水量为1200ml/d；水供给量按能量计是每天0.24～0.36ml/kJ或1～1.5ml/kcal。随年龄增长，水的相对需要量（即每千克体重的需水量）下降。

二、植物化学物

在人类常用的谷类、豆类、蔬菜、水果、坚果等植物性食物中，除了含有蛋白质、脂质、碳水化合物、维生素和矿物质以外，还含有一些生物活性成分，泛称为植物化学物（phytochemicals）。它们对人体健康有非常重要的作用，尤其是在预防一些慢性非传染性疾病（如肿瘤、心脑血管疾病）、增强免疫力、抗氧化和延缓衰老等方面，日益受到人们的关注，其中有些成分已被制成保健品供人们食用。

主要的植物化学物有酚类化合物、有机硫化合物、萜类化合物、植物多糖，核苷酸等。

（一）酚类化合物

食物中的酚化合物（phenolic chemical）有类黄酮、多酚、酚酸、单宁等。

1. 类黄酮 类黄酮（isoflavonoids）的基本构造是二苯基丙烷。在一定剂量范围内，类黄酮是天然抗氧化剂，有抗诱变、抗癌作用，并能抑制血小板凝聚。

异黄酮属于类黄酮类，存在于300多种植物中，其中，以大豆的含量为高。大豆异黄酮的含量因大豆品种、生长环境条件、加工方法的不同而不同。

大豆异黄酮类包括大豆异黄酮、黄豆苷元、大豆黄素等。大豆异黄酮的化学结构和分子量与雌二醇相似，故能与之竞争雌激素受体而表现出拟雌激素作用。大豆异黄酮在一定剂量范围内可表现出抗氧化、抗肿瘤、抗骨质疏松、防治妇女更年期综合征等有益作用，而在较大剂量下则表现出内分泌干扰活性、诱变和致肿瘤作用。

柑橘类水果中主要类黄酮成分是黄烷酮和黄烷酮醇，如柚（苷）配基、异樱花亭、圣草酚、橙皮素等，它们是促成这类水果的风味与苦味的主要成分。

2. 多酚 多酚（polyphenol）化合物约占茶叶干重的20%～35%，由30多种酚类物质组成，统称茶多酚。按其化学结构可分为四类：儿茶素、黄酮及黄酮醇类、花青素及花白素、酚酸类和缩酚酸类。表没食子儿茶素没食子酸脂（epigallocatechin－3－gallate，EGCG）是绿茶提取物中具有生理活性的主要多酚类化合物，其次是表没食子儿茶素（epigallocatechin，EGC），它们在绿茶中的含量远高于红茶。茶叶尤其是绿茶，对实验性肿瘤具有一定的化学预防作用，并证实其主要物质基础是茶多酚，其他物质如维生素C、维生素E、胡萝卜素、微量元素Se等物质也有一定作用。此外，茶多酚还有降胆固醇、降血压的作用。

3. 酚酸 苹果汁中的酚酸主要是绿原酸，脱脂后的黄豆粉中酚酸有ρ－强苯甲酸、丁香酸、反－ρ－香豆酸、反阿魏酸和反咖啡酸。谷类和豆类中也含有酚酸，玉米中反阿魏酸、反－ρ－香豆酸、丁香酸含量较高，其酚酸总量为米、面粉的3倍多。去壳燕麦粒含N－肉桂酰氨茴酸，有抗组胺和抗哮喘的作用。

4. 单宁 单宁（tannin）是多酚中高度聚合的化合物，它们能与蛋白质、消化酶形成难溶于水的复合物，影响食物的消化吸收。单宁也是强抗氧化剂，有抑制脂质过氧化的作用，可抗诱变、阻碍肿瘤进展。膳食中的单宁进入机体后可被水解为多酚化合物，是食物多酚的来源。全谷和豆类中的单宁含量较多，主要集中在外壳与种皮里，如高粱脱壳除皮后可失去98%。

（二）有机硫化合物

植物性食物中所含的有机硫化合物有异硫氰酸盐、葱属含硫化合物和二硫醇硫酮。

1. 异硫氰酸盐 芳香性异硫氰酸酯，如苄基异硫氰酸酯（BITC）和苯乙基异硫氰酸酯（PEITC），是十字花科蔬菜中的两类以糖苷形式存在的主要抑癌成分。十字花科蔬菜包括圆白菜、球芽甘兰、菜花、西兰花、豆瓣菜（西洋菜）、紫油菜等，也存在于芥菜、小萝卜和大头菜中。

2. 葱属含硫化合物 葱属含硫化合物存在于葱属蔬菜中，如大蒜、洋葱、大葱、小葱和韭菜等。存在于大蒜油中的二烯丙基二硫化合物（DADS），可抑制甲苄亚硝胺诱发的大鼠结肠癌或食管癌。大蒜没有毒性，但其中的DADS有一定的致敏性，过量摄入在口腔、食管和胃有烧灼感，持续时间不长。

3. 二硫醇硫酮 从卷心菜、甘蓝中分离出两种二硫醇硫酮，具有抗氧化剂特性、化疗防护和放射防护作用。

（三）萜类化合物

萜（terpenes）是以异戊二烯作为基本单元，以不同方式首尾相接构成的聚合体。在水果、蔬菜、全谷中富含的甲羟戊酸是合成异戊二烯的基本物质。常见的萜类化合物有香芹酮、桉树脑、薄荷脑苎、紫苏子醇、苎烯、柠檬苦素类化合物和皂角苷等。此外。不少草药也含有萜类化合物。

1. *d*－苎烯 *d*－苎烯又名柠檬烯，是单环单萜，在柑橘果皮精油含量最多，大麦油、米糠油、橄榄油和葡萄酒中含量也较丰富。*d*－苎烯溶于水，在消化道内可被完全吸收。*d*－苎烯可抑制胆固醇合成，也可降低肿瘤如乳腺癌发生的概率。

2. 柠檬苦素类化合物 柠檬苦素类化合物是一组三萜衍生物，系柑橘苦味成分之一，以葡萄籽中的含量最高。柠檬苦素具有抗肿瘤、昆虫拒食、抗病毒、镇痛、抗炎、催眠等多种生物活性。

3. 皂角苷 皂角苷（saponin）是一类具有三萜结构的化合物，是水溶性表面活性剂，有降低血胆固醇、促进免疫力和抗癌的作用。皂角苷在豆类及其制品中含量比较丰富，其中，黄豆是豆类中含量最高的。

（四）植物多糖

植物多糖（phyto－polyshccharide）是由10个以上单糖通过糖苷键连接而成的碳水化合物，具有生物活性和特殊保健功能的一类物质。植物多糖广泛存在于植物、动物和微生物中，目前，已从天然植物中分离出300多种的多糖化合物，有灵芝多糖、香菇多糖、人参多糖、枸杞多糖等。

植物多糖具有抗肿瘤、调节免疫功能等作用。大多数植物多糖的抗肿瘤活性是通过提高机体的免疫功能而起作用的，少数植物多糖可通过诱导肿瘤细胞凋亡，影响信号转导、膜蛋白及肿瘤细胞附着等，直接抑制肿瘤细胞增殖。植物多糖还具有广谱的免疫调节活性，可影响机体的特异性和非特异性免疫功能。

（五）核酸

核酸可分为脱氧核糖核酸（DNA）和核糖核酸（RNA）两类，存在于所有动植物细胞，加之人体能合成足够数量的核酸，故一般不容易缺乏。核酸在鲑鱼精子、海参、啤酒酵母、花粉、螺旋藻中含量很高；动物肝脏、鱼类次之；瘦肉、蔬菜中含量较少。核酸与遗传、衰老、肿瘤以及一些退行性疾病有重要关系。

第八节 膳食营养素参考摄入量标准

一、概述

人体每天都需要从膳食中获取各种营养物质，来维持其生存、健康和社会生活，如果长期摄取某种营养素不足或过多就可能发生相应的营养缺乏或过剩的危害。为了更好帮助人们合理的摄入各种营养素，中国营养学会于2000年10月出版了《中国居民膳食营养素参考摄入量》(Chinese DRIs)。

经过多年应用，《中国居民膳食营养素参考摄入量》在我国的膳食指导、食物生产、食品加工等领域已经得到了越来越广泛的认可。我国国家食物与营养咨询委员会组织制定《中国食物与营养发展纲要》，食品安全国家标准委员会对有关营养强化食品和配方食品的标准审定，国家食品药品管理总局对营养素补充剂的审批，以及营养专业人员对各类人群进行的营养调查、膳食指导、营养干预，乃至食品企业从事的营养食品研发、生产等活动，都以《中国居民膳食营养素参考摄入量》作为基本的科学依据。

时隔10年后，中国营养学会根据中国居民饮食结构的改变及国内外营养学界最新科研成果，对中国DRIs相关数据做出新版修订（2013版）。与2000版DRIs比较，2013修订版DRIs主要完成了以下几个方面的工作。

（1）新建科学膳食营养素参考摄入量由原来的4个，增加为7个，新增概念3个。

首次提出预防非传染性慢性病（NCD）的营养素建议摄入量。“预防慢病”的概念首次出现在2013版DRIs中，日本等国在近几年的新版本膳食营养素参考摄入量中也陆续加入了这一概念。鉴于合理营养在非传染性慢性病（NCD）一级预防中的作用已经积累了大量的研究证据，同时考虑到近年中国居民膳食相关慢性病的发生率快速增加，修订版DRIs基于证据较强的研究资料，提出了宏量营养素的可接受范围（AMDR），以及一些微量营养素预防非传染性慢性病的建议摄入量（PI-NCD）。

首次提出其他膳食成分的特定建议值（SPL）。2013版DRIs的一个亮点是加入了“植物化合物对人体的作用”部分，这是别国膳食营养素参考摄入量中尚未有的“新品种”。近年来，营养学界对植物化学物等食物成分的研究取得多方面进展，修订版对水和其他19种膳食成分的结构、性质、吸收代谢、生物学作用、过量危害与毒性及其主要食物来源进行了系统梳理。专家委员会对已有充分科学依据的6个膳食成分，提出了UL或/和特定建议值（SPL）。

（2）建立科学循证营养学程序并用于DRIs修订。在制定RNI、AI、UL等数值以及AMDR、PI-NCD和植物化学物的SGL数值的提出，采用了系统综述、RCT以及队列研究等高质量的研究资料。

（3）纳入近十年来营养学研究新成果。将国内外有关营养素评价、需要量、安全性等研究领域的新成果应用于新版DRIs中，增加了10种营养素的EAR/RNI数值。尽可能使用了以中国居民为对象的新近研究资料，例如能量、蛋白质、钙、铁、硒、碘、维生素B_1等营养素的EAR或UL等；制定营养素的AI则使用了最新中国居民营养健康监测资料。

（4）在脂肪酸相关内容方面有许多变化：不仅明确提出饱和脂肪酸、单不饱和脂肪酸、多不饱和脂肪酸的摄入要均衡，并给出了各自的摄入范围，还首次增加了DHA（俗称脑黄金）和EPA（俗称血管清道夫）的推荐值，并强调了针对特殊人群婴幼儿和孕妇的推荐量。

二、需要量与摄入量

1. 营养素需要量 营养素需要量是指机体为了维持适宜的营养状况，在一段时间内平均每人必须获得的该营养素的最低量。其中，“适宜的营养状况”是指机体处于良好的健康状态并且能够维持这种状态。

维持“良好的健康状态”有不同的层次标准，机体对营养素的需要量也有不同的水平。FAO/WHO 联合专家委员会提出了三个不同水平的需要量。

（1）储备需要量——维持组织中有一定储存的需要。

（2）基本需要量——满足某些与临床疾病现象有关或无关的代谢过程的需要，达到这种需要量机体能够正常生长和繁殖，但机体内很少或没有此种营养素的储存。

（3）预防明显的临床缺乏症的需要量——这是一个比基本需要量更低水平的需要。

人群对某种营养素的需要量是通过测定人群内各个体的需要量而获得的。我们不可能提出一个适用于人群中所有个体的需要量，只能用人群内个体需要量的分布状态的概率曲线来表达摄入量不能满足随机个体需要的概率变化。为确定一个人群的需要量，首先必须了解该群体中个体需要量的分布状态。如果资料充足，应尽可能以“平均需要量 ± 标准差”来表示。

2. 营养素摄入量 营养素摄入量是指在一段时间内（几天/周/月）内的平均摄入水平。机体有很强的调节作用，不一定每天都必须准确的摄入每日的需要量。

营养素摄入量可能是需要由膳食中摄入的量，也可能是机体需要吸收的量。有些营养素吸收率很低，需要摄入的量远高于机体需要吸收的量，讨论时必须明确是需要摄入的量还是需要吸收的量。而有些营养素的吸收率很高，在实际应用时就没有必要区分是需要摄入的量还是需要吸收的量，而统称为“需要量”。

能量不同于其他营养素，人群的能量推荐摄入量等于该人群的能量平均需要量，而不像其他营养素那样等于平均需要量加两倍标准差。假定个体的摄入量与需要量之间并无联系，当某一群体的平均能量摄入量达到其推荐的摄入量时，随机个体摄入不足和摄入过多的概率各占 50%。而当某一群体的平均蛋白质摄入量达到推荐摄入量时，随机个体摄入不足的概率仅为 2% ~3%。因为能量推荐摄入量等于该人群的平均需要量，而蛋白质及其他营养素的推荐摄入量是能满足第 95 百分位数的需要，或 97% ~98% 的个体需要的水平。

三、膳食营养素与参考摄入量标准

DRIs 的基本概念是为了保证人体合理摄入营养素而设定的每日平均膳食营养素摄入量的一组参考值。随着营养学研究的发展，DRIs 内容逐渐增加。2000 年第一版包括四个参数：平均需要量、推荐摄入量、适宜摄入量、可耐受最高摄入量。2013 年修订版增加与 NCD 有关的三个参数：宏量营养素可接受范围、预防非传染性慢性病的建议摄入量和某些膳食成分的特定建议值。

（一）平均需要量

平均需要量（Estimated Average Requirement，EAR）是指某一特定性别、年龄及生理状况群体中对某营养素需要量的平均值。按照 EAR 水平摄入营养素，根据某些指标判断可以满足某一特定性别、年龄及生理状况群体中 50% 个体需要量的水平，但不能满足另外 50% 个体对该营养素的需要。由于某些营养素的研究尚缺乏足够的人体需要量资料，因此并非所有营养素都能制定出其 EAR（表 2 - 16，表 2 - 17）。

表 2-16 中国居民膳食能量需要量（EER）

年龄（岁）/生理阶段	能量（MJ/d）						能量（kcal/d）					
	轻体力活动		中体力活动		重体力活动		轻体力活动		中体力活动		重体力活动	
	男	女	男	女	男	女	男	女	男	女	男	女
0-	—	—	0.38MJ/(kg·d)	0.38MJ/(kg·d)	—	—	—	—	90kcal/(kg·d)	90kcal/(kg·d)	—	—
0.5-	—	—	0.33MJ/(kg·d)	0.33MJ/(kg·d)	—	—	—	—	80kcal/(kg·d)	80kcal/(kg·d)	—	—
1-	—	—	3.77	3.35	—	—	—	—	900	800	—	—
2-	—	—	4.60	4.18	—	—	—	—	1100	1000	—	—
3-	—	—	5.23	5.02	—	—	—	—	1250	1200	—	—
4-	—	—	5.44	5.23	—	—	—	—	1300	1250	—	—
5-	—	—	5.86	5.44	—	—	—	—	1400	1300	—	—
6-	5.86	5.23	6.69	6.07	7.53	6.90	1400	1250	1600	1450	1800	1650
7-	6.28	5.65	7.11	6.49	7.95	7.32	1500	1350	1700	1550	1900	1750
8-	6.90	6.07	7.74	7.11	8.79	7.95	1650	1450	1850	1700	2100	1900
9-	7.32	6.49	8.37	7.53	9.41	8.37	1750	1550	2000	1800	2250	2000
10-	7.53	6.90	8.58	7.95	9.62	9.00	1800	1650	2050	1900	2300	2150
11-	8.58	7.53	9.83	8.58	10.88	9.62	2050	1800	2350	2050	2600	2300
14-	10.46	8.37	11.92	9.62	13.39	10.67	2500	2000	2850	2300	3200	2550
18-	9.41	7.53	10.88	8.79	12.55	10.04	2250	1800	2600	2100	3000	2400
50-	8.79	7.32	10.25	8.58	11.72	9.83	2100	1750	2450	2050	2800	2350
65-	8.58	7.11	9.83	8.16	—	—	2050	1700	2350	1950	—	—
80-	7.95	6.28	9.20	7.32	—	—	1900	1500	2200	1750	—	—
孕妇(早)	—	+0	—	+0	—	+0	—	+0	—	+0	—	+0
孕妇(中)	—	+1.25	—	+1.25	—	+1.25	—	+300	—	+300	—	+300
孕妇(晚)	—	+1.90	—	+1.90	—	+1.90	—	+450	—	+450	—	+450
乳母	—	+2.10	—	+2.10	—	+2.10	—	+500	—	+500	—	+500

注：未制定参考值者用“-”表示；1kcal=4.184kJ

表 2－17　中国居民膳食微量元素平均需要量（EAR）

年龄（岁）/生理阶段	VA μg RAE/d		VD μg/d	VB_1 mg/d		VB_2 mg/d		VB_6 mg/d	$VB_{1}2$ mg/d	叶酸 μg DFE/d	烟酸 mgNE/d		VC mg/d	Ca mg/d	P mg/d	Mg mg/d	Fe mg/d		Zn mg/d		I μg/d	Se μg/d	Cu mg/d	Mo μg/d
	男	女		男	女	男	女				男	女					男	女	男	女				
0－	－		－	－		－		－	－	－	－	－	－	－	－	－	－		－		－	－	－	－
0.5－	－		－	－		－		－	－	－	－	－	－	－	－	－	7		3.0		－	－	－	－
1－	220		8	0.5		0.5		0.5	0.8	130	5	5	35	500	250	110	6		3.0		65	20	0.25	35
4－	260		8	0.6		0.6		0.6	1.0	150	7	6	40	650	290	130	7		4.5		65	25	0.3	40
7－	360		8	0.8		0.8		0.8	1.3	210	9	8	55	800	400	180	10		6.0		65	35	0.4	55
11－	480	450	8	1.1	1.0	1.1	0.9	1.1	1.8	290	11	10	75	1000	540	250	11	14	8.0	7.5	75	45	0.55	75
14－	590	440	8	1.3	1.1	1.3	1.0	1.2	2.0	320	14	11	85	800	590	270	12	14	9.5	7.0	85	50	0.6	85
18－	560	480	8	1.2	1.0	1.2	1.0	1.2	2.0	320	12	10	85	650	600	280	9	15	10.5	6.0	85	50	0.6	85
50－	560	480	8	1.2	1.0	1.2	1.0	1.3	2.0	320	12	10	85	800	600	280	9	9	10.5	6.0	85	50	0.6	85
65－	560	480	8	1.2	1.0	1.2	1.0	1.3	2.0	320	11	9	85	800	590	270	9	9	10.5	6.0	85	50	0.6	85
80－	560	480	8	1.2	1.0	1.2	1.0	1.3	2.0	320	11	8	85	800	560	260	9	9	10.5	6.0	85	50	0.6	85
孕妇（早）	－	+0	+0	－	+0	－	+0	+0.7	+0.4	+200	－	+0	+0	+0	+0	+30	－	+0	－	+1.7	+75	+4	+0.1	+7
孕妇（中）	－	+50	+0	－	+0.1	－	+0.1	+0.7	+0.4	+200	－	+0	+10	+160	+0	+30	－	+4	－	+1.7	+75	+4	+0.1	+7
孕妇（晚）	－	+50	+0	－	+0.2	－	+0.2	+0.7	+0.4	+200	－	+0	+10	+160	+0	+30	－	+7	－	+1.7	+75	+4	+0.1	+7
乳母	－	+400	+0	－	+0.2	－	+0.2	+0.2	+0.6	+130	－	+2	+40	+160	+0	+0	－	+3	－	+3.8	+85	+15	+0.5	+3

EAR 是 RNI 的基础。如果个体摄入量呈常态分布，一个人群的营养素 RNI = EAR + 2SD。针对个体，可以检查其摄入不足的可能性。

（二）推荐摄入量

推荐摄入量（Recommended Nutrient Intake，RNI）是指可以满足某一特定性别、年龄及生理状况群体中绝大多数个体（97% ~98%）需要量的某种营养素摄入水平。长期摄入 RNI 水平可以满足机体对该营养素的需要，维持组织中有适当的储备以保障机体健康。RNI 的主要用途是作为个体每日摄入该营养素的目标值。

RNI 是根据某一特定人群中体重在正常范围内的个体需要量而设定的。对个别身高、体重超过此参考范围较多的个体，可能需要按每公斤体重的需要量调整其 RNI。

群体的能量推荐摄入量直接等同于该群体的能量 EAR，而不是像蛋白质等其他营养素那样等于 EAR 加 2 倍标准差。所以能量的推荐摄入量不用 RNI 表示，而直接使用能量需要量（EER）来描述。

能量需要量（estimated energy requirement，EER）是指能长期保持良好的健康状态、维持良好的体型、机体构成以及理想活动水平的个体或群体，达到能量平衡时所需要的膳食能量摄入量。

EER 的制定须考虑性别、年龄、体重、身高和体力活动的不同。成人 EER 的定义为：一定年龄、性别、体重、身高和身体活动水平的健康群体中，维持能量平衡所需要摄入的膳食能量。儿童 EER 的定义为，一定年龄、体重、身高、性别（3 岁以上儿童）的个体，维持能量平衡和正常生长发育所需要的膳食能量摄入量。孕妇的 EER 包括胎儿组织沉积所需要的能量；对于乳母，EER 还需要加上泌乳所需的能量需要量（表 2 – 18）。

表 2 – 18　中国居民膳食蛋白质、碳水化合物、脂肪和脂肪酸的参考摄入量（RNI）

年龄（岁）/生理阶段	蛋白质				总碳水化合物 EAR（g/d）	亚油酸 AI（%E）	α – 亚麻酸 AI（%E）	EPA + DHA AI（%E）
	EAR（g/d）		RNI（g/d）					
	男	女	男	女				
0 –	—	—	9（AI）	9（AI）	—	7.3（150mg[a]）	0.87	100[b]
0.5 –	15	15	20	20	—	6.0	0.66	100[b]
1 –	20	20	25	25	120	4.0	0.60	100[b]
4 –	25	25	30	30	120	4.0	0.60	—
7 –	30	30	40	40	120	4.0	0.60	—
11 –	50	45	60	55	120	4.0	0.60	—
14 –	60	50	75	60	120	4.0	0.60	—
18 –	60	50	65	55	120	4.0	0.60	—
50 –	60	50	65	55	120	4.0	0.60	—
65 –	60	50	65	55	120	4.0	0.60	—
80 –	60	50	65	55	120	4.0	0.60	—
孕妇（早）	—	+0	—	+0	130	4.0	0.60	250（200[b]）
孕妇（中）	—	+10	—	+15	130	4.0	0.60	250（200[b]）
孕妇（晚）	—	+25	—	+30	130	4.0	0.60	250（200[b]）
乳母	—	+20	—	+25	160	4.0	0.60	250（200[b]）

注：1. 蛋白质细分的各年龄段参考摄入量见正文；2. a 为花生四烯酸，b 为 DHA；3. 未制定参考值者用“ – ”表示；4. E% 为占能量的百分比

RNI 是健康个体的膳食营养素摄入标准，个体摄入量低于 RNI 时，并不一定表明该个体未达到适宜营养状态。如果个体的平均摄入量达到或超过了 RNI，可以认为该个体没有摄入不足的危险。

2013 版 DRIs 提出 EAR 和 RNI 的营养素有蛋白质，总碳水化合物，维生素 A、D、B_1、B_2、B_6、B_{12}、C，烟酸，叶酸及钙、磷、镁、铁、锌、碘、硒、铜、钼、水、膳食纤维。

（三）适宜摄入量

当某种营养素的个体需要量研究资料不足而不能计算出 EAR，从而无法推算 RNI 时，可通过设定适宜摄入量（Adequate Intakes，AI）来提出这种营养素的摄入量目标。

AI 是通过观察或实验获得的健康群体某种营养素的摄入量。例如纯母乳喂养的足月产健康婴儿，从出生到 4～6 月，他们的营养素全部来自母乳，故摄入母乳中的营养素数量就是婴儿所需各种营养素的 AI。

AI 能满足目标人群中几乎所有个体的需要。AI 的准确性远不如 RNI，可能显著高于 RNI（表 2－19，表 2－20）。

AI 主要用作个体的营养素摄入目标，同时用作过多摄入的标准。当健康个体摄入量达到 AI 时，出现营养缺乏的危险性很小。如长期摄入超过 AI，则有可能产生毒副作用。

2013 版 DRIs 提出 AI 的营养素有：亚油酸、亚麻酸、EPA＋DHA、维生素 E、泛酸、生物素、钾、钠、氯、氟、锰、铬。

（四）可耐受最高摄入量

可耐受最高摄入量（Tolerable Upper Intake Level，UL）是营养素或食物成分的每日摄入量的安全上限，是一个健康人群中几乎所有个体都不会产生毒副作用的最高摄入水平。对一般群体来说，摄入量达到 UL 水平对几乎所有个体均不致损害健康，但并不表示达到此摄入水平对健康有益。对大多数营养素而言，健康个体的摄入量超过 RNI 或 AI 水平并不会产生益处。因此，UL 并不是一个建议的摄入水平。目前有些营养素还没有足够的资料来制定 UL，所以没有提出 UL 的营养素并不意味着过多摄入这些营养素没有潜在的危险。

UL 的主要用途是检查个体摄入量过高的可能，避免发生中毒。当摄入量超过 UL 时，发生毒副作用的危险性会增加，在大多数情况下，UL 包括膳食、强化食物或添加剂等各种来源的某种营养素之和（表 2－21）。

2013 版 DRIs 提出 UL 的营养素及膳食成分有：维生素 A、维生素 D、维生素 E、维生素 B_6、维生素 C、叶酸、烟酸、胆碱、钙、磷、铁、锌、硒、氟、锰、钼、叶黄素、大豆异黄酮、蕃茄红素、原花青素、植物甾醇、L－肉碱、姜黄素。

（五）宏量营养素的可接受范围

宏量营养素的可接受范围（Acceptable Macronutrient Distribution Ranges，AMDR）指蛋白质、脂肪和碳水化合物理想的摄入量范围，该范围可以提供这些必需营养素的需要，并且有利于降低发生非传染性慢性病（NCD）的危险，常用占能量摄入量的百分比表示（表 2－22）。

表 2－19　中国居民膳食维生素的推荐摄入量（RNI）或适宜摄入量（AI）

年龄(岁)/生理阶段	VA μgRAE/d		VD μg/d	VE(AI) mg α－TE/d	VK(AI) μg/d	VB_1 mg/d		VB_2 mg/d		VB_6 mg/d	VB_{12} mg/d	泛酸(AI) mg/d	叶酸 μg DFE/d	烟酸 mg NE/d		胆碱(AI) mg/d		生物素(AI) mg/d	VC mg/d
	男	女				男	女	男	女					男	女	男	女		
0－	300(AI)		10(AI)	3	2	0.1(AI)		0.4(AI)		0.2(AI)	0.3(AI)	1.7	65(AI)	2(AI)		120		5	40(AI)
0.5－	350(AI)		10(AI)	4	10	0.3(AI)		0.5(AI)		0.4(AI)	0.6(AI)	1.9	100(AI)	3(AI)		150		9	40(AI)
1－	310		10	6	30	0.6		0.6		0.6	1.0	2.1	160	6		200		17	40
4－	360		10	7	40	0.8		0.7		0.7	1.2	2.5	190	8		250		20	50
7－	500		10	9	50	1.0		1.0		1.0	1.6	3.5	250	11	10	300		25	65
11－	670	630	10	13	70	1.3	1.1	1.3	1.1	1.3	2.1	4.5	350	14	12	400		35	90
14－	820	620	10	14	75	1.6	1.3	1.5	1.2	1.4	2.4	5.0	400	16	13	500	400	40	100
18－	800	700	10	14	80	1.4	1.2	1.4	1.2	1.4	2.4	5.0	400	15	12	500	400	40	100
50－	800	700	10	14	80	1.4	1.2	1.4	1.2	1.6	2.4	5.0	400	14	12	500	400	40	100
65－	800	700	15	14	80	1.4	1.2	1.4	1.2	1.6	2.4	5.0	400	14	11	500	400	40	100
80－	800	700	15	14	80	1.4	1.2	1.4	1.2	1.6	2.4	5.0	400	13	10	500	400	40	100
孕妇(早)	－	+0	+0	+0	+0	－	+0	－	+0	+0.8	+0.5	+1.0	+200	－	+0	－	+20	+0	+0
孕妇(中)	－	+70	+0	+0	+0	－	+0.2	－	+0.2	+0.8	+0.5	+1.0	+200	－	+0	－	+20	+0	+15
孕妇(晚)	－	+70	+0	+0	+0	－	+0.3	－	+0.3	+0.8	+0.5	+1.0	+200	－	+0	－	+20	+0	+15
乳母	－	+600	+0	+3	+5	－	+0.3	－	+0.3	+0.3	+0.8	+2.0	+150	－	+3	－	+120	+10	+50

表 2-20 中国居民膳食矿物质的推荐摄入量（RNI）或适宜摄入量（AI）

年龄（岁）/生理阶段	钙 mg/d	磷 mg/d	钾（AI） mg/d	镁 mg/d	钠（AI） mg/d	氯（AI） mg/d	铁 mg/d		锌 mg/d		碘 μg/d	硒 μg/d	铜 mg/d	钼 μg/d	氟（AI） mg/d	锰（AI） mg/d	铬（AI） μg/d
							男	女	男	女							
0 -	200(AI)	100(AI)	350	20(AI)	170	260	0.3(AI)		2.0(AI)		85(AI)	15(AI)	0.3(AI)	2(AI)	0.01	0.01	0.2
0.5 -	250(AI)	180(AI)	550	65(AI)	350	550	10		3.5		115(AI)	20(AI)	0.3(AI)	3(AI)	0.23	0.7	4.0
1 -	600	300	900	140	700	1100	9		4.0		90	25	0.3	40	0.6	1.5	15
4 -	800	350	1200	160	900	1400	10		5.5		90	30	0.4	50	0.7	2.0	20
7 -	1000	470	1500	220	1200	1900	13		7.0		90	40	0.5	65	1.0	3.0	25
11 -	1200	640	1900	300	1400	2200	15	18	10	9.0	110	55	0.7	90	1.3	4.0	30
14 -	1000	710	2200	320	1600	2500	16	18	12	8.5	120	60	0.8	100	1.5	4.5	35
18 -	800	720	2000	330	1500	2300	12	20	12.5	7.5	120	60	0.8	100	1.5	4.5	30
50 -	1000	720	2000	330	1400	2200	12	12	12.5	7.5	120	60	0.8	100	1.5	4.5	30
65 -	1000	700	2000	320	1400	2200	12	12	12.5	7.5	120	60	0.8	100	1.5	4.5	30
80 -	1000	670	2000	310	1300	2000	12	12	12.5	7.5	120	60	0.8	100	1.5	4.5	30
孕妇（早）	+0	+0	+0	+40	+0	+0	-	+0	-	+2	+110	+5	+0.1	+10	+0	+0.4	+1.0
孕妇（中）	+200	+0	+0	+40	+0	+0	-	+4	-	+2	+110	+5	+0.1	+10	+0	+0.4	+4.0
孕妇（晚）	+200	+0	+0	+40	+0	+0	-	+9	-	+2	+110	+5	+0.1	+10	+0	+0.4	+6.0
乳母	+200	+0	+400	+0	+0	+0	-	+4	-	+4.5	+120	+18	+0.6	+3	+0	+0.3	+7.0

注：未制定参考值者用“-”表示

表 2－21　中国居民膳食微量元素的可耐受最高摄入量（UL）

年龄（岁）/生理阶段	VA μg RAE/d	VD μg/d	VE mg α－TE/d	VB_6 mg/d	叶酸 μg/d	烟酸 mg NE/d	烟酰胺 mg/d	胆碱 mg/d	VC mg/d	Ca mg/d	P mg/d	Fe mg/d	Zn mg/d	I μg/d	Se μg/d	Cu mg/d	Mo μg/d	F mg/d	Mn mg/d
0－	600	20	－	－	－	－	－	－	－	1000	－	－	－	－	55	－	－	－	－
0.5－	600	20	－	－	－	－	－	－	－	1500	－	－	－	－	80	－	－	－	－
1－	700	20	150	20	300	10	100	1000	400	1500	－	20	8	－	100	2	200	0.8	－
4－	900	30	200	25	400	15	130	1000	600	2000	－	30	12	200	150	3	300	1.1	3.5
7－	1500	45	350	35	600	20	180	1500	1000	2000	－	35	19	300	200	4	450	1.7	5.0
11－	2100	50	500	45	800	25	240	2000	1400	2000	－	40	28	400	300	6	650	2.5	8
14－	2700	50	600	55	900	30	280	2500	1800	2000	－	40	35	500	350	7	800	3.1	10
18－	3000	50	700	60	1000	35	310	3000	2000	2000	3500	40	40	600	400	8	900	3.5	11
50－	3000	50	700	60	1000	35	310	3000	2000	2000	3500	40	40	600	400	8	900	3.5	11
65－	3000	50	700	60	1000	35	310	3000	2000	2000	3000	40	40	600	400	8	900	3.5	11
80－	3000	50	700	60	1000	30	280	3000	2000	2000	3000	40	40	600	400	8	900	3.5	11
孕妇（早）	3000	50	700	60	1000	35	310	3000	2000	2000	3500	40	40	600	400	8	900	3.5	11
孕妇（中）	3000	50	700	60	1000	35	310	3000	2000	2000	3500	40	40	600	400	8	900	3.5	11
孕妇（晚）	3000	50	700	60	1000	35	310	3000	2000	2000	3500	40	40	600	400	8	900	3.5	11
乳母	3000	50	700	60	1000	35	310	3000	2000	2000	3500	40	40	600	400	8	900	3.5	11

注：1. 未制定参考值者用“－”表示；2. 有些营养素未制定可耐受摄入量，主要是因为研究资料不充分，并不表示过量摄入没有健康风险

表 2-22 中国居民膳食宏量营养素的可接受范围（AMDR）

年龄（岁）/生理阶段	总碳水化合物（%E）	糖*（%E）	总脂肪（%E）	饱和脂肪酸（%E）	n-6 多不饱和脂肪酸（%E）	n-3 多不饱和脂肪酸（%E）	EPA+DHA（g/d）
0-	60（AI）	—	48（AI）	—	—	—	—
0.5-	85（AI）	—	40（AI）	—	—	—	—
1-	50~65	—	35（AI）	—	—	—	—
4-	50~65	≤10	20~30	<8	—	—	—
7-	50~65	≤10	20~30	<8	—	—	—
11-	50~65	≤10	20~30	<8	—	—	—
14-	50~65	≤10	20~30	<8	—	—	—
18-	50~65	≤10	20~30	<10	2.5~9	0.5~2.0	0.5~2.0
50-	50~65	≤10	20~30	<10	2.5~9	0.5~2.0	0.5~2.0
65-	50~65	≤10	20~30	<10	2.5~9	0.5~2.0	—
80-	50~65	≤10	20~30	<10	2.5~9	0.5~2.0	—
孕妇（早）	50~65	≤10	20~30	<10	2.5~9	0.5~2.0	—
孕妇（中）	50~65	≤10	20~30	<10	2.5~9	0.5~2.0	—
孕妇（晚）	50~65	≤10	20~30	<10	2.5~9	0.5~2.0	—
乳母	50~65	≤10	20-30	<10	2.5~9	0.5~2.0	—

注：1. *外加的糖；2. 未制定参考值者用“-”表示；3. %E 为占能量的百分比

蛋白质、脂肪和碳水化合物都属于在体内代谢过程中能够产生能量的营养素，因此被称之为产能营养素（energy source nutrient）。它们属于人体的必需营养素，而且三者的摄入比例还影响微量营养素的摄入状况。另一方面，当产能营养素摄入过量时又可能导致机体能量储存过多，增加 NCD 的发生风险。

AMDR 的提出，可以预防营养素缺乏，同时减少摄入过量而导致 NCD 的风险。AMDR 常以某种营养素摄入量占摄入总能量的比例来表示，其显著的特点之一是具有上限和下限。如果个体的摄入量低于或高于推荐范围，可能引起必需营养素缺乏或罹患 NCD 的风险增加。

（六）预防非传染性慢性病的建议摄入量

膳食营养素摄入量过高导致的 NCD 一般涉及肥胖、高血压、血脂异常、中风、心肌梗死以及某些癌症。预防非传染性慢性病的建议摄入量（Proposed Intakes for Preventing Non-communicable Chronic Diseases，PI-NCD，简称建议摄入量，PI）是以 NCD 的一级预防为目标，提出的必需营养素的每日摄入量。当 NCD 易感人群某些营养素的摄入量达到 PI 时，可以降低发生 NCD 的风险。

2013 版 DRIs 提出 PI 值的有维生素 C、钾、钠。

（七）特定建议值

近几十年的研究证明传统营养素以外的某些膳食成分，具有改善人体生理功能、预防 NCD 的生物学作用，其中多数属于植物化合物。特定建议值（Specific Proposed Levels，SPL）是指膳食中这些成分的摄入量达到这个建议水平时，有利于维护人体健康。

2013 版 DRIs 提出 SPL 值的有：大豆异黄酮、叶黄素、蕃茄红素、植物甾醇、氨基葡萄糖、花色苷、原花青素。

四、用膳食营养素参考摄入量标准评价膳食

（一）用膳食营养素参考摄入量评价个体摄入量

膳食评价是营养状况评价的组成部分。虽然根据膳食这一项内容不足以确定一个人的营养状况，但把一个人的营养素摄入量与其相应的DRIs进行比较还是合理的。评价一个人营养状况的理想方法是把膳食评价结果和临床、生化及体格测量资料结合起来进行分析。

1. 用平均摄入量（EAR）评价个体摄入量 对一个人的膳食进行评价是为了说明该个体的日常营养素摄入量是否充足。理论上一个人摄入某营养素不足的概率可以用日常摄入量及该营养素的平均需要量和标准差进行计算。由于日常摄入量几乎无法获得，只好运用统计学方法评估在一段时间内观察到的摄入量是高于还是低于其需要量。一个人的膳食是否适宜可以通过比较观测到的摄入量和相应人群需要量中值进行判断。如摄入量远高于需要量中值，则此人的摄入量大概是充足的；反之，如观测到的摄入量远低于需要量中值，则此人的摄入量大概是不充足的。在这两者之间，要确定摄入量是否适宜相当困难。

在实际应用中，观测到的摄入量低于EAR时可以认为必须提高，因为摄入不足的概率高达50%；摄入量在EAR和RNI之间者也可能需要改善，因为摄入不足的机率至少仍然有2%到3%。只有通过很多天的观测，摄入量达到或超过RNI时，或虽系少数几天的观测但结果远高于RNI时才可以有把握地认为摄入量是充足的。

2. 用适宜摄入量（AI）评价个体摄入量 某些营养素因为现有资料不足以制定EAR和RNI而只能制订一个AI值。上述的根据EAR和RNI进行评价的方法不适用于此类营养素。可以使用一种基于统计学假说的方法，把观测到的摄入量和AI进行比较。如果一个人的日常摄入量等于或大于AI，几乎可以肯定其膳食是适宜的；但是，如果摄入量低于AI，就不能对其是否适宜进行定量或定性估测。要对这种情况进行评估必须由专业人员根据该个体其他方面的情况加以判断。

3. 用最高可耐受摄入量（UL）评价个体摄入量 用UL衡量个体摄入量是将观测到的短时间内的摄入量和UL进行比较，推断该个体的日常摄入量是否过高。为了决定其日常摄入量是否高于UL，可以用一种类似用AI评价摄入量是否适宜的假说来测验。对于某些营养素，摄入量可以只计算通过补充、强化和药物途径的摄入，而另外一些营养素则应把食物来源也包括在内。

（二）评价群体摄入量

理论上如果知道人群中所有个体的日常摄入量和需要量，就可以直接算出摄入量低于其需要量的人数百分数，确定有多少个体摄入不足。实际上不可能获得此种资料，只能用适当的方法来估测人群摄入不足的概率。

1. 用EAR评价群体营养素摄入量 在实际工作中，评价群体摄入量是否适宜有两种方法，即“概率法”和“平均需要量切点法”。①概率法：这是一种把群体内需要量的分布和摄入量的分布结合起来的统计学方法。它产生一个估测值，表明有多大比例的个体面临摄入不足的风险。在群体内摄入量和需要量不相关或极少相关的条件下，这种方法的效果良好。概率法由人群需要量的分布获得每一摄入水平的摄入不足危险度：由日常摄入量的分布获得群体内不同的摄入水平及其频数。有了人群需要量的分布资料以后，对每一摄入水平都可以计算出一个摄入不足危险度；再加权平均求得人群的摄入不足的概率。②平均需要量切点法：EAR切点法比概率法简单，本法要求观察营养素的摄入量和需要量之间没有相关；需要量可以认为呈正态分布，摄入量的变异要大于需要量的变异。根据现有的知识，我们可以假定凡已制定了EAR和RNI的营养素都符合上述条件，都可以用本法进行

评价。

EAR 切点法不要求计算每一摄入水平的摄入不足危险度，只需简单的计数在观测人群中有多少个体的日常摄入量低于 EAR。这些个体在人群中的比例就等于该人群摄入不足个体的比例。

不管采用何种方法来评估群体中营养素摄入不足的概率，日常摄入量的分布资料是必不可少的。人群日常摄入量的分布可以用统计学方法调整每一个体的观测到的摄入量来求得。要对摄入量的分布进行调整只少要观测一个有代表性的亚人群，其中每一个体至少有连续三天的膳食资料或者至少有两个独立的日膳食资料。

例：某学校调查 7～10 岁儿童 488 人，膳食蛋白质摄入量平均为 33.5g/d，范围为 21.3～52.6g/d。7～10 岁儿童的 EAR 值为 30g/d，RNI 值为 40g/d。其中 125 人（占 25.6%）的摄入量小于 EAR，85 人（占 17.4%）的摄入量大于 RNI，278 人（占 57%）的摄入量大于 EAR 小于 RNI。

评价：该校 7～10 岁学生的蛋白质摄入量偏低，有大约 25.6% 的学生摄入不足，应当积极改善；只有约 17.4% 的学生摄入量充足；约 57% 的学生摄入量处于充足和不充足之间，可能也需要加以改善。

2. 用适宜摄入量（AI）评估群体摄入量 当人群的平均摄入量等于或大于适用于该人群的营养素 AI 时，可以认为人群中发生摄入不足的机率很低（以制定 AI 所用营养指标为依据进行判断）。当平均摄入量在 AI 以下时不可能判断群体摄入不足的程度。营养素的 AI 和 EAR 之间没有肯定的关系，所以不要试图从 AI 来推测 EAR。

实际上有些重要的营养素目前还只有 AI 值，而人群的平均摄入量又往往在 AI 之下。理论上不能评价这些营养素的摄入量是否适宜，但实际工作却又有必要作一定评估。在这种情况下，可以把摄入量的分布状况用百分位表示，对其是否适宜进行一个描述性的评估。

例：对某单位 330 名员工（20～30 岁）进行膳食调查，发现其钙摄入量偏低，平均为 470mg/d，范围为 274～1320mg/d。这些学生的钙摄入量的分布状态，用百分位法表示：

分位数	3	10	25	50	75	90	97
mg/d	298	351	385	462	658	805	1102

这组员工钙的平均摄入量远低于其相应的 AI 值（800mg/d），理论上不能评价这个人群的钙营养状况，但是在观察其分布状况后（假定第 102 人的摄入量为 399mg/d，第 295 人的摄入量为 801mg/d），可进行如下描述：钙人群的平均钙摄入量远低于推荐量的适宜水平（800mg/d），在观察的 330 人中有 102 人（占 30.9%）的摄入量低于推荐量的半数，只有 35 人（占 10.6%）摄入量达到了适宜水平。

3. 用可耐受最高摄入量（UL）评估群体摄入量 当日常摄入量超过 UL 以后，发生中毒的潜在危险增加。可以根据日常摄入量的分布来确定摄入量超过 UL 者所占的比例，超过 UL 的这一部分人可能面临健康风险。进行可耐受最高摄入量的评估时，有的营养素需要准确获得各种来源的摄入总量，有的营养素只需考虑通过强化、补充剂和作为药物的摄入量。

4. 应用 DRIs 评估人群营养素摄入量要特别注意的问题

（1）平均摄入量或中位摄入量一般不能用于评估人群摄入量是否适宜　过去经常把平均摄入量和 RDA 比较，特别是当平均摄入量等于或大于 RDA 时就得出“本人群的膳食营养素摄入量达到了推荐的标准，因而是适宜的”的结论。这种用法是不恰当的，因为摄入不足的概率决定于日常摄入量的分布形态和变异程度，而不决定于平均摄入量。但是，对于大多数营养素来说为了要保证摄入不足者的比例很低，的确平均摄入量要超过 RNI；而且，日常摄入量的变异比需要量的变异越大，则平均摄入量超过 RNI 也要越多才能保证人群中只有少数个体有摄入不足的危险。如果人群的平均摄入量等于 RNI 则人群中会有相当比例的个体其日常摄入量低于需要量，因为人群对某种营养素摄入量的变异一般总会大于其需要量的变异。

（2）不宜用 RNI 来评估人群摄入不足的流行　根据定义，RNI 是一个超过人群中 97% ~98% 的个体需要的摄入水平（假定人群的需要量呈正态分布）。如果用 RNI 作为切点来估测摄入不足结果必然严重的高估了摄入不足的比例。

（3）不宜用食物频数问卷资料评价人群摄入量评估人群的膳食　营养素摄入必需有人群日常摄入量的分布资料，因而需要每一个体的定量的膳食资料。半定量的食物频数问卷资料一般不宜用于评价人群摄入量是否适宜。

（三）用 DRIs 评价膳食质量方面应加强研究的课题

1. 加强营养素需要量的研究　即便是已经建立了 EAR 和 RNI 的营养素也往往只是根据少数研究的结果，而且一般每个研究的样本量都很小，需要继续补充新资料。对于当前还只有 AI 的营养素，需要开展新的研究以建立 EAR 和 RNI 来替代 AI。另外，更多的需要量分布资料有助于确定评价群体摄入量是否充足的评估方法。应开展可耐受最高摄入量的研究为所有的营养素建立 UL，并累积资料发展过量摄入危害的判定方法。

2. 改善摄入量资料质量的研究　如何评估摄入量资料质量和减少膳食资料的偏差是一个研究还不多的领域。目前在资料处理中对偏差的处置是很初步的，远未达到满意的程度。可以认为这是一个应优先探讨和创新的领域。

需要更好的方法来定量营养素补充剂的摄入。目前越来越多的人在服用营养素补充剂，仅根据食物来源的营养素进行评估，至少在某些人群中会错误估测摄入不足的比例或摄入量过高的比例。

3. 研究评估群体摄入量的统计学方法　应当研究评估流行情况的标准误计算方法，不计算标准误就不能决定某个流行百分数 x 与 0 有无显著差别，或者两个百分数之间有无显著差别。

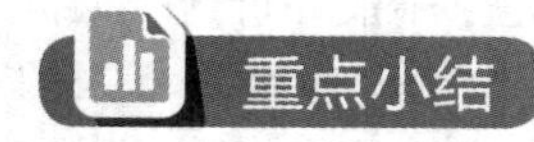

1. 本章重点

（1）能量消耗及其影响因素。

（2）营养素的生理功能及其优质食物来源。

（3）氨基酸评分和蛋白质的互补作用。

（4）DRIs 的构成。

2. 本章难点

（1）氨基酸评分和蛋白质的互补作用。

（2）营养素的吸收与代谢。

（3）DRIs 的应用。

目标检测

一、单项选择题

1. 为安全可靠，摄入氮需大于排出氮多少，才能考虑机体处于氮平衡状况（　　）。
   A. 10%　B. 8%　C. 5%　D. 3%
2. 以下食物搭配能较好起到蛋白质互补作用的是（　　）。
   A. 大豆 + 面粉　B. 鸡蛋 + 猪瘦肉
   C. 大米 + 大白菜　D. 带鱼 + 猪肝
3. 粮谷类食物蛋白质的第一限制性氨基酸为（　　）。
   A. 苯丙氨酸　B. 蛋氨酸　C. 苏氨酸　D. 赖氨酸
4. 某成年男性，因眼睛不适就诊，检查发现其暗适应能力下降，角膜干燥、发炎，球结膜出现泡状灰色斑点。此时应给患者补充（　　）。
   A. 维生素 C　B. 维生素 A　C. 维生素 E　D. 维生素 B_1
5. 味觉减退或有异食癖可能是由于缺乏（　　）。
   A. 锌　B. 铬　C. 硒　D. 钙
6. 成年人缺碘会发生（　　）。
   A. 克汀病　B. 甲状腺肿　C. 夜盲症　D. 脊柱裂
7. 下列人群中不需要维持正氮平衡的是（　　）。
   A. 乳母　B. 青少年　C. 成年男子　D. 孕妇
8. 维持人体基本生命活动的能量消耗是（　　）。
   A. 体力活动耗能　B. 基础代谢
   C. 非体力活动耗能　D. 食物热效应耗能
9. 下列哪项不是脂类的营养学意义（　　）。
   A. 促进脂溶性维生素吸收　B. 提供能量
   C. 构成机体组织和重要物质　D. 提供必需氨基酸
10. 维生素 B_1 缺乏所致疾病是（　　）。
   A. 光过敏性皮炎　B. 癞皮病
   C. 骨质疏松症　D. 脚气病

二、填空题

1. 营养学上，主要从________、________和被人体利用程度三方面来全面评价食品蛋白质的营养价值。
2. 人体所需的必需脂肪酸有________和________。
3. 三大供能营养素为________、脂肪和________。
4. 与胎儿“神经管畸形”的形成密切相关的维生素是________。
5. DRIs 包括 4 项内容：平均需要量（EAR）、________（RNI）、适宜摄入量（AI）和________（UL）。

三、名称解释

1. 必需氨基酸
2. 限制氨基酸

3. RNI
4. 基础代谢率
5. 正氮平衡

四、问答题

1. 人体能量消耗的主要途径有哪些？
2. 蛋白质的生理功能有哪些？
3. 何谓基础代谢，影响基础代谢的因素有哪些？

（林　真）

第三章

各类食物的营养价值

学习目标

知识要求 **1. 掌握** 食物营养价值的相对性。

2. 熟悉 能量密度、营养质量指数的概念。

3. 了解 粮谷类、果蔬类、肉蛋乳类食物的营养特点。

技能要求 1. 能利用能量密度、营养素密度和营养质量指数的评定方法进行食物营养价值分析。

2. 能根据中国居民膳食宝塔计算各类食物的摄入量。

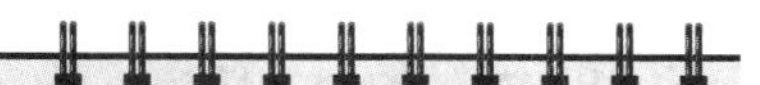

案例导入

案例：今年开始念高中的小明因为父母都在外地工作，由奶奶照顾生活起居，为了让孙子养好身体应对繁重的学业，奶奶每天都会精心准备鱼禽肉蛋等食物，让小明尽量多吃，而对于米饭、馒头、薯类食物奶奶觉得是用来填饱肚子的，没什么营养。因而让小明少吃一些，这样才能满足孙子的成长需要。

讨论：1. 小明的奶奶对食物营养价值的认识是否正确？

2. 均衡饮食为什么对人的健康至关重要？

人类主要通过食物获得维持身体正常机能的能量和营养素，各种食物也根据其能量和营养素能够满足人体营养需要的程度决定其营养价值。遗憾的是，自然界可供人类食用的食物虽有数百种之多，却几乎没有一种食物含有人体所需要的全部营养素，所以天然食物的营养价值具有相对性。为了满足机体的需要，人们在选择食物的时候要注意合理搭配才能使膳食中所含的营养素种类齐全、数量充足、比例适宜。了解各类食物的营养价值是合理搭配食物的基础，对合理膳食促进健康具有重要作用。

我国一般根据食物的来源及日常膳食习惯将常见食物分为四大类：粮食类、大豆类、蔬菜水果、动物性食物。本章主要阐述各类食物的营养价值特点，以便于进行正确的食物营养搭配和科学的加工。

第一节 食物营养价值的评价

一、食物营养价值的相对性

人类摄取食物的内在动力是为了获取食物的营养，食物所提供的营养素越接近人体需要的水平营养价值就越高，包括营养素的种类、数量和比例，被人体消化吸收和利用的效率等。因而食物的营养价值总具有相对性，在评价食物的营养价值时，我们必须注意以下几个问题。

（1）虽然几乎所有食物中都含有人体所需要的多种营养素，但还没有一种天然食物的营养价值能全面到满足人体的全部营养需要。例如谷物作为中国人的主食，营养价值较高，但蛋白质含量不高，质量也不理想；牛奶虽然具有相当高的营养价值，但其中铁的含量和利用率都比较低；胡萝卜也是一种公认的营养价值较高的蔬菜，但其蛋白质含量很低。通常被称为“营养价值高”的食物是指多数人容易缺乏的某些营养素含量较高，或多种营养素含量都比较丰富的食物。

（2）不同食物中的营养素和能量的含量不同，同一种食物的不同品种、不同部位、不同产地、不同成熟程度之间也有相当大的差别。例如大棚生产与露天生产的同种番茄，果实中维生素 C 含量便不同。因此食物成分表中的营养素含量只是这种食物的一个代表值。

（3）食物的营养价值会因受到储存、加工和烹调的影响而损失原有的营养成分或提高某些营养素的吸收利用率。例如蔬菜经热加工处理后，维生素 C 损失较大；但大豆制品、发酵制品经过加工烹调后反而提高了某些营养素的吸收利用率。

（4）有些食物中存在一些天然抗营养成分或有毒物质。如生大豆中的抗胰蛋白酶影响蛋白质的吸收；生扁豆中的毒物会引起中毒；菠菜中的草酸会影响钙的吸收；生蛋清中的生物素结合蛋白影响生物素的利用等，合理加工和烹调这些食物对于维持人体健康很重要。

（5）食品的安全性是首要的问题。如果食品受到来自微生物或化学毒物的污染，失去了其食用价值，就无法考虑其营养价值。因此我们选取食物时安全性是第一位的，营养价值是第二位的。

二、食物营养价值的评定方法与意义

食物的营养价值不能以一种或两种营养素的含量来决定，应主要看它在整体膳食中对营养平衡的贡献。由于食物的营养素组成特点不同，在平衡膳食中所发挥的作用也不同。例如，蔬菜当中蛋白质含量低而维生素 C 含量高，钠含量低而钾含量高；肉类中蛋白质含量高但不含维生素 C，钾含量低而钠含量高。因此膳食中各类食物均有不同的营养特点。

（一）营养素密度

营养素密度计算公式为：

$$\text{营养素密度} = \frac{\text{100g 食物中某营养素的含量}}{\text{该营养素的参考摄入量}} \qquad (3-1)$$

以葵花籽中钙的营养素密度为例，查阅食物成分表可知炒葵花籽的钙含量为 112mg/100g，而成年男性钙的推荐摄入量为 800mg/天，则葵花籽中钙的营养素密度为 0.14。值得我们注意的是食物中营养素的含量并不等同于营养素密度，营养素密度体现了食物中某营养素满足人体需要的程度。

（二）能量密度

能量密度计算公式为：

$$\text{能量密度} = \frac{\text{100g 食物提供的能量}}{\text{能量的参考摄入量}} \qquad (3-2)$$

以葵花籽的能量密度为例，查阅食物成分表可知炒葵花籽的能量值为 567kcal/100g，而成年男性能量的推荐摄入量为 2400kcal/天，则葵花籽的能量密度为 0.24。能量密度反映了食物满足人体能量需要的程度。人体每日对膳食能量的需要是有限的，现代人的体力活动不断减少，高能量食物却十分丰富，膳食能量超过身体需求导致的肥胖已经成为广泛的社会问题。因此从食物中获取充足的营养素而不造成能量过剩是合理膳食的重要要求。我们对食物进行脱脂、低脂和无糖处理，就是改善食物能量密度的方法。

（三）营养质量指数

营养质量指数（index of nutrition quality，INQ）反映食物单位能量所对应的某营养素含量的高低。营养质量指数的计算公式为：

$$营养质量指数（INQ）=\frac{营养素密度}{能量密度} \tag{3-3}$$

式中 INQ = 1，表示食物的该营养素与能量含量达到平衡；INQ > 1，该营养素的供给量高于能量的供给量，通常 INQ≥1 的食物营养价值较高；INQ < 1，该营养素的供给量少于能量的供给量，营养价值低，长期食用会发生营养素不足或能量过剩。这个参数是某种食物中的某一种营养素满足一日所需程度与能量满足一日所需程度的比值。INQ 是评价食物营养价值的一个简明指标。

三、营养素的生物利用率

食物中的营养素往往并非人体直接可以利用的形式，而必须先经过消化、吸收和转化才能发挥其营养作用。营养素的生物利用率是指食品中某种营养素在体内被吸收和利用的程度。不同的食品经过不同的加工烹调方式或与不同食物成分同时摄入时，营养素的生物利用率会有很大差别。影响营养素生物利用率的因素主要包括以下几个方面。

（一）食物的消化率

不同食物来源的同种营养素的消化率是不同的。例如，虾皮中富含钙、铁、锌等元素，但一般食用很难将它彻底嚼碎，导致消化率较低，而牛奶中的钙元素则相对更容易消化吸收。

（二）食物中营养素的存在形式

例如同样是含铁丰富的食物，在植物性食物中，铁主要以不溶性的三价铁复合物存在，生物利用率较低；而在动物性食物中的铁为血红素铁，其生物利用率较高。

（三）食物的搭配

例如菠菜中由于草酸的存在，会与钙反应生成草酸钙沉淀，从而使钙的生物利用率降低，维生素 C 能促进人体对铁的吸收等，由此可见食物的搭配能影响营养素的吸收。

（四）人体的需要状况与营养素的供应充足程度

人体的需要状况对营养素吸收影响很大，在人体生理需求急迫或是食物供应不足时，许多营养素的生物利用率提高，反之在供应过量时便降低。例如乳母的钙吸收率比正常人提高，而正常人每天大量服用钙片会导致钙吸收率下降。

总之，评定食品营养价值的意义，一是全面了解各种食物的天然组成成分，包括营养素、非营养素类物质、抗营养因素等，提出现有主要食品的营养缺陷，并指出改造或创制新食品的方向，解决抗营养因素问题，充分利用食物资源；二是了解在加工烹调过程中食品营养素的变化和损失，采取相应的有效措施，最大限度地保存食品中的营养素含量，提高食品营养价值；三是指导人们科学地选购食品和合理配制营养平衡膳食，以达到增进健康、增强体质及预防疾病的目的。

第二节　粮食类食物的营养价值

粮食类食物是人类最重要的主食，主要包括谷类食物和薯类食物，如稻谷、小麦、玉米、粟、高粱、甘薯、马铃薯等。我国人民膳食以稻米和小麦为主，每日摄入量为250～500g，人体中50%～70%的热能、50%的蛋白质、B族维生素和部分矿物质是由谷薯类食物提供，故在营养供应中占有非常重要的地位。

一、谷类的营养价值

（一）谷类的结构

谷类种子的基本构造都是由谷皮、糊粉层、胚乳和胚芽四部分组成，各部分营养素分布很不均匀。

1. 谷皮 谷粒的最外层，主要由纤维素和半纤维素等组成，占谷粒重量的13%～15%，含一定量的矿物质、脂肪和维生素在加工过程中作为糠麸除去。

2. 糊粉层 介于谷皮和胚乳之间，占谷粒重量的6%～7%，含有较多的蛋白质、脂类物质、矿物质和B族维生素，具有较高的营养价值，但在碾磨加工时易与谷皮同时脱落至糠麸皮中。

3. 胚乳 是谷类的主要部分，占谷粒重量的83%～87%，主要成分是大量淀粉和蛋白质，但维生素和矿物质含量较低。

4. 胚芽 位于谷粒的一端，占谷粒重量的2%～3%，富含脂肪、蛋白质、矿物质、B族维生素和维生素E，是谷粒营养价值最高的部分。在谷物精白处理过程中，胚芽大部分被除去，降低了产品的营养价值。

（二）谷类的营养价值

1. 蛋白质 谷类食物的蛋白质含量一般在7%～16%之间，不同种类之间有较大差异，小麦的蛋白质含量在谷类中是较高的，约为12%，稻米的蛋白质含量一般为7%～8%，谷类中的蛋白质主要由谷蛋白、醇溶谷蛋白、球蛋白和清蛋白组成，其中谷蛋白和醇溶谷蛋白约占谷类蛋白质总量的80%以上。谷类蛋白质一般都缺乏赖氨酸，因而多数谷类以赖氨酸为第一限制氨基酸。为改善谷类食物的营养价值，可利用赖氨酸进行强化或根据食物蛋白质互补的原理与富含赖氨酸的食物混合食用。

2. 碳水化合物 谷类食物中的碳水化合物约占总质量的70%以上，是人类碳水化合物的主要食物来源，以淀粉为主，此外还含有糊精、可溶性糖及非淀粉多糖等。籼米中含直链淀粉多，米饭膨胀性大而黏性差，易于消化吸收；糯米中绝大部分是支链淀粉，膨胀性小而黏性强，不易消化吸收。另外谷类中还含有2%～12%的膳食纤维，主要存在于谷皮和糊粉层中。

3. 脂肪 谷类食物中的脂肪含量一般不高，仅为1%～3%，主要集中在糊粉层和胚芽中。油脂成分中含有丰富的亚油酸、磷脂和谷固醇等成分，谷物胚芽中还含有维生素E，所以米糠油和胚芽油有防止动脉硬化和抗衰老的功效。

4. 维生素 谷类食物中的维生素主要是B族维生素，尤以维生素B_1和烟酸含量较高，维生素主要集中在胚芽、糊粉层和谷皮中，维生素B_1和维生素E主要存在于胚芽中，维生素B_3和维生素B_6主要存在于糊粉层中，此外小米和黄玉米含有少量的胡萝卜素。

5. 矿物质 谷类中含有30多种矿物质，含量约为1.5%～3%，大部分集中在谷皮、糊粉层和胚芽中，胚乳部分的矿物质含量相对较低，所以糙米、标准面粉的矿物质含量都分别高于精白米面。谷类矿物质以磷的含量最为丰富，占矿物质总量的一半左右其次是钾、镁等。谷类矿物质一般以人类不可直接利用的不溶性形态存在，同时也存在一些干扰吸收的其他因素，因而总体上谷类食物矿物质的吸收利用率不高。

（三）主要杂粮的营养价值

1. 玉米的营养价值 玉米是一种世界性的农作物，属于粗粮，玉米籽粒中含有丰富的淀粉，脂肪含量高于一般谷类。玉米胚是食用油脂的一个重要来源，其中不饱和脂肪酸的含量达85%，亚油酸的含量达50%以上，并含有丰富的维生素E。食用玉米油有助于降低人体血液中胆固醇，对冠心病和动脉硬化症等有辅助疗效。玉米中的烟酸含量也较高，但以结合形式存在，而且其中色氨酸不足，故而以玉米为主食又缺乏其他副食的人群可能导致癞皮病，可以通过在蒸煮玉米的过程中添加食用碱的方法使结合型烟酸释放出来，促进人体吸收利用。玉米中的矿物质以磷、钾、镁等为主，其中钾含量高于大米白面。

2. 小米的营养价值 小米也称粟米，是我国最早的粮食作物，也是我国北方的主要粮食作物之一。小米的淀粉含量与其他粮食相当，蛋白质含量为7%～21%，小米中的色氨酸含量较其他谷物高，铁含量也较高。小米含有较为丰富的膳食纤维，以及较高的B族维生素、维生素E、钙、磷、铁、硒等，黄色小米中含有少量胡萝卜素。

3. 燕麦的营养价值 燕麦又名莜麦，其营养素含量在各种谷类当中十分突出，蛋白质含量15%左右，赖氨酸含量较其他谷类食物高，由于燕麦以全谷形式食用，其中富含膳食纤维，特别是大量的可溶性半纤维素，燕麦的营养价值高于其他谷类。

4. 荞麦 荞麦含有70%的淀粉和7%～13%的蛋白质，且氨基酸组成比较平衡，赖氨酸和苏氨酸的含量较丰富。荞麦面蛋白质生物利用率是谷类食物中最高者。荞麦面还含有丰富的维生素B_1、维生素B_2、尼克酸和各种矿物质，铁的含量是小麦的3～20倍。荞麦的最大营养特点是含有特殊成分芦丁，芦丁具有降低血脂和血清胆固醇的效果，对高血压和心脏病有防治作用。

二、薯类的营养价值

薯类一般是指植物的块茎或块根，包括马铃薯、甘薯、芋头、山药、木薯等，在世界上广为种植，也是我国传统膳食的重要组成部分，但近年来随着生活水平的提高，薯类消费量有不断下降的趋势。

薯类的营养价值同时兼有粮食和蔬菜的双重特点，薯类食品水分含量较高，一般为60%～80%。淀粉含量也较高，为10%～30%。薯类淀粉颗粒大，容易分离，故常用来提取淀粉或做成各种淀粉制品如粉条等。

薯类蛋白质含量不高，平均仅为2%左右，但其蛋白质的氨基酸组成较谷类食物合理，生物效价较高。甘薯的蛋白质中赖氨酸含量较高，可与谷类食物搭配提高蛋白质生物价。

第三节　豆类食物的营养价值

豆类食物品种繁多，主要是指豆科栽培植物的可食种子，大致可分为大豆类和杂豆类，常见的有大豆类包括黄豆、黑豆和青豆；杂豆类包括蚕豆、豌豆、绿豆、芸豆、豇豆等其他豆类。大豆含有较高蛋白质和脂肪，而碳水化合物则相对较少，杂豆类含有较多碳水化合物，中等量蛋白质及少量脂肪。

一、大豆的营养价值

大豆一般是指黄豆、青豆、黑豆等。大豆中蛋白质含量约为30%～50%，是一般谷类食物的3～5倍，且蛋白质质量高，属于优质蛋白。大豆蛋白必需氨基酸组成除含硫氨基酸略偏低外，其他几乎与动物蛋白相似，与参考蛋白氨基酸推荐值相近，是与谷类食物蛋白质互补的理想食物。

（一）脂类

大豆脂肪为16%～18%，其饱和脂肪酸仅为15%，亚油酸、亚麻酸和油酸等不饱和脂肪酸约占85%，大豆油易于消化吸收，是我国重要的食用油之一，有利于降低血液胆固醇和软化血管，适宜老年人食用。此外，大豆磷脂含量丰富，在预防和改善心脑血管疾病、健脑益智、防止脂肪肝和肝硬化等方面具有重要作用。

（二）碳水化合物

大豆中碳水化合物的含量不高，约为25%左右。主要包括纤维素、半纤维素、果胶、甘露聚糖以及蔗糖、棉籽糖、水苏糖等。棉籽糖和水苏糖存在于大豆细胞壁中，不能被人体消化吸收，在肠道中经细菌作用产生二氧化碳和氨引发腹部胀气。所以大豆类食物应加工后食用，烹调过程也应煮熟烧透。

（三）维生素和无机盐

大豆含有丰富的B族维生素。其中维生素B_1、维生素B_2的含量约为米和面的3～4倍。此外大豆中还含有维生素E、维生素K和胡萝卜素等。大豆含有丰富的矿物质，钙、磷、钾较其他大多数植物性食品高，铁、铜、锌、锰、硒等微量元素也很丰富。

二、豆类中的抗营养因子

各种豆类中均含有一些抗营养物质，它们不利于豆类中营养素的吸收利用，甚至对人体的健康有害。豆类中含有的蛋白酶抑制剂能够抑制人体内胰蛋白酶、胃蛋白酶、糜蛋白酶等蛋白酶的活性。由于存在这类物质使得生大豆的蛋白质消化吸收率很低。红细胞凝集素也存在于多种豆类中，它是一类糖蛋白，能够特异性地与人体的红细胞结合，使红细胞发生凝集作用，对人体有一定毒性。适当的湿热处理可使这种蛋白质失活，用蛋白酶处理也可使之分解。豆类中所含的大量植酸会妨碍钙和铁的吸收，大豆中还含有丰富的脂氧合酶，它不仅是豆腥味的起因之一，而且在储藏中容易造成不饱和脂肪酸的氧化酸败和胡萝卜素的损失。

三、豆类的合理使用

（一）要注意制备方法

影响豆类蛋白质消化率的因素有两个：一是生豆中含有抗胰蛋白酶因子，它抑制胰蛋白酶的作用，影响豆类蛋白质的消化率，豆类经加热煮熟后，抗胰蛋白酶即被破坏，不影响消化；二是豆类细胞壁含有粗纤维，使大豆蛋白质难以与消化酶接触，如将大豆浸泡，使细胞壁软化，并磨细制成豆浆、豆腐等，比整粒煮熟的大豆消化率要高。

（二）利用豆类改进谷类蛋白质的质量

各种豆类的蛋白质一般都富含赖氨酸，而谷类蛋白质的赖氨酸一般均偏低。所以将豆类和谷类混合食用，豆类蛋白质可以补充谷类蛋白质的不足，提高膳食蛋白质的营养价值。

第四节　果蔬类食品的营养价值

蔬菜和水果的共同特点是大量水分，蛋白质和脂肪含量低，含有维生素C和胡萝卜素及各种有机酸、芳香物、色素和膳食纤维等，所以供应能量不多。但蔬菜和水果是矿物质、维生素和膳食纤维的重要来源。

一、蔬菜的营养价值及特点

（一）蔬菜的分类

蔬菜的种类很多，按植物的结构部位分类如下。

1. 叶菜类 如大白菜、小白菜、油菜、菠菜及其他各种绿叶蔬菜等。

2. 根茎类 如萝卜、土豆、芋头、洋葱、蒜等。

3. 豆荚类 如扁豆、红豆、其他鲜豆类等。

4. 瓜果类 如冬瓜、黄瓜、苦瓜、西葫芦、茄子、青椒、西红柿等。

5. 花芽类 如菜花、黄花菜、各种豆芽等。

狭义的蔬菜仅仅包括植物鲜食根、茎、叶、花、果实等，但从广义上来说，蔬菜这个食物类别还包括了海带、紫菜、裙带菜等藻类蔬菜和平菇、香菇、木耳等菌类蔬菜，其中各类别蔬菜的营养成分有一定差异，但总体上蔬菜和水果是矿物质、维生素和膳食纤维的重要来源。

（二）蔬菜的营养价值

1. 碳水化合物 蔬菜中的碳水化合物包括可溶性糖、淀粉和膳食纤维。大部分蔬菜的糖类含量较低，仅为2%～6%，几乎不含有淀粉。但植物根和地下茎等的糖类含量比较高，其中大部分是淀粉。蔬菜中纤维素、半纤维素等膳食纤维含量较高，其中鲜豆类为1.5%～4.0%，叶菜类通常达1.0%～2.2%，瓜类较低，为0.2%～1.0%。有些蔬菜如花椰菜富含果胶。在主食精制程度越来越高的今天，蔬菜中的膳食纤维在膳食中具有重要的意义。

2. 蛋白质 新鲜蔬菜的蛋白质含量通常在3%以下。在各种蔬菜中，以鲜豆类、菌类和深绿色叶菜的蛋白质含量较高，如鲜豇豆的蛋白质含量为2.9%、金针菇为2.4%、苋菜为2.8%。如果每天摄入400g绿叶蔬菜，可以获得6～8g蛋白质，且蛋白质质量较好。瓜类蔬菜的蛋白质含量较低，蔬菜蛋白质质量较佳，如菠菜、豌豆苗、豇豆、韭菜等的限制性氨基酸均是含硫氨基酸，赖氨酸则比较丰富，可与谷类发生蛋白质营养互补。菌类蔬菜中的赖氨酸特别丰富，蔬菜也是膳食中不可忽视的蛋白质营养来源。

3. 脂肪 蔬菜中的脂肪低于1%，属于低脂肪低热量食品。

4. 维生素 蔬菜富含除维生素D和维生素B_{12}外的各种维生素，包括维生素B_1、维生素B_2、烟酸、生物素、叶酸、维生素E和维生素K，是水溶性维生素的重要膳食来源。蔬菜中胡萝卜素的含量与颜色有明显的相关关系，深绿色叶菜和橙黄色蔬菜的含量最高，每100g中含量达2～4mg，浅色蔬菜中胡萝卜素含量较低。维生素C含量较高的蔬菜有青椒和辣椒、油菜苔、菜花、苦瓜、芥蓝等。胡萝卜素含量较高的有菠菜、空心菜、苋菜、胡萝卜等。菌类和海藻类蔬菜的维生素B_2、烟酸和泛酸等B族维生素的含量较高，但是它们在日常生活中食用量不大，而且烹调水发前后，水溶性营养素的损失较大。深绿色叶菜和花类蔬菜的维生素B_2含量较高，是维生素B_2的重要来源。蔬菜中同时还含有番茄红素、玉米黄素等其他类胡萝卜素，也具有重要的健康意义。

蔬菜还是膳食当中维生素K的主要来源，其含量与叶绿素含量具有正相关关系，故绿叶蔬菜是维生素K的最好来源。例如，菠菜中维生素K含量为380mg/100g，生菜为315mg/100g，圆白菜为145mg/100g，黄瓜为20mg/100g。近来认为维生素K不仅具有凝血功能，而且在骨骼生长和更新中具有重要的作用，因此每日摄入绿叶蔬菜是维护骨骼健康的重要饮食措施之一。

5. 矿物质 蔬菜富含矿物质，对人体调节膳食酸碱平衡十分重要。蔬菜为高钾低钠食品，也是钙、铁和镁的重要膳食来源。不少蔬菜中的钙含量超过了100mg/100g，如油菜、苋菜、萝卜缨、芹菜。绿叶蔬菜铁含量较高，含量为2～3mg/100g。部分菌类蔬菜富含铁、锰、锌等微量元素。叶绿素中含有镁，故而绿叶蔬菜是镁元素的最佳来源之一。但蔬菜中富含的草酸和膳食纤维影响了矿质元素的吸收，草酸含量较高的蔬菜有菠菜、鲜竹笋和洋葱等。

（三）蔬菜加工对营养价值的影响

新鲜蔬菜虽为膳食中主要的食用形式，但有少量蔬菜用来腌制、干制、速冻和罐藏加工。蔬菜腌制前往往要经过反复的洗、晒或热烫，其水溶性维生素和矿物质损失严重。在脱水过程中，维生素C有部分损失，损失程度因干制方法的不同而异。一般来说，真空冷冻干燥法的营养素损失最小，而且由于浓缩效应，干制后的营养素含量升高。长时间的晾晒或烘烤则营养素损失较大，其中维生素C损失率最高可达100%，胡萝卜素大部分被氧化。速冻蔬菜经过清洗、热烫、包冰衣、装袋、深冻几步处理后，水溶性维生素有一定损失，但胡萝卜素损失不大。仍然可以为膳食提供矿物质和膳食纤维。

二、水果的营养价值及特点

水果是味甜多汁的植物性食物的总称。其中以植物的带肉果实或种子为主，以木本植物的果实为多，包括有苹果、橘子、桃、梨、杏、葡萄等。广义的水果也包括了少数茎、根等其他植物学部位，如甘蔗等。水果的特点是富含水分，有甜味，可以不经烹调直接食用。

（一）水果的营养价值

1. 糖类 水果中的糖类含量差异较大，以单糖和淀粉为主，口感比较甜。鲜果中蔗糖和还原糖含量约为5%～20%。水果干制品的糖含量可高达50%以上。淀粉一般仅在未成熟水果中存在，随着果实的成熟，淀粉分解转化为单糖或双糖，糖分含量提高。水果中含有较丰富的膳食纤维，包括纤维素、半纤维素和果胶，其中以果胶最为突出，是膳食中纤维的重要来源。水果中果胶的含量和组分都受到成熟度的强烈影响，随着成熟度的提高，总果胶含量下降，果胶当中的不溶性组分下降，而可溶性组分增加，同时果胶也是水果加工品中的重要成分，如果冻、果酱等食品。

2. 蛋白质 水果中蛋白质含量多为0.5%～1.0%。因此水果不是膳食中蛋白质的重要来源，也不宜作为主食。水果中的蛋白质主要为酶蛋白，包括果胶酶类和酚氧化酶。某些水果中含有较丰富的蛋白酶类，如菠萝、木瓜、无花果、猕猴桃。

3. 脂肪 水果的脂肪含量多在0.3%以下，只有鳄梨、榴莲等少数水果脂肪含量稍高，例如鳄梨含脂肪达10%以上。但这些水果均未成为我国居民经常食用的水果。水果的种仁通常富含油脂，且不饱和程度较高。

4. 维生素 水果和蔬菜一样，含有除维生素D和维生素B_{12}之外的所有维生素，但B族维生素含量普遍较低。它是膳食中维生素C和胡萝卜素的较为重要的来源，有些水果还可以提供叶酸、维生素K。总体而言，水果中的维生素含量低于绿叶蔬菜。在各类水果中，柑橘类是维生素C的良好来源，此外还包括鲜枣、酸枣、山楂和猕猴桃等。黄色和橙色的水果可提供类胡萝卜素，西瓜和粉红色葡萄柚的主要类胡萝卜素是番茄红素。

5. 矿物质 水果中含有多种矿物质，矿物质含量在0.4%左右，主要是钾、镁、钙等，钠含量较低，膳食中水果是钾的重要来源。水果干制品也是矿物质的重要来源。一些水果含有较为丰富的镁和铁，如草莓、大枣和山楂的铁含量较高，而且因富含维生素C和有机酸，其中铁的生物利用率较高。

6. 色素和有机酸 富含色素是水果的一大特色，它赋予水果不同的颜色。如花青紫使水果呈紫色，能溶于水，在果皮中含最最高，对光、热敏感，加热可被破坏，在酸性环境中稳定，遇碱呈紫色，遇铁铝呈灰紫色。胡萝卜素使水果呈黄色。水果中的有机酸主要有苹果酸、柠檬酸、酒石酸，以及微量的琥珀酸、苯甲醋酸等。水果具有酸涩味，与富含有机酸有关。浆果类水果柠檬酸含量最多，常与苹果酸共存；仁果类苹果酸最多。

（二）水果加工对营养价值的影响

水果的加工品保存了水果的特有风味，主要的营养损失是维生素 C，胡萝卜素损失不大。通常富含维生素 C 的水果以生食为佳，水果干制可使得其中的矿物质含量得到浓缩而大幅度提高，但可导致 10% ~50% 的维生素 C 损失。杏干、葡萄干、干枣、桂圆、无花果干等均为多种矿物质的良好来源。

纯果汁分为两类：一类是带果肉的混浊汁，其中含有除部分纤维素之外的水果中的全部养分，如柑橘汁等；另一类是澄清汁，经过过滤或超滤，除去了水果中的膳食纤维、各种大分子物质和脂类物质，只留下糖分、矿物质和部分水溶性维生素。

水果可以加工成多种果酒，与蒸馏酒相比果酒中的酒精度低，并含有较丰富的糖类、氨基酸、矿物质和维生素。果酒中还有一些有益健康的一些有机酸类、多酚类物质和风味物质等。有研究认为，少量饮用果酒具有降低心脏病发病率的作用。

第五节　动物性食品的营养价值

动物性食物包括畜禽肉类、蛋类、水产类和奶类。动物性食物是人体优质蛋白质、脂类、脂溶性维生素、B 族维生素和矿物质的主要来源。

一、畜禽肉类的营养价值

肉类依据来源和营养特点的不同，可分为畜肉和禽肉，畜肉包括猪、牛、羊等大牲畜肉及内脏；禽肉包括鸡、鸭、鹅、火鸡、鹌鹑、鸵鸟等，以鸡为代表。

（一）畜肉的营养价值

畜肉主要包括牛、猪、羊等牲畜的肌肉、内脏及其制品，其中的蛋白质、维生素和矿物质的含量随动物的种类、年龄、肥育度和部位的不同而有很大差异。畜肉是膳食中蛋白质、脂肪和 B 族维生素的重要来源，营养价值较高，饱腹作用强，可加工烹制成各种美味佳肴，是一种食用价值很高的食物。

1. 蛋白质　畜肉中的蛋白质含量约为 10% ~20% 左右，根据其功能和溶解性，大致可分为肌原纤维蛋白质、肌浆蛋白质和结缔组织蛋白质。畜肉的蛋白质为完全蛋白质，含有人体必需的各种氨基酸，并且必需氨基酸的构成比例合理，接近人体需要，还富含赖氨酸，可与谷类食物发生蛋白质营养互补，易被人体充分利用，营养价值高，属于优质蛋白质。在各种畜肉当中，猪肉的蛋白质含量较低，平均仅在 15% 左右；牛肉较高，达 20% 左右；羊肉的蛋白质含量介于猪肉和牛肉之间；兔肉蛋白质含量也达 20% 左右。肥肉中的蛋白质含量仅为 2% ~3%，因此动物不同部位的肉，因肥瘦程度不同，其蛋白质含量差异较大。畜肉蛋白质消化吸收率较高。

2. 脂肪　脂肪含量因动物的品种、年龄、肥瘦程度、部位等不同有较大差异，低者为 2%，高者可达 90% 左右。猪肉脂肪含有约 40% 的饱和脂肪酸，通常在体温下呈液态，消化率可达 90% 以上；而牛和羊是反刍动物，其脂肪中饱和脂肪酸比例达 50% 以上，熔点可达 40℃以上，在体温下仍不液化，一般来说，心、肝、肾等内脏器官含脂肪少而蛋白质含量较高。但是，脏器中含有较多的胆固醇，如瘦猪肉中含胆固醇 77mg/100g、肥猪肉含

107mg/100g、而猪肝为368mg/100g，是瘦肉中的4～5倍，因此不宜多食。动物脂肪所含有的必需脂肪酸明显低于植物油脂，因此其营养价值低于植物油脂。

3. 维生素 畜肉含有较多B族维生素，包括维生素B_1、维生素B_2、维生素B_3、维生素B_{12}、烟酸、胆碱等，内脏中含有维生素A、维生素D、维生素E，但维生素C含量甚微。一般来说，畜肉是B族维生素的良好来源，其中猪肉维生素B_1含量较高达54mg/100g，对于以精白米为主食的膳食是很好的补充。不同家畜肉中维生素B_2含量的差异不大，为0.1～0.2mg/100g。牛肉中烟酸和叶酸含量较高。家畜内脏含有多种维生素，心、肾等内脏的维生素含量均较瘦肉高。其中肝脏是各种维生素在动物体内的储藏场所，是维生素A、维生素D、维生素B_2的极好来源。羊肝中的维生素A含量高于猪肝，我国中医学很早就懂得用羊肝来治疗因维生素A缺乏引起的夜盲症。除此之外，肝脏中还含有少量维生素C和维生素E。

4. 矿物质 畜肉中含矿物质1%～2%，是铁、锰、锌、铜、硒等微量元素的重要膳食来源。钠和磷含量较高，钾含量则低于蔬菜、水果、豆类、粗粮等植物性食品，钙含量很低，例如，猪肉的含钙量仅为6mg/100g左右，而磷含量较高，达120～180mg/100g。肉类中的铁以血红素铁的形式存在，生物利用率高，是膳食铁的优质来源。锌、铜等微量元素含量也较丰富，且其吸收利用率比植物性食品高。

（二）禽肉的营养价值

鸡、鸭、鹅、鹌鹑、火鸡、鸵鸟等都属禽类，以鸡为代表。它们被称为“白肉”，与被称为“红肉”的畜肉相比，在脂肪含量和质量方面具有优势。

1. 蛋白质 去皮鸡肉和鹌鹑的蛋白质含量比畜肉稍高，为20%左右。鸭和鹅的蛋白质含量分别为16%和18%。禽肉的蛋白质也是优质蛋白，生物价与猪肉和牛肉相当。各部位的蛋白质含量略有差异，如鸡胸肉的蛋白质含量约为20%，鸡翅约为17%。

2. 脂肪 在各种肉用禽类中，火鸡和鹌鹑的脂肪含量较低，在3%以下；鸡和鸽子的脂肪含量类似，为14%～17%；鸭和鹅的脂肪含量达20%左右。因品种和肥育度的不同，脂肪含量可以有很大的差异。在动物脂肪中，禽类脂肪所含必需脂肪酸的量高于家畜脂肪，其中油酸含量超过30%，亚油酸约占20%，在室温下呈半固态，因而营养价值高于畜类脂肪。其胆固醇含量与畜肉相当。

3. 维生素 禽肉中维生素分布的特点与畜肉相同，B族维生素含量丰富，特别富含烟酸。例如，鸡胸脯肉中含烟酸10.8mg/100g。禽肉中维生素B_3含量也较高，其中脂溶性维生素含量低，但含有一定量的维生素E，为90～400g/100mg。禽类肝脏中各种维生素的含量均很高，是维生素A、维生素D、维生素B_2和维生素E的良好来源。禽类肝脏中的维生素含量往往高于畜肉，心脏和胗也是B族维生素含量丰富的食物。

4. 矿物质 与畜肉相同，禽肉中铁、锌、硒等矿物质含量很高，但钙的含量也不高。禽类的肝脏中富含多种矿物质，且平均水平高于禽肉。肝脏和血液中铁的含量十分丰富，高达10mg/100g以上，是铁的最佳膳食来源。禽类的心脏和胗也是含矿物质非常丰富的食物。

二、水产品的营养价值

水产品种类繁多，淡水和海水鱼虾许多都具有丰富的营养价值，是优质蛋白质、脂肪和脂溶性维生素的良好来源，与人类饮食关系密切。其中可供人类食用的水产品主要包括淡水和海水鱼、虾、甲壳类等，它们的营养价值各具特点。

（一）鱼类的营养价值

鱼类的营养成分与畜肉基本相似。鱼肉富含蛋白质，是膳食蛋白质的良好来源，结缔组织含量较少使鱼肉较畜肉鲜嫩易消化，因此鱼肉特别适合儿童食用。

1. 蛋白质 鱼类的蛋白质含量为15% ~20%，与肉类相当，但鱼类的肌肉纤维细嫩柔软，消化吸收率高于畜肉，与畜禽肉类相比，营养价值更高。除蛋白质外，水产品中还含有游离氨基酸、肽、胺类等含氮化合物。氨基酸中的氨基乙磺酸，即牛磺酸，是一种能够促进胎儿和婴儿大脑发育、防止动脉硬化、维持血压、保护视力的生物活性物质。此外，鱼类中富含相对分子质量低的胺类物质，是腥味的来源之一。

2. 脂肪 鱼类的脂肪含量因品种不同而差异甚远。脂肪含量低的品种仅有0.5%左右，而脂肪高的品种可达16% ~26%，多数鱼的脂肪含量介于这两者之间。脂肪的分布在鱼体内也不均匀，主要存在于皮下和脏器周围，肌肉组织中含量较少。鱼类脂肪中含不饱和脂肪酸比例较高，一般占到60%以上，消化吸收率可达95%左右，并且不饱和脂肪酸的碳链较长，包括EPA、DHA等。这些长链不饱和脂肪酸在陆地动植物中含量很低，主要存在于水产品中。其中DHA对防止动脉硬化、促进大脑发育等有一定好处。海鱼中DHA的含量通常高于淡水鱼。鱼类中的脂肪含量和脂肪酸分布还受到鱼龄、季节、栖息环境、摄食状态等因素的影响。

3. 维生素 鱼肉中维生素的含量也很丰富，如维生素A、维生素D、维生素E含量均高于畜肉，有的还含有较高的维生素B_2。多脂的海鱼肉也含有一定数量的维生素A和维生素D，是膳食中维生素A、维生素D的重要来源，也是维生素E的一般来源。因此，鱼油和鱼肝油也是补充维生素A、维生素D的主要方式。生鱼中含有硫胺素酶和催化硫胺素降解的蛋白质，可破坏维生素B_1（硫胺素），因此大量食用生鱼可能造成维生素B_1的缺乏，加热后食用可避免此类问题的发生。

4. 矿物质 水产品中的各种矿物质含量丰富，主要有钾、钙、镁、铁、锌等，尤其钙、硒等元素的含量明显高于畜肉，微量元素的生物利用率也较高。贝类、虾和鱼罐头都是钙的良好来源。除了贝类具有富集重金属污染的特性，食肉鱼因处在食物链的顶端，也极易富集汞、镉等重金属。因而食用水产品应适量，特别是金枪鱼、鲨鱼等食肉鱼和贝类。

（二）藻类的营养价值

藻类是深受人们喜爱的海产品，常见藻类包括海带、紫菜、裙带菜等。它们含丰富的蛋白质，如紫菜蛋白质含量高达28.2%，蛋白质中赖氨酸和胱氨酸含量都较高。海藻中含有多种维生素，紫菜中尤其较多，如维生素A、维生素B_1、烟酸、维生素B_8、维生素B_{12}、维生素C等。无机盐中钾、钙、氯、钠、硫及铁、锌、碘含量都高，特别是一般食品中容易缺乏的铁、碘在海带、紫菜等藻类中含量相当高。此外海藻中含有粗纤维3% ~9%，有预防便秘的作用。

三、乳及乳制品的营养价值

乳类是哺乳动物哺育幼仔最理想的天然食物，所含营养成分齐全，组成比例恰当，容易消化吸收，能够满足初生幼仔生长发育的全部需要。人类经常食用的主要是牛奶和羊奶，乳类经浓缩、发酵等工艺可制成乳制品，如奶粉、酸奶干酪等。乳及乳制品具有很高的营养价值，是婴幼儿和老弱病患者的理想营养食品。

除婴儿以母乳喂养为最佳之外，人类食用的乳类食品以牛乳占绝对优势，因而在论述乳类的营养价值时以牛乳为代表。牛乳中水分含量占85% ~88%，含有丰富的蛋白质脂肪、糖类、维生素和矿物质，是膳食中这些营养素的重要来源之一。在各种成分之中，以乳糖和矿物质的含量较为恒定，其他成分受到乳牛品种、哺乳期、所喂的饲料和各种环境因素的影响而有所波动。在各种乳汁成分中，乳脂肪变动幅度最大，蛋白质次之，但市售鲜奶在生产中经过了原料乳的标准化，因此脂肪和蛋白质含量较为固定。

（一）乳的营养价值

1. 蛋白质 酪蛋白和乳清蛋白是乳类主要的蛋白质，酪蛋白是一种耐热蛋白质，可在酸性条件下沉淀，酸奶和奶酪即是以这个原理制造的。乳清蛋白主要包括β－乳球蛋白和α－乳清蛋白，分别占到牛乳中乳清蛋白的43.6%和19.7%，此外还有少量血清蛋白、免疫球蛋白等。牛乳蛋白质为优质蛋白，容易为人体消化吸收，生物价为85，并能与谷类蛋白质发生营养互补作用。羊奶的蛋白质含量为3.5%～3.8%，略高于牛乳。此外，羊奶蛋白质当中酪蛋白的含量较牛奶略低，但婴儿消化羊奶的消化率可达94%以上。

2. 脂肪 天然牛乳中的脂肪含量为2.8%～4.0%，以微脂肪球的形式分散于牛乳汁中，呈很好的乳化状态，容易消化。乳中脂肪是脂溶性维生素的载体，对乳的风味和口感起着重要的作用。牛乳中的脂类主要由甘油三酯组成，还有少量的甘油单酯、甘油二酯、磷脂、鞘脂、固醇类等。由于牛是反刍动物，乳脂中短链脂肪酸如丁酸、己酸等含量较高，挥发性、水溶性脂肪酸达8%，使牛乳具有特殊的风味，其中丁酸是反刍动物乳脂中的特有脂肪酸。乳中磷脂含量为20～50mg/100ml，胆固醇含量约为13mg/100ml。水牛奶脂肪含量在各种奶类当中最高，为9.5%～12.5%。随饲料的不同、季节的变化，乳中脂类成分略有变化。

3. 糖类 乳类中糖类含量为3.4%～7.4%，人乳中含量最高，羊乳居中，牛乳最少。糖类的主要形式为乳糖，占牛奶中糖类的99.8%。由于乳糖容易为婴幼儿消化吸收，而且具备蔗糖、葡萄糖等所没有的特殊优点，如促进钙、铁、锌等矿物质的吸收，提高其生物利用率；促进肠内乳酸细菌，特别是歧杆菌的繁殖，改善人体微生态平衡；促进肠细菌合成B族维生素等，对于幼小动物的生长发育具有特殊的意义。但对于部分不经常饮奶的成年人来说，体内乳糖酶活性过低，大量食用乳制品可能引起乳糖不耐症的发生。这部分人群可以饮用酸奶，或是食用经乳糖酶处理的奶制品解决乳糖不耐症问题，同时还可提高产品的甜度。牛乳是各种维生素的良好来源。

4. 矿物质 牛乳中含有丰富的矿物质，主要包括钠、钾、钙、镁、氯、磷、硫、铜、铁等，大部分与有机酸结合形成盐类，少部分与蛋白质结合或吸附在脂肪球膜上。其中成碱性元素略多，因而牛乳也是动物性食品中唯一的成碱性食品。牛乳中的钙80%以酪蛋白酸钙复合物的形式存在，其他矿物质也主要是以与蛋白质结合，吸附在脂肪球膜上或与有机酸结合形成盐类结合的形式存在的。牛乳中的钙、磷不仅含量高而且比例合适，并有维生素D、乳糖等促进吸收因子，吸收利用效率高，因此牛乳是膳食中钙的最佳来源。乳中的矿物质含量因品种、饲料、泌乳期等因素而有所差异，初乳中含量最高，常乳中含量略有下降。羊奶中的矿物质含量比牛奶略高，达0.85%，其中钙、磷含量丰富，也是天然补钙品。

（二）乳制品的营养价值

乳制品的产品形态多种多样，按照我国食品工业标准体系，可划分为液体乳制品乳粉、乳脂、炼乳、干酪、冰淇淋和其他乳制品六大类。

1. 消毒奶和灭菌奶 消毒奶是牛乳经高温瞬时杀菌或超高温瞬时杀菌制成的液态奶制品，需要在冰箱中保存。灭菌奶则是经过长时间高温杀菌制成的液态奶制品，可以在常温下保存数月之久。消毒奶和灭菌奶的蛋白质、乳糖、矿物质等营养成分含量基本上与原料乳相同，仅B族维生素有少量损失，消毒奶的保存率通常在90%以上，灭菌奶也在60%以上。维生素C损失较大，但因它不属于牛奶中的重要营养物质，因而对奶制品的营养价值影响不大。作为商品出售的消毒牛奶大多强化了维生素A和维生素D。

2. 酸奶 酸奶是牛乳经乳酸发酵制成的食品。经乳酸菌发酵后，蛋白质被部分分解为肽、游离氨基酸和非蛋白氮，因此更易消化吸收。乳酸菌的繁殖消耗了牛乳中的乳糖成分，解决了“乳糖不耐症”的问题，而保留了牛乳中的其他所有营养成分。维生素A、维生素D、维生素B_2等的含量与鲜奶含量相似，但叶酸含量却增加了1倍，胆碱也明显增加此外，酸奶的酸度增加，有利于维生素的保护。乳酸菌进入肠道可抑制一些腐败菌的生长，调整肠道菌群，是一种健康食品。因此，质量优良的酸奶的营养价值高于牛乳。

3. 干酪 干酪也称为奶酪，是在原料乳中加入适当量的乳酸菌发酵剂或凝乳酶，经过发酵凝乳、除去乳清、加盐压榨、后熟等处理后得到的产品，是一种营养价值很高的发酵乳制品。除部分乳清蛋白和水溶性维生素随乳清流失外，其他营养素得到保留和浓缩。经后熟发酵，蛋白质和脂肪部分分解，提高了消化吸收率，并产生乳酪特有的风味干酪中蛋白质、维生素A、B族维生素和钙等营养素的含量十分丰富，糖类含量较低。各品种的含水量和营养素含量差异较大。按含水率来划分，干酪分为特硬质干酪硬质干酪、半硬质干酪和软质干酪。特硬质干酪的水分含量为30%～35%、硬质干酪为30%～40%、半硬质干酪为38%～45%、软质干酪为40%～60%。农家干酪的水分含量高达70%～80%。干酪中的蛋白质大部分为酪蛋白，经凝乳酶或酸作用而形成凝块。但也有一部分白蛋白和球蛋白被机械地包含于凝块之中。此外，经过发酵作用，奶酪当中还含有肽类氨基酸和非蛋白氮成分。奶酪制作过程中，大部分乳糖随乳清流失，少量乳糖发酵产生乳酸。脂溶性维生素大多保留在蛋白质凝块当中，而水溶性的B族维生素大部分损失于酪乳之中，但含量仍不低于原料牛奶。原料乳中微量的维生素C几乎全部损失。其中的钙和镁等元素则得到了浓缩。制乳酪时所分离的乳清含乳球蛋白、乳白蛋白和各种B族维生素。它可以经过干燥制取乳清粉，也可以经调配或发酵生产乳清饮料。

4. 奶粉 奶粉是经脱水干燥制成的奶制品。根据食用目的，可制成全脂奶粉、脱脂奶粉、调制奶粉等。全脂奶粉是鲜牛乳经过浓缩除去70%～80%水分后，再经滚筒干燥或喷雾干燥而成的，水分含量在5%以下。全脂奶粉保存了原料乳中的所有脂肪成分，其中脂肪含量脱脂奶粉是将鲜奶脱去脂肪，再经上述方法制成的奶粉。全脱脂奶粉中除去了大部不低于26.0%分乳脂肪，脂肪含量应不超过2.0%，最低者脂肪含量仅有0.2%，而半脱脂或低脂奶粉的脂肪含量通常为8%～20%调制奶粉，是以牛奶为基础，按照产品目标人群的营养需要对原来的营养成分进行了调整，添加钙、铁、锌、铬等矿物质和多种维生素、免疫球蛋白、亚油酸、DHIA以及其他活性物质，生产出婴儿奶粉、青少年奶粉、老年奶粉等更适合特定人群营养需要的产品，提高了牛乳粉的营养价值。奶粉是蛋白质和钙的良好来源。原料乳当中的蛋白质、无机盐、脂肪等主要营养成分基本得到保持，维生素B_1、维生素B等有10%～30%的损失，只是维生素C破坏较大。

5. 炼乳 炼乳为浓缩奶的一种，是原料牛乳经消毒和均质后，在低温真空条件下浓缩除去2/3的水分再装罐杀菌而成的，按是否加糖，可分为淡炼乳和甜炼乳两类。淡炼乳中的乳固体不得低于25%，蛋白质不低于6.0%，脂肪不低于7.5%；甜炼乳蔗糖含量不超过45.0%，乳固体不低于28.0%，蛋白质不低于6.8%，脂肪不低于8.0%。经过多次加热，炼乳中的维生素A、维生素B_1、维生素B_2等营养素受到部分破坏，因此常用维生素加以强化，而蛋白质、脂肪和各种矿物质得到浓缩。淡炼乳保存了牛奶中的大部分营养成分，它是蛋白质和钙的良好来源。甜炼乳因糖分过高，所含能量较高，需经大量水冲淡，营养成分相对下降，不宜供婴儿食用。

6. 黄油 黄油是将牛奶中的稀奶油和脱脂乳分离后，使稀奶油成熟并经搅拌而成的，也称为奶油、乳脂、白脱等，其脂肪含量在80%以上。牛乳中的维生素A、维生素D等脂溶性营养成分基本上保留在黄油中，但是水溶性营养成分如B族维生素绝大部分被除去。黄油中以饱和脂肪为主，在室温下呈现固态，由于其中含有类胡萝卜素而呈现淡黄色，还含有一定量的胆固醇。

四、蛋类及加工品的营养价值

（一）蛋类的营养价值

蛋类是营养价值很高的食品，其结构基本相似，主要由蛋壳、蛋清和蛋黄三部分组成。日常食用蛋类主要包括有鸡蛋、鸭蛋、鹌鹑蛋、鹅蛋、鸽蛋、火鸡蛋和鸵鸟蛋等，以鸡蛋为代表。鸡蛋的蛋黄和蛋清分别占可食部分的1/3和2/3，蛋清位于蛋壳与蛋黄之间，主要是卵白蛋白，根据遇热、碱、醇类发生凝固的性质，蛋黄中则集中了鸡蛋中的大部分矿物质、维生素和脂肪。蛋可加工成松花蛋和咸蛋，是人们日常食用很广泛的高营养价值食品。

1. 蛋白质 鸡蛋中蛋白质含量为13%～15%，略低于瘦肉，但质量优异，每枚鸡蛋平均可为人体提供6g蛋白质。鸡蛋的蛋白质在蛋清部分和蛋黄部分均有分布，其中鸡蛋蛋清部分含蛋白质11.0%，而蛋黄部分含蛋白质17.5%，蛋清当中所含的蛋白质主要包括卵清蛋白、卵白清蛋白、卵黏蛋白、卵类黏蛋白等糖蛋白。此外，还含有卵球蛋白、溶菌酶以及9%左右的其他蛋白质。生鸡蛋的消化吸收率很低，仅为50%左右，应等到蛋清凝固后再加以食用。烹调后可使各种鸡蛋中的抗营养因素完全失活，消化率达96%。

鸡蛋蛋白质为优质蛋白质的代表，是各类食物蛋白质中生物价值最高的一种，各种氨基酸比例合理，组成与人体需要最接近，易被人体消化吸收和利用，其生物价高达94，是其他食物蛋白质的1.4倍左右。在评定食物蛋白质营养质量时，常被用作参比蛋白质。按蛋白质含量来计算，蛋类在各种动物蛋白质来源中是最为廉价的一种。

2. 脂肪 蛋类的脂肪含量为11%～15%。蛋清中含脂肪极少，98%的脂肪存在于蛋黄当中。蛋黄中的脂肪几乎全部以与蛋白质结合的良好乳化形式存在，因而消化吸收率高。蛋黄中的脂肪含量为30%～33%，不饱和脂肪酸含量较高，其中以油酸最为丰富，约占50%左右，亚油酸约占10%，其余主要是硬脂酸、棕榈酸和棕榈油酸，含微量花生四烯酸和DHA。鸡蛋中的固醇含量较高，且集中于蛋黄中，其中90%以上为胆固醇，仅有少量植物性固醇。但它同时含有大量磷脂和有益降低血脂的甜菜碱，故而鸡蛋中胆固醇对人体血胆固醇的影响并不肯定。

3. 维生素 蛋类中的维生素含量十分丰富，且品种较为完全，包括所有的B族维生素、维生素A、维生素D、维生素E、维生素K和微量的维生素C。其中维生素A、维生素D、维生素B_1、维生素B_2、维生素B_{12}等较为丰富，最为突出的是维生素A与维生素B_2。一枚鸡蛋约可满足成年女子一天维生素B_2推荐量的13%，鸡蛋中大部分维生都存在于蛋黄当中，蛋黄的颜色来自维生素B_2、胡萝卜素和叶黄素，其颜色深浅因饲料不同、类胡萝卜素类物质含量不同而异。

4. 矿物质 蛋类中的矿物质主要存在于蛋黄部分，蛋白部分含量较低。蛋黄中矿物质含量为1.0%～1.5%，其中磷最为丰富，占60%以上，钙占13%左右，主要以碳酸钙的形式存在于蛋壳中。蛋黄是多种微量元素的良好来源，包括铁、硫、镁、钾、钠等。蛋中所含铁元素数量较高，以非血红素铁形式存在。但由于卵黄高磷蛋白对铁的吸收具有干扰作用，故而蛋黄中铁的生物利用率较低，仅为3%左右。不同禽类所产蛋中矿物质含量有所差别，且受饲料因素影响较大。

（二）蛋类加工品的营养价值

我国传统的蛋类加工品有松花蛋、咸蛋、糟蛋等。这些蛋制品经加工处理后形成了特殊的风味，深受人们喜爱。蛋类加工品的营养价值基本与鲜蛋相似，受影响较小。如制作咸蛋对营养素的含量影响不大，但增加了钠盐的含量。制作松花蛋使维生素 B_1 受到一定程度的破坏，因为松花蛋的加工中需要加入氢氧化钠等碱性物质，而且传统的松花蛋腌制中加入黄丹粉，即氧化铅，使产品的铅含量提高。目前已有多种“无铅皮蛋”问世，用铜或锌盐代替氧化铅，使得这些微量元素含量相应上升。糟蛋在加工过程中因使用醋酸，使蛋壳中的钙渗入蛋内，提高了钙的含量。制作蛋粉对蛋白质的利用率无影响，B族维生素有少量损失，但维生素A、维生素D含量不受影响。

拓展阅读

国家大豆行动计划

国家食物与营养咨询委员会曾经在11个省市（自治区）的24所学校进行“国家大豆行动计划”试点，经试验学生每人每日午餐提供一杯200ml的豆奶。在试验期间进行了身体状况和血红蛋白测定，并安排了对照参加试验的学生共13000多人。试验结果分析表明，参试学生疾病明显减少，抗病力普遍增强。试验点（区）的调查发现，有常吃豆制品习惯的山西某县，居民生活水平较低，但该地学生的身高、体重和血红蛋白都达到正常水平，而江苏省某市属较发达地区、但由于其膳食结构不甚合理，部分学生有挑食、偏食的习惯，致使某镇实验小学学生的贫血率竟高达47.7%～50.4%。这充分说明大豆食品对身体生长发育和健康的重要性。

重点小结

1. 本章重点

（1）能量密度、营养素密度和营养质量指数的概念和意义。

（2）各类食物的营养价值。

2. 本章难点

（1）能量密度、营养素密度和营养质量指数（INQ）的计算方法和意义。

（2）各类食物的营养价值特点。

目标检测

一、单项选择题

1. 以下各种食物所含蛋白质，生物价最高的是（　　）。

A. 牛奶　　B. 牛肉　　C. 鱼肉　　D. 鸡蛋

2. 以下食品类别中营养素密度最高的是（　　）

A. 甜饮料　　B. 酒类　　C. 动物油脂　　D. 绿叶蔬菜

3. 牛奶中含量最低的矿物质是以下哪一种（　　）。

A. 钙　　B. 铁　　C. 钾　　D. 钠

4. 下面那种食物中蛋白质含量最高（　　）。

A. 肉类　　B. 奶类　　C. 水果　　D. 大豆

5. 粮谷类食物蛋白质的第一限制性氨基酸为（　　）。

A. 苯丙氨酸　　B. 蛋氨酸　　C. 苏氨酸　　D. 赖氨酸

二、名词解释

1. 营养素密度
2. INQ
3. 营养价值

三、问答题

1. 简述谷类食物的营养价值。
2. 大豆有哪些营养价值？
3. 什么是优质蛋白？优质蛋白主要的食物来源是哪些？
4. 如何理解食物营养价值的相对性？
5. 简述蔬菜和水果营养价值的异同。

（徐　魏）

第四章

特定人群的营养

学习目标

知识要求 1. **掌握** 孕妇、乳母的生理特点和膳食原则；母乳喂养的优越性；婴幼儿、学龄前儿童、学龄儿童的生理特点和膳食原则；婴幼儿辅食的添加原则；老年人膳食要点。

2. **熟悉** 孕妇营养不良的危害；孕妇、乳母的营养需要及营养素参考摄入量；婴幼儿、学龄前儿童和学龄儿童的营养需要；老年人的生理特点和营养需要及营养素参考摄入量。

3. **了解** “生命早期1000天”理论；引起新生儿低出生体重的因素；哺乳对母亲健康的影响；老年人常见的营养问题。

技能要求 1. 熟练掌握孕妇、乳母、婴幼儿、学龄前儿童、学龄儿童及老年人的膳食指南，能够开展特殊人群的营养指导与咨询、科普教育。

2. 掌握母乳喂养和人工喂养的原则、方法，婴儿配方奶粉的种类与选择，能够进行母乳喂养指导及人工喂养的导。

案例导入

案例：对宝宝来说，母乳是最自然健康的食物！然而在我国，越来越多的婴儿来到世界上认识的第一样东西竟然是奶瓶！国家卫生计生委2014年公布的数据显示，我国的母乳喂养率呈持续下降趋势，16年间下降了近40%，0~6月龄婴儿纯母乳喂养率为27.8%，其中农村为30.3%，城市仅为16.8%，远低于国际平均水平（38%）。而联合国儿童基金会提供的数据显示，在20世纪50年代和60年代，中国的城市和农村地区母乳喂养率曾经都超过了80%，1998年0~6月龄婴儿纯母乳喂养率为67%，2005年为49%。

据联合国儿童基金会调查，在全球，大概有半数以上国家的纯母乳喂养率超过28%。亚洲一半以上的国家比中国的母乳喂养率要高。

根据世界卫生组织（WHO）的建议，母乳喂养最少要到宝宝1周岁，有条件的话最好坚持2周岁。2016年8月1日~7日是由国际母乳喂养行动联盟组织发起的、全球170多个国家参与全球性活动“第25届世界母乳喂养周”，本届活动主题为：“母乳喂养是社会可持续发展的关键。”

讨论：1. 您认为近年来我国母乳喂养率迅速下降的主要原因有哪些?

2. 您了解母乳喂养对于婴儿和母亲有哪些益处吗?

3. 您认为在我国提高母乳喂养率可以从哪些方面采取切实有效的措施?

每个人从出生、成长到衰老是一个连续的过程。人们为了便于认识和理解营养与生命发生发展的规律，常常将生命过程人为地分为不同部分阶段或时期：婴儿期、幼儿期、学龄前期、学龄期、成年期、老年期等。实际上这些相邻阶段间并没有明显的界限。人体的生理状况随着性别的差异和年龄的变化而有所不同，因此对营养的需求存在着一定差异。在膳食供应上各阶段需作出必要的补充和调整，以满足其营养需要，防治营养性疾病，促进健康。

近年来，国际医学专家和专家通过大量研究提出“生命早期1000天”理论，即从胎儿期至出生后2岁，是决定其一生营养与健康状况的最关键时期。婴幼儿期的营养不良可能导致儿童不可逆转的生长和认知发育迟缓，影响智力潜能的发挥，降低学习能力和成年后的劳动生产能力，导致成年后患肥胖、高血压、冠心病和糖尿病等诸多慢性疾病的风险加大。

保证孕期和哺乳期的合理营养，对母体健康和下一代的身心正常发育有着重要的意义。孕期和哺乳期妇女的营养，不仅要满足胎儿生长发育和乳汁分泌的需要，还要满足母体自身健康的需要。

第一节 孕妇营养

孕妇是指处于妊娠特定生理状态下的妇女。妊娠期妇女通过胎盘转运供给胎儿生长发育所需营养，将一个极其微小的、肉眼看不见的受精卵细胞经过280天，孕育成体重约3.2kg的新生儿。与同龄非孕妇女相比，妊娠期妇女母体健康及胎儿的生长发育需要更多营养。近些年来，对孕期营养需要量的研究以及孕期营养干预的实践结果均表明，营养不良孕妇的营养改善能理想地改善妊娠结局，并维持母体健康。

2006年联合国营养执行委员会提出，通过营养干预预防成年慢性病的机遇窗口期，是从妊娠到出生后2岁（大约1000天）这一时期。将慢性病的预防提前到生命的开始，意味着围生期的营养可能关系到一生的健康。妊娠期是生命早期1000天机遇窗口期的起始阶段，营养作为最重要的环境因素，对母子双方的近期和远期健康都将产生至关重要的影响。

值得注意的是，随着我国“独生子女”“二孩”政策的实施，孕妇的营养受到应有的却不一定是合理的关注，孕期及产后超重、肥胖现象、巨大儿现象均有明显上升趋势，其后果是不应忽视的。任何营养素的盲目增加均会引起不愉快的后果。

拓展阅读

《中国备孕妇女膳食指南（2016）》

为保证成功妊娠、提高生育质量、预防不良妊娠结局，夫妻双方都应做好充分的孕前准备。健康的身体状况、合理膳食、均衡营养是孕育新生命必需的物质基础。准备怀孕的妇女应接受健康体检及膳食和生活方式指导，使健康与营养状况尽可能达到最佳后再怀孕。

备孕妇女膳食指南在一般人群膳食指南基础上应特别注意：

1. 调整孕前体重至适宜水平。
2. 常吃含铁丰富的食物，选用碘盐，孕前3个月开始补充叶酸。
3. 禁烟酒，保持健康生活方式。

一、孕期妇女的生理特点

与妊娠前相比，为适应和满足胎体在宫内生长发育的需求，妇女在妊娠期间的生理状态和代谢有较大的改变，如心输出量增加、蛋白质合成代谢加强，内分泌功能、消化功能、肾功能和体重、血液成分的改变等，包括营养素或营养素代谢产物的浓度也有较大改变。这些改变通常随着妊娠时间的增长越来越明显，直到产后才会逐渐恢复至孕前水平。

（一）孕期内分泌功能的改变

孕期妇女需要大量的营养素用于母体和胎儿组织的生长发育。这些营养素需要的增加一方面来自母体食物摄入量的增加，另一方面是通过体内代谢的适应和改变来达到的。从营养意义上来讲，母体内分泌发生改变的目的是调节营养素代谢，增加营养素的利用以支持胎儿的发育。

1. 母体卵巢及胎盘激素分泌增加

（1）人绒毛膜促性腺激素（HcG） 受精卵着床后 HcG 水平开始升高，在妊娠第 8～9 周分泌达到顶峰，第 10 周后开始下降。其主要生理作用，一是刺激母体黄体孕酮分泌；二是通过降低淋巴细胞的活力，防止母体对胎体的排斥反应。

（2）人绒毛膜生长素（Hcs） Hcs 是胎盘产生的一种糖蛋白，其主要生理作用是降低母体对葡萄糖的利用并将葡萄糖转给胎儿；促进脂肪分解，使血中游离脂肪酸增多；促进蛋白质和 DNA 的合成。

（3）雌激素 胎盘分泌的雌激素包括雌酮、雌二醇和雌三醇。雌二醇刺激母体垂体生长激素细胞转化为催乳素细胞，为分泌乳汁做准备；此外，还调节碳水化合物和脂类代谢，增加母体骨骼更新。雌三醇的主要生理作用是通过促进前列腺素的产生而增加子宫和胎盘之间的血流量，并可促进母体乳房发育。

（4）孕酮 孕期妇女的孕酮分泌能促进乳腺发育，阻止在妊娠期乳汁分泌；松弛子宫和胃肠道平滑肌，便于胚胎在子宫内着床，营养素在肠道停留时间延长，增加营养素的吸收。

（5）胎盘催乳激素（Human placental lactogen，HPL） 在受精卵植入后由胎盘开始分泌，妊娠期持续增高，增加速率与胎盘增大速率平行，可以用于评价胎盘功能。HPL 可以刺激母体脂肪分解，提高母体血脂水平、胆固醇水平，促进更多的营养物质由母体向胎体转运。

2. 孕期甲状腺素及其他激素水平的改变

（1）甲状腺素 孕期妇女甲状腺比非孕时呈均匀性增大，血浆甲状腺素 T_3、T_4 水平相应增高。体内合成代谢相应增加使母体妊娠相关组织更好发育。有文献报道，孕晚期基础代谢耗能约增加约 0.63MJ/d（150kcal/d），与非孕时相比升高 15%～20%。母体的甲状腺素不能通过胎盘，胎儿生长依赖自身合成的甲状腺素。

（2）氢化可的松 雌激素作用下孕妇血浆中结合氢化可的松和游离氢化可的松的增加。氢化可的松拮抗胰岛素并刺激氨基酸合成葡萄糖，加上胎盘催乳激素的抗胰岛素作用，导致孕妇的糖耐量试验异常及妊娠糖尿病发生率增高。

（3）孕期其他代谢改变见表 4－1。

表 4-1 孕期妇女体内代谢变化

指标	变化	指标	变化
血浆 T_3、T_4	升高	血浆白蛋白	下降
血浆的胰岛素	升高	血清维生素 C	下降
葡萄糖耐量异常	升高	血清叶酸、维生素 B_{12}	下降
血浆三酰甘油、胆固醇	升高	血清维生素 E	升高
氮储留	升高	尿 N-甲基烟酰胺	升高
血浆纤维蛋白原	升高	尿维生素 B_2	升高
血红蛋白浓度	下降	尿吡哆醛	升高
红细胞计数	下降	钙、铁肠道吸收	升高

注：引自《人类营养学》第3版，何志谦，2008年。

（二）孕期血液容积及血液成分的改变

1. 血液容积增加 随妊娠时间增加，孕妇血浆容积逐渐增加。妊娠第6~8周时，妊娠期妇女血浆容积开始增加，至妊娠第28~32周时达顶峰，比妊娠前约增加35%~50%，并一直维持至分娩。与此同时，红细胞和血红蛋白的量也增加，至分娩时达最大值，约20%。血浆容积和红细胞增加程度的不一致性，形成血液的生理性稀释，并导致血红蛋白浓度下降20%以上，血细胞比容约下降15%。血浆量的增加大于红细胞数量的增加。

2. 血浆总蛋白浓度下降 由于血液稀释，从妊娠早期血浆总蛋白就开始下降，至妊娠晚期血浆总蛋白水平由约70g/L下降至40g/L，主要是因为白蛋白水平从40g/L降至25g/L所致。血浆蛋白质各组分的改变主要由雌激素水平变化而引起。

3. 血浆营养素浓度的改变 孕期血浆葡萄糖、氨基酸、铁以及大多数水溶性维生素如维生素C、叶酸、维生素 B_6、维生素 B_{12}、生物素等均降低。某些脂溶性维生素如胡萝卜素、维生素E的血浆水平上升。维生素E的血浆水平比孕期上升约50%。维生素A的变化不大。

为正确地解释孕期正常生理改变而引起的实验室血液指标的相对变化，在筛查孕妇贫血时，应根据妊娠的不同时期采用不同的血红蛋白浓度和血细胞比容的标准参考值；在评价孕妇血中营养素测定结果时，可将测定的绝对值转化为单位血细胞体积的水平，以校正或调整孕期血液容积增加的影响。

（三）孕妇肾功能改变

1. 肾小球滤过率、肾有效血浆流量增加 妊娠期间，为了清除母体和胎儿代谢所产生的含氮或其他废物，肾脏负担加重。孕早期肾小球滤过率增加约50%，肾有效血浆流量增加约75%。由于肾小球滤过率、肾有效血浆流量受体位影响，仰卧位尿量增加，故孕妇夜尿量多于日尿量。

2. 尿中部分营养素排出增加 尿中的蛋白质代谢产物尿素、尿酸、肌酸和肌酐等排泄增多。由于肾小球滤过率的增加，而肾小管的吸收能力又不能相应增高，可导致部分妊娠期妇女尿中的葡萄糖、氨基酸、水溶性维生素的排出量增加，例如尿中叶酸排出量增加1倍，葡萄糖排出量可增加10倍以上，尤其是在餐后15分钟可出现糖尿。故尿中葡萄糖排出量的增加与血糖浓度无关，应与真性糖尿病鉴别。

（四）孕期消化系统功能改变

妊娠期妇女受高水平雌激素的影响，牙龈肥厚，牙齿易松动，易患牙龈炎和牙龈出血及龋齿。约半数妇女于停经6周左右出现畏寒、头晕、乏力、嗜睡、流涎、食欲不振、喜食酸物或厌恶油腻、恶心、晨起呕吐等症状，称早孕反应。这主要与孕酮分泌增加引起胃肠平滑肌张力下降、贲门括约肌松弛、消化液分泌量减少，胃排空时间延长、肠蠕动减弱等有关。此外，由于胆囊排空时间延长，胆道平滑肌松弛，胆汁变黏稠、淤积，易诱发胆石症。早孕反应多于妊娠12周左右自行消失。另一方面，消化系统功能的上述改变，延长了食物在肠道内停留时间，使一些营养素如钙、铁、叶酸和维生素 B_{12} 等的肠道吸收量都有所增加，与孕妇、胎儿对营养素的需要增加相适应。

（五）孕期体重的增长

孕期适宜的体重增长是成功妊娠的最基本条件。孕期妇女增长的体重是母体和胎儿正常生长发育的必要组成部分。Hytten 和 Leitch 在20世纪70年代初报道，不限制饮食的健康初孕妇体重平均增重12.5kg，经产妇约11.4kg。妊娠期体重增长包括两部分：一是妊娠的产物，如胎儿、羊水和胎盘；二是母体组织的增长，如血液和细胞外液的增加，子宫和乳腺的增大以及为泌乳而储备的脂肪和其他营养物质。其中，胎儿、胎盘、羊水、增加的血浆容量及增大的子宫和乳腺被称为必要性体重增加。

值得重视的是，体重增长过低或过高均会增加妊娠合并症的风险。有研究显示，孕期母体体重下降或偏低与与胎儿宫内发育迟缓和围生期死亡危险性增加有关；而孕期体重增长过多与胎儿出生时高体重（巨大胎儿）、产后恢复困难和继发性因素引起产妇死亡危险性增加也相关。因此，孕期适宜的体重增加十分重要。

体重增长是反映妊娠期妇女健康与营养状况的一项综合指标。若以体质指数（BMI）作为指标，孕期适宜增加的体重应有所不同。不同的BMI妇女孕期适宜增重范围见表4－2。

表4－2　按孕前BMI推荐的孕期体重增长适宜范围

孕前营养状况	BMI	推荐体重增长范围（kg）	每周适宜增长体重（kg）
消瘦	<19.8	12.8～18.0	0.5
正常	19.8～26.0	11.5～16.0	0.4
超重	26.0～29.0	7.0～11.5	0.3
肥胖	>29.0	6.0～6.8	－

二、孕期妇女的营养需要

孕期胎儿的生长发育、母体乳腺和子宫等生殖器官的发育，以及为分娩后泌乳进行必要的营养储备，都需要额外的营养，妊娠各期妇女的营养需要在非孕妇女的基础上均有所增加，根据胎儿生长速率及母体生理和代谢的变化进行适当的请整。《中国居民膳食指南》中对孕妇营养给予了科学指导。

1. 能量　适宜的能量对孕妇机体及正在发育的胎儿都很重要。与非孕相比，孕妇除了维持自身所需能量外，孕妇的能量消耗还包括胎儿的生长发育、胎盘和母体组织增长以及母体用于产后泌乳的脂肪储备。孕早期孕妇的基础代谢并无明显变化，到孕中期时逐渐升高，孕晚期基础代谢增高15%～20%。中国营养学会建议（DRIs2013版）妊娠期膳食能量推荐摄入量（RNI）为孕中、晚期在非孕妇女能量推荐摄入量的基础上每日分别增加1.26MJ（300kcal）、1.88MJ（450kcal）。由于地区、民族以及气候、生活习惯、劳动强度等的不同。对能量的需要和供给也会不同，一般建议根据体重的增减来调整。

2. 蛋白质　孕妇必须摄入足够数量的蛋白质以满足自身及胎儿生长发育的需要。足月胎儿体内含蛋白质400～800g，加上胎盘及孕妇自身有关组织增长的需要，共需蛋白质约925g，这些蛋白质均需孕妇在妊娠期间不断从食物中获得。中国营养学会建议（DRIs2013

版）孕中、晚期孕妇蛋白质推荐摄入量在孕前基础上分别增加15g、30g。妊娠期膳食中优质蛋白质至少占蛋白质总量的1/3以上。

3. 脂类 脂类是人类膳食能量的重要来源。妊娠过程中孕妇平均需积累2～4kg脂肪积累以备产后泌乳，胎儿储存的脂肪可为其体重的5%～15%。大量研究证实，花生四烯酸（ARA）、二十碳五烯酸（EPA）、二十二碳六烯酸（DHA）等多不饱和脂肪酸在生命早期视网膜及中枢神经细胞膜的发育过程中有重要作用。

孕妇膳食中应有适量脂肪，包括饱和脂肪酸、n－3和n－6系列多不饱和脂肪酸以保证胎儿和自身的需要。但孕妇血脂较平时升高，脂肪摄入总量不宜过多。2013年《中国居民膳食营养素参考摄入量》推荐妊娠期膳食脂肪的供能百分比为20%～30%，其中饱和脂肪酸、单不饱和脂肪酸、多不饱和脂肪酸分别为＜10%、10%、10%；亚油酸和亚麻酸的供能百分比分别为4.0%、0.6%；EPA＋DHA的AI为0.2g/d。

4. 矿物质

（1）钙：钙是人体内含量最多的无机元素。孕期缺钙可引起孕妇腰腿疼痛和腓肠肌痉挛。另外，充足的钙水平对于孕妇分娩时不丢失过多血液有重要作用，因为钙作为凝血因子的激活剂，参与机体的凝血过程。孕期母体的钙代谢会发生适应性调节，使胎儿从母体获取大量的钙以供生长发育。研究显示，孕期雌激素水平升高可使钙的吸收率增加一倍以上，但机制尚未明了。当妊娠妇女钙摄入量轻度或短暂性不足时，母体血清钙浓度降低，继而甲状旁腺激素的合成和分泌增加，加速母体骨骼和牙齿中钙盐的溶出，维持正常的血钙浓度，满足胎儿对钙的需要量；当严重缺钙或长期缺钙时，血钙浓度下降，母亲可发生小腿抽筋或手足抽搐，严重时导致骨质软化症，胎儿也可发生先天性佝偻病（维生素D缺乏症）。

一个成熟胎儿体内约需储留钙30g，以满足生长发育的需要。孕早期胎儿储钙较少，平均仅为7mg/d。孕中期开始增加至110mg/d，孕晚期钙储留量大大增加，平均每日可储留350mg。除胎儿需要外，母体尚需储存部分钙以备泌乳需要，故妊娠期钙的需要量增加。因此，孕妇应增加含钙丰富的食物，膳食中摄入不足时亦可适当补充一些钙制剂。2013年《中国居民膳食营养素参考摄入量》建议妊娠中、晚期膳食钙每日推荐摄入量（RNI）为1000mg，比非孕时增加200mg/d。

（2）铁：由于妊娠期母体要储备相当数量的铁，以补偿分娩时由于失血造成铁的损失；胎儿肝脏内也需要储存一部分铁，以供出生后6个月之内婴儿对铁的需要，所以孕期妇女对铁的需要量显著增加。如果妊娠期膳食铁摄入量不足，易导致孕妇出现缺铁性贫血、胎儿铁储备减少，使婴儿较早出现铁缺乏。孕早期缺铁还与早产及低出生体重有关。

孕期应注意补充一定量动物肝、血、瘦肉等食物，必要时可在医生指导下服用铁剂。2013年《中国居民膳食营养素参考摄入量》建议孕中、晚期膳食铁的推荐摄入量（RNI）在孕前基础上分别增加4mg/d、9mg/d。孕早期铁的摄入量同孕前期水平20mg/d。

（3）锌：妊娠期妇女摄入充足量的锌有利于胎儿生长发育和预防先天性缺陷，胎儿对锌的需要在妊娠末期最高，此时胎盘主动转运锌量每日为0.6～0.8mg。血浆锌水平一般在妊娠早期就开始下降，直至妊娠结束，比非妊娠妇女低约35%，故在妊娠期应增加锌的摄入量。近年来的流行病学调查表明，胎儿畸形发生率的增加与妊娠期锌营养不良及血清锌浓度降低有关。2013年《中国居民膳食营养素参考摄入量》建议妊娠期膳食锌RNI为9.5mg/d，每日锌的摄入量比孕前增加2mg。

（4）碘：甲状腺素对人脑的正常发育和成熟非常重要。妊娠期妇女碘缺乏可能导致胎儿甲状腺功能低下，从而引起以生长发育迟缓，认知能力降低为特征的克汀病（呆小症）。尤其是在孕早期缺碘引起的神经系统损害更严重。通过纠正妊娠早期母亲碘缺乏就可以预防。妊娠中期基础代谢率开始增高，反映甲状腺素分泌增加和碘的需要量增加。2013 年《中国居民膳食营养素参考摄入量》建议妊娠期膳食碘的 RNI 为 230μg/d，比妊娠前增加了 110μg/d。

5. 维生素

（1）维生素 A：妊娠期妇女缺乏维生素 A 可能导致胎儿宫内发育迟缓、死亡、畸形、婴儿低出生体重及早产。但妊娠早期增加维生素 A 摄入应注意不要过量，因为大剂量维生素 A 可能导致自发性流产和胎儿先天畸形。故中国营养学会及世界卫生组织（WHO）均建议孕妇通过摄取富含类胡萝卜素的食物来补充维生素 A。2013 年《中国居民膳食营养素参考摄入量》建议妊娠中晚期维生素 A 的 RNl 均为 770μg RE/d，妊娠早期的摄入量同孕前 700μg RE/d 即可。可耐受最高摄入量值为 3000μg RE/d。

（2）维生素 D：维生素 D 可促进钙的吸收和钙在骨骼中的沉积，调节钙磷代谢以及机体对感染的反应，抑制白血病、乳腺癌等肿瘤细胞的增长和末期分化。孕期缺乏维生素 D 与孕妇骨质软化症、新生儿低钙血症、手足抽搐、婴儿牙釉质发育不良等钙代谢紊乱症状有关；但过量也可导致婴儿发生高钙血症而产生维生素 D 中毒。维生素 D 主要来源于紫外光照射下皮肤内 7－脱氢胆固醇的合成，因此大气污染、户外光照时间较短、皮肤暴露面积太小，使用防晒霜过多、或者在高纬度（>35°）地区生活的人群的维生素 D 的合成容易受到影响，导致母体和胎儿血中 25－OHD_3 浓度降低，因此维生素 D 的补充极为重要。2013 年《中国居民膳食营养素参考摄入量》建议妊娠期维生素 D 的 RNI 与非孕妇女相同，为 10μg/d，UL 值为 50μg/d。

（3）维生素 E：维生素 E 又称生育酚，在动物实验中发现其对生殖功能有重要作用。孕早期缺乏维生素 E 可降低子代体重，导致子代先天性畸形和先天性白内障。同时，维生素 E 是体内重要的抗氧化剂，它的抗氧化作用能减少氧化型低密度脂蛋白的形成，抑制血小板的聚集，保护血管内皮屏障，从而有效预防动脉粥样硬化的发生。研究显示，孕期维生素 E 的补充可能减少新生儿溶血的发生，主要因为维生素 E 可对新生儿红细胞膜产生保护作用。孕期血清维生素 E 水平升高，至孕晚期可达到非孕时的 2 倍，但是脐血中维生素 E 水平低于母血，推测胎盘对于维生素 E 的转运能力有关。2013 年《中国居民膳食营养素参考摄入量》推荐妊娠期维生素 E 的 RNI 与非孕时相同，为 14mg α－TE/d，UL 值为 700mg α－TE/d。

（4）维生素 B_1：维生素 B_1 与能量代谢有关。妊娠期缺乏或亚临床缺乏维生素 B_1 时孕妇可能不出现明显的脚气病，而新生儿却有明显脚气病表现，尤其是在以精白大米为主食并缺乏豆类和肉类摄入的人群较易发生该情况。维生素 B_1 缺乏也可影响胃肠道功能，尤其在妊娠早期要特别注意维生素 B_1 的摄入。由于早孕反应使食物摄入减少，易引起维生素 B_1 缺乏，从而导致胃肠功能下降，如果维生素 B_1 缺乏将进一步加重早孕反应。中国营养学会建议孕早期妇女维生素 B_1 的 RNI 为 1.2mg/d，孕中期、孕晚期分别为 1.4mg/d、1.5mg/d。

（5）维生素 B_2：维生素 B_2 也与能量代谢有关。妊娠期维生素 B_2 缺乏与胎儿生长发育迟缓、缺铁性贫血有关。中国营养学会建议妊娠期妇女孕早期妇女维生素 B_2 的 RNI 为 1.2mg/d，孕中期、孕晚期分别为 1.4mg/d、1.5mg/d。

（6）维生素 B_6：维生素 B_6 与体内氨基酸、脂肪酸和核酸的代谢有关，临床上常用于辅助治疗早孕反应，维生素 B_6 还与叶酸、维生素 B_{12} 联用预防妊娠高血压。中国营养学会建议妊娠期妇女维生素 B_6 的 RNI 为 1.4mg/d，维生素 B_{12} 的 RNI 为 2.4mg/d。

（7）叶酸：叶酸不足与孕妇巨细胞贫血、多种不良妊娠结局如出生低体重、胎盘早剥和新生儿神经管畸形（无脑儿、脊柱裂等）的发生有关。补充叶酸可预防神经管畸形已得到多项研究的证实。研究表明，在孕前 1 个月和孕早期每天补充叶酸 400μgDFE 可有效地预防大多数神经管畸形的发生。中国营养学会建议围孕期妇女应每天补充叶酸 600μg DFE/d，

UL为1000μg DFE/d。

三、孕期营养不良的影响

1. 孕期营养不良对母体的影响

（1）妊娠合并症　妊娠期营养与妊娠合并症有关。孕妇营养不足和过剩均是导致妊娠高血压综合征、妊娠期糖尿病等妊娠并发症发生率增加的原因。有研究显示，孕期贫血、低蛋白血症、缺钙以及BMI>24均是妊娠高血压综合征的易患因素。

（2）孕妇营养缺乏症　妊娠期妇女营养不良常常表现为以下情况：

①营养性贫血：包括缺铁性贫血和缺乏叶酸、维生素B_{12}引起的巨幼红细胞贫血。妊娠期贫血以缺铁性贫血为主，在妊娠末期患病率最高。《中国居民营养与慢性病状况报告（2015）》指出，我国孕妇贫血患病率为17.2%。发生缺铁性贫血的主要原因是膳食铁摄入不足；来源于植物性食物的膳食铁吸收利用率差；母体和胎儿对铁的需要量增加；某些其他因素引起的失血等。重度贫血时，可因心肌缺氧导致贫血性心脏病，如胎盘缺氧易发生妊高征及妊高征性心脏病，贫血还可降低孕产妇抵抗力，易并发产褥感染，甚至危及生命。

②骨质软化症：缺乏维生素D可影响钙的吸收，导致血钙浓度下降。母体必须动用骨骼中的钙以满足胎儿生长发育，常常导致母体脊柱、骨盆骨质软化，骨盆变形，严重者甚至造成难产。此外，妇女生育年龄多集中在25~32岁，该时期正值骨密度峰值形成期，妊娠期若钙摄入量低，可能对母亲骨密度造成影响，而且这种影响是永久性的。

③营养不良性水肿：妊娠期蛋白质摄入严重不足可致营养不良性水肿。蛋白质缺乏轻者仅出现下肢水肿，严重者可出现全身水肿。此外，维生素B_1严重缺乏者亦可引起水肿。

2. 孕期营养不良对胎儿健康的影响

（1）胎儿生长发育迟缓　妊娠期尤其是中、晚期的能量、蛋白质和其他营养素摄入不足，易使胎儿生长发育迟缓，生产出低体重儿。胎儿生长发育迟缓与成年期的许多慢性病如心血管疾病、血脂代谢异常和糖代谢异常有关。

（2）胎儿先天缺陷和先天性畸形　妊娠早期妇女因某些微量元素、维生素摄入不足或摄入过量，常可导致各种各样的先天畸形儿。例如叶酸缺乏可能导致神经管畸形，主要表现为无脑儿和脊柱裂；维生素A缺乏或过多可能导致无眼、小头等先天畸形。孕妇酗酒或孕早期血糖升高均会增加先天畸形的风险。

（3）脑发育受损　胎儿脑细胞数的快速增殖期是从妊娠第30周至出生后1年左右，随后脑细胞数量不再增加而只是细胞体积增大。因此，妊娠期的营养状况，尤其是妊娠后期母体蛋白质和能量的摄入量是否充足，直接关系到胎儿的脑发育，还可影响以后的智力发育。

（4）低出生体重　是指新生儿出生体重小于2500g。低出生体重婴儿围生期死亡率为正常婴儿的4~6倍，不仅影响婴幼儿期的生长发育，还可影响儿童期和青春期的体能与智能发育。与低出生体重有关的营养因素有：孕前体重低，孕期增重过低，孕妇血浆总蛋白和白蛋白低，孕妇贫血，孕妇维生素A、叶酸缺乏，孕妇酗酒等。低出生体重使成年后慢性病（如心血管疾病、糖尿病等）的发生率增加。

（5）巨大儿　是指新生儿出生体重大于4000g。我国一些大、中城市巨大儿发生率呈逐渐上升趋势，有些地区已达8%左右。有研究表明妊娠后期血糖升高可引起巨大儿。孕妇盲目进食或进补，可能造成能量与某些营养素摄入过多，孕期增重过多，也可导致胎儿生长过度。巨大儿不仅在分娩中易造成产伤，给分娩带来困难，还和婴儿成年后慢性病（如肥胖、高血压和糖尿病）的发生密切相关。

四、孕期的合理膳食原则

孕期膳食应随着孕妇的生理变化和胎体生长发育的状况而进行合理调配。

1. 孕早期的合理膳食原则 妊娠早期的营养需要与孕前没有太大差别。但由于处于胚胎组织的分化增殖和主要器官系统的形成阶段，对环境因素（包括营养因素）在内的影响极为敏感，营养不当可导致畸形的发生。另外，此时大多数孕妇会发生恶心、呕吐、食欲下降等妊娠反应，使孕妇的饮食习惯发生改变，并影响营养素的摄入。

妊娠早期膳食应注意以下几点：①选择清淡、可口、易消化、增进食欲的食物，不偏食，愉快进餐；②少食多餐，保证充足营养；③科学应对早孕反应；④每天至少150g的碳水化合物摄入，防止血中酮体堆积影响胎儿脑发育；⑤建议每日服用适量叶酸和维生素B_{12}等，以预防神经管畸形和贫血的发生。

2. 孕中期的合理膳食原则 孕中期是胎儿生长发育及大脑发育及母体自身组织增长迅速的阶段。从孕第4个月起，妊娠反应开始消失或减轻，孕妇食欲好转。

在孕中期膳食应注意以下几点：①必须增加能量和各种营养素，要做到全面多样，如牛奶、鸡蛋、动物肝脏、瘦肉、鱼虾类、豆制品、新鲜蔬菜水果等，保证胎儿的正常生长。②注重摄入富含钙、铁、碘等矿物质的食物，促进胎儿生长发育。③注意荤素搭配，多食粮谷类、薯类、新鲜蔬菜水果等富含膳食纤维的食物预防孕妇便秘。

3. 孕晚期的合理膳食原则 孕晚期是胎儿肌肉、骨骼、大脑等生长发育最快的阶段。孕妇营养素需要量较孕中期增加。

在孕晚期膳食应注意以下几点：①合理增加能量和各种营养素，限制高能量密度食物，适度进行体育锻炼，避免孕妇增重过多、胎儿过大，给自然分娩带来困难；②增加奶及奶制品摄入，保证充足的钙摄入；③控制含钠盐多的食物，尤其是出现水肿的孕妇和高龄孕妇。④注意摄入富含膳食纤维的食物预防孕妇便秘。

拓展阅读

《中国孕期妇女膳食指南（2016）》

中国营养学会在《中国孕期妇女膳食指南（2016）》中指出，孕期妇女膳食指南应在一般人群指南的基础上增加以下内容：

- 补充叶酸，常吃含铁丰富的食物，选用碘盐。
- 孕吐严重者，可少量多餐，保证摄入含必要量碳水化合物的食物。
- 孕中晚期适量增加奶、鱼、禽、蛋、瘦肉的摄入。
- 适量身体活动，维持孕期适宜增重。
- 禁烟酒，愉快孕育新生命，积极准备母乳喂养。

第二节 乳母营养

胎儿经过280天孕育，从母体娩出后，产妇便进入以自身乳汁哺育婴儿的哺乳期。哺乳期是母体用乳汁哺育新生子代使其获得最佳生长发育并奠定一生健康基础的特殊生理阶段。哺乳期妇女（乳母）既要分泌乳汁、哺育婴儿，还需要逐步补偿妊娠、分娩时的营养素损耗并促进各器官、系统功能的恢复，因此比非哺乳妇女需要更多的营养。

一、哺乳期的生理特点

泌乳过程是一种复杂的神经反射，受神经体液的调节。乳腺在孕晚期主要受雌激素和孕酮的影响，前者作用于乳腺的导管系统，而后者作用于乳腺囊泡的增生。分娩后孕酮消退，对催乳素的抑制作用解除，催乳激素升高，乳汁开始分泌。乳汁的分泌受到产奶反射和下奶反射的控制，婴儿吸吮乳头可刺激乳母垂体产生催乳素，引起乳腺腺泡分泌乳汁，并存留在乳腺导管内；同时，吸吮乳头可引起乳母神经垂体释放催产素，后者引起乳腺周围肌肉收缩而出现泌乳。

在正常妊娠过程中孕妇体内会有2～4kg脂肪的积累，随着哺育婴儿，母体会消耗掉妊娠期间储存的体脂，身材和乳房可以恢复至原来的状态，同时在哺乳过程中注意乳房的保护、承托以及饮食平衡，母乳喂养是不会影响乳房形态和体型的。

一般在分娩后2～3天乳腺开始分泌乳汁。产后2～7天（第1周）分泌的乳汁称为初乳，呈淡黄色，质地黏稠；富含脂肪、矿物质、类胡萝素和大量免疫因子，尤其是分泌型免疫球蛋白A和乳铁蛋白等。初乳对于婴儿是非常重要的。产后7～21天（第2周）分泌的乳汁称为过渡乳；过渡乳中的乳糖和脂肪含量逐渐增多。第2周以后分泌的乳汁为成熟乳，呈乳白色，富含蛋白质、乳糖和脂肪等多种营养素，是婴儿的最佳食物。

乳母对营养的需要主要用于满足母体恢复健康的需要外，更重要的是为泌乳提供物质基础。正常情况下，乳汁分泌量在产后逐渐增多，产后第一天的泌乳量约为50ml，第二天约分泌100ml，到第二周增加到500ml/d左右，三个月后正常乳汁分泌量约为750～850ml/d。乳母营养状况直接影响泌乳量。泌乳量少是母亲营养不良的一个表现特征。通常根据婴儿体重增长率作为奶量是否足够的指标。

乳母的营养状况好坏将直接影响乳汁的营养素含量，进而影响婴儿的健康状况。乳母膳食蛋白质质量差且摄入量严重不足时，乳汁中蛋白质的含量和组成也会受到影响。母乳中脂肪酸、磷脂和脂溶性维生素含量也受乳母膳食营养素摄入量的影响。乳汁中乳糖含量、水溶性维生素的含量受乳母饮食的影响相对较小。

二、哺乳对母亲健康的影响

1. 近期影响

（1）促进产后母体子宫恢复　哺乳过程中婴儿对乳头的不断吸吮会刺激母体分泌催产素，引起子宫收缩，有助于促进子宫恢复到孕前状态。

（2）避免发生乳房肿胀和乳腺炎　哺乳可以促进母体乳房中乳汁的排空从而降低乳房肿胀、乳腺炎的发生率。

（3）延长恢复排卵的时间间隔　母乳喂养能够延长分娩后至恢复排卵的时间间隔，延迟生育。婴儿吸吮乳汁的过程抑制了下丘脑促性腺激素的规律性释放，而后者对母体卵泡的成熟以及排卵是必需的。

2. 远期影响

（1）预防产后肥胖　乳母在哺乳期分泌乳汁要消耗大量的能量，这将促使孕期所贮存的脂肪被消耗，有利于乳母体重尽快复原，预防产后肥胖。

（2）降低乳腺癌和卵巢癌风险　大量研究结果表明，哺乳可降低乳母以后发生乳腺癌和卵巢癌的危险性。

三、乳母的营养需要

1. 能量　乳母对能量的需要增加，因为既要满足母体自身对能量的需要，又要供给乳汁所含的能量和乳汁分泌过程本身消耗的能量。根据哺乳期每日泌乳量700～800ml，每100ml乳汁含能量280～320kJ（67～77kcal），母体内的能量转化为乳汁所含的能量，其效率以80%计算，则每产生100ml乳汁需要能量为356kJ（kcal）。由于乳母在孕期储存了一些脂肪，可用以补充部分能量。考虑到哺育婴儿的操劳及乳母基础代谢的增加，2013 年《中国居民膳食营养素参考摄入量》推荐乳母每日能量 RNI 应较正常妇女增加 2090kJ（500kcal）。

应以泌乳量与母亲体重为依据衡量乳母摄入能量是否充足。当母体能量摄入适当时，其分泌的乳汁量既能使婴儿感到饱足，母体自身又能逐步恢复到孕前体重。

2. 蛋白质 乳母的蛋白质摄入量，对乳汁分泌的数量和质量的影响最为明显。乳母膳食中蛋白质的含量少、质量差时，乳汁分泌量将明显减少，并且乳汁中赖氨酸和蛋氨酸含量降低。正常情况下，每天从乳汁中排出的蛋白质约为 10g，母亲摄入的蛋白质变成乳汁中蛋白质的转换率约为 70%，蛋白质质量较差时，转换率降低。考虑到我国的膳食构成以植物性食物为主，膳食蛋白质的生物学价值不高，其转换率可能较低。2013 年《中国居民膳食营养素参考摄入量》建议乳母每日蛋白质的摄入量应在非孕妇女基础上增加 25g。建议乳母多吃蛋类、乳类、瘦肉类、肝、肾、豆类及其制品。

3. 脂类 乳母膳食中必须有适量脂肪，尤其是多不饱和脂肪酸。既要满足母体自身活动需要、乳汁分泌所需的能量需求，又要满足婴儿中枢神经系统发育及脂溶性维生素吸收等的需要。每日脂肪供给能量以占总能量的 20% ~25% 为宜。需要注意动物性脂肪和植物性脂肪的适当搭配。

4. 矿物质 母乳中主要矿物质（钙、磷、镁、钾、钠）的浓度一般不受乳母膳食的影响。微量元素中，碘和硒的膳食摄入量增加，乳汁中的含量也会相应增加。

（1）钙 母乳中钙的含量较为稳定，每 100ml 中含钙约 43mg。如果乳母膳食的钙供给不足就会动用自身骨骼中的钙来满足乳汁中钙含量，同时使母体钙储备降低。乳母缺钙可导致乳母出现腰腿疼痛，抽搐，甚至发生骨质软化症。为保证乳汁中正常的钙含量，并维持母体钙平衡，应增加乳母钙的摄入量。2013 年《中国居民膳食营养素参考摄入量》推荐的乳母钙 RNI 为 1000mg/d，比一般妇女增加了 200mg/d。乳母可以多食用富含钙质的食物（如乳类和乳制品），也可用钙剂、骨粉等补充。

（2）铁 人乳中铁含量低，仅为 0.05mg/100ml，是因为铁难以通过乳腺输送到乳汁。为预防乳母发生缺铁性贫血，乳母的膳食中应注意铁的补充。2013 年《中国居民膳食营养素参考摄入量》会推荐乳母铁的 RNI 为 24mg/d。

（3）碘和锌 乳汁中碘和锌的含量受乳母膳食的影响，且这两种微量元素与婴儿神经系统的生长发育及免疫功能关系较为密切。2013 年《中国居民膳食营养素参考摄入量》推荐的乳母碘和锌的 RNl 比非哺乳妇女分别增加 120μg/d 和 4.5mg/d。

5. 维生素 维生素 A 能部分通过乳腺，所以乳母维生素 A 的摄入量可影响乳汁中维生素 A 的含量。但膳食中维生素 A 转移到乳汁中的数量有一定限度，超过这一限度则乳汁中的维生素 A 含量不再按比例增加。维生素 D 几乎不能通过乳腺，故母乳中维生素 D 含量很低。维生素 E 具有促进乳汁分泌的作用。2013 年《中国居民膳食营养素参考摄入量》推荐乳母维生素 A、维生素 D 的 RNl 分别为 1300μgRE/d、10μg/d，维生素 E 的 AI 为 17mgα－TE/d。

水溶性维生素大多可通过乳腺，但乳腺可调控其进入乳汁的含量，达一定水平时不再增高。2013 年《中国居民膳食营养素参考摄入量》推荐乳母维生素 B_1、维生素 B_2、烟酸和维生素 C 的 RNl 分别为 1.5mg/d、1.5mg/d、15mgNE/d 和 150mg/d，均高于非哺乳妇女。

6. 水 乳母摄入的水量与乳汁分泌量有密切关系，如水分摄入不足则乳汁的分泌量会下降。乳母平均每日泌乳量为 0.8L，故每日应从食物及饮水中比成人多摄入约 1000ml 水。可通过多喝水和多吃流质食物来补充。

四、乳母的合理膳食原则

乳母的膳食应该是由多样化食物组成的营养均衡的膳食，除保证哺乳期母体的营养需要外，还能够通过乳汁的口感和气味，潜移默化地影响较大婴儿对辅食的接受和后续多样化膳食结构地建立。世界卫生组织建议婴儿6个月内应纯母乳喂养，并在添加辅食的基础上持续母乳喂养到2岁甚至更长时间。乳母的营养状况是泌乳的基础，如果哺乳期营养不足，将会减少乳汁分泌量，降低乳汁质量，并影响母体健康。此外，产后情绪、心理、睡眠等也会影响乳汁分泌。

1. 产褥期膳食 产褥期指从胎儿、胎盘娩出至产妇全身器官除乳腺外恢复或接近正常未孕状态的一段时间，一般为6周。如无特殊情况分娩后1小时就可让产妇进食易消化的流质食物或半流质食物，如牛奶、稀饭、肉汤面、蛋羹等，次日起可进食普通食物，但食物应是富含优质蛋白质的平衡膳食。

有些产妇在分娩后的头一两天感到疲劳无力或肠胃功能较差，可选择较清淡、稀软、易消化的食物，如面片、挂面、馄饨、粥、蒸或煮的鸡蛋及煮烂的肉菜，之后就可过渡到正常膳食。剖宫手术的产妇，手术后约24小时胃肠功能恢复，应再给予术后流食1天，但忌用牛奶、豆浆、大量蔗糖等胀气食品。情况好转后给予半流食1~2天，再转为普通膳食。产褥期可比平时多吃些鸡蛋、禽肉类、鱼类、动物肝脏、动物血等以保证供给充足的优质蛋白质，并促进乳汁分泌，同时要多喝汤和含水分多的食物及含膳食纤维多的食物，但不应过量，可每日4~5餐。还必须重视蔬菜水果的摄入。还要适量补充维生素和铁。

2. 乳母的合理膳食原则

（1）能量充足的平衡膳食 食物品种多样，不偏食，保证摄入充足能量和全面足够的营养素。同时，摄入食物的数量也要相应增加。

（2）增加鱼、肉、蛋、奶、海产品的摄入，供给充足的优质蛋白质和钙：乳母每天摄入的蛋白质应保证1/3以上是来源于动物性食物的优质蛋白质。大豆及其制品也是优质蛋白质的良好来源。奶制品、豆类、小鱼和小虾含有丰富的钙质。

（3）增加新鲜蔬菜、水果的摄入 为乳母补充多种维生素、矿物质、膳食纤维，促进食欲，防止便秘，并促进乳汁分泌。

（4）注意合理烹饪 烹调方法应多用炖、煮、炒，少用油煎、油炸。如畜禽肉类、鱼类以炖或煮为宜，食用时要同时喝汤，这样既可增加营养，还可促进乳汁分泌。

（5）乳母应谨慎食用以下食物 冷饮、冰镇以及性寒食物；生麦芽制品；过酸、过咸等刺激性强的食物。

拓展阅读

《中国哺乳期妇女膳食指南（2016）》

中国营养学会在《中国哺乳期妇女膳食指南（2016）》中关于乳母的膳食指南特别强调了：

◇ 增加富含优质蛋白质及维生素A的动物性食物和海产品，选用碘盐。
◇ 产褥期食物多样不过量，重视整个哺乳期营养。
◇ 愉悦心情，充足睡眠，促进乳汁分泌。
◇ 坚持哺乳，适度运动，逐步恢复适宜体重。
◇ 忌烟酒，避免浓茶和咖啡。

第三节 婴幼儿营养

婴幼儿（0~3岁）阶段机体生长发育迅速，如果按照单位体重计算，其对能量和营养素的需求量远远大于成人。鉴于此阶段孩子的消化系统和神经系统尚未发育完善，婴幼儿的膳食需要有特殊要求。合理营养将为婴幼儿一生的身体和智力的发育打下良好基础，并预防某些成年或老年疾病的发生。

一、婴幼儿的生理特点

（一）生长发育迅速

在遗传因素和环境因素的共同作用下，婴幼儿阶段机体各组织器官快速增长，功能不断完善。

婴儿期指人从出生到1周岁内的阶段。该时期是人类一生中生长发育的第一高峰期，尤其是出生后头6个月的生长速度最快。婴儿体重、身长和头围、胸围的增加最为明显。体重是衡量机体所有组织器官生长发育状况、能量和营养素摄入状况的综合指标之一，新生儿出生时平均体重为3250g左右，5~6个月时体重可增至出生时的2倍，而1周岁时将增加至出生时的3倍，达到9750g左右。身长是反映骨骼系统生长的指标，婴儿期内身长从出生时的50cm增长到1周岁时的75cm，平均增长25cm。头围的大小反映脑及颅骨的发育状态，出生时头围平均为34cm，1岁时增至46cm。婴儿期的脑细胞数目持续增加，至6月龄时脑重增加至出生时的2倍（600~700g），至1周岁时脑重达900~1000g，接近成人脑重的2/3。胸围的大小反映胸廓和胸背肌肉的发育情况，出生时比头围小，随着月龄增长速度增加，一般情况下在1岁左右与头围基本相等并开始超过头围（头胸围交叉）。

满1周岁到3周岁以内称为幼儿期。该时期机体的生长发育速度比婴儿期减缓，但与成人期相比仍非常旺盛。体重平均每年增加约2kg，身长平均每年增加约10cm，头围平均每年增长约1cm。幼儿期智能发育较快，语言、思维能力增强。

（二）消化和吸收功能较差

婴幼儿的消化系统尚处于发育阶段，功能不完善，对食物的消化、吸收和利用都受到一定的限制。

1. 口腔 婴儿双颊有发育良好的脂肪垫，有助于其吸吮乳汁。婴幼儿口腔狭小，唾液腺发育尚不完善，唾液分泌量少，唾液中淀粉酶的含量低，不利于消化淀粉。口腔黏膜相当柔嫩，且血管丰富，易受损伤，不宜进食过热过硬的食物，避免损伤婴儿的口腔黏膜。应特别注意保持婴儿口腔的清洁，但切勿反复用力擦拭。

2. 牙齿 乳牙是儿童咀嚼器官的重要组成部分。从出生6个月左右开始萌出第一颗乳牙，到2岁半左右20颗乳牙萌出完毕。只有健康的乳牙才能发挥正常的咀嚼功能，才有利于食物的消化和吸收。

3. 食管和胃 婴幼儿的食管较成人细且短，呈漏斗状。食管与胃底形成夹角为钝角，不能形成有效的抗反流屏障。婴儿的胃呈水平位，胃容量小，新生婴儿的胃容量仅25~50ml，6个月时约为200ml，1岁时约为300~500ml。婴儿食管和胃壁的黏膜和肌层都较薄，弹性组织发育不完善，易受损伤。由于贲门括约肌收缩能力较差，在吸吮时常呈开放状态，易吞入空气，而胃幽门括约肌发育良好，自主神经调节功能差，故易引起幽门痉挛而出现溢乳和呕吐。

4. 肠道 婴幼儿的肠管相对较长，是身长的6倍（成人仅4.5倍），小肠与大肠长度比为1∶5（成人仅1∶4），分泌及吸收面积较大，但是固定性较差，易发生肠套叠。肠壁黏膜细嫩，血管和淋巴结丰富，透过性强，有利于营养物质的吸收。但肠壁肌肉较薄弱，肠蠕动较成人差，食物在肠腔内时间较长，一方面有利于食物的消化吸收，另一方面如果大肠蠕动功能不能协调，可发生大便滞留或功能性肠梗阻。婴儿肠壁屏蔽功能较差，肠腔中微生物、毒素以及过敏物质可渗入肠壁进入血流而引起全身症状。婴儿出生胃肠道已能分泌足够的消化酶，虽其活性比成人低，但有利于乳糖、脂肪、蛋白质的吸收。

5. 胰腺 婴儿的胰腺发育尚不成熟，所分泌的消化酶活力低。5～6个月以下婴儿只分泌少量胰淀粉酶，因此3～4个月以前婴儿不宜添加淀粉类辅食。胰蛋白酶和胰凝乳酶在出生时已很充足，但胰脂酶出生时量少，以后随着月龄增长分泌量逐渐增加，第1周内增加5倍，1～9个月增加20倍。

6. 肝脏 新生儿时肝重占体重的4%（成人为体重的2%），10个月时增加1倍，1岁前肝脏常在右肋下1～2cm处扪及。婴儿肝脏血管丰富，但肝细胞分化不全，肝功能较差，胆汁分泌较少，影响脂肪的消化吸收。

总之，婴儿消化系统尚未发育成熟，胃容量小，各种消化酶活性较低，消化功能较弱，其消化功能与成人相比明显不全。若喂养不当，易发生腹泻而导致营养素丢失。

（三）脑和神经系统发育迅速

大脑的发育尤其是大脑皮层细胞的增殖、增大和分化主要是发生在孕后期和出生后第一年内，尤其是出生后头6个月内，是大脑和智力发育的关键时期。婴儿出生时的脑重量约为370g，占体重的1/8左右，6个月时脑重约600～700g（约为出生时的2倍），1周岁时脑重约900～1000g（约为成人时的2/3）。因此，婴幼儿期营养素供给不足尤其是蛋白质不足，则会影响大脑发育和智力水平。

二、婴幼儿的营养需要

婴幼儿时期，孩子生长发育迅猛，代谢旺盛，需要得到全面而足量的营养素供给满足正常生理功能活动和生长发育的需要；但是婴幼儿对营养素的的消化吸收和利用功能尚不够完善。因此，如果喂养不当，容易引起呕吐、腹泻和营养不良，影响婴幼儿的生长发育。婴幼儿的营养需要特点如下：

（一）能量

按单位体重所需能量计算，婴幼儿的能量需要比成人高，约为0.4MJ/(kg·d)。如果能量供给不足，机体会分解自身组织以满足生理需要，出现重要脏器发育不良、消瘦、活动力减弱，甚至死亡。如果能量供给过多可导致肥胖。

婴幼儿的能量需要主要用于基础代谢、食物特殊动力学作用、体力活动、生长发育以及排泄消耗等能量消耗。不同婴幼儿的能量需要有个体差异，并受到身体、环境等许多因素的影响。

1. 基础代谢 婴儿期的基础代谢所需能量约占总能量的60%，每千克体重每天约需要230kJ（55kcal），以后随着年龄增长逐渐减少。

2. 食物特殊动力作用 婴儿期约占能量消耗的7%～8%，幼儿期为5%左右。

3. 体力活动 1岁以内婴儿活动较少，故用于肌肉活动等的能量需要量相对较低，平均每天每千克体重为62.8～82.7kJ（15～20kcal）。

4. 生长发育 机体每增加1g新组织需要消耗能量18.4～23.8kJ（4.4～5.7kcal）。出生后前3个月，生长所需能量占总能量消耗的25%～30%，1岁时下降到6%。如果能量供给不足，可导致婴幼儿生长发育迟缓。

5. 排泄消耗 部分未经消化吸收的食物直接排出体外所丢失的能量，约占基础代谢的10%。

2013年《中国居民膳食营养素参考摄入量》推荐婴幼儿每日能量摄入量见表4－3。通常按婴儿的健康状况、是否出现饥饿的症状以及婴幼儿的体重增加情况判断能量供给量是否适宜。

表4－3 婴幼儿膳食能量需要量（EER）

年龄	能量（MJ/d）		能量（kcal/d）	
	男性	女性	男性	女性
0岁～	0.38MJ/kg	0.38MJ/kg	90kcal/kg	90kcal/kg
0.5岁～	0.33MJ/kg	0.33MJ/kg	80kcal/kg	80kcal/kg
1岁～	3.77	3.35	900	800
2岁～	4.60	4.18	1100	1000

（二）蛋白质

为维持机体蛋白质的合成和更新，处于生长发育重要阶段的婴幼儿，应有量足质优的蛋白质供给。膳食蛋白质供给不足时，婴幼儿可表现出生长发育迟缓或停滞、消化吸收障碍、肝功能障碍、抵抗力下降、消瘦、腹泻、水肿、贫血等。同时，由于婴幼儿的肾脏及消化器官尚未发育完全，膳食蛋白质供应过多也会引起便秘、肠胃疾病、舌苔增厚等不利影响。在保证蛋白质供给量的同时要注意优质蛋白占总蛋白的比例不低于30%～40%，要保证婴儿9种必需氨基酸（甲硫氨酸、色氨酸、缬氨酸、赖氨酸、异亮氨酸、亮氨酸、苯丙氨酸、苏氨酸、组氨酸）的摄入充足。

婴儿的蛋白质需要量是以营养状态良好的母亲喂养婴儿的需要量为标准来衡量。在充足母乳喂养时，婴儿蛋白质摄入量相当于每千克体重1.6～2.2g，其他的食物蛋白质的营养价值低于母乳蛋白质，因此需要量要相应增加。2013年《中国居民膳食营养素参考摄入量》建议，6个月内婴儿的蛋白质AI为9g/d，6个月～1岁婴儿蛋白质RNI为20g/d，1～3岁幼儿为25g/d。

（三）脂类

脂肪是婴幼儿体内所需能量和必需脂肪酸的重要来源。脂肪摄入过多，会影响蛋白质和碳水化合物的摄入并影响钙的吸收；反之，脂肪摄入过低，会导致必需脂肪酸缺乏。

长链不饱和脂肪酸α－亚麻酸（$C_{18:3}$）和亚油酸（$C_{18:2}$）是人体的必需脂肪酸，对婴幼儿神经髓鞘的形成和大脑及视网膜光感受器的发育和成熟具有非常重要的作用。α－亚麻酸在体内可以代谢产生二十碳五烯酸（$C_{20:5}$，EPA）和二十二碳六烯酸（$C_{22:6}$，DHA），两者对于婴儿脑组织和视网膜的发育有促进作用。婴儿缺乏DHA一方面可影响神经纤维和神经突触的发育，导致注意力受损，认知障碍；另一方面可导致视力异常，对明暗辨别能力降低，视物模糊。早产儿和人工喂养儿需要补充DHA，这是因为早产儿体内DHA需要量相对大，但其脑中含量低，促使α－亚麻酸转变成DHA的去饱和酶活力较低；而人工喂养儿的食物来源主要是牛乳及其他代乳品，牛乳中的DHA含量较低，不能满足婴儿需要。婴幼儿对必需脂肪酸缺乏较敏感。

2013年《中国居民膳食营养素参考摄入量》推荐的婴幼儿每日膳食中脂肪能量占总能

量的适宜比例6月龄以内为45%～50%，6月龄～2岁为35%～40%，2岁以上为30%～35%。人乳中含有不饱和脂肪酸较多，α－亚麻酸含量是牛乳中的两倍。

（四）碳水化合物

碳水化合物是婴幼儿主要能量来源。摄入充足的碳水化合物有助于完成脂肪氧化和节约蛋白质作用。婴儿的乳糖酶活性比成年人高，有利于对奶类所含乳糖的消化吸收。碳水化合物的摄入过少时可因蛋白质、脂肪过量摄入而导致氮质血症和酮症酸中毒。碳水化合物的摄入过多则不易消化，并且过多的碳水化合物在婴幼儿肠道会发酵产酸引起腹泻。3个月以内的婴儿缺乏淀粉酶，故淀粉类食物应在婴儿3～4个月后添加。婴儿总碳水化合物供能宜占总能量的40%～50%，随着年龄增长，碳水化合物供能占总能量可为50%～60%。

（五）矿物质

在婴幼儿时期较容易缺乏的矿物质有钙、铁、锌等，推荐摄入量值见表4－4。

1. 钙 婴儿出生时体内钙含量占体重的0.8%，到成年时增加为体重的1.5%～2.0%，在生长过程中需要储留大量的钙。喂养方式不当或吸收受限、阳光照射不足致维生素D缺乏均会引起婴幼儿钙缺乏。母乳喂养的婴儿一般不会引起明显的钙缺乏。

2. 铁 婴儿出生后体内有一定量的铁储备，仅可供3～4个月之内使用，母乳含铁量不高，因此，4～6个月后婴儿需要从膳食中补充铁。铁供应不足可以导致婴幼儿缺铁性贫血，影响婴幼儿行为和智能的发育，严重者可以使婴幼儿死亡率增高。

3. 锌 锌对机体免疫功能、激素调节、细胞分化以及味觉形成等过程有重要影响。婴幼儿缺锌可表现为食欲减退、生长停滞、味觉异常或异食癖、认知行为改变等。

表4－4 婴幼儿矿物质参考摄入量

年龄	钙	磷	钾	钠	镁	铁	碘	锌	硒
	mg/d	mg/d	mg/d	mg/d	mg/d	mg/d	μg/d	mg/d	μg/d
0岁～	200 (AI)	100 (AI)	350 (AI)	170 (AI)	20 (AI)	0.3 (AI)	85 (AI)	2.0 (AI)	15 (AI)
0.5岁～	250 (AI)	180 (AI)	550 (AI)	350 (AI)	65 (AI)	10 (RNI)	115 (AI)	3.5 (RNI)	20 (AI)
1～4岁	600 (RNI)	300 (RNI)	900 (AI)	700 (AI)	140 (RNI)	9 (RNI)	90 (RNI)	4.0 (RNI)	25 (RNI)

注：数据来源于2013年《中国居民膳食营养素参考摄入量》

（六）维生素

几乎所有的维生素在缺乏时都会影响婴幼儿的生长发育，其中关系最为密切的有维生素A、维生素D、B族维生素和维生素C等，各种维生素的参考摄入量见表4－5。

1. 维生素A 婴幼儿维生素A摄入不足可以影响体重的增长，并可出现上皮组织角化、干眼病和夜盲症等缺乏症状；但维生素A过量摄入也可引起中毒，表现出呕吐、昏睡、头痛、皮疹等症状。

2. 维生素D 维生素D对于婴幼儿的生长发育十分重要。维生素D缺乏可导致佝偻病。因此，应给婴幼儿适宜补充维生素D，并且应多晒太阳。但如果长期过量摄入维生素D会引起中毒。

3. 其他 B 族维生素中的维生素 B_1、维生素 B_2 和烟酸能够促进婴幼儿的生长发育，而且其需要量随能量需要量的增加而增高。人工喂养的婴幼儿还应该注意维生素 E 和维生素 C 的补充，尤其是早产儿更应该注意补充维生素 E。

表 4－5 婴幼儿维生素参考摄入量

年龄	维生素 A	维生素 D	维生素 E	维生素 B_1	维生素 B_2	烟酸	维生素 C
	μg RAE/d	mg/d	mgα－TE/d	mg/d	μg/d	mgNE/d	μg/d
0 岁～	300	10	3	0.1	0.4	2	40
	(AI)	(AI)	(AI)	(AI)	(AI)	(AI)	(AI)
0.5 岁～	350	10	4	0.3	0.5	3	40
	(AI)	(AI)	(AI)	(RNI)	(AI)	(AI)	(AI)
1～4 岁	310	10	6	0.6	0.6	6	40
	(RNI)	(RNI)	(AI)	(RNI)	(RNI)	(RNI)	(RNI)

注：数据来源于 2013 年《中国居民膳食营养素参考摄入量》

三、婴幼儿喂养要求

婴幼儿生长发育所需要的能量和营养素必须通过合理的喂养来获得，应该结合母亲的生理状态、婴幼儿生长发育特点以及胃肠道功能尚未完善的特点，确定科学的喂养方式。

（一）6 月龄内婴儿喂养

6 月龄内婴儿处于 1000 天机遇窗口期的第二个阶段，营养作为最主要的环境因素对其生长发育和后续健康持续产生至关重要的影响。

婴儿喂养方式可分为三种：母乳喂养（breast feeding）；人工喂养（bottle feeding）；混合喂养（mixture feeding）。

1. 母乳喂养 0～6 月龄是一生中生长发育的第一个高峰期，对能量和营养素的需要高于其他任何时期。但婴儿消化器官和排泄器官发育尚未成熟，功能不健全，对食物的消化吸收能力及代谢废物的排泄能力仍较低。母乳既可提供优质、全面、充足和结构适宜的营养素，满足婴儿生长发育的需要，又能完美地适应其尚未成熟的消化能力，并促进其器官发育和功能成熟。

母乳中的营养素和多种生物活性物质构成一个特殊的生物系统，能为婴儿提供全方位呵护，助其在离开母体子宫的保护后，仍能顺利地适应大自然的生态环境，健康成长。因此，6 月龄内婴儿应坚持纯母乳喂养。母乳喂养需要全社会的努力，专业人员的技术指导，家庭、社区和工作单位应积极支持。

（1）母乳喂养有如下优点：

①母乳是婴儿最理想的食物，纯母乳喂养能满足婴儿 6 月龄以内所需要的全部液体、能量和营养素。

母乳营养成分最适合婴儿的需要，消化吸收利用率高。母乳蛋白质含量低于牛奶，但利用率高；母乳蛋白质中以乳清蛋白为主，容易为婴儿消化吸收，而牛奶蛋白质中酪蛋白比例高；母乳中牛磺酸含量较高，是牛乳中的 10 倍。母乳中脂肪颗粒小，且含丰富的必需脂肪酸、长链多不饱和脂肪酸、卵磷脂和鞘磷脂等，有利于中枢神经系统和大脑发育；并且母乳中含有乳脂酶，母乳中的脂肪比牛奶更易被消化吸收。母乳中富含乳糖，有助于铁、钙、锌等吸收。母乳中的矿物质含量明显低于牛乳，可保护尚未发育完善的肾功能。

②母乳有利于肠道健康微生态环境建立和肠道功能成熟，降低感染性疾病和过敏发生的风险。

母乳中乳糖丰富，能有效促进乳酸杆菌生长，抑制大肠杆菌等的生长。

母乳含有各种免疫球蛋白、乳铁蛋白、溶菌酶、免疫活性细胞、双歧杆菌因子等大量免疫物质，有助于婴儿肠道健康微生态环境建立和肠道功能成熟，增强婴儿抗感染的能力。

母乳中的各种免疫球蛋白，包括 IgA、IgG、IgM、IgD，其中 IgA 占总量的 90%，多为分泌型 IgA，具有抗肠道微生物和异物的作用；母乳中的乳铁蛋白是一种能与三价铁离子结合的乳清蛋白，通过与在繁殖中需要游离铁离子的病原微生物竞争铁，从而抑制这些病原微生物的代谢和繁殖；母乳中的溶菌酶含量比牛乳中高 300 倍以上，可通过水解细胞壁中的乙酰氨基多糖而使易感菌溶解，发挥杀菌抗炎作用；免疫活性细胞，增强免疫功能；双歧杆菌因子是一种含氮多糖，能促进双歧杆菌生长，降低肠道 pH，抑制腐败菌生长。

由于牛乳中蛋白质与母乳蛋白质之间存在一定差异，婴儿肠道功能的发育尚不完善，故牛乳蛋白被肠黏膜吸收后可作为过敏原而引起过敏反应。估计约有 2% 的婴儿对牛乳蛋白过敏，表现为湿疹、支气管哮喘及呕吐、腹泻等胃肠道症状。而母乳喂养婴儿极少发生过敏反应。

③母乳喂养营造母子情感交流的环境，给婴儿最大的安全感，有利于婴儿心理行为和情感发展；母乳是最佳的营养支持，母乳喂养的婴儿最聪明。

哺乳过程中母亲通过与婴儿的皮肤接触、眼神交流、微笑和语言以及爱抚等动作等可增强母婴间的情感交流，有助于促进婴儿的心理和智力发育。母乳喂养与人工喂养相比有可能增加婴儿视觉灵敏度，在早产儿人群中尤为明显。

④母乳喂养经济、安全又方便。

母乳自然产生，母乳喂养与人工喂养相比可节省大量的资源；母乳本身几乎是无菌的，且可直接喂哺，不易发生污染；母乳喂养时间便利，温度适宜，与人工喂养相比十分方便。

⑤母乳喂养有利于避免母体产后体重滞留，并降低母体乳腺癌、卵巢癌和 2 型糖尿病的风险。

母乳喂养除对婴儿和母亲近期的健康产生促进作用以外，也对其产生远期效应。从近期看，哺乳可帮助乳母子宫收缩、推迟月经复潮，并促使体内脂肪消耗等。从远期看，母乳喂养的儿童肥胖、糖尿病等疾病的发病率较低；哺乳可能降低母亲以后发生肥胖、骨质疏松症及乳腺癌的可能性。

（2）顺应喂养，建立良好的生活规律　母乳喂养应从按需喂养模式到规律喂养模式递进。

饥饿引起哭闹时应及时喂哺，不要强求喂奶次数和时间，但一般每天喂奶的次数可能在 8 次以上，生后最初会在 10 次以上；随着婴儿月龄增加，逐渐减少喂奶次数，建立规律哺喂的良好饮食习惯。婴儿异常哭闹时，应考虑非饥饿原因，应积极就医。

2. 人工喂养或混合喂养　由于疾病或其他各种原因不能用纯母乳喂养婴儿时，而完全采用牛乳、羊乳等动物乳及其制品或非乳类代乳品喂养婴儿时称为人工喂养。因母乳不足或母亲因工作原因不能按时哺乳婴儿时，采用牛奶或其他代乳品作为补充或部分替代称为混合喂养。

（1）婴儿配方奶粉　6 月龄内婴儿不宜直接用普通液态奶、成人奶粉、蛋白粉、豆奶粉等喂养，最佳选择是婴儿配方奶粉。婴儿配方奶粉又称母乳化奶粉，是参照母乳组成成分和模式对牛奶的组成进行调整，配制成适合婴儿生理特点并能满足婴儿生长发育所需的产品。如增加脱盐乳清粉以降低牛奶或其他动物乳汁中酪蛋白的比例，使其接近母乳。添加与母乳同型的活性顺式亚油酸和适量 α－亚麻酸，使其接近母乳中的含量和比例。α－乳糖和 β－乳糖按 4∶6 的比例添加，适当加入可溶性多糖。脱去牛奶中部分 Ca、P、Na 盐，将 K/Na 比例调整至 2.5～3.0、Ca/P 调整至 2，以减少肾溶质负荷并促进钙的吸收。强化维生素 A、维生素 D 及适量的其他维生素，以促进婴儿正常生长发育及预防佝偻病。

任何婴儿配方奶都不能与母乳相媲美，只能作为母乳喂养失败后的无奈选择，或母乳不足时对母乳的补充。

（2）婴儿配方奶粉的使用　当出现以下情况时，建议选用适合于 6 月龄内婴儿的配方奶喂养：①婴儿患有半乳糖血症、苯丙酮尿症、严重母乳性高胆红素血症。②母亲患有 HIV 和人类 T 淋巴细胞病毒感染、结核病、水痘－带状疱疹病毒、单纯疱疹病毒、巨细胞病毒、乙型肝炎和丙型肝炎病毒感染期间，以及滥用药物、大量饮用酒精饮料和吸烟、使用某些药物、癌症治疗和密切接触放射性物质。③经过专业人员指导和各种努力后，乳汁分泌仍不足。

对于一些患有先天缺陷而无法耐受母乳喂养的婴儿（如乳糖不耐症、乳类蛋白过敏、苯丙酮尿症等），需要在医生的指导下选择特殊婴儿配方食品：苯丙酮尿症患儿要选用限制苯丙氨酸的奶粉；乳糖不耐症的患儿要选用去乳糖的配方奶粉；对乳类蛋白质过敏的患儿则可选用以大豆为蛋白质来源的配方奶粉。

在配方奶粉的选用上，小于 6 月龄婴儿宜选用含蛋白质较低的（12%～18%）配方奶粉，而 6 月龄以上婴儿可选用含蛋白质大于 18% 的配方奶粉，并且 6 月龄以上婴儿还应逐渐添加各种断奶食物，以完成从乳类到其他食物的过渡。

母乳不足或母亲因工作或其他原因不能按时给婴儿哺乳时，可用婴儿配方奶粉或其他乳品、代乳品补充进行混合喂养，其原则是采用补授法，即先喂母乳，不足时再喂以其他乳品；每天应哺乳 3 次以上。让婴儿按时吮吸乳头，刺激乳汁分泌，防止母乳分泌量的进一步减少。由于各种原因不能母乳喂养时只能采用人工喂养。6 月龄前放弃母乳喂养而选择婴儿配方奶，对婴儿的健康是不利的。

拓展阅读

《中国 6 月龄内婴儿母乳喂养指南（2016）》

中国营养学会在《中国 6 月龄内婴儿母乳喂养指南（2016）》中推荐 6 月龄内婴儿喂养指南：

◇ 产后尽早开奶，坚持新生儿第一口食物是母乳。
◇ 坚持 6 月龄内纯母乳喂养。
◇ 顺应喂养，建立良好的生活规律。
◇ 生后数日开始补充维生素 D，不需补钙。
◇ 婴儿配方奶是不能纯母乳喂养时的无奈选择。
◇ 监测体格指标，保持健康生长。

（二）7～24 月龄婴幼儿喂养

7～24 月龄婴幼儿处于 1000 日机遇窗口期的第三阶段，适宜的营养和喂养不仅关系到近期的生长发育，也关系到长期的健康。在这一阶段，单一的母乳喂养已经不能完全满足其对能量以及营养素的需求，必须引入其他营养丰富的食物。同时，该阶段婴幼儿胃肠道等消化器官的发育、感知觉以及认知行为能力的发展，也需要其有机会通过接触、感受和尝试，逐步体验和适应多样化的食物，从被动接受喂养转变到自主进食。该阶段婴幼儿的营养和饮食行为会受到父母及喂养者的喂养行为的显著影响。因此，对7～24月龄婴幼儿应该合理添加辅食。顺应婴幼儿需求喂养，促进健康饮食习惯的形成，对于后期成长具有长期而深远的影响。

断奶过渡期又称断乳期，是指母乳喂养的婴儿随着月龄的增大，逐渐添加除母乳外其他食物，减少哺乳量及喂哺次数，使婴儿从单纯靠母乳营养逐步过渡到完全由母乳外的其他食物营养的过程。这一过程通常从6月龄开始，持续6～8个月或更长，期间仍需继续母乳喂养，直到断奶。断乳期的食品统称为断乳食品。

婴儿满6月龄时，胃肠道等消化器官已相对发育完善，可消化母乳以外的多样化食物。同时，婴儿的口腔运动功能，味觉、嗅觉、触觉等感知觉，以及心理、认知和行为能力也已准备好接受新的食物。此时开始添加辅食，不仅能满足婴儿的营养需求，也能满足其心理需求，并促进其感知觉、心理及认知和行为能力的发展。辅食是指除母乳和（或）配方奶以外的其他各种性状的食物。

（1）婴儿辅食添加的原则：①每次只添加一种新食物，由少到多，由稀到稠，由细到粗，循序渐进。每添加一种新食物要适应2～3天，密切观察是否出现呕吐、腹泻、皮疹等不良反应，适应一种食物后再添加其他新的食物。②应在婴儿健康、消化功能正常时添加辅助食品。③保持食物原味，不需要额外糖、盐和其他调味品。④辅食应单独制作。

值得注意的是，每个婴儿对食物的适应能力和爱好存在个体差异，辅食开始添加的时间以及品种和数量增加的快慢应根据具体情况灵活掌握。

（2）婴儿辅食的常见种类：①淀粉类辅食：如大米粉、米粥、煮烂的面条、饼干、略微烤黄馒头片、面包干等食物，主要为婴幼儿提供能量和矿物质。②蛋白质类辅食：如蛋黄、蒸鸡蛋、鱼、禽肝、猪、牛、羊、禽肉制成的肉末、豆浆、嫩豆腐、牛乳等食物，可为婴幼儿提供优质蛋白质、钙、铁和维生素A、维生素D、维生素B_2等营养素。③维生素、矿物质类辅食：主要是菜汤水、果汁、菜泥、果泥等新鲜蔬菜和水果，它们含有丰富的胡萝卜素、维生素C、多种矿物质以及膳食纤维。④纯能量类辅食：主要是食糖，用来补充能量。可用于食量小的婴儿。

（3）婴儿辅食添加的顺序：先单一食物后混合食物，先液体后固体，先谷类、水果、蔬菜，后鱼、蛋、肉，具体添加顺序可以是：

①新生儿2～4周起，每天添加鱼肝油1滴。

②5～6周，添加含维生素C的果汁、菜汁。如人工喂养，应提前3～4周添加。

③6～7个月，逐步添加富铁的高能量食品，从一种富铁泥糊状开始，如铁强化的婴儿米粉。

④适应2～3天后，引入其他一种新的富铁泥糊状食物，如蛋黄，先用1/4只，以后逐渐增加至全蛋黄及肉泥等其他食物，每引入一种新食物应适应2～3天，适应后再添加其他新食物。

⑤7～9个月，逐渐增加食物种类，质地逐渐过渡到带有小颗粒的半固体，如饼干、烂面条、水果泥、菜泥、全蛋、肝泥和鱼禽畜肉糜。

⑥10～12个月，增加食物的稠厚度和粗糙度，如稠粥、软饭、面包、馒头、碎菜及肉末。

⑦12～24个月，主食以软饭、麦糊、面条、馒头、面包、饺子、馄饨等交替食用，副食可以是肉、蛋、禽、鱼、奶类和豆类及其制品、动物肝、动物血、蔬菜、水果等。

（4）创造良好的进餐环境是辅食添加成功的重要基础：①家长要耐心喂养，鼓励进食，但决不强迫喂养。②鼓励并协助婴幼儿自己进食，培养进餐兴趣。③保持进餐环境安静、愉悦，避免电视、玩具等对婴幼儿注意力的干扰，每次进餐时间不超过20分钟。④进餐时，父母、喂养者要与婴幼儿应有充分的交流，不以食物作为奖励或惩罚。⑤父母应保持自身良好的进食习惯，为婴幼儿树立榜样。⑥婴幼儿进食时一定要有成人看护，以防进食意外。整粒花生、坚果、果冻等食物不适合婴幼儿食用。

拓展阅读

《中国7～24月龄婴幼儿喂养指南（2016）》

中国营养学会针对我国7～24月龄婴幼儿提出喂养指南如下：
- ◇ 继续母乳喂养，满6月龄起添加辅食。
- ◇ 从富含铁的泥糊状食物开始，逐步添加达到食物多样。
- ◇ 提倡顺应喂养，鼓励但不强迫进食。
- ◇ 辅食不加调味品，尽量减少糖和盐的摄入。
- ◇ 注重饮食卫生和进食安全。
- ◇ 定期监测体格指标，追求健康生长。

第四节　儿童青少年营养

一、学龄前儿童营养

学龄前儿童指的是2周岁以后至未满6周岁、入小学前的儿童。这一时期儿童活动能力和范围增加，摄入的食物种类和膳食结构已开始接近成人。这一时期是儿童良好饮食行为和生活方式形成的关键时期。

（一）学龄前儿童的生理特点

1. 体格发育速度减缓　与婴幼儿时期相比，学龄前儿童的体格发育速度相对减缓，体重、身高保持稳步增长，这一时期每年体重增长约2kg，每年身高增长5cm。

2. 神经系统发育逐渐完善　3岁时神经系统的发育已基本完成，但脑细胞体积的增大和神经纤维的髓鞘化仍在继续。4～6岁时脑重达到成人脑重的80%～90%，神经冲动的传导速度明显快于婴幼儿期。

3. 咀嚼及消化能力仍有限　尽管3岁时乳牙已出齐，6岁时恒牙已萌出，但这一时期的咀嚼及消化能力仍有限，远低于成人，尤其是对固体食物需要较长时间适应。因此这一时期还不能给予成人膳食，以免造成消化功能的紊乱。

4. 神经心理发育迅速　学龄前儿童的自我意识和模仿力、好奇心增强，注意力容易分散，易出现进食不够专注。因此这一时期应特别注意培养儿童自主、有规律地进餐，养成不挑食、不偏食良好的饮食习惯。

（二）学龄前儿童的营养需要

学龄前期的儿童的营养不仅要满足基本生命活动和孩子活泼好动的需要，还要满足生长发育的需要，因此该阶段儿童所需的能量及各种营养素的量都比成人要高。

中国营养学会推荐的学龄前儿童每日能量的 RNI 为 5.02～5.86MJ（1200～1400kcal），男童高于女童，各年龄段儿童能量需要量见表4－6。

表4－6 学龄前儿童膳食能量需要量

年龄	能量（MJ/d）		能量（kcal/d）	
	男性	女性	男性	女性
3岁～	5.23	5.02	1250	1200
4岁～	5.44	5.23	1300	1250
5岁～	5.86	5.44	1400	1300

注：数据来源于2013年《中国居民膳食营养素参考摄入量》

学龄前儿童蛋白质的 RNI 为 30g/d，其中优质蛋白应占到一半。

学龄前儿童由脂肪提供的能量应占全天总能量的 30%～35%，比婴幼儿时期的 35%～40%有所减少，但仍高于一般成年人。

碳水化合物是学龄前儿童能量的主要来源，其供能比宜为 50%～60%。应以淀粉类食物为主，避免糖和甜食的过多摄入。

学龄前儿童的生长还需要充足的矿物质和维生素，尤其是钙、铁、碘、锌、维生素 A、维生素 D、维生素 B_1、维生素 B_2 和烟酸，如果摄入不足会引起佝偻病、夜盲症、生长发育迟缓等症状。中国营养学会建议的学龄前儿童各种矿物质和维生素的推荐摄入量见表4－7和表4－8。

表4－7 中国学龄前儿童矿物质参考摄入量（RNI）

年龄	钙	磷	钾（AI）	钠（AI）	镁	铁	碘	锌	硒
	mg/d	mg/d	mg/d	mg/d	mg/d	mg/d	μg/d	mg/d	μg/d
3～4岁	600	300	900	700	140	9	90	4.0	25
4～6岁	800	350	1200	900	160	10	90	5.5	30

注：数据来源于2013年《中国居民膳食营养素参考摄入量》

表4－8 中国学龄前儿童维生素参考摄入量（RNI）

年龄	维生素A	维生素D	维生素E（AI）	维生素 B_1	维生素 B_2	烟酸	维生素C
	μg RAE/d	mg/d	mgα－TE/d	mg/d	μg/d	mgNE/d	μg/d
3～4岁	310	10	6	0.6	0.6	6	40
4～6岁	360	10	7	0.8	0.7	8	50

注：数据来源于2013年《中国居民膳食营养素参考摄入量》

（三）学龄前儿童的合理膳食原则

学龄前儿童的生长速度虽然比婴幼儿时期减缓，但仍然呈稳定增长，机体各器官持续生长，功能日趋完善。该时期儿童膳食的关键是供给充足的能量和营养素，并且培养健康的饮食行为，帮助其建立良好的饮食习惯，为其一生建立健康膳食模式奠定坚实基础。

学龄前儿童的合理膳食原则包括：

1. 食物多样，谷类为主，搭配合理 人类的食物是多种多样的，各自含有的营养成分也不尽相同，除了母乳，几乎没有任何一种天然食物能提供人体所必需的全部营养素。因此，学龄前儿童的食物种类与成年人相接近，都应该是由多种食物合理搭配组成的平衡膳食，包括谷类、畜禽水产类、蛋类、奶及奶制品、大豆及其制品、蔬菜、水果、烹调油等。谷类食物是人体能量的主要来源，可为学龄前儿童提供碳水化合物、蛋白质、B族维生素和膳食纤维，应该是膳食的主体。在食物搭配上注意粗细搭配、荤素搭配，营养全面。坚持每日喝奶习惯，以不影响主要膳食摄入为原则。每天足量饮水，避免含糖饮料。

2. 科学烹调，色香味美，促进食欲 烹调方式要符合学龄前儿童的消化功能和特点，宜采用蒸、煮、炖、煨等烹调方式制作松软可口膳食，减少高温油炸、烟熏食物摄入。该时期儿童膳食要单独制作。特别注意要完全去除皮、骨、刺、核等大豆、花生等坚果类食物，应先磨碎，制成泥糊浆等状态进食。食品的温度适宜、软硬适中，易被儿童接受。食物制作要注意色香味形，促进孩子食欲。口味以清淡为好，不应过咸、油腻和辛辣，尽可能少用或不用味精或鸡精、色素、糖精等调味品。家长应鼓励儿童参与家庭食物选择和制作过程，以吸引儿童对各种食物的兴趣，享受烹饪食物过程中的乐趣和成就。

3. 不偏食，不挑食，培养良好的膳食习惯 为儿童营造安静、舒适的进餐环境，不要在吃饭时看电视、玩玩具，更不能在就餐前责备和打骂孩子。应让孩子养成自己就餐习惯。饮食要定时、定量、定点，不偏食，不挑食，不要暴饮暴食，注意饮食卫生。

4. 膳食制度合理，餐次比例恰当 学龄前儿童活泼好动，胃容量相对较小，肝糖原储备较少，因此容易饥饿。每天应以4～5餐为宜，3次正餐，2次加餐。一日三餐的能量分配为：早餐30%，午餐35%，晚餐25%，加餐点心10%左右。

5. 食量与体力活动要平衡，保证正常体重增长 进食量和体力活动是控制体重的两个主要因素。如果进食量过大而活动量不足，则多于能量会以脂肪形式在体内储存，久而久之发生肥胖；如果活动量大而进食量小，则易引起消瘦、营养不良和生长发育迟缓。要保持进食量和能量消耗之间的平衡。要积极鼓励儿童参加户外游戏和活动，每天看电视、玩平板电脑的累计时间不超过2小时。

二、学龄儿童的营养与膳食

学龄儿童是指从6岁到不满18岁的未成年人。该阶段儿童处于学习阶段，生长发育迅速，对能量和营养素的需要相对高于成年人。均衡的营养是儿童智力和体格正常发育、乃至一生健康的基础。这一时期也是饮食行为和生活方式形成的关键时期。

（一）学龄儿童的生理特点

该时期是儿童发育到成年人的过渡时期，是体格和智力发育的关键时期。该阶段的儿童生长迅速、代谢旺盛，每年体重约增加2～3kg，身高每年可增高4～7cm。通常女孩子从10岁起，男孩子从12岁开始进入青春发育期。青春期是人一生中第二个生长发育高峰。体重每年增加2～5kg，个别可达8－10kg；身高每年可增加2cm，个别可达10～12cm。这一时期，人体第二性征开始出现，生殖器官和内脏功能逐渐发育成熟，大脑功能和心理发育也进入高峰，是人一生中最有活力的时期。女孩子的青春期一般持续到17岁，男孩子持续到22岁。

第二性征是指除生殖器外，男女在外形（身材、形态、相貌、声音等方面）上的差异，是性发育的外部表现。例如，男孩子的肌肉越来越发达，呈现出肩膀宽阔、胸围较大的健壮身材，而女孩子则表现为骨盆变宽、肩部较窄的丰满体型。

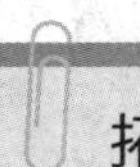

拓展阅读

“赶上生长” 现象

在儿童少年期，存在“赶上生长”现象。由于儿童少年正处于生长发育的关键时期，当出现营养不良或某些疾病（如较长时间发热或腹泻）时会导致儿童生长发育迟缓，身高、体重低于同年龄儿童。但是当这些阻碍因素被消除后，随着营养的充分补充和疾病痊愈，这些儿童就会以超过该年龄儿童组的正常速度迅速恢复生长，赶上同龄儿童的高度，这一现象即为“赶上生长”。对于疾病恢复期的儿童，应增加摄入鱼、肉、蛋、奶、新鲜蔬菜和水果等食物，充分补充优质蛋白、矿物质和维生素，使其尽快“赶上生长”，达到同龄儿童发育水平。

（二）学龄儿童的营养需要

儿童青少年时期是一个人体格和智力发育的关键时期，充足的营养摄入可以保证其体格和智力的正常发育，为成人时期乃至一生的健康奠定良好基础。青春期女性的营养状况会影响下一代的健康，更应予以关注。

学龄期儿童处于生长发育迅速阶段，合成代谢大于分解代谢，加之活泼好动，学习任务逐渐增加，体力、脑力活动量很大，因此按每千克体重计他们的能量和营养素需要均高于成年人。为满足儿童少年生长发育和学习、生活需要，必须保证供给充足的蛋白质，蛋白质提供能量应占全天总能量的12%～14%，优质蛋白应占总蛋白一半以上。脂肪的适宜摄入量占总能量的25%～30%。碳水化合物适宜摄入量占总能量的55%～65%。

为使各组织器官达到正常的生长发育水平，必须保证钙、铁、锌、碘等各种矿物质和维生素A、维生素D、维生素C等各种维生素的摄入，预防营养素缺乏病的发生。各种矿物质及维生素的参考摄入量见表4－9、表4－10。

表4－9　中国学龄儿童矿物质参考摄入量（RNI）

年龄	钙	磷	钾（AI）	钠（AI）	镁	铁	碘	锌	硒
	mg/d	mg/d	mg/d	mg/d	mg/d	mg/d	μg/d	mg/d	μg/d
7岁～	10000	470	1500	1200	220	13	90	7.0	40
11岁～	1200	640	1900	1400	300	男15 女18	110	男10.0 女9.0	55
14岁～18岁	1000	710	2200	1600	320	男16 女18	120	男11.5 女8.5	60

注：数据来源于2013年《中国居民膳食营养素参考摄入量》

表4-10 中国学龄儿童维生素参考摄入量（RNI）

年龄	维生素A	维生素D	维生素E（AI）	维生素B_1	维生素B_2	烟酸	维生素C
	μg RAE/d	mg/d	mgα-TE/d	mg/d	μg/d	mgNE/d	μg/d
7岁~	500	10	9	1.0	1.0	男11 女10	65
11岁~	男670 女630	10	13	男1.3 女1.1	男1.3 女1.1	男14 女12	90
14岁~18岁	男820 女630	10	14	男1.6 女1.3	男1.5 女1.2	男16 女13	100

注：数据来源于2013年《中国居民膳食营养素参考摄入量》

（三）学龄儿童的合理膳食原则

1. 平衡膳食，规律进餐 学龄儿童的膳食应为食物多样、谷类为主的平衡膳食，并且摄入足量的鱼、禽、蛋、奶、豆类和新鲜蔬菜水果，每日优质蛋白质摄入应占总蛋白的50%以上。每日三餐定时、定量。早餐提供的能量应占全天总能量的25%~30%、午餐占30%~40%、晚餐占30%~35%。每天必须吃早餐，早餐应包括谷薯类、禽畜肉蛋类、奶类或豆类及其制品和新鲜蔬菜水果等食物，保证营养充足。三餐不能用糕点、甜食或零食代替。饮食要清淡。少吃含高盐、高糖和高脂肪的快餐。

2. 零食合理，不饮酒，少喝含糖饮料 零食是指一日三餐以外吃的所有食物和饮料，不包括水。恰当选择零食可以补充正餐缺乏的能量和营养素。家长应指导儿童少年选择干净卫生、营养丰富的食物作为零食，如奶制品、大豆及其制品或坚果、水果或能生吃的新鲜蔬菜。不吃油炸、高盐或高糖的零食。每天饮水800~1400ml，首选白开水，不喝或少喝含糖饮料，更不能饮酒。

3. 鼓励参加体力活动，避免盲目节食 我国儿童青少年肥胖率逐年增加，而有规律的运动、充足的睡眠与减少静坐时间可促进儿童生长发育、预防超重肥胖的发生，并能提高他们的学习效率。建议儿童少年要增加户外活动时间，做到每天累计至少60分钟中等强度以上的身体活动，其中每周至少3次高强度的身体活动（包括抗阻力运动和骨质增强型运动）。每天用电脑、看手机等视频时间不超过2小时，越少越好。青春期女生不能因追求以瘦为美的体型而盲目节食，应调整膳食结构、加强运动，在医生或营养师指导下科学控制体重。

拓展阅读

《中国学龄前儿童膳食指南（2016）》

对于学龄前儿童膳食，应在一般人群膳食指南的基础上，补充以下内容：
◇ 规律就餐，自主进食不挑食，培养良好的饮食习惯。
◇ 每天饮奶，足量饮水，正确选择零食。
◇ 食物应合理烹调，易于消化，少调料、少油炸。
◇ 参与食物选择与制作，增进对食物的认知与喜爱。
◇ 经常户外活动，保障健康生长。

《中国学龄儿童膳食指南 （2016）》

对于学龄儿童膳食，应在一般人群膳食指南的基础上，补充以下内容：

◇ 了解食物，学习烹饪，提高营养科学素养。

◇ 三餐合理，规律进餐，培养良好饮食习惯。

◇ 合理选择零食，禁止饮酒，多饮水少喝含糖饮料。

◇ 不偏食节食不暴饮暴食，保持适宜体重增长。

◇ 增加户外活动，保证每天活动60分钟。

第五节　老年人营养

老年人由于身体器官功能与生理的改变，以及家庭、经济和社会环境等因素的综合影响，可出现多种营养问题，其中营养不足和营养过剩的问题比较常见。与此同时，老年人群又是慢性病高发群体。根据国家卫生计生委信息中心统计，我国60岁以上人群慢性病总体患病率为540.3‰，人均患病天数为64天。营养状况与慢性病相互影响，加重老年人健康损害程度。合理营养有助于延缓衰老、防治老年常见慢性病和并发症，提高生活质量，促进健康老龄化。

一、老年人的生理变化

人体进入老年期后主要的生理变化是身体成分改变和器官功能障碍。表现在，老年人易出现体重减少，体脂比例增加，关节柔韧性不同程度降低。肝肾功能、糖耐量、最大耗氧量、神经传导速度等随着年龄增加而逐渐下降。这些变化都会影响老年人营养代谢和营养需求。

（一）老年人的新陈代谢发生改变

新陈代谢是机体生命活动的基本特征，包括物质代谢和相伴的能量代谢。人体进入老年期后，新陈代谢逐渐发生改变，主要表现在机体的合成代谢降低、分解代谢增强，基础能量代谢下降。

拓展阅读

营养物质代谢和能量代谢的关系

糖、脂肪、蛋白质三种营养物质，经消化转变成可吸收的小分子营养物质而被吸收入血，在细胞中，这些营养物质经过同化作用（合成代谢），构筑机体的组成成分或更新衰老的组织，同时经过异化作用（分解代谢）分解为代谢产物。在分解代谢过程中，营养物质蕴藏的化学能释放出来，经过转化便成了机体各种生命活动的能源。而在合成代谢过程中需要能量供给。可见，在营养物质的代谢过程中，物质的变化与能量的代谢是紧密联系的。

1. 物质代谢功能改变　随着年龄的增长，老年人机体的合成代谢降低，分解代谢增高，合成与分解代谢失去平衡，容易出现负氮平衡、细胞功能下降。另外，随着年龄增高，人体的胰岛素分泌能力减弱，组织对胰岛素的敏感性下降，可导致葡萄糖耐量下降。

2. 基础代谢率下降 机体的基础能量消耗随年龄的增长而降低。与中年人相比，老年人的基础代谢率（BMR）降低15%～20%。这主要与老年人肌肉占体重的比重大大降低、骨总矿物质减少、机体合成代谢降低分解代谢增高等方面有关。

（二）老年人的体成分发生改变

正常生长发育的机体在20～35岁肌肉含量和骨密度达到对高峰，此后，随着年龄的增长，体内肌肉组织逐渐减少而脂肪组织逐渐增加，其变化程度与饮食习惯和体育运动量的多少有密切关系。此外，脂肪在体内储存部位的分布也有所改变，有一种向心性分布的趋势，即由肢体逐渐转向躯干。体成分改变的具体表现为：

1. 细胞数量减少 突出表现为肌肉组织的重量减少而出现肌肉萎缩，易患肌肉衰减症。肌肉衰减症是一种年龄相关的肌肉组织丢失，与肌力减退、功能受限、失能和心血管功能及代谢健康受损相关。

2. 体内水分含量减少 主要为细胞内液减少。女性从30岁到80岁总体水分减少17%，男性减少11%。细胞内液的减少主要与廋组织（其中73%为水分）的减少有关。

3. 骨组织矿物质减少、骨密度降低 正常人在30～35岁时骨密度达到最高峰，随后逐渐下降，到70岁时可降低20%～30%。女性在绝经后，雌激素分泌不足，骨质减少更为明显，40～50岁骨质疏松发生率为15%～30%，60岁以上可达60%。老年人骨密度降低与营养不良、低体重、维生素D和钙摄入不足、缺乏体育锻炼、性激素水平下降等因素有一定关系。

（三）老年人的器官功能发生改变

随着年龄的增高，老年人的消化功能、心肺功能、肝肾功能、免疫功能、内分泌功能、神经功能等都有不同程度下降。

（1）消化系统功能减退 老年人消化器官功能随着衰老而逐渐减退，如由于牙齿的脱落而影响到对食物的咀嚼；由于味蕾、舌乳头和神经末梢的改变而使味觉和嗅觉功能减退；胃酸和胃蛋白酶分泌减少使矿物质、维生素和蛋白质的生物利用率下降；胃肠蠕动减慢，胃排空时间延长，容易引起食物在胃内发酵，导致胃肠胀气。胆汁分泌减少，对脂肪的消化能力下降。此外，肝脏功能下降也会影响消化和吸收功能。

（2）视觉和听觉及味觉等感官反应迟钝、常常无法反映身体对食物、水的真实需求。

（3）脂质代谢能力降低 易出现血甘油三酯、总胆固醇和低密度脂蛋白胆固醇（LDL-c）升高，高密度脂蛋白胆固醇（HDL-c）下降的现象。

（4）免疫功能下降 老年人胸腺萎缩、重量减轻，T淋巴细胞数目明显减少，因此免疫功能下降，容易罹患各种疾病。

（四）体内氧化损伤加重

人体组织的氧化反应可产生自由基。自由基对细胞的损害主要表现为对细胞膜，尤其损伤亚细胞器如线粒体、微粒体及溶酶体的膜的损害。自由基作用于膜上多不饱和脂肪酸形成脂质过氧化产物，如丙二醛（MDA）和脂褐素。随着衰老的进程，脂褐素在细胞中大量堆积，内脏及皮肤细胞均可发生，老年人心肌和脑组织中脂褐素沉着率明显高于青年人，如沉积于脑及脊髓神经细胞则可引起神经功能障碍。自由基除损害细胞膜产生脂质过氧化物以外，还可使一些酶蛋白质变性，引起酶的活性降低或丧失。

（五）因病长期服用药物影响营养素吸收

老年人既容易发生营养不良、贫血、肌肉衰减、骨质疏松等与营养缺乏和代谢相关的疾病，又是心血管疾病、糖尿病、高血压等慢性病的高发人群。很多人多病共存，长期服用多种药物，很容易造成食欲不振，影响营养素吸收，加重营养失衡状况。

二、老年人的营养需要

1. 能量 能量平衡取决于机体对能量的摄入和消耗。膳食中的碳水化合物、脂肪、蛋白质、脂肪和乙醇可以为机体提供能量。随着老年人基础能量消耗的降低、体力活动的减少，老年人对能量的需要逐渐降低。40 岁以后的能量供给每增加 10 岁下降 5%。合理的膳食能量的摄入主要以体重来衡量，以能达到并可维持理想体重为宜。一般而言，老年人的能量需要量因体力活动和生活模式不同，中国营养学会推荐，50～65 岁轻度身体活动水平的男性每日能量摄入量为 8.79MJ（2100kcal）、女性为 7.31MJ（1750kcal），65～80 岁轻度身体活动水平的男性每日能量摄入量为 8.58MJ（2050kcal）、女性为 7.11MJ（1700kcal）。

2. 蛋白质 老年人体内的分解代谢大于合成代谢，蛋白质的吸收利用率也较成年时降低，容易出现负氮平衡，故蛋白质摄入量不宜降低。但是由于老年人肝、肾功能降低，摄入蛋白质过多则可增加肝、肾负担。因此，膳食蛋白质应该以量足质优以维持氮平衡为原则。

一般认为，摄入量每天按 1.0～1.2g/kg 体重为宜，蛋白质供能占总能量的 12%～14%，其中优质蛋白质应占 1/3 以上。优质蛋白的摄入应以豆类蛋白为主，控制动物蛋白摄入，否则会引起动物脂肪摄入量过多，增加疾病风险。

3. 脂肪 由于老年人胆汁分泌减少和酯酶活性降低而对脂肪的消化功能下降，因此，脂肪的摄入量不宜过多。脂肪供能占膳食总能量的 20%～30% 为宜。而且，由饱和脂肪酸、单不饱和脂肪酸、多不饱和脂肪酸提供的能量分别占膳食总能量的 6%～8%、10% 和8%～10% 比较合适。注意控制胆固醇的摄入量，以每日不超 300mg 为宜。一些含胆固醇高的食物如动物脑、鱼卵、蟹黄、蛋黄、肝肾等食物不宜多食。

4. 碳水化合物 随着机体衰老，胰岛素分泌减少，组织对胰岛素的敏感性下降，糖耐量降低，老年人的血糖的调节作用常常减弱，容易发生血糖增高情况。并且，过多的糖在体内还可转变为脂肪，引起肥胖、高脂血症等疾病。因此建议老年人的碳水化合物提供的能量占总能量 55%～65% 为宜。老年人应降低单糖、双糖和甜食的摄入量，增加膳食中膳食纤维的摄入。

5. 矿物质

（1）钙：由于胃肠功能降低、胃酸分泌减少、维生素 D 合成减少等原因，老年人的钙吸收率较低（一般低于 20%）；同时，老年人对钙的利用和储存能力也下降，因此容易发生骨质疏松症。中国营养学会推荐老年人每天膳食钙的 RNI 男、女均为 1000mg/d，UL 为 2000mg/d。

（2）铁：老年人对铁的吸收利用率下降且造血功能减退，血红蛋白含量减少，易出现缺铁性贫血。铁摄入过多，则可以通过脂质过氧化引起膜损害，对老年人的健康带来不利的影响。中国营养学会推荐老年人铁的 AI 男、女均为 12mg/d，UL 为 42mg/d。

（3）钠：钠是细胞外最重要的阳离子，对于保持细胞外液和血容量的平衡、维持膜电位，营养物质的主动转运等有重要作用。高钠摄入常伴有高血压出现。因为随着年龄的增长和体内代谢状态的改变，高血压在老年人群中高发。同时考虑到老年人排泄钠的能力降低，老年人钠的摄入量不宜过高，中国营养学会推荐，老年人钠的 AI 为 1400mg/d。绝大部分的钠以氯化钠（即食盐）的形式摄入，除此之外，味精、苯甲酸钠、碳酸氢钠、碳酸钠等食品添加剂中也含有钠。火腿、咸肉、午餐肉等加工性食品，以及炸薯片、奶酪、熏鱼或罐装鱼、腌渍坚果等食品均属于高钠食品。食品的营养标签标示出了钠的含量。仔细阅读食品标签以避免不必要的钠摄入，是老年人限制钠摄入的有效途径。老年人每日钠盐摄入应不超过6g，高血压、冠心病患者应不超5g/d。

此外，微量元素硒、锌、铜和铬每天膳食中亦需有一定的供给量以满足机体的需要。

6. 维生素 老年人要注意补充维生素D、维生素E、维生素C、维生素B_2、叶酸等各种维生素，以促进代谢、延缓机体功能衰退、增强抗病能力。老年人户外活动减少使皮肤合成维生素D的功能下降，加之肝、肾功能衰退导致活性维生素D生成减少，同时机体对各种维生素的利用率下降，因此易出现维生素D等缺乏症状。维生素D的补充有利于防止老年人的骨质疏松症。维生素E是一种天然的脂溶性抗氧化剂，有延缓衰老的作用。维生素B_2在膳食中最易缺乏。维生素E和维生素C对保护血管壁的完整性，改善脂质代谢和预防动脉粥样硬化方面有良好的作用。叶酸和维生素B_{12}能促进红细胞的生成，对防止贫血有利。叶酸有利于胃肠黏膜正常生长，有利于预防消化道肿瘤。叶酸、维生素B_6及维生素B_{12}能降低血中同型半胱氨酸水平，有防治动脉粥样硬化的作用。

三、老年人常见的营养问题

随着年龄的增加，在中老年人群中容易出现营养过剩和营养不足问题。

1. 营养过剩 主要是能量摄入大于能量消耗所导致，与体力活动减少、膳食摄入量过多等有关。营养过剩不仅导致肥胖，而且脂肪细胞分泌一系列细胞炎性因子，会加重老年人原有疾病，如心血管疾病、肾脏病和糖尿病等。

2. 营养不足 老年人常常由于进食不足（偏食、厌食或素食），消化道结构改变或消化道激素分泌降低，活动减少，精神抑郁，合并糖尿病、慢性呼吸道疾病或其他慢性病等情况出现营养不足。主要表现为微量营养素缺乏。研究表明，在老年人常因钙缺乏、铁缺乏、高钠低钾等出现骨质疏松、骨折、牙质疏松、掉牙，贫血、血压增高、水肿等症状。维生素A、维生素C、维生素E等抗氧化维生素的缺乏，会使体内抗氧化能力减弱，慢性疾病发生风险增加。

能量、蛋白质或其他营养素摄入不足会导致体重下降、伤口愈合延迟、感染加重、脏器负担加重，加之氧供不足，毛细血管功能障碍及多种介质的参与，极易出现多脏器功能损害或衰竭，使老年人病死率明显增高。

四、老年人的合理膳食

合理膳食、均衡营养，能帮助老年人更好地适应身体功能的改变，努力做到减少和延缓疾病的发生和发展，延长健康的生命时间。

老年人的合理膳食原则包括：

（1）平衡膳食。积极参加体育活动，饮食饥饱适中，维持能量摄入与消耗的平衡，保持理想体重，BMI在18.5～23.9为宜，可适当放宽到26.9。

（2）多吃粗粮、大豆、新鲜蔬菜和水果等植物性食物。增加膳食纤维、β－胡萝卜素、维生素E、维生素C等维生素、钙、硒、锌、锰等矿物质及多酚类、异黄酮类等植物化学物的摄入，有利于延缓衰老。

（3）注重优质蛋白摄入，适量吃奶、蛋、鱼、禽、瘦肉和海产品。

（4）控制脂肪摄入。少吃荤油、肥肉、油炸食品、动物内脏、甜点等含胆固醇、饱和脂肪酸及能量较高的食品，减缓机体衰老过程。脂肪摄入量以占总能量的20%～30%为宜，对于预防高脂血症、糖尿病、冠心病等心脑血管疾病的发生有重要意义。

（5）食物选择荤素搭配、粗细搭配，烹调要讲究色香味、细软易于消化，饮食清淡少盐，足量饮水。不吸烟，少饮酒。餐次和能量在各餐中的比例可因人而异。

（6）定期参加适度的体力活动，心情愉快。运动和营养是相互关联的，有规律的锻炼身体可以改变体成分，保持健康体重，部分抵消衰老引起的身体成分变化，有利于预防心血管疾病、2 型糖尿病和骨质疏松、肌肉衰减症。

拓展阅读

《中国老年人膳食指南（2016）》

对于老年人膳食应该在一般人群膳食指南的基础上注意以下几点：

◇ 少量多餐细软；预防营养缺乏。

◇ 主动足量饮水；积极户外运动。

◇ 延缓肌肉衰减；维持适宜体重。

◇ 摄入充足食物；鼓励陪伴进餐。

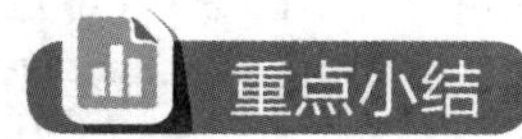

1. 本章重点

（1）孕妇、乳母的生理特点和膳食原则。

（2）母乳喂养的优点。

（3）婴幼儿、学龄前儿童、学龄儿童的生理特点和膳食原则。

（4）婴幼儿辅食的添加原则。

（5）老年人的膳食原则。

2. 本章难点

（1）孕妇、乳母、婴幼儿、学龄前儿童、学龄儿童及老年人的生理特点、消化吸收特点。

（2）孕妇营养不良对母亲和胎儿健康的影响。

目标检测

一、单项选择题

1. 胎儿出生时体内储备的铁，一般可满足多长时期内婴儿对铁的需要量（　　）。
   A. 1 个月　　B. 2 个月　　C. 4 个月　　D. 8 个月
2. 中国营养学会 2013 年修订的 DRIs 中建议孕中期每日增加能量摄入量（　　）。
   A. 0.63MJ（150kcal）　　B. 0.84MJ（200kcal）
   C. 1.26MJ（300kcal）　　D. 1.88MJ（450kcal）
3. 6 月龄男婴，采用母乳、牛奶混合喂养，未添加辅食，现出现皮肤黏膜苍白，易疲乏，食欲减退，烦躁不安等症状，检查：Hb 100g/L，游离原卟啉含量增高。其病因最可能是（　　）。

A. 钙缺乏　　B. 维生素D缺乏　　C. 铜缺乏　　D. 铁缺乏

4. 某产妇分娩一名脊柱裂女婴，最可能与其孕早期缺乏哪种营养素有关（　　）。

A. 钙　　B. 叶酸　　C. 硒

D. 烟酸　　E. 维生素A

5. 下列哪些矿物质在孕妇膳食中强调要增加（　　）。

A. 钙、氯、钠、钾　　B. 铁、锌、铬、锰

C. 钙、铁、锌、碘　　D. 铜、钙、碘、硒

6. 某农村乳母，由于营养摄入不足，现出现心慌，气短、头晕、眼花、疲乏等症状，检查发现皮肤、黏膜苍白，以上唇、口腔黏膜和甲床明显，实验室检查：Hb 90g/L，血清铁蛋白低于正常。若要改善其营养不良，膳食要求是（　　）。

A. 增加动物血及肝脏摄入　　B. 增加谷类食品摄入

C. 增加奶及奶制品摄入　　D. 增加新鲜蔬菜水果摄入

7. 学龄前儿童一日餐次应为（　　）。

A. 三餐　　B. 三餐一点　　C. 三餐两点　　D. 三餐三点

8. 儿童少年生长发育较快，对能量和营养素的需求相对（　　）于成年人。

A. 低　　B. 高　　C. 接近　　D. 等于

二、简答题

1. 老年人合理膳食原则是什么？
2. 试述母乳喂养有何优点？

（杨艳旭）

第五章

膳食指南与食谱编制

学习目标

知识要求 **1. 掌握** 合理营养的基本要求；膳食指南和膳食宝塔的主要内容；食谱编制的基本原则；计算法编制食谱的基本步骤。

2. 熟悉 世界范围内膳食结构类型；膳食指南和膳食宝塔的应用原则；食谱的概念、编制目的、评价和调整。

3. 了解 了解确定用餐者的营养供应目标；中国居民传统的膳食结构和变化趋势。

技能要求 1. 熟练掌握根据膳食指南和膳食宝塔评价膳食结构的能力。

2. 学会计算法编制食谱的基本步骤，能够进行个性化食谱设计。

3. 能够对一日食谱进行评价和调整。

第一节 膳食指南

案例导入

案例：老李生活在上海，全家均是素食主义者，除了各种植物性食物，每天只食用牛奶和鸡蛋。他家的膳食习惯是植物性食物为主的膳食结构，但与周围的人不同，因此不能代表该地区和国家的膳食结构。从全国水平来看，不会因为该家庭不吃动物性食物而改变需要大量饲料的农业生产压力，也不会减少对水产品养殖的需求。即使在属于平衡膳食结构的日本，也有少数人膳食结构不合理；在以动物为主的美国，也有部分素食主义者。所以，三餐的食物选择是根据个人意愿，但膳食结构是大部分人的共同选择。

讨论：1. 什么是膳食结构？各个国家的特点如何？

2. 如何评价膳食结构是否合理？如何指导居民做到合理营养？

膳食指南（dietary guideline，DG）是由营养权威机构结合本国或本地的实际情况，以营养学原则为基础，指导大众选择食物、调整膳食而发布的指导性意见，主要目的是促进民众做到合理营养、改善机体健康状况。

膳食指南有近百年的历史。早在20世纪初期，国际营养界就在探讨如何将营养学的理论知识转变为公众可操作的建议，普通大众都能知道自己是否达到了健康饮食的要求。20世纪50年代，美国农业部开始建议大众每天食用4大类群的食品，包括谷物类、果蔬类、鱼肉类和乳制品类，保证得到全面的营养。1980年，美国农业部发布了第一版膳食指南。

1992 年，美国农业部又结合指南发布了更形象的“膳食金字塔”，对食物的摄入数量给出了直观的建议。在接下来的时间，美国的膳食指南每 5 年进行修订并发布，目前最新版本为 2005 年的膳食指南。

近年来，膳食指南工作受到越来越多的国家的关注和重视，许多国家都制订了的居民膳食指南，并不断地更新修正，使之发展为适合国情、服务于大众的健康膳食纲领。因为不同的饮食文化导致了不同的食物供应、不同的食物选择和利用以及不同的饮食偏好和烹调方法，各国的膳食结构差异也较大，所以各国的膳食指南也是不一样的。但膳食指南作为指导大众膳食的纲领，在膳食评价中常被引用，也是毋庸置疑的。

一、膳食结构

膳食结构是指膳食中各类食物的数量及其所占的比例。它不仅能反映人们的饮食习惯和生活水平，同时也能反映一个民族的传统文化、一个国家的经济发展水平以及一个地区的资源等多方面情况。

（一）世界范围内膳食结构类型

1. 以植物性食物为主的膳食结构—营养不良型（发展中国家模式） 目前，一些发展中国家的温饱问题已基本解决，但食物品种未得到极大丰富，膳食结构仍以植物性食物为主，代表国家为大部分东南亚和南亚国家。其膳食结构的主要特点有：

（1）能量基本可以满足需求，植物性食物提供的能量占总能量近 90%。

（2）动物性食物为辅，蛋白质和脂肪摄入量偏低，来自动物蛋白质的比例在 20% 以下，谷物食品消耗量大。

（3）食物加工程度低，以新鲜天然形态食用，豆类和奶类摄入量较为丰富，有利于冠心病和高脂血症的预防。

（4）营养缺乏病是这些国家人群的主要营养问题。

随着经济的发展，这种膳食结构会逐渐得到改善，脂肪和蛋白质摄入量将提高，可能向以动物性食品为主或动植物食物平衡的方向过渡。

2. 以动物性食物为主的膳食结构—营养过剩型（欧美发达国家模式） 多数西方欧美发达国家农业资源丰富，有能力生产大量畜产品。其膳食结构的主要特点有：

（1）“三高一低”的营养素供应特点，具体为高能量、高脂肪、高蛋白质、低膳食纤维。

（2）粮谷类食物消费量小。

（3）动物性食品消耗量大，肉、奶、蛋等食品成为一日膳食中的重要部分。

（4）食物的加工程度高，购买包装食品的比例高。

（5）食糖和油脂消费量大。

（6）优质蛋白质、各种维生素和钙、铁、锌等矿物质来源充足。

（7）营养过剩是主要健康问题，心脏病、脑血管病、恶心肿瘤已成为三大死亡原因。

近年来，这些国家已认识到膳食结构存在的诸多问题，大力倡导大众降低动物性食物、精制糖和油脂的消费量，同时增加蔬菜、水果以及全谷类食物的摄入量。

3. 动植物食物平衡的膳食结构—平衡膳食型（日本模式） 此种膳食结构属于比较理想的，包括以日本为代表的东方型。其膳食结构的主要特点有：

（1）每人每日能量供给水平不高，营养供应全面而平衡，膳食纤维丰富。

（2）保持以谷类为主的膳食习惯。

（3）主食多样，薯类、豆类、粗粮的消费量保持较高水平。

（4）动物食品丰富但不过量，动物蛋白质来源广泛，水产品占一半左右。

（5）精制糖和油脂的消费量不高。

（6）水果、蔬菜供给丰富，品种多样，含有较多的藻类和菌类。

4. 地中海膳食结构 以希腊、意大利等国家为代表的地中海型膳食结构，植物性食物比例较大，包括粮食、水果、蔬菜、豆类等食用量均高于大部分欧美国家，肉类略低。其膳食结构的主要特点有：

（1）饱和脂肪摄入量低，不饱和脂肪摄入量高。

（2）膳食富含植物性食物，主食摄入量较高，品种多样。

（3）常吃鱼禽，种类多样，少用红肉。

（4）饮用葡萄酒，主要烹调油脂为橄榄油。

（5）常吃蔬菜和水果，食物加工程度较低，以应季新鲜食物为主。

地中海膳食结构食物品种多样，动植物食物平衡。与欧美相比，饱和脂肪摄入量低，复合碳水化合物摄入量高，膳食纤维更为丰富，而居民心脑血管疾病发生率较低，近年来受到大部分发达国家的高度重视。

（二）中国居民的膳食结构

1. 传统的膳食结构 在中国，多数地区居民的传统膳食结构以植物性食物为主，不易造成肥胖和慢性疾病，如果搭配合理，也能有效控制地营养不良的问题。其主要特点如下：

（1）主食为谷类、豆类和薯类。

（2）蔬菜摄入量大，绿叶蔬菜品种繁多。

（3）肉类摄入量和奶类消费量偏低。

（4）有消费豆制品、谷豆类混合食用的传统。

（5）食物加工程度较低。

（6）碳水化合物供能所占比例较大，植物性蛋白质比例偏高，膳食纤维丰富。

（7）烹调油为植物油，饱和脂肪较低，动物脂肪的供能比例低。

2. 近年来膳食结构的变化趋势 近30年中，由于中国经济快速发展，膳食结构也进入转型期，与上述我国传统膳食结构有很大的差异。具体可以概括为两个方面：

（1）居民膳食质量明显提高

1）能量及蛋白质摄入得到基本满足，肉、禽、蛋等动物性食物消费量明显增加，优质蛋白比例上升。

2）农村居民膳食结构趋向合理，优质蛋白质占蛋白质总量的比例基本达到三分之一，脂肪供能比例增加，碳水化合物供能比例降低。

（2）城市居民膳食结构不尽合理

1）畜肉类及油脂消费过多，谷类食物消费偏低。

2）奶类、豆类制品摄入过低，仍是全国普遍存在的问题。

3）脂肪供能比达到35%，超过WHO推荐30%上限。

4）城市居民谷类食物供能比仅为47%，明显低于55%～65%的合理范围。

3. 目前中国营养与健康状况 虽然食物供应日渐丰富，但中国居民蔬菜，乳类、薯类、豆类摄入量低，目前要改善居民的营养状况存在着“双重压力”，一是减少某些营养素供应预防慢性疾病，二是增加微量营养素供应预防营养缺乏病。具体特点包括以下几点：

（1）农村儿童的发育不良问题有所改善，但主要微量营养素的缺乏问题并未得到明显改善。部分人群有缺铁性贫血问题，贫困地区儿童因缺乏多种营养素，生长发育不良问题较为突出。

（2）我国城乡居民缺铁性贫血、缺锌、维生素A不足等问题仍然不可忽视，维生素B_2

和维生素 B_1 的供应量也不足。

(3) 随着食物加工程度的不断提高，城市地区和农村富裕人群各种慢性病的发病率上升。

(4) 能量、脂肪、蛋白质过剩的问题与营养不良同时存在，居民的疾病模式从急性感染性疾病转为慢性非传染性疾病为主。

(5) 一些相对不发达的地区，微量营养素供给不足的问题依然普遍存在。

可见，要改善国民的营养状况、预防慢性疾病，就必须通过健康教育和政策引导，调整居民的膳食结构。比如应保持传统的以植物性食物为主的原则，遏制粗粮、薯类、豆类摄入量下降的趋势，保持主食多样化的饮食传统；奶类食品和豆制品的摄入量应适当增加，提高深绿色和橙黄色蔬菜的摄入量；贫困地区适当提高动物性食物的摄入水平，而富裕地区适当降低动物性食物的摄入量；大力提倡少油少盐的烹调方法等。

二、合理营养

合理营养是指每天从食物中摄入的能量和各种营养素的量及其相互间的比例，能够满足人体在不同生理阶段、不同劳动环境、不同劳动强度下的需要，使机体处于良好的健康状态。能达到合理营养要求的膳食称为平衡膳食或健康膳食，是能够促进人体健康、预防疾病的膳食。合理营养基本要求包括以下几点：

（一）食物新鲜卫生

食物本身应无毒害，不含有毒物质及致病微生物。如果食物发生腐败变质或被有害物质污染，营养素就会受到破坏，非但不能满足机体的营养需要，还会造成人体急性、慢性中毒或远期危害，危害健康。

（二）满足人体热能和营养需要

不同的年龄、性别、劳动强度和生理状态的个体其营养素需要量是有差异的，膳食所提供的营养素量必须适应其营养需要，既不能太多也不能太少，应以能满足膳食营养素摄入量标准 DRIs 为宜。

（三）食物能提供种类齐全、比例合适的营养素

平衡膳食应由多种食物组成，俗话说“没有不好的食物，只有不好的膳食”。任何一种食物都具有各自的营养特点，关键在于如何选择食物，使多种具有不同特点的食物搭配成合理的膳食。平衡膳食需要做到以下几点平衡：

1. 能量与维生素间的平衡 维生素 B_1、维生素 B_2、维生素 PP 与能量代谢有密切关系，所以它们的需要量都是随着能量需要量的增高而增加。如高脂肪膳食会大大提高机体对维生素 B_2 的需要量，而高蛋白膳食则有利于维生素 B_2 的利用和保存。

2. 三大热能营养素之间的比例 理想状况下，成人膳食中，脂肪提供能量占总能量的20% ~30%，蛋白质提供能量占总能量的 10% ~15%，碳水化合物提供能量占总能量的55% ~65%。

3. 必需氨基酸之间的平衡 膳食中必需氨基酸的合适比例，应参照合理的氨基酸模式，并合理安排膳食使混合膳食的比例趋向合理。

4. 无机元素之间的平衡 如钙补充过度会造成其他二价阳离子，如镁、锌、铜、铁等代谢紊乱；盲目补锌，会造成体内锌的集聚，而高锌状态不仅会损害免疫系统，还严重干扰铜的吸收，甚至诱发贫血。

5. 饱和脂肪酸、单不饱和脂肪酸、多不饱和脂肪酸之间的平衡 虽然饱和脂肪酸不宜摄入过多，但平衡膳食中包括食用油在内的所有膳食脂肪的比例应是 1∶1∶1。

6. 无机盐与维生素之间的平衡 如维生素 D 促进肠道对钙、磷的吸收；维生素 C 促进铁的吸收等。

7. 维生素之间的平衡 如维生素E能促进维生素A在肝脏内的储存；维生素B_1、B_2都能促进体内维生素C的吸收；膳食中缺乏多种B族维生素时会加剧维生素PP缺乏症的发展。

（四）合理加工烹调

合理加工烹调是实施平衡膳食的重要环节。但是对食物进行的任何处理都会影响其营养成分，在烹调时，要注意采取适当的方式，尽量避免过多破坏食物中的营养成分，尽量达到少油少盐的目标。

1. 加工烹调主要目的

（1）有利于食物的消化吸收。

（2）赋予食品特殊的风味。

（3）保证食用安全，尽量避免生食，充分加热食物。

（4）多种食物搭配，满足人体对各种营养素的需要。

2. 加工烹调时应注意的问题

（1）合理清洗、科学切配：如先洗后切，减少水溶性维生素的损失。

（2）烹调前原料的处理：如上浆挂糊。

（3）掌握火候、合理选择烹调方法：如急火快炒，选用蒸、煮等方法。

（4）注意食盐的合理使用：每人每天6g食盐。

（5）动物性食物的加热时间和温度充足：以便杀死寄生虫和致病菌。

（6）适量选择高纤维、慢消化的主食：如粗粮、全麦、豆类等，有利于提高饱感，控制食量。

（五）合理的膳食制度和进食环境

膳食制度是指把全天的食物定时、定质、定量地分配给食用者的一种制度，俗称食谱。两餐间隔的时间过长可引起明显的饥饿感甚至胃痛、血糖下降，工作能力也随之下降；时间短则无良好的食欲，会使进食和消化液分泌都减少，影响食物的消化与吸收。通常两餐间隔以4~5小时为宜，一日进食四餐比三餐好。按我国居民通常作息制度和习惯，一日进食三餐，间隔5~6小时，也比较合理。

1. 一日三餐食物的分配原则

（1）早餐：占全天总能量的25%~30%，以蛋白质、脂肪食物为主，辅以维生素以满足上午工作的需要。

（2）午餐：40%，碳水化合物、蛋白质和脂肪的供给均应增加。

（3）晚餐：30%~35%，应多吃含碳水化合物的食物及谷类、蔬菜等易消化的食物。

2. 合理膳食制度原则

（1）在饭前没有剧烈的饥饿感但有正常的食欲。

（2）营养素能被充分消化、吸收、利用。

（3）满足食用者生理和劳动的需要。

（4）适应食用者的工作制度。

良好的进食环境也是合理营养应具备的条件之一。现代人在进餐的同时也追求高于生存需要的精神享受和审美情趣，优美、舒适的环境可使进食者心情放松，消除疲劳，从而引起食欲，有利于食物的消化吸收。因此，进食环境应远离工作环境，餐厅布置整洁、明亮、优雅、舒适。

三、膳食指南

膳食指南通过多种途径，指导大众的膳食结构和饮食行为。如果说DRIs是能量和营养素的摄入目标，那么膳食指南则是食物结构和数量的选择依据。

（一）概念

膳食指南（dietary guideline）是根据营养学原则，结合各国实际，教育大众采用平衡膳食、合理营养，以达到促进健康的指导性原则。

通常，一般人群膳食指南应用于2岁以上的健康群体；另有特殊人群的膳食指南，针对其特性有说明指导意见，如婴幼儿、孕妇、乳母等。营养均衡是健康人群膳食指南的基础，也是核心内容，目前有国家还增加了食品卫生、运动等内容，日益成为人们健康生活的全面指导。

（二）主要内容

我国于1989年首次发布了《中国居民膳食指南》，在1997年和2007年分别进行修订。2016年5月13日，《中国居民膳食指南（2016）》在北京正式发布，是自1989年以来第三次修订。《指南》中包括一般人群、特殊人群、实践应用三个部分，在指导、教育人民群众采用平衡膳食、增强健康素质方面发挥积极作用。《指南》中包括的一般人群为2岁以上健康人，特殊人群包含孕妇乳母、婴幼儿、儿童青少年、老年、素食人群。提出6条核心推荐，具体建议如下：

1. 食物多样，谷类为主 每天的膳食应包括谷薯类、蔬菜水果类、畜禽鱼蛋奶类、大豆坚果类等食物。平均每天摄入食物12种以上，每周25种以上。

每天摄入谷薯类食物250～400g，其中全谷物和杂豆类50～150g，薯类50～100g。食物多样、谷类为主是平衡膳食模式的重要特征。

2. 吃动平衡，健康体重 各年龄段人群都应天天运动、保持健康体重。坚持日常身体活动，每周至少进行5天中等强度身体活动，累计150分钟以上；主动身体活动最好每天6000步。食不过量，控制总能量摄入，保持能量平衡。减少久坐时间，每小时起来动一动。

3. 多吃蔬果、奶类、大豆 蔬菜水果是平衡膳食的重要组成部分，奶类富含钙，大豆富含优质蛋白质。餐餐有蔬菜，保证每天摄入300～500g蔬菜，深色蔬菜应占1/2。天天吃水果，保证每天摄入200～350g新鲜水果，果汁不能代替鲜果。吃各种各样的奶制品，相当于每天液态奶300g。经常吃豆制品，适量吃坚果。

4. 适量吃鱼、禽、蛋、瘦肉 鱼、禽、蛋和瘦肉摄入要每周吃鱼280～525g、畜禽肉280～525g、蛋类280～350g，平均每天摄入总量120～200g。优先选择鱼和禽，吃鸡蛋不弃蛋黄。少吃肥肉、烟熏和腌制肉制品。

5. 少盐少油，控糖限酒 培养清淡饮食习惯，少吃高盐和油炸食品。成人每天食盐不超过6g，每天烹调油25～30g。控制添加糖的摄入量，每天摄入不超过50g，最好控制在25g以下。每日反式脂肪酸摄入量不超过2g。

足量饮水，成年人每天7～8杯（1500～1700ml），提倡饮用白开水和茶水；不喝或少喝含糖饮料。儿童少年、孕妇、乳母不应饮酒。成人如饮酒，男性一天饮用酒的乙醇含量不超过25g，女性不超过15g。

6. 杜绝浪费，兴新食尚 珍惜食物，按需备餐，提倡分餐不浪费。选择新鲜卫生的食物和适宜的烹调方式。食物制备生熟分开、熟食二次加热要热透。学会阅读食品标签，合理选择食品。多回家吃饭，享受食物和亲情。传承优良文化，兴饮食文明新风。

（三）应用

膳食指南是对健康人群的饮食指导，是一个理想目标。所以，在营养配餐中常常被用在以下两个主要方面。

1. 设计健康人食谱 膳食指南推荐了食物选择以及每日推荐食物种类和数量，包括谷类、蔬菜、水果、肉、奶及其制品、油、盐等。这些可以指导食谱设计，做到食物多样化和数量的建议。

2. 评价配餐计划 一般食谱设计完成后，可以根据膳食宝塔给出的食物种类和数量进行核对，评价食谱是否达到希望目标。

值得注意的是，任何权威组织想制订一个适合所有人的膳食都是困难的，也是不可能的。膳食指南只是个原则，不是分毫不差的标准。在实际工作中，需要因人而异，考虑饮食文化、身体、食物资源的差异以及特殊问题等，不被数字束缚。

四、膳食宝塔

（一）概念

中国营养学会于1998年首次颁布了适合我国国情的膳食指南宝塔。宝塔是膳食指南的量化和形象化的表达，也是人们在日常生活中贯彻膳食指南的方便工具。它提出了一个营养上比较理想的膳食模式。为了帮助大众在日常生活中实践《中国居民膳食指南(2016)》，专家组通过膳食宝塔形象化了每人每日应摄入的食物种类、合理数量及适宜的身体活动量，见图5－1。

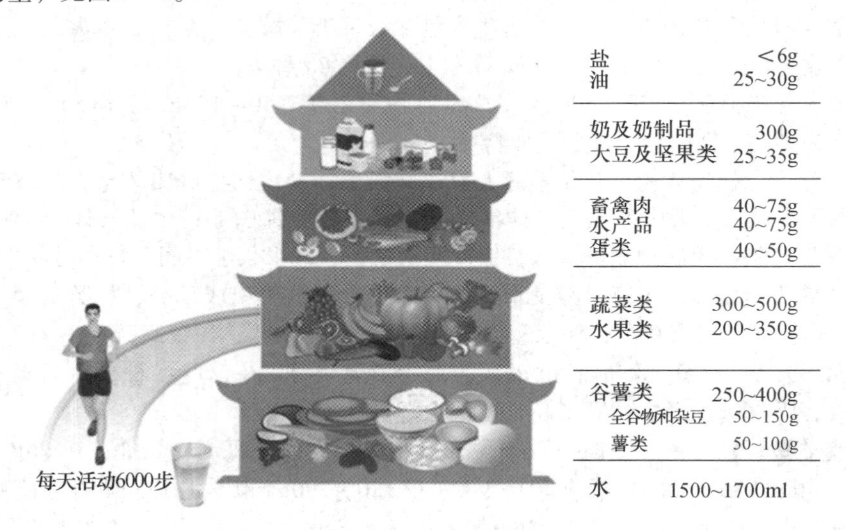

图5－1 2016版中国居民膳食宝塔

中国居民平衡膳食宝塔是将人们日常食用的五大类食物合理搭配，构成符合我国居民营养需要的平衡膳食模式。值得注意的是，宝塔建议的各类食物摄入量都是指食物可食用部分的生重。它建议的各类食物摄入量是平均值，健康成人每人每天膳食中应尽量包含其中的各类食物，但无须每日都严格按照其推荐量，而是在一段时间内，比如一周，各类食物摄入量的平均值符合建议量即可。

（二）主要内容

中国居民膳食宝塔共分为5层，其位置和面积反映了不同食物类别在膳食中的地位和摄入量差异。

1. 谷类、薯类和杂豆类食物位于第一层 每人每天应该吃250～400g。谷类包括面粉、粳米、玉米、小米等及其制品；薯类包括红薯、马铃薯等；杂豆包括大豆以外的其他干豆类，如红小豆、绿豆、芸豆等。主食的选择应重视多样化原则，粗细搭配，建议每人每天摄入50～150g粗粮或全谷类制品，每周5～7次。

2. 蔬菜水果位于第二层 每人每天应吃蔬菜300～500g、水果200～350g，蔬菜和水果各有优势，不能互相替代。它们是维生素、矿物质、膳食纤维的重要来源，水分多、能量低，能够保持身体健康、维持肠道正常功能、提高免疫力、降低患多种慢性病风险等。

3. 鱼、禽、肉、蛋等动物性食物位于第三层 每人每天应吃动物性食物120～200g，其中畜禽肉和水产品各40～75g、蛋类40～50g。我国大部分地区居民的肉类摄入仍以猪肉为主，但猪肉含脂肪较高，应尽量选择瘦肉或禽肉。鱼虾等水产品脂肪含量低，蛋白质丰富且易于消化，是优质蛋白质的良好来源。蛋类包括鸡蛋、鸭蛋、鹅蛋等，建议每日摄入不超过一个。

4. 奶类、大豆类食物及坚果位于第四层 奶类食物包括牛奶、羊奶和马奶等，常见的为牛奶。奶制品包括奶粉、酸奶、奶酪等，建议量相当于液态奶300g、酸奶360g、奶粉45g，有条件的可以多吃一些。其中，婴幼儿应选用符合国家标准的配方奶制品；中老年人、超重者和肥胖者建议选择脱脂奶或低脂奶；乳糖不耐受的人群可以选用酸奶或低乳糖奶及奶制品。

推荐每日摄入大豆及坚果类25～35g。坚果包括花生、瓜子、核桃、杏仁等，其蛋白质与大豆相似，居民可吃5～10g坚果替代相应量的大豆。大豆类食物包括黄豆、黑豆、青豆，豆制品包括豆腐、豆浆、豆腐干、千张等。

5. 烹调油和食盐位于第五层 脂肪摄入过多会增加肥胖、高血脂等多种慢性疾病发生风险，盐的摄入量过高也与高血压发生密切相关，因此建议我国居民养成清淡少盐的膳食习惯，每天烹调油不超过25～30g，尽量少用动物油；每天食盐摄入不超过6g（包括酱油和其他食物中的食盐，一般20ml酱油中含3g食盐）。

6. 水和身体活动 新膳食宝塔首次增加了水和身体活动的形象，证明足量饮水和增加身体活动的重要性。水是一切生命必需的物质，宝塔建议在温和气候条件下、轻体力活动成年人每日饮水1500～1700ml；在高温或强体力劳动时应适当增加。

目前我国大多数成年人身体活动不足，应改变久坐少动的不良生活方式，建议成年人每人每天应进行累计相当于步行6000步以上的身体活动，如果身体条件允许的话，最好进行30分钟中等强度的运动。

（三）应用原则

在使用膳食宝塔的时应当注意以下问题：

1. 确定适合自己的能量水平 膳食宝塔中建议的每人每天各类食物摄入量适用于一般健康成人，在实际生活中应根据个人年龄、性别、体重、身高、劳动强度、季节等情况进行适当调整。能量是决定食物摄入量的首要因素，而体重是判定能量平衡的有效指标。对于正常成人，每个人应根据自身的体重变化调整食物的摄入，主要调整含能量较多的食物。如年轻男性、体力活动大者和需要增加体重者应增加主食，以供应更多的能量；而中老年、体力活动少者和需要减肥者则应适当减少主食，选择低脂肪食物，避免能量过剩。

2. 根据自己的能量水平确定食物需要 膳食宝塔所推荐的食物摄入量仅是一个合理的比例目标，或一段时期当中的平均值，但无须每天都严格按照膳食宝塔建议的各类食物量吃。如烹调鱼比较麻烦，就不用每天吃鱼，可以改成每周吃2～3次鱼、每次150～200g。实际上喜欢吃鱼的多吃些鱼、吃肉的多吃些肉都可以，按照口味安排，一段时期内平均值基本符合宝塔要求即可。

3. 食物同类互换，调配丰富多彩的膳食 膳食宝塔中的每一类食物都包含许多品种，在同一类中的食物所含营养成分往往大体相似，在膳食中可以同类互换，简单地说就是以粮换粮、以豆换豆、以肉换肉。各种谷物之间可以互换以丰富主食的品种，豆类和各种豆制品可以互换，不同蔬菜之间也可互换，等等。比如每日需吃40g豆类及豆制品，应用此原则就可以变换出多种吃法，一是全量互换，即全换成相当量的豆浆或豆干；二是分量互换，如1/3换豆浆、1/3换豆腐、1/3换腐竹，早餐喝豆浆、中餐吃麻辣豆腐、晚餐吃凉拌腐竹。

掌握同类互换原则，就可以用膳食宝塔调配出丰富多样的膳食。在食物类别多样的基础上，品种也尽量实现多样化，选用多种形态、颜色和口感的食品原料，有利于摄入更全面的营养素和保健成分。

应用此原则还可以满足某些人群特殊膳食习惯的需要，如有些人由于宗教信仰、环保理念和口味习惯等选择素食，有些人因为身体或心理等原因不吃某一类动物性食品。这些习惯只需用其他食物类别进行替换，保证达到营养平衡即可。

4. 要因地制宜充分利用当地资源 我国幅员辽阔，各地的饮食习惯和特产不尽相同，平衡膳食食谱的设计应当充分利用各地的食物资源，与本地情况相适应。例如牧区可适当提高奶类摄入量；沿海地区可适当提高鱼及其他水产品摄入量；农村山区则可利用山羊奶及坚果等资源。由于地域、经济等所限无法采用同类互换时，也可用豆类代替奶类或肉类；用蛋类代替鱼类或肉类；不得已时也可用坚果代替大豆或肉、鱼、奶等动物性食物。

5. 要养成习惯，长期坚持 要想身体健康，必须长期坚持平衡膳食。应用膳食宝塔需要养成习惯、坚持不懈，才能充分体现其对健康的促进作用。

拓展阅读

1989年版膳食指南总计八条，内容为：食物要多样；饥饱要适当；油脂要适量；粗细要搭配；食盐要限量；甜食要少吃；饮酒要节制；三餐要合理。

1997年版膳食指南总计八条，内容为：食物多样，谷类为主；多吃蔬菜、水果和薯类；每天吃奶类、豆类及其制品；经常吃适量鱼、禽、蛋、瘦肉，不吃肥肉和荤油；食量与体力活动要平衡，保持适宜体重；吃清淡少盐的膳食；如饮酒应适量；吃清洁卫生不变质的食物。

第二节 食谱编制

案例导入

案例：某女生20岁，身高163cm，体重56kg，喜欢辛辣食物，喝牛奶过敏，无其他食物过敏史，未服用任何药物，准备考研，正在复习功课。作息时间为早七点起床，白天去学校图书馆学习，晚上回家继续读书，23点左右睡觉。

讨论：1. 根据该案例，如何为该女生确定一日各餐次能量分配？

2. 选择何种食物种类适合该女生目前状况？

食谱编制起源于发达国家，主要是要求具有供餐能力的集体单位提供营养配餐，包括中小学校、医院、幼儿园、老人院、军队、集体食堂等以营养需求较为一致的用餐者作为供餐对象的单位。当地政府或相关部门制订配餐标准，专业营养师进行配餐，并由政府给予一定补贴。目前国际上有47个国家实行学生营养餐，大部分发达国家还将学生营养餐写入法规当中，形成了完善的管理体系和制度。我国从20世纪90年代开始大规模地实施城市学生的营养餐，但范围不够普及，过程当中也存在着诸多问题。随着生活水平提高，大众营养意识的增强，很多家庭也希望进行营养配餐，使家人的日常膳食更为合理。

食谱的编制不仅要考虑到食物中营养素的种类和数量，而且还要保证食物采用合理的加工烹调处理，尽量减少营养素的损失，保证食物的可接受性和安全卫生，并且用餐者乐于接受。食谱编制和评价，是每一个食品与营养工作者必须掌握的基本技能。

一、概述

（一）概念

将每日各餐主、副食的品种、数量、烹调方法、用餐时间排列成表，称为食谱。基本内容包括用膳对象、每日餐次、用餐饭菜名称、食物种类及数量等。

一日食谱包括了用餐人一天当中的所有食物，是膳食营养素的来源。从大类来说，包括主食、副食、零食和饮料，其中主食主要提供碳水化合物，副食是指用餐时摄入的各种菜肴，而三餐之外的固体食物称为零食；从时间来说，包括早餐、午餐、晚餐和加餐。食谱的编制，可以是一餐食谱，如学生营养午餐、员工工作餐等；或是一日食谱，如家庭食谱、寄宿学校食谱等；或是一周食谱，如幼儿园食谱等。

（二）食谱编制的目的

1. 合理调配膳食，保证食物多样化和营养合理化。
2. 可计算食用者每日或每餐营养素摄入量。
3. 反映膳食质量的好坏，便于监督和管理。
4. 便于成本核算。

（三）食谱编制的基本原则

1. 满足食用者的营养需要，营养素齐全，数量合适，比例合理，符合膳食参考摄入量。
2. 膳食组成合理，品种丰富，定时定量进餐，三餐营养分配合适。
3. 食物品种选择要合适，满足多样化的需求。
4. 食谱要切实可行，成本能够接受，必须考虑个人的饮食习惯。
5. 食物具有良好的可接受性，能引起食欲，加工、烹调要减少损失，提高消化吸收率。
6. 保证食品安全和卫生。
7. 掌握各类食物的营养特点，在保持充分营养素供应的同时按每个人的需要调换食物的品种，及时更换调整食谱。

（四）成年人食物的基本选择

1. 所提供食物品种多样。
2. 粮食类食物供给十分重要。
3. 有适当比例的动物性食物。
4. 蔬菜品种多样。
5. 清淡少油。

（五）确定用餐者的营养供应目标

食谱设计的营养供应目标既可能是个体，也可能是群体，两种人群的营养素目标确定方法有所不同。

1. 营养供应目标为个体 对个体来说，首先要了解其基本营养状况、健康状况、生活状态和体力活动水平。如果无特殊疾病、无需控制体重，没有特殊饮食需求，属于健康个体，还需要了解其体重，是否与标准人（女55kg，男65kg）一致。基本一致的人，可直接用DRIs的相应数值作为营养素供应目标；如果体重偏离较大，需要对能量和蛋白质的摄入量进行适当调整，其他微量营养素摄入量则无需调整。

食谱中的能量供应量需达到营养目标的90%～100%，并可按照具体情况适当调整。由于人和人的遗传因素、生活状态不同，能量供应目标应个性化。对于经常参加长跑、登山、健身等强体力活动者，可适当提高能量目标值，注意微量营养素的供应数量不能超过UL；如果有控制体重的需求，或年龄超过40岁而超重，则应适当降低能量供应。对于孕妇、乳母、儿童、青少年等营养需求较为旺盛的人群，要特别注意关键营养素的供应，如钙、铁、锌等，并提示用餐者自己注意用餐外食物来补充。

2. 群体营养目标的确定 营养配餐人员经常需要给集体单位、学校、幼儿园等进行食谱设计。由于就餐人员存在个体差异，导致营养目标的确定也比较复杂。

首先要评价群体是否均匀，简单地说就是从年龄、性别、体力活动水平、身体健康状况等方面是否基本一致。比如说，一个连队食堂或一个矿工食堂的全部就餐人员，都属于健康成年男性，体力活动均在一个水平上，就属于均匀性群体。但对于均匀性群体，也有个体差异。需要先了解此群体的平均营养素需求，按照能满足97%以上人群的营养需要来确定营养目标。

对于非均匀性群体的营养目标确定更复杂，但这属于普遍情况。例如，在一个单位食堂当中，既有男性，也有女性；包括各年龄阶层、不同工种、不同健康状况的人，营养素需求也有不同。此时最好能对人群进行划分，分别确定营养目标，特别是能量和蛋白质。其他微量营养素采用“就高不就低”的原则，只要在UL水平以下，就可避免营养素供应不足的风险。

（六）食物成分表

要进行营养素计算、食谱设计和营养配餐，必须掌握食物原料中的能量和营养素含量。因此，需要使用食物成分表，它通常包括常见食物和部分加工食物的能量、蛋白质、脂肪、碳水化合物、维生素、矿物质等成分的含量。

1. 概念 食物成分表（food composition tables，FCT）是描述各种食物成分及含量数据所构成的表格。一个国家或地区的食物成分表包括了当地常用食物的营养素数据。

我国的食物成分表中成分总计92个，包括能量和各种营养素38个、20种氨基酸、34种脂肪酸。另有10个左右植物成分数据。在《中国食物成分表2002》中，有数据表达的详细说明。

2. 主要内容

（1）食物 食物是食物成分表最重要的项目，包括原始食物和加工食品。其食物种类的多少，直接代表食物成分表的大小和质量。从使用角度来说，所包括的食物越多越好。但由于人力、物力、财力等各方面限制，没有任何一个国家或地区的食物成分表能覆盖所有食物。《中国食物成分表2002》和《中国食物成分表2004》共计收录2000余种食物。

（2）食物成分 食物成分是食物成分表的精华，它可以表现食物的主要营养特点、国家或地区的有关健康问题、营养学的发展状况、毒理学的认识等。比如，一些发展中国家，各种营养缺乏病是迫切需要解决的问题，需要有关蛋白质、能量、微量营养素等资料。但对于发达国家，心血管病、糖尿病、癌症等是最突出的问题，则需要能量、胆固醇、脂肪酸等数据。

3. 应用注意事项 食物成分表提供了大量的数据，但任何数据库都有局限性，如果应用或理解不当，也会带来很大误差。使用时需要注意以下几个问题：

（1）食物原料的重量分为“市品”和“食部”。前者是在市场购入时的重量；后者是去掉皮、核、骨、刺等不可食部分后，直接可以入口的重量。食物成分表中的数据均以食部为100g含量为基础，应用时很多食物重量应当查询“可食部”，换算成为可食部重量。

（2）食物是一种生物材料，成分具有变异性。食物成分表并不能准确地检测每一种食物样品的成分。因此，尽管可以利用食物成分表设计食谱，但营养素含量仍然是估计水平。

（3）食物成分表对于加工食品的有效性是有限的，并不能准确无误的预测其营养素水平，特别是对于在食品制作过程中添加或容易丢失的成分更为明显。

（4）食物成分表中的食物原料可能来自不同地区、属于不同品种，其营养素含量会有很大差异，在使用时需注意。对一些新品种，必要时应查询该品种的研究测定数据；对已给定的食品也会随着时间而改变，如生产者配方或市场淘汰，，使食物成分表中的数值无效。因此在使用食物成分表时，一定要选取最合适、最准确的食品使用。

（5）同一个名称的食物原料会有干品、鲜品、水发品、烹调品等含水量不同的数据，查询的时候应看清其水分含量。

二、个人食谱编制

食谱编制的方法可分为两种，一种是计算法，根据食物营养素含量，计算出食谱中能量和各种营养素的含量并对其进行评价；另一种是利用膳食指南和膳食宝塔以及食物交换表，对各类食物进行组合、替换的方法，不需要详细计算。对于专业人员，必须学计算法编制食谱的基本操作。虽然现在有营养配餐软件的帮助，但也需要学会计算的细节才能充分理解营养食谱的意义。

个人食谱编制从了解食谱的使用对象开始。需要了解的内容很多，包括年龄、性别、生理状况、体力活动、身体健康状况、职业特点、经济收入、宗教习俗、饮食习惯、烹调能力、食物过敏史等等。以下面案例谈谈如何根据使用对象确定食谱基本内容：

某初中三年级男生，15岁，身高174cm，体重67kg，身体健康，喜清淡，不吃动物内脏和红肉，没有食物过敏史，父母为工厂工人。

（1）确定能量和营养素供应目标　该个体身体状况处于正常范围，学习生活，无特殊锻炼，身体健康无疾病。可以按14～17岁青少年的DRIs来确定能量和营养素供应目标。

（2）确定膳食制度和供餐时间　该个体为有规律的学习生活，按生活起居状况和父母工作情况，确定餐次为3次。但考虑到初三学习较为辛苦，宜在上午和下午中间时段设一次加餐，晚上睡前可加夜宵。三餐的能量比可确定为早餐25%、午餐30%、晚餐30%，另有零食和加餐总计为15%。

（3）确定膳食成本　该个体家庭经济收入不高，可采用应季普通食物原料，限定食谱的整体成本为每日15元。

（4）确定营养素供能比例　按照健康状况和生理状态的要求，能量的来源比例应符合碳水化合物55%～65%、脂肪20%～30%、蛋白质10%～15%。考虑青少年正处于生长发育旺盛阶段，可以确定为碳水化合物56%、脂肪29%、蛋白质15%的比例。

（5）确定食物口味　该个体喜欢清淡，所以应按照其饮食习惯，不用刺激性调味品，如辣椒、胡椒等，确定该食谱为清淡、鲜美口味。

（6）确定烹调方法　该个体家庭有烹调能力，可以制作符合营养要求的简单、家常三餐。但在学校加餐时，注意采用容易入口的食材。

（7）确定避免某些不利健康或不接受的食物　该个体没有食物过敏史，但不吃动物内脏和红肉，所以应选用禽类、鱼类和水产品、蛋类作为动物性食物来源，避免使用本人忌讳的食材。

结合以上几点，就可以进行食谱的具体计算，步骤如下：

（一）能量需要量的确定

能量需要量的确定有以下三种方法，可根据具体情况自行选择。

1. 查表法　按照劳动强度、年龄、性别，查中国居民膳食营养素参考摄入量表 DRIs 来确定能量和各种营养素推荐摄入量。如轻体力劳动，30 岁，男性。查表后得该男性能量值为 2400kcal，其中三大营养素为脂肪占能量的 20% ~30%、蛋白质 75g（12.5%）、碳水化合物占能量的 55% ~65%。

2. 根据基础代谢率计算　参考表 5-1 和表 5-2，应用此公式计算：能量需要量 = 基础代谢 × 体力活动水平。如某炼钢厂工人，45 岁，79kg，男性，根据公式和表格可计算得：

该人一日能量需要量 = 基础代谢 x 体力活动水平 = [（11.6 × 79）+ 879] × 2.10 = 3770（kcal）

表 5-1　WHO 建议按体重计算基础代谢公式

年龄（岁）	基础代谢（kcal/d）（男）	基础代谢（kcal/d）（女）
0 ~3	（60.9 × W*）-54	（61.0 × W）-51
3 ~10	（22.7 × W）+495	（22.5 × W）+499
10 ~18	（17.5 × W）+651	（12.2 × W）+746
18 ~30	（15.3 × W）+679	（14.7 × W）+496
30 ~60	（11.6 × W）+879	（8.7 × W）+829
>60	（13.6 × W）+487	（10.5 × W）+596

注*：W 为体重（kg）。

表 5-2　中国成人活动水平分级

活动水平	职业工作时间分配	工作内容举例	体力活动水平（PAL）	
			男	女
轻	75% 时间坐或站立 25% 时间站着活动	办公室工作、修理电器钟表、售货员、酒店服务员、讲课等	1.55	1.56
中	25% 时间坐或站立 75% 时间特殊职业活动	学生日常活动、机动车驾驶、电工安装、车床操作、金工切割等	1.78	1.64
重	40% 时间坐或站立 60% 时间特殊职业活动	非机械化农业劳动、炼钢、舞蹈、体育运动、装卸、采矿等	2.10	1.82

3. 根据体质指数计算　DRIs 中的能量供给量标准只是提供了一个参考目标，实际应用中还要参照用餐人员的具体情况进行调整，以下通过实例来说明如何根据体质指数进行

计算:

已知该就餐者男性，年龄30岁，环卫工人，身高172.5cm，体重70kg。

(1) 步骤一：确定标准体重

标准体重（kg）= 身高 - 105

根据此公式判定身体营养状况：(实际体重 - 标准体重)/标准体重 × 100%

判定标准：±10%正常，±10% ~20%超重或瘦弱，±20%以上为肥胖或极瘦弱。

案例中，根据该人的身高，计算标准体重：

标准体重 = 172.5 - 105 = 67.5（kg）

那么，该人的营养状况为（实际体重 - 标准体重)/标准体重 × 100% = (70 - 67.5)/67.5 × 100% = 3.7%，<10%由此判断为该男子体重正常。

(2) 步骤二：计算体质指数BMI

体质指数BMI = 体重（kg)/身高^2（m^2）

中国的判定标准为：BMI < 18.5体质为偏瘦，BMI在18.5 ~ 23.9之间体质为正常，BMI≥24体质为超重，BMI≥28体质为肥胖。

在食谱中可根据BMI适当增加或减少每日摄入能量值，经计算该男子体质指数为23.5，判断为正常。

(3) 步骤三：确定每日每千克标准体重所需要的能量

表5-3 每日能量供给量表（kcal/kg标准体重）

体型	极轻体力劳动	轻体力劳动	中体力劳动	重体力劳动
消瘦	35	40	45	45 ~ 55
正常	25 ~ 30	35	40	45
超重	20 ~ 25	30	35	40
肥胖	15 ~ 20	20 ~ 25	30	35

(4) 步骤四：计算一天所需要的总能量

总能量 = 理想体重（kg） × 每千克标准体重所需要的能量

该男子体重正常，其劳动分级为中体力劳动，查表5-3得知，其标准体重能量需要量为40kcal/kg。所以，该男子全天的能量供给应为：

总能量 = 67.5 × 40 = 2700（kcal）。

(二) 计算产能营养素全日应提供的能量

能量的主要来源为蛋白质、脂肪和碳水化合物，为了维持人体健康，这三种能量营养素占总能量比例应适宜，一般蛋白质占10% ~15%、脂肪占20% ~30%、碳水化合物占55% ~65%，以上比例可以根据实际情况做出适当调整。以每日摄入总能量数乘以三大产能营养素各自的比例，即可到得三大产能营养素的一日能量供给量。

如已知某男子每日能量需要量为2700kcal，若三种产能营养素占总能量的比例取中等值分别为蛋白质占15%、脂肪占25%、碳水化合物占60%，则三种能量营养素各应提供的能量如下：

蛋白质 2700kcal × 15% = 405kcal

脂肪 2700kcal × 25% = 675kcal

碳水化合物 2700kcal × 60% = 1620kcal

（三）计算产能营养素全日需要量

计算出三种产能营养素的能量供给量后，还需将其折算为需要量，这是确定食物品种和数量的重要依据。由于食物中的产能营养素不可能全部被消化吸收，且消化率也各不相同，消化吸收后，在体内也不一定能够完全彻底被氧化分解产生能量。因此，食物中产能营养素产生能量如下关系换算，即1g碳水化合物在体内彻底氧化分解后产生4.0kcal能量、1g脂肪产生9.0kcal能量、1g蛋白质产生4.0kcal能量。

根据三大产能营养素的能量供给量及其能量折算系数，可求出全日蛋白质、脂肪、碳水化合物的需要量。

根据上一步的计算结果，可算出三大营养素需要量如下：

蛋白质 405kcal ÷ 4kcal/g = 101g

脂肪 675kcal ÷ 9kcal/g = 75g

碳水化合物 1620kcal ÷ 4kcal/g = 405g

（四）计算三种产能营养素每餐需要量

三餐的适宜能量分配比例为早餐30%、中餐40%、晚餐30%。根据上一步，已经得到的全天需要蛋白质101g，脂肪75g，碳水化合物405g，那么：

早餐：蛋白质 101g × 30% = 30g，脂肪 75g × 30% = 23g，碳水化合物 405g × 30% = 122g

中餐：蛋白质 101g × 40% = 40g，脂肪 75g × 40% = 30g，碳水化合物 405g × 40% = 162g

晚餐：蛋白质 101g × 30% = 30g，脂肪 75g × 30% = 23g，碳水化合物 405g × 30% = 122g

（五）确定主副食品种和数量

已知三种能量和营养素的需要量，根据食物成分表，就可以确定主食和副食的品种和数量。

1. 确定主食品种和数量 由于粮谷类是碳水化合物的主要来源，因此主食的品种和数量主要根据各类主食的品种来确定。注意根据用餐者的饮食习惯来确定，如北方习惯以面食为主、南方则以大米居多。

根据上一步结果，早餐中应含有碳水化合物122g，设定以小米粥和馒头（富强粉）为主食，并分别提供20%和80%的碳水化合物。

查食物成分表得知，每100g小米粥含碳水化合物为8.4g，每100g馒头（富强粉）含碳水化合物为44.2g，则：

所需小米粥重量 = 122g × 20% ÷（8.4/100）= 290g

所需馒头重量 = 122g × 80% ÷（44.2/100）= 220g

2. 确定副食品种和数量 根据三种产能营养素的需要量，首先根据碳水化合物确定了主食的品种和数量，接下来根据蛋白质确定副食的品种和数量。

除了谷类食物能提供的蛋白质，蛋白质广泛存在于动植物性食物中，特别是各类动物性食物和豆制品还是优质蛋白质的主要来源。因此，副食品种和数量的确定应在已确定主食用量的基础上，依据副食应提供的蛋白质重量来确定。

具体计算步骤如下：

（1）计算主食中含有的蛋白质重量。以上一步的计算结果为例，已知该用餐者午餐应含碳水化合物162g。假设以馒头（富强粉）、米饭（大米）为主食，并分别提供50%的碳水化合物，由食物成分表得知，每100g馒头和米饭含碳水化合物分别为44.2g和25.9g，按上一步的方法，可算得馒头和米饭所需重量分别为184g和313g。

由食物成分表得知，100g馒头（富强粉）含蛋白质6.2g、100g米饭含蛋白质2.6g，则：

$$主食中蛋白质重量=184g\times(6.2/100)+313g\times(2.6/100)=20g$$

（2）用应摄入的蛋白质重量减去主食中蛋白质重量，即为副食应提供的蛋白质重量。以上一步的计算结果为例，已知该用餐者午餐应含蛋白质40g，则：

$$副食中蛋白质重量=40g-20g=20g$$

（3）设定副食中蛋白质的2/3由动物性食物供给，1/3由豆制品供给，据此可求出各自的蛋白质供给量。以上一步的计算结果为例，则：

$$动物性食物应含蛋白质重量=20g\times66.7\%=13g$$
$$豆制品应含蛋白质重量=20g\times33.3\%=7g$$

（4）查表并计算各类动物性食物及豆制品的供给量。若选择的动物性食物和豆制品分别为猪肉（脊背）和豆腐干（熏），由食物成分表可知，每100g猪肉（脊背）中蛋白质含量为20.2g，每100g豆腐干（熏）的蛋白质含量为15.8g，以上一步的计算结果为例，则：

$$猪肉（脊背）重量=13g\div(20.2/100)=64g$$
$$豆腐干（熏）重量=7g\div(15.8/100)=44g$$

（六）确定蔬菜量

确定了动物性食物和豆制品的数量，就可以保证蛋白质的摄入，最后微量营养素和膳食纤维选择蔬菜补齐。蔬菜的品种和数量可根据不同季节市场的蔬菜供应情况，以及考虑与动物性食物和豆制品配菜的需要来确定。根据平衡膳食的要求，设计食谱时，必须调配足够的蔬菜和水果，以保证各种维生素和无机盐的摄取，通常每人每日进食蔬菜量应为500克，其中最好有一半是绿叶菜类，特别是深绿色最佳。由于各种蔬菜的营养特点不同，以少量多品种的原则进行配制。

（七）确定纯能量食物的量

油脂的摄入应以植物油为主，有少量动物脂肪摄入。由食物成分表可知每日摄入各类食物提供的脂肪含量，将需要的脂肪总含量减去食物提供的脂肪量即为每日植物油供应量。

根据上述例子，查食物成分表得知午餐中100g瘦猪肉含脂肪6.2g、100g豆腐含脂肪3.7g、100g小米含脂肪3.1g、100g粳米含脂肪0.6g，则

$$植物油\ 30-313\times0.6\div100-64\times6.2\div100-44\times3.7\div100=23g$$

（八）食谱编制

根据计算的每餐主副食用量，编制一日食谱，早餐、午餐、晚餐的能量分配在30%、40%、30%左右即可。

表5－4　一日食谱

餐次	食物名称	原料名称	用量（g）
早餐	馒头	富强粉	220
	小米粥	牛奶	290
	火腿肠	火腿肠	20
	凉拌菠菜	菠菜	100
午餐	红豆米饭	粳米	150
		红豆	20
	肉片青椒	猪肉	50
		青椒	100
	凉拌豆腐丝	豆腐干	50
	炒三丝	胡萝卜	50
		土豆	50
		芹菜	100
	香蕉	香蕉	100
晚餐	打卤面	富强粉	50
		苦荞麦粉	50
		西红柿	125
		鸡蛋	50
	香酥鲫鱼	鲫鱼	50
	苹果	苹果	100
	酸奶	酸奶	200

注：全日烹调油25g，食用盐6g，水1500ml。

三、食谱评价与调整

制定食谱时，不必严格要求每份食谱的能量和各类营养素均与DRIs保持一致。一般情况下，每天的能量和三种产能营养素摄入量出入不是很大，其他营养素不超过UL，以一周为单位进行计算、评价即可。

（一）定性评价

以表5－4的食谱为例进行以下几个方面的定性评价：

1. 食谱中所含的食物类别是否齐全？是否满足多样化？

该食谱中共有18种不同的食物原料，包括了谷类、豆类、薯类、奶类、肉类、蔬菜、水果等多个类别，基本符合食物多样化要求。

2. 食谱中主食是否加入了粗粮、薯类或淀粉豆类？

该食谱含有一种粗粮（苦荞麦）和一种淀粉豆类（红豆）。

3. 食谱是否用豆制品或水产品替代一部分肉类？

该食谱中午餐有豆制品；而晚餐没有肉类，用水产品替代。

4. 食谱中是否有奶制品？如果没有乳制品，是否有足够的豆制品和绿叶蔬菜来供应钙？

该食谱中有酸奶，也有豆制品和绿叶蔬菜，钙的供应充足。

5. 蔬菜中是否有200g以上深色蔬菜，颜色是否多样？

该食谱中有菠菜、青椒、西红柿、芹菜，均属于深色蔬菜，颜色多样，数量充足，可提供不同类型的抗氧化物质。

6. 动物性食物是否考虑到了选择低脂食材?

该食谱中鲫鱼、酸奶均为低脂食材。

7. 烹调方法是否合理? 油盐是否适量?

该食谱烹调方法无油炸、烧烤等处理，简便易行。每餐都有凉拌菜，烹调油和食盐用量在限量之内。

8. 是否摄入了过多零食?

该食谱含水果200g，没有其他零食。

9. 食物的成本是否符合要求?

该食谱适合普通家庭使用，所选原料价格均较为低廉。

在编排一周食谱时，用同样的方法和步骤，根据就餐者的膳食习惯，了解与本地区的食物资源，如市场各种主副食的供应情况、价格变化等。选择食物应注意来源和品种的多样性，做到有主有副、有精有粗、有荤有素、有凉有热、有干有稀，保证所有个体的各种营养需要。食物调整的基本原则是主食粗细合理安排，合理调换食物原料和烹调方法，尽量做到一周内没有过多的重复。

（二）定量评价

1. 评价食物所含营养素

步骤一：从食物成分表中查出每100g食物所含营养素的量，算出每种食物所含营养素的量，计算公式为：

食物中某营养素含量 = 食物量（g）×可食部分比例×100g食物中营养素含量/100

步骤二：将食物中各种营养素分别累加，算出一日食谱中三种能量营养素及其他营养素的量。

步骤三：将计算结果与中国居民膳食中营养素参考摄入量中同年龄同性别人群的水平比较，进行评价。一般认为，能量可有±5%出入，其他营养素允许有±10%的出入，即摄入量占供给量的百分比在90%～110%范围内均正常；若低于80%，说明体内贮存量降低，可能出现缺乏症状；若低于60%，说明严重不足，易引起缺乏症。

表5－5　每人每日营养素摄取量计算表

食物名称	重量（g）	能量（kcal）	蛋白质（g）	脂肪（g）	碳水化合物（g）	维生素A（μgRE）	胡萝卜素（μg）	硫胺素（mg）	核黄素（mg）	维生素C（mg）	维生素E（mg）	钙（mg）	钾（mg）	钠（mg）	铁（mg）	锌（mg）
合计（摄入量）																
供给量标准（分男、女）																
摄入量/供给量×100%																

2. 评价三种供能营养素的供能比例 根据蛋白质、脂肪、碳水化合物的能量折算系数，分别计算三种营养素提供的能量以及占总能量的比例。

表5-6 每人每日三大营养素占总热量百分比

类别	摄取量（g）	能量系数	产生能量/总能量（%）	适宜能量百分比（%）
蛋白质		4		10~15
脂肪		9		20~30
碳水化合物		4		55~65
总计				

3. 评价优质蛋白质比例 动物性及豆类蛋白质占总蛋白质比例应该超过1/3，接近一半，才可认为优质蛋白质的供应量比较适宜。

表5-7 蛋白质来源比例

食物类别	重量（g）	百分比（%）
动物性食物		
豆类及其制品		
其他植物性食物		
合计		

4. 评价三餐提供能量的比例 将早、午、晚三餐的所有食物提供的能量分别按餐次相加，得到每餐摄入的能量，然后除以全天摄入的总能量，评价是否符合3∶4∶3的比例。

5. 评价膳食模式和食物种类 根据中国居民膳食指南、中国居民膳食宝进行评价。

6. 食谱综合评价 根据以上计算和评价，对调查结果和存在问题提出改进意见，进行调整。

由于计算法编制食谱较为复杂，目前开发出了很多营养配餐软件，应用数据库的帮助，可以快速地设计食谱。但使用软件进行计算时，很难知道某一种食物对于某营养素供应的意义，很难找到改进的方向。同时，软件的弱点是不能与时俱进、设计出创新的菜肴，也不能在设计个性化食谱时确定所有的参数。所以，对于专业人员来说，应首先学会手动配餐，掌握熟练后再用软件帮助，提高工作效率。

拓展阅读

我国成年居民较为常见的过敏食物是各种水产品，如鱼类、螃蟹、虾、贝类等，也有少数人对牛奶、鸡蛋、花生、菠萝、猕猴桃等食物过敏。由于家族遗传因素，少数人对蚕豆有严重的溶血反应，甚至致命。儿童由于免疫系统尚未健全，过敏现象更为多见。所以，专业营养工作人员在制定食谱前，应当首先询问相关情况，排除过敏食物原料，避免出现意外情况。

重点小结

1. 本章重点

（1）中国居民膳食指南和膳食宝塔内容。

（2）合理营养基本要求。

（3）个人食谱编制的评价。

（4）食谱编制的目的和基本原则。

2. 本章难点

（1）如何应用膳食指南和膳食宝塔改善膳食结构。

（2）个人食谱编制的计算步骤。

目标检测

一、单项选择题

1. 中国膳食宝塔建议每人每天应吃蔬菜（　　）。
   A. 200～400g　　B. 300～400g　　C. 200～500g　　D. 300～500g
2. 对合理加工烹调描述错误的是（　　）。
   A. 蔬菜先洗后切　　B. 蔬菜先切后洗　　C. 蒸米饭　　D. 急火快炒
3. 三餐的适宜能量分配比例为（　　）。
   A. 早餐20%、中餐50%、晚餐30%　　B. 早餐30%、中餐40%、晚餐30%
   C. 早餐40%、中餐40%、晚餐20%　　D. 早餐30%、中餐30%、晚餐40%
4. 通常根据哪种营养素确定副食的品种和数量（　　）。
   A. 蛋白质　　B. 碳水化合物　　C. 铁　　D. 脂肪

二、填空题

1. 中国居民膳食指南建议每人每天饮水________。
2. 食谱编制的目的包括合理调配膳食、可计算食用者每日或每餐营养素摄入量、________、________。

三、名称解释

1. 膳食结构
2. 食谱
3. 食物成分表

四、问答题

1. 简述一日三餐食物的分配原则。
2. 谈谈目前中国营养与健康状况。
3. 简述食谱编制的基本原则。

（王　瑞）

第六章

营养调查与评价

学习目标

知识要求 1. **掌握** 营养调查的内容；膳食调查的方法；生熟重量比值。
2. **熟悉** 各膳食调查方法的优缺点；评价人体营养状况的实验室检查指标及其意义。
3. **了解** 营养调查的发展概况；人体营养水平鉴定实验室检查参考标准。

技能要求 1. 能进行膳食调查；能依据膳食调查获得的数据进行相关计算；会对膳食调查结果进行膳食营养分析和评价。
2. 能利用相关测量器械进行人体体格相关指标的测量；会对体格测量结果进行评价。
3. 能根据临床症状和体征进行营养缺乏症的判别。

第一节 营养调查概述

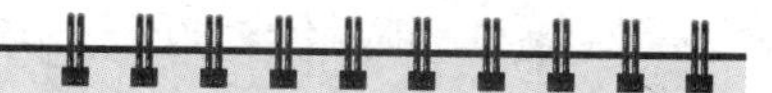

案例导入

案例：2015 年 6 月 30 日上午 10 时在国务院新闻办新闻发布厅举行新闻发布会，发布了《中国居民营养与慢性病状况报告（2015 年）》。该报告是根据中国疾病预防控制中心、国家心血管病中心、国家癌症中心近年来的监测、调查的最新数据，结合国家统计局等部门人口基础数据，国家卫生计生委组织专家综合编写的。

讨论：1. 报告的数据是如何得来的？
2. 营养调查都包括哪些方面？

营养调查是全面了解人群膳食结构和营养状况的重要手段。世界上大多数发达国家和若干发展中国家都在有计划地开展国民营养调查工作。我国曾于 1959 年、1982 年、1992 年分别进行了三次全国性的营养调查，2002 年开展的“中国居民营养与健康状况调查”将第四次全国营养调查与肥胖、高血压、糖尿病等慢性病调查一起进行，并于 2004 年 10 月 12 日国务院新闻办召开中国居民营养与健康现状新闻发布会，对外公布了此次调查结果。

十年来，随着我国经济社会发展和人口老龄化、城镇化和工业化进程的不断加快，我国居民营养和慢性病状况发生了较大变化。国家卫生计生委组织中国疾病预防控制中心、国家心血管病中心、国家癌症中心、全国脑防办等单位，在对近年来最新监测调查数据进行整理分析基础上，历时一年半完成《中国居民营养与慢性病状况报告（2015 年）》。

一、营养调查与评价的目的

1. 了解不同地区、不同年龄组人群的膳食结构和营养状况。

2. 了解与食物不足和过度消费有关的营养问题。
3. 发现与膳食营养素有关的营养问题，为进一步检测或进行原因探讨提供依据。
4. 评价居民膳食结构和营养状况的现状，并预测今后的发展趋势。
5. 为某些与营养有关的综合性或专题性研究课题提供基础资料。
6. 为国家制定政策和社会发展规划提供信息。

二、营养调查的内容

营养调查的工作内容包括：膳食调查、人体测量、人体营养水平的生化检验和临床检查四部分，并在此基础上对被调查者个体进行营养状况的综合判定和对人群营养条件、问题、改进措施进行研究分析。营养调查既可用于人群社会实践，也可用于营养学的科学研究。营养评价即从这四方面内容入手进行全面评价的，分别采用不同的方法、指标对调查结果进行分析总结，发现问题，提出解决措施。

（一）膳食调查

膳食调查时调查被调查对象在一定时间内通过膳食所摄取的能量和各种营养素的数量和质量，以此来评定该调查对象正常营养需要能得到满足的程度。膳食调查通常采用的方法有称重法、记账法、化学分析法、询问法和食物射频法等。

（二）体格测量

从身体形态和人体测量资料中可以较好地反映营养状况，通过体格测量得到的数据，是评价群体或个体营养状况的有用指标，贴别是学龄前儿童的测量结果，常被用来评价某一地区人群的营养状况。体格测量的方法常采用的项目有身高（身长）、体重、上臂围、腰围、臀围及皮褶厚度等。

（三）临床检查

根据症状和体征检查营养不足和缺乏症是一种营养失调的临床检查，检查者运用自己的感官借助于创痛的检查器具来了解集体营养以及健康状况的一组最基本的检查方法，其目的是观察被检查者是否有与营养状况有关的症状、体征等，从而做出营养正常或失调的临床诊断。

（四）实验室检测

营养状况的实验室检查是借助生化、生理实验手段，发现人体临床营养不良症、营养储备水平低下或过营养状况，以便较早掌握营养失调征兆和变化动态，及时采取必要的预防措施。主要是生化检验方法，检测样品主要有血、尿等。

三、营养调查与发展概况

各国使用的调查方案是20世纪50年代初由美国国防营养国际委员会提出的。美国农业部和卫生部开展了谦虚的营养与健康状况调查。亚洲国家如日本通过立法来嘉庆过敏对营养工作的支持与关注，菲律宾建立了一套良好的培训机制，为本国乃至亚洲许多国家培养了一大批从事营养调查与研究工作的骨干力量。

我国于1959年开始了第一次全国营养调查，开创了我国全国营养调查的先河。第一次营养调查完成了27个省（市/自治区）中50万人的膳食调查，9万人的体格检查，2万人的生化检查，还进行了大量各类食物的主要营养成分的分析和实验研究。

1982年又进行了第二次全国营养调查，它由三部分组成：膳食调查、体格检查和生化检查。调查人数分别为24万、5万、1.7万。与1959年的调查相比，我国人民营养水平有了很大的提高，但人们平均营养素摄入水平离我国营养素推荐供给量标准还有一定差距。

1992年进行了第三次武安国营养调查，与上次我国调查相差十年，鉴于有关学科在概念和技术方面的飞速发展，采用新方法，并将社会经济因素引入本次调查中。这次调查取得了巨大成功，得到我国人民的基本营养状况数据，为我国的卫生与农业政策提供了重要依据，也为食品及相关产品的开发研制提供了可靠的信息。

2002年进行了第四次全国营养调查。依据我国国情将营养调查、肥胖、高血压及糖尿病作为一项国家级综合调查项目，即“中国居民营养与健康状况调查”，在2002年进行首次调查并坚持今后每5年进行一次，以建立我国人群营养与健康状况的检测体系，定期提供能综合反映我国居民营养与健康状况的白皮书，更清楚地了解膳食营养与慢性疾病的关系，为国家发展计划及卫生政策的制定、为疾病预防与控制提供科学依据，同时实现资源及信息共享并与国家交流接轨。

自2004年起每3年进行1次现场调查，开展居民死因监测、慢性病及其危险因素监测，收集我国成人主要慢性病患病和主要危险因素流行状况信息。2007年启动全国肿瘤登记工作。2015年发布了《中国居民营养与慢性病状况报告（2015年）》，报告的主要目的是描述我国城乡居民营养与慢性病现状，分析发展趋势，据此提出政策建议；报告的数据主要来源于中国疾控中心开展的中国居民营养与健康状况监测、慢性病及其危险因素监测和死因监测，国家心血管病中心开展的第五次全国高血压调查和《中国心血管病报告》，国家癌症中心开展的肿瘤随访登记等，这些监测和调查基本分布在全国31个省（自治区、直辖市），具有全国代表性。为保证抽样的可行性和科学性，采取多阶段分层随机抽样，通过入户调查、体格检查、实验室检测等形式获取数据；报告的分析和撰写过程，采用了多中心多来源数据的系统评估、复杂加权和荟萃分析等研究方法，邀请了教育部、国家体育总局、国家统计局、北京大学、北京协和医学院、世界卫生组织、美国华盛顿大学、美国哈佛大学和美国疾控中心等国内外专家进行多次论证，确保报告的科学性。

全国营养调查，是国家的一项基础性工作，是营养工作者进行科学研究的依据，也是农业、食品工业制定发展计划的依据。也有利于知道人民群众的合理膳食，消除各种营养性缺乏或过剩造成的疾病，改善人民的营养状况，提高人民的健康水平。我国应坚持进行营养调查的制度。

第二节 膳食调查与评价

案例导入

案例：某女大学生向某营养工作室咨询，其食物摄入是否合理？

若其一天的食谱如下：

早餐：鲜牛奶一杯（约150ml），馒头一个（面粉100g）

中餐：大米饭（大米200g）

猪肉炒芹菜：猪肉50g，芹菜250g，酱油10g，植物油6g，盐2g

晚餐：大米饭（大米200g）

菠菜豆腐汤：菠菜50g，豆腐50g，虾皮5g，植物油3g，盐2g

鱼片：草鱼150g，葱5g，糖2g，酱油3g，醋3g，姜1g

请做出分析和判断。

讨论：1. 已知食物摄入量应如何进行能量和营养素的计算？

2. 如何获取食物摄入的数据？

膳食调查与评价是营养调查工作中的一个基本组成部分，它本身又是相对独立的内容。

一、膳食调查的目的

进行膳食调查主要是为了了解不同地区、不同生活条件下某人群或某个人的饮食构成及习惯、了解存在的主要问题等。膳食调查结果可以成为被调查的人群改善营养和进行咨询、指导的主要工作依据，并为国家食物的计划生产和改进国民营养状况提供科学依据。

二、膳食调查方法

膳食调查通常采用称重法、记账法、询问法及化学分析法等。调查工作者必须选择一种能正确反映个体或人群当时食物摄入量的方法，必要时可两种方法并用。调查天数一般为5～7日，其中不包括节日。调查的天数应随具体情况及调查方法而定。

（一）称重法

称重法是运用日常的各种测量工具对食物进行称重，从而了解调查对象对当前食物消耗情况的一种膳食调查方法。适用于个人和家庭或团体的膳食调查。

称重法的优点是能测定食物份额的大小或质量，比其他方法准确、细致，更能准确反映被调查对象的食物摄取情况。缺点是花费人力和时间较多，不适合大规模的营养调查。

1. 称重记录表 称重法得到的数据都记录在称重记录表中，通过称重记录表计算食物和营养素的摄入量。称重记录表的设计是开展称重法膳食调查的重要部分，一份好的称重记录表能够引导调查顺利进行，方便调查数据的录入和分析。设计记录表是做好膳食调查的基础。

（1）称重记录表的设计原则

①餐次分开 通过称重记录表能够准确得出每种食物，包括调味品和三餐以外的零食的摄入量。

②项目完整、清晰 记录的食物可以及时编码，与食物成分表的营养素成分相对应，从而能够计算出营养素摄入量。

③足够的记录空间 设计的表格应便于调查时使用，并利于计算机录入和计算。

一张简单的个人早餐食物称重法记录表如下表6－1：

表6－1 食物称重记录表 单位：g

餐别	饭菜名称	食物原料名称	食物重量（g）	可食重量（g）	熟食重量（g）	熟食余量（g）	净熟食重（g）	净生食重（g）	备注

（2）称重记录表的设计方法

①确定要记录的是“谁”的信息，是针对个体还是群组。如果是收集群组的信息，通常还要计算人均食物消费量。因此，除了要记录食物量，还要记录实际消耗这些食物的人数，以及这些人的年龄、性别、体力活动水平等可能影响食物摄入量的基本情况。

②确定要得到的是“什么”信息是关于食物的还是营养素的。对于食物，有哪些对研究比较重要但又相对容易忽略的，如调味品，可以在表格后面加上提示，强调要称量这些

食物的量。根据研究目的考虑需要记录的详细程度，是否需要记录食物的商品名称、制作方法和食谱等：如果要计算营养素，还需要填各种食物对应的食物编码。

③确定膳食记录的天数实际调查时，进行膳食记录的天数要根据研究目的，以及研究所关注的营养素摄入在个体与个体间的变异来决定。实际上，很少有调查能超过 3～4 天，随着时间的延长，应答者会因疲倦而放弃。

④确定要称重的是在哪里消耗的食物是在家里还是在食堂里。

⑤确定使用非开放式记录表还是开放式记录表　非开放式记录表对所有通常食用的食物以特定份额大小单位分组，成为一系列事先进行编码的食物表。这种表考虑到快速编码，但是可能并不充分，因为它要求被调查者按照已定义的单位来描述吃过的食物，而被调查者对这种已定义的单位并不熟悉。开放式记录表的使用更为频繁，它可以提供一些食用频率不是很高的食物信息。

（3）称重记录表的设计程序

①设计表头　表头要尽可能简单明确。以设计某家庭 3 日称重记录表为例，名为家庭 3 日食物消耗量即可。

②设计家庭编号和家庭地址　这是找到调查对象的标识，是调查和分析必需的 ID 号。通常把这些信息放到表格的起始位置。

③设计食物编码和食物名称　由于一次调查要称量的食物有多种，因此食物名称项要留出足够多的空格供调查者填写。食物编码的填写项与食物名称应相对应，以便于查找编码和进行录入。

④设计要记录的食物的数量　包括第一天的结存数量、3 日的购进量或自产量和废弃量，以及最后一日的剩余总量。在每个量后面要加上单位，通常以克为单位。

⑤设计通过计算得到的 3 日实际消耗量　最好与前面通过称重得到的量在同一行或同一列，以便于计算和数据录入。

⑥给设计的每个变量加上编码　加上编码，以便于计算机录入和分析时使用。编码通常由字母和数字组成。

⑦检查设计的表格确定　表格简单易懂，不漏项缺项，并且易于填写和录入。

（4）注意事项

①称重记录表可有多种形式，根据调查目的不同而不同。以上学习的仅是家庭或集体用购进和剩余量记录消费的一种形式。

②由于我国的食物成分表是以食物原料为基础的，因而在称重记录时，调查中多数食物要利用生熟质量比值换算成原料量，以便计算各种营养素摄入量。这就要求调查者能够准确掌握各种食物的生熟质量比值，并且了解被调查地区的食物供应情况，以帮助准确记录食物的质量。

2. 生熟重量比值　由于我国的食物成分表是以食物原料为基础啊，因而在称重记录时调查中多数食物要利用生熟比值换算成原料量，以便计算各种营养素摄入量。

食物的生熟重量比值＝生食物重量/熟食物重量

根据生熟重量比值可以计算出生食物量，即烹调前食物重量。常见的食物生熟重量比值可在《食物营养成分速查》中得到。计算公式如下：

$$生食物重量 = 熟食物重量 \times 生熟重量比值$$

我国的食物成分表中也分析了一些熟食成品的食物成分含量，如馒头、面条、米饭、糕点及包装食品等，这类食物可直接利用熟食的重量进行调查和分析。

（二）记账法

记账法是通过记录一段时间的食物消费总量，并根据同一时期的进餐人数，计算每人每日各种食物的平均摄入量。该法适合于家庭调查，也适合于幼儿园、中小学校或部队等集体就餐单位的调查。记账法可以调查较长时期的膳食，如1个月或更长。有些研究为了了解慢性病与饮食的关系，可采用长达一年的膳食记录方法，时间长短根据研究项目的需求而定。

记账法的优点是操作较简单，费用低，所需人力少，适用于大样本膳食调查，且易于为膳食管理人员掌握，使调查单位能定期地自行调查计算，并可作为改进膳食质量的参考。与其他方法相比较，不但可以调查长时期的膳食，而且适合于进行全年不同季节的调查。缺点是调查结果只能得到全家或集体中人均的膳食摄入量，难以分析个体膳食摄入情况。

记账法膳食调查要求掌握的资料：一是食物消耗量，包括每天消耗的食物品种与数量；二是进餐人数的登记，包括进餐人员的性别、年龄、劳动强度、生理状态等。

1. 食物消耗量的记录 开始调查前称量家庭结存或集体食堂库存的食物（包括库存、厨房、冰箱内所有的食物），然后详细记录每日购入的各种食物量和每日各种食物的废弃量，在调查周期结束后要称量剩余的食物量（包括库存、冰箱以及厨房内的食物）。然后将每种食物的最初结存或库存量，加上每日购入量，减去每种食物的废弃量和最后剩余量，即为调查阶段所摄入的该种食物质量。为了记录的准确性，调查中应对食物的名称及主要原料进行详细记录。

2. 进餐人数的登记 对进餐人数应统计准确并要求按年龄、性别和工种、生理状态等分别登记。

（1）人日数的概念及计算方法 如果调查对象个体之间差异不大，如儿童膳食调查，因食物供给量不分性别、劳动强度，进餐人数的登记可以简化。

人日数是代表调查对象用餐的天数，一个人吃早、中、晚三餐为1个人日。

例如，调查某幼儿园的膳食情况，如果该幼儿园三餐的能量分配为30%、40%、40%，某日三餐各有20名、30名、20名儿童用餐，那么该日的总人日数为 $20 \times 30\% + 30 \times 40\% + 20 \times 30\% = 24$ 人日。

调查期间总人日数等于调查各天人日数总和。

（2）标准人的概念及计算方法 如果调查对象的年龄、性别和劳动强度有很大的差别，就无法用营养素的平均摄入量进行相互间的比较。因此，一般将各个人群都折合成标准人进行比较。

折合的方法是以体重60kg成年男子从事轻体力劳动者为标准人，以其能量供给量10.03MJ（2400kcal）作为1，其他各类人员按其能量推荐量与10.03MJ之比得出各类人的折合系数。然后将一个群体各类人的折合系数乘以其人日数之和被其总人数除即得出该人群折合标准人的系数（混合系数）。标准人日计算公式为：

$$标准人日 = 标准人系数 \times 人日数$$

总标准人日数为全家或集体每个人标准人日之和。

$$混合系数 = 总标准人日数/总人日数$$

人均食物或营养素摄入量除以混合系数即可得出该人群标准人的食物和营养素摄入量。计算出人群标准人的食物和营养素摄入量后，就能够在不同年龄、性别和劳动强度的人群之间进行比较。

标准人的平均每日某营养素摄入量 = 平均每人每日某营养素摄入量/混合系数

通过以上资料计算出每人每日的食物消耗量，再根据《食物成分表》进一步计算出每人每日各种营养素摄取量。此法所费人力较少，易行，能调查较长时间的膳食。但精确性不够，因为食物的不可食部分及未食用的剩余量均未除掉，因此只适合于较大规模的调查。必要时可结合称重法来提高其精确性。

（三）询问法

询问法是比较常用的膳食调查方法，是根据询问调查对象所获得的膳食摄入情况，对其食物摄入量进行计算和评价的一种方法，此方法适用于个体调查及特种人群的调查。询问法包括膳食回顾法和膳食史回顾法，两种方法也可以结合使用。

1. 膳食回顾法 此法由受试者尽可能准确地回顾调查前，一段时间内如前一日或数日的食物消耗量。询问调查前一天的食物消耗情况，即称为24h膳食回顾法，简称24h回顾法。

24h回顾法的主要优点是所用时间短、应答者不需要较高文化，能得到个体的膳食营养素摄入状况，便于与其他相关因素进行分析比较，这种膳食调查结果对于人群营养状况的原因分析也是非常有价值的。缺点是应答者的回顾依赖于短期记忆，对调查者要严格培训，不然调查者之间的差别很难标准化。

（1）设计相应合理的调查表是关系到膳食调查质量的关键因素。24h调查表的设计首先要明确调查对象、时间、地区等基本信息。调查表主要包括以下六方面内容。

①食物名称：食物名称是指调查对象在过去的24h内进食的所有食物的名称。可以是主食，如米饭、馒头、面条、大米粥等；可以是菜名，如宫保鸡丁、冬笋炒肉等；也可以是水果、小吃等名称。

②原料名称：原料名称是指前述“食物名称”中所列食物的各种原料名称。如馒头的原料是面粉，冬笋炒肉的原料是冬笋和猪肉。应当注意原料名称是计算各种营养素摄入量的依据，各种食物中所含的营养素可以通过食物成分表查得。

③原料编码：原料编码是指食物成分表中各种原料的编码。每种食物的原料应和唯一的编码一一对应。

④原料质量：原料质量是指各种原料的实际摄入量（g）由被调查对象回忆过去24h内进食各种食物的原料质量。

⑤进餐时间：进餐时间通常分为早餐、午餐、晚餐以及上午小吃、下午小吃和晚上小吃。

⑥进餐地点：进餐地点是指进食每餐以及各种小吃的地点。如在家、单位、学校、饭馆、摊点等。

（2）24h回顾法的技术要点 24h回顾法可用于家庭中个体的食物消耗状况调查，也适用于描述不同人群个体的食物摄入情况，包括一些散居的特殊人群调查。在实际工作中一般选用3天连续调查方法（每天人户调查24h进餐情况，连续进行3天）。具体询问获得信息的方式也有很多种，包括面对面询问，使用开放式表格或事先编码好的调查表通过电话、录音机等进行询问。其中最典型的方法是使用开放式调查表进行面对面的询问。

由于24h回顾法的信息是通过调查员引导性提问获得的。因此调查员一定要经过认真培训，要掌握某些引导方法以帮助应答者回忆起一天内消耗的所有食物。在询问过程中，要求调查员不但要有熟练的专业技巧，还要有诚恳的态度，才能获得准确的食物消耗资料。

食物量通常参照家用量具、食物模型或食物图谱进行估计。有时在回顾后可用一个食物清单进行核对，因为一些食物或零食很容易被遗忘。

24h 回顾法一般要求在 15～40 分钟完成，以面对面进行调查的应答率较高；对于所摄入的食物可进行量化估计；一年中可以进行多次回顾，以提供个体日常食物的消费情况，便于结合个体健康状况、职业、教育水平来进行比较。对于回忆不清楚的老人和儿童，可以询问其看护人。在调查中，家庭主妇和其他家庭成员可以帮助提供每个人摄入的食物种类和实际食物消费量的数据。24h 回顾法常用来评价人群的膳食摄入量，也适合描述不同组个体的膳食平均摄入量。

（3）注意事项

①调查员一般从询问调查对象前一天所吃或喝第一种食物开始，按时间向前推进。这种按时间顺序调查某一天食物摄入量的方法是人们通常采用的方法。但是，如果调查对象很难回忆起前一天吃的是什么时，也可以从现在开始回忆，再往前回忆过去的 24h。

②用于估计食物量的工具要能够代表调查对象居住社区中通常使用的测量用具。

③由于调查主要依靠调查对象的记忆能力来回忆、描述他们的膳食，因此不适合于年龄在 7 岁以下的儿童和年龄在 75 岁及以上的老人。

④传统的 24h 回顾法中包括调味品的摄入量统计。但由于对调味品的回顾误差较大，我国于 1992 年进行第三次全国营养调查时对 24h 回顾法进行了改进，调味品的资料采用称重法获得的调味品的数据，即采用称重法修正的 24h 回顾法。由于在膳食调查中常采用多种调查方法相结合，故目前 24h 回顾法也多作为修正的调查方法。

⑤3 天 24h 回顾法的调查时间原则上是从周一到周日随机抽选 3 天，但是在实际生活中，工作日和休息日的膳食常常有很大差异。因此，为了使调查结果能更好地反映被调查对象的一般膳食情况，3 天回顾法调查通常选择两个工作日和一个休息日进行。

⑥24h 回顾法多用于家庭中个体的食物消耗状况调查，对调查员的要求比较高，需要掌握一定的调查技巧，并加上诚恳的态度，才能获得准确的食物消耗资料。

连续进行 3 天的 24h 回顾调查是简便易行的，且可获得被调查者的饮食变化数据。而 1 天的 24h 回顾调查结果作为评价被调查者膳食营养状况的时候常变化较大。

2. 膳食史法

（1）膳食史回顾法的原理和特点　膳食史回顾法为 Bruke 所创立，他鉴于人体生长发育受到长期饮食习惯的影响，认为采用膳食史回顾法可获得调查对象通常的膳食模式和食物摄入的详细情况，得到的数据可以用来对个体食物与营养素摄入量特征进行描述，并按照摄入量进行分类，还可以用来评价不同群组人们的相对平均摄入量或组内摄入量的分布情况。它与 24h 回顾法的不同之处在于不只是询问昨天或前几天的食物消耗情况，而是询问过去一段时间一般的膳食模式，即长时期的膳食习惯。如果膳食有系统性的季节性变化，可以分季节进行调查询问。

膳食史回顾法已广泛用于营养流行病学调查研究，当食物消耗种类多，随季节变化大时，采用膳食史回顾法可以更加全面地了解居民膳食的摄入情况。对于许多慢性疾病（如心血管疾病、糖尿病、肿瘤及慢性营养不良等），研究过去的膳食状况比研究现在的更有意义。

膳食史回顾法的优点是可以进行具有代表性膳食模式的调查，并且样本量大，费用低，使用人力少，一般不影响被调查者的膳食习惯和进餐方式。与 24h 回顾法相比，膳食史回顾法是一种抽象的方法，进行这样的调查需要营养专家的指导。另外，该方法想要得到人们习惯性的膳食模式，所以对被调查者也提出了更高的要求。两种调查方法结合使用能较全面地反映出人群膳食调查的结果，并发挥询问调查法的优势。

24h 回顾法和膳食史回顾法都是开放式的调查，可以容纳被调查对象所提到的任何一种食物或食物组合，并对有关食物的种类、来源、加工方法、处理方法、对食物的详细描述以及食物量等反映食物特性的信息都没有限定。另外，这种结合方法表现食物和饮食习惯的范围非常广泛，因此特别适合于对不同文化群体的摄入量估计。当调查不同的个体时，也易于看到文化差异的影响。

（2）表格设计要求　膳食史回顾法由三部分组成：第一部分是询问历史，询问调查对象通常的每日膳食摄入模式，可以用一些家用量具、食物模型或食物图谱估计食物量；第二部分是反复核对，用一份包含各种食物的详细食物清单来反复核对，以确证、阐明其总的饮食模式；最后一部分是被调查者记录当前 3 天的食物摄入量，可以用 24h 回顾法。

在设计膳食调查表方面，专家建议用一种数据库的方法，即利用以前从目标人群中收集到的资料来构造食物种类表、食物份额大小。

（3）注意事项　膳食史回顾法是调查被调查者在过去一段时间的习惯性膳食模式和摄入量，因此，对那些在饮食中每天有较大变异的个体是不适宜的。而且对被调查者的要求较高，要求调查结果能反映出调查对象在较长一段时间内的饮食特点。

（四）化学分析法

留取与被调查者进食的食物种类、数量完全相同的一日膳食，将收到的样品在实验室内进行化学分析，通过化学分析，了解其中所含热能和营养素量。此方法复杂，要求条件较高，但结果准确可靠，主要用于科学研究或严格限制营养的病人。

三、膳食调查结果的评价

膳食调查结果计算与评价包括膳食结构分析、营养素摄入量分析、能量和营养素来源分析等。

（一）膳食结构分析和评价

1. 膳食结构分析　膳食结构是指各类食物的品种和数量在膳食中所占的比重。根据膳食调查结果，计算五类食物，即谷类，蔬菜和水果类，鱼、禽、肉、蛋类，奶类和豆类，以及油脂类食物的摄入量，然后与中国居民平衡膳食宝塔提出的理想模式进行比较，对被调查者的膳食结构进行分析评价。

2. 膳食结构评价的依据与方法

（1）膳食结构评价的依据　中国居民平衡膳食宝塔。可使用表 6－2～表 6－4 类型的表格进行评价。

（2）评价方法

①根据膳食调查结果将食物按 9 类进行分类，分类时要注意奶制品和豆制品要按蛋白质含量分别折算成鲜奶和大豆。

$$\text{鲜奶量} = \text{奶制品摄入量} \times \text{蛋白质含量} \div 3\%$$

$$\text{黄豆量} = \text{豆制品摄入量} \times \text{蛋白质含量} \div 35.1\%$$

②统计各类食物的摄入总量。

③将被调查者的劳动强度按低、中、高的不同水平与平衡膳食宝塔建议的不同能量膳食的各类食物参考摄入量进行比较。

④分析判断各类食物摄入量是否满足人体需要。

表6-2　平衡膳食宝塔建议不同能量膳食的各类食物参考摄入量/(g/d)

食物种类	低能量 约1800kcal	中等能量 约2400kcal	高能量 约2800kcal	食物种类	低能量 约1800kcal	中等能量 约2400kcal	高能量 约2800kcal
谷类	225	300	375	鱼虾	50	75	100
蔬菜	400	500	500	大豆及其制品	15	25	25
水果	200	350	400	奶类及其制品	300	300	300
肉、禽	50	75	100	油脂	25	30	30
蛋类	40	50	50	食盐	<6	<6	<6

表6-3　膳食结构评价表

食物种类	实际摄入品种	评价	食物种类	实际摄入品种	评价
谷类			豆类及其制品		
蔬菜类、水果类			奶类及其制品		
肉鱼蛋类			油脂类		

表6-4　食物数量评价表

食物种类	实际摄入量	宝塔推荐量	食物种类	实际摄入量	宝塔推荐量
谷类			蛋类		
蔬菜类、水果类			豆类及其制品		
肉类			奶类及其制品		
鱼虾类			油脂类		

3. 注意事项

（1）在进行食物归类时应注意有些食物如奶制品和豆制品需要进行折算才能相加。

（2）平衡膳食宝塔建议的各类食物摄入量是一个平均值和比例，每日生活无须每天都样样照此，但是要经常遵循宝塔各层各类食物的大体比例。

（3）平衡膳食宝塔给出了一天中各类食物的摄入建议，还要注意合理分配三餐食量。三餐食量的分配及间隔时间应与作息时间和劳动状况相匹配。特殊情况可以适当调整。

（二）膳食能量和营养素摄入量的计算与评价

1. 评价依据和方法　中国居民膳食营养素参考摄入量（DRIs）是膳食营养素摄入量结果分析和评价的主要依据。

为了帮助个体和人群安全的摄入各种营养素，避免可能产生的营养不足或营养过多的危害，营养学家根据有关营养素需要量的知识提出了适用于各个年龄、不同性别及不同劳动强度、不同生理状态人群的膳食营养素参考摄入量。

计算实际摄入的能量和营养素值与相应状况下的DRIs能量和营养素值进行比较见表6-5，即可判断个体能量摄入是否达到了标准要求。对群体可以计算出达到能量参考摄入量（RNI）的人数百分比，并进行群体膳食结构评价。

表6－5 膳食营养素评价表

各类营养素	能量kJ	蛋白质g	脂肪g	糖类g	钙mg	V_A μgRE	其他
实际摄入量							
推荐摄入量							
实际/推荐百分比							

2. 能量和营养素摄入量的计算 根据膳食调查结果，计算各类食物的摄入量，再根据《食物成分表》的数据，计算出每类食物中各种营养素的含量，再将不同种类食物中各种营养素的含量相加，就可得到实际摄入的各类食物中各种营养素的总含量。

（三）能量和营养素食物来源分布的计算与分析

1. 能量的食物来源 将食物分为谷类、豆类、薯类、动物性食物、纯能量食物和其他六大类，按照六类食物分别计算各类食物提供的能量及能量总和后，可以计算各类食物提供能量占总能量的百分比。

2. 能量的营养素来源 根据蛋白质、脂肪、碳水化合物的能量折算系数，可以分别计算出蛋白质、脂肪、碳水化合物三种营养素提供的能量及占总能量的比例。

蛋白质供能比＝(蛋白质摄入量×4)/总能量摄入量×100%

碳水化合物功能比＝(碳水化合物摄入量×4)/总能量摄入量×100%

脂肪功能比＝(脂肪摄入量×9)/总能量摄入量×100%

3. 三餐提供能量的比例 分别把早、中、晚餐摄入的食物所提供的能量除以一天总能量再乘以100%，就得到三餐各提供能量的比例。

4. 蛋白质的食物来源

将食物分为谷类、豆类、薯类、动物性食物和其他几大类。

分别计算各类食物提供的蛋白质摄入量及蛋白质总量。

各类食物提供蛋白质占总蛋白质的百分比，尤其是优质蛋白质（动物性及豆类蛋白质）占总蛋白质的比例。

5. 脂肪的食物来源

（1）将食物分为动物性食物和植物性食物两大类。

（2）分别计算动物性食物和植物性食物提供的脂肪摄入量和脂肪总量。

（3）算各类食物提供的脂肪占总脂肪的百分比。

拓展阅读

食物成分表

食物成分表，就是记录食物成分数据的表格，是广大营养工作者常用的工具书。目前有《中国食物成分表（第一册，第2版）》和《中国食物成分表（2004第二册）》以及《食物营养成分速查》。《中国食物成分表（第一册，第2版）》包含的食物以原料为主，共收集了各种食物的31项营养成分数据1506条；《中国食物成分表（2004第二册）》以包装食品为主，在食物的品种和营养素的种类方面都有新扩充，包括了800余种食品；《食物营养成分速查》介绍了常见的1000余种食物30余类营养成分的数值，该书使用简单、方便。

《中国食物成分表（第一册，第2版）》中，各种食物成分数据均为每100g可食部食物中的成分含量；食物分类采用“食物类和亚类”的双级分类方法。将所有食物分为21食物类如下，再根据其某一属性的不同，又分成不同的亚类。书中食物的分类、编码、食物成分的表达等方面均参照国际统一的方式，结合食物分类的规则和方法对食物进行编码。编码采取6位数字。

第三节　体格检查与评价

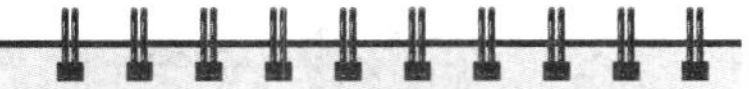

案例导入

案例：一年一度的儿童体检工作马上就要开始了，中心的所有人员都要参加。儿童体格检查都需要检查什么？需要准备什么工具？检查的结果代表着什么？

讨论：1. 体格检查指标有哪些？
2. 不同人群体格检查是否有区别？

体格检查是评定个体营养状况的常用方法，包括体重、身高、皮褶厚度及身体各个围度的测量。由于它们简单易行，且可以较好地反映机体营养状况，所以是人体营养状况测定不可缺少的内容，是评价人体营养状况的一个重要方法。不同年龄所选用的指标侧重点不同，而且指标的测定方法也存在较大差异。在测量这些指标时，应注意年龄、性别的差异以及测量方法的准确性、记录的规范性等。

一、成人体格检查

（一）成人身高、体重

身高体重综合反映了蛋白质、能量及其他营养素的摄入、利用和储备情况，反映了机体、肌肉、内脏的发育和潜在能力。对于成人而言，身高已基本无变化，当蛋白质和能量供应不足时体重的变化更灵敏，因此体重常作为了解蛋白质和能量的重要观察指标。

1. 成人身高测量　身高在一天中会发生变化，波动幅度在1～2cm。一天中，由于脊柱弯曲度的增大，脊柱、股关节、膝关节等软骨的压缩，上午减少急剧，下午减少缓慢，晚上变化很小。所以，测量身高一般在上午10时左右进行，此时身高为全天的中间值。

（1）身高测量的意义　身高与遗传、环境因素有关。在生长发育阶段，身高与营养状况有关。对于成人来讲，身高发育已经完成，单纯的身高测量不能反映营养状况，必须和体重指标结合起来才能评价营养状况。成人身高测量的意义在于计算标准体重，或用于计算体质指数，进而反映能量和蛋白质的营养状况。

（2）身高测量方法　过去常采用软尺或立尺进行测量。现在使用较多的是身高计，包括电子身高计和机械身高计。下面以机械式身高计为例，介绍身高的测量方法。被测者赤足，立正姿势（上肢自然下垂，足跟并拢，足尖分开成60°）站在身高计底板上，足跟、骶骨部及两肩胛间与立柱相接触，躯干自然挺直，头部正直，两眼平视前方，耳屏上缘与两眼眶下缘最低点呈水平位。测量者站在被测者右侧，将水平压板轻轻沿立柱下滑，轻压于被测者头顶。

测量者读数时双眼应与压板平面等高，记录以 cm 为单位，精确到小数点后 1 位。准确记录数字，并填写入登记表中。

读数完毕，立即将水平压板轻轻推至安全高度，以防碰坏、伤人。

测量时要注意：严格遵守“三点靠立柱”“两点呈水平”的测量姿势要求；测量者读数时两眼一定要与压板等高；两眼高于压板时要下蹲，低于压板时应垫高；水平压板与头部接触时，松紧要适度，头发蓬松者要压实，头顶的发辫、发结要解开，饰物要取下。测试身高前，被测者不应进行体育活动和重体力劳动，否则准确性会受影响。

2. 成人体重测量 体重在一年之中会发生变化，秋季显著增加；在一天内会随着饮食而增加，随着运动、排泄、出汗而降低。因此，个人体重测量宜在早晨空腹排便之后进行，群体也可在上午 10 时左右进行。

（1）体重的测量意义 在生长发育阶段，体重是反映蛋白质和能量营养状况的重要指标。对于成人来说，体重的变化主要反映能量的营养状况。

（2）体重的测量方法 成人体重测量的常用工具有机械磅秤、电子磅秤、刻度式体重计、电子式体重计等。测量时，被测者脱去外衣、鞋袜和帽子，只穿背心和短裤，读数以 kg 为单位，记录至小数点后 1 位。

测量时要注意：被测者是否有水肿情况存在，如肝硬化、肾病、甲状腺功能减退等疾病，还要注意是否为肌肉发达者，如举重、健美运动员等，如有这些情况，必须在记录表的备注栏中加以说明；为保证性能，数显电子人体秤一定要放在水平结实的地面上，称重时避免猛烈撞击台面；长期不用人体秤时，应取出电池，拔掉电源插头，存放时必须保证称重方式开关置于“锁定方式”状态。

（二）成人体格围度测量

身高体重综合反映机体、肌肉、内脏的发育和潜在能力，但还不能获得人体局部生长发育的情况，故需测量人体的胸围、腰围和臀围，它们不仅可以很好地反应人体局部的生长发育情况，而且是对肥胖进行分类和整体评价的依据。

1. 成人胸围测量

（1）胸围测量的意义 胸围是表示胸腔容积、胸肌、背肌的发育和皮脂蓄积状况的重要指标之一，借此可了解呼吸器官的发育程度以及成人健康状况。

（2）胸围测量的方法 一般使用衬有尼龙丝的塑料带尺（无伸缩性材料制成）测量胸围。在使用前，应仔细检查有无裂隙、变形等。

测量时需根据不同人群确定不同的固定点，男性通常以被测者胸前乳头下缘为固定点，乳腺已突起的女性以胸骨中线第四肋间高度为固定点。固定点确定后，用软尺使其绕经右侧后背以两肩胛下角下缘经左侧面回至零点，读平静呼吸时的读数，精确至 0.1cm。

测量时注意：被测者呼吸均匀，处于平静状态，在平静呼吸时读数。软尺轻轻与皮肤接触，过松过紧都会影响结果。两名测量者应分工合作，站在被测者前面的测量者甲进行测量，被测者背面的测量者乙找好背部测量标准点，并注意被测者的姿势是否正确，有无低头、耸肩、挺胸、驼背等，如有应及时予以纠正。肩胛下角如摸不清，可令被测者挺胸，摸清后让其恢复正确姿势。

2. 成人腰围测量

（1）腰围测量的意义 腰围测量对于成人超重和肥胖的判断尤为重要，特别是腹型肥胖。因为腰围可以很好地反映腹部脂肪是否堆积过多，所以是预测代谢综合征的有力指标。即使是对于体重正常者，腰围增加也同样是患病风险升高的一个标志。

（2）腰围测量的方法　一般使用无伸缩性材料制成的塑料带尺测量腰围。测量时，让被测者站直，双手自然下垂，在其肋下缘与髂前上棘连线的中点做标记。测量者站在其前或右侧，用塑料带尺通过该中点测量腰围，要保证塑料带尺是水平位置，在呼气末测量，读取数据并记录，精确到0.1cm。

测量时注意：保证软尺水平，轻贴皮肤，不要用力挤压或远离皮肤。被测者处于平静状态，不要用力挺胸或收腹，保持自然呼吸状态，在呼气末测量，取3次测量的平均值。

3. 成人臀围测量

（1）臀围测量的意义　臀围反映髋部骨骼和肌肉的发育情况，与腰围一起可以很好地评价和判断腹型肥胖。因为脂肪无论堆积在腰腹或内脏都难以直接测量，所以腰臀围比值是间接反映腹型肥胖的最好指标，腰臀围比值越大，腹型肥胖程度越高。

（2）臀围测量的方法　让被测者站直，双手自然下垂，臀部放松，平视前方。两名测量者配合，测量最大臀围，即耻骨联合和背后臀大肌最凸处。测量者甲将软尺置于臀部向后最突出部位，以水平围绕臀一周测量，测量者乙充分协助，观察软尺围绕臀部的水平面是否与身体垂直，并记录读数。刻度需读至0.1cm。

注意：被测者要放松臀部，保持自然呼吸状态。

（三）成人上臂围与皮褶厚度的测量

上臂围可反映机体的营养状况，它与体重密切相关。皮褶厚度是衡量个体营养状况和肥胖程度较好的指标，测定部位有上臂肱二头肌、肱三头肌和肩胛下角皮褶厚度等，可分别代表肢体和躯干的皮下脂肪堆积情况，对判断肥胖和营养不良有重要价值。

1. 成人上臂围测量

（1）测量上臂围的意义　上臂围本身可反映营养状况，它与体重密切相关。上臂围的测量一般量取上臂自肩峰至鹰嘴连线中点的臂围长。5岁以前儿童上臂围变化不大，我国1～5岁儿童上臂围13.5cm以上为营养良好，12.5～13.5cm为营养中等，12.5cm以下为营养不良。成年男性上臂围平均值为27.4cm，女性平均值为25.8cm，达到平均值的90%以上者为营养正常。

（2）测量上臂围的方法　测量上臂围使用无伸缩性材料制成的卷尺，刻度可读至0.1cm。测量时，受试者自然站立，肌肉不要紧张，体重平均落在两腿上，充分裸露左上肢，手臂自然下垂，两眼平视前方。测试人员站在被测者身后，找到肩峰、尺骨鹰嘴（肘部骨性突起）部位，用软尺测量，并用油笔标记出左臂后面从肩峰到尺骨鹰嘴连线中点，用软尺起始端下缘压在标记的肩峰与尺骨鹰嘴连线中点，水平围绕一周，测量并读取周长。

注意：受试者要自然站立，手臂自然下垂，肌肉不要紧张，肌肉紧张结果会偏大；定位要准确，否则测量结果偏差较大。

2. 成人皮褶厚度测量

（1）测量皮褶厚度的意义　皮褶厚度是衡量个体营养状况和肥胖程度较好的指标，主要表示皮下脂肪厚度，可间接评价人体肥胖与否。WHO推荐选用肩胛下角、肱三头肌和脐旁三个测量点。瘦、中等和肥胖的界限，其中两个测量点合计，男性分别为小于10mm、10～40mm和大于40mm，女性分别为小于20mm、20～50mm和大于50mm。

皮褶厚度反映人体皮下脂肪含量，它与全身脂肪含量具有一定的线性关系，可以通过测量人体不同部位皮褶厚度推算全身的脂肪含量，相关系数在0.7～0.9。

由于皮下脂肪厚度随不同部位、性别、年龄而异，所以在计算体内总脂肪含量时应选择适当的推算公式。

根据皮褶厚度可推算人体密度（D）：

$$D = c - m \times (\lg \text{皮褶厚度值})$$

c和m是公式中的系数，由于性别和测量部位的不同，所采用的计算公式中系数有一定的差别，见表6-6。

表6-6　用不同性别和测量部位皮褶厚度计算体密度公式中的参数

皮褶厚度测量部位	系数	男性	女性
肱二头肌	c	1.0997	1.0871
	m	0.0659	0.0593
肱三头肌	c	1.1143	1.1278
	m	0.0618	0.0775
肩胛下	c	1.1369	1.1100
	m	0.0741	0.0669
髂嵴上	c	1.1171	1.0884
	m	0.0530	0.0514
肱二头肌+肱三头肌	c	1.1356	1.1362
	m	0.0700	0.0740
肱二头肌+肩胛下	c	1.1498	1.1245
	m	0.0759	0.0674
肱二头肌+髂嵴上	c	1.1331	1.1090
	m	0.0601	0.0577
肱三头肌+肩胛下	c	1.1625	1.1507
	m	0.0797	0.0785
肱三头肌+髂嵴上	c	1.1463	1.1367
	m	0.0656	0.0704
肩胛下+髂嵴上	c	1.1522	1.1234
	m	0.0671	0.0632
肱二头肌+肱三头肌+肩胛下	c	1.1689	1.1546
	m	0.0793	0.0756
肱二头肌+肱三头肌+髂嵴上	c	1.1556	1.1432
	m	0.0683	0.0696
肱二头肌+肩胛下+髂嵴上	c	1.1605	1.1530
	m	0.0694	0.0727
肱三头肌+肩胛下+髂嵴上	c	1.1704	1.1327
	m	0.0731	0.0643
肱二头肌+肱三头肌+肩胛下+髂嵴上	c	1.1765	1.1567
	m	0.0744	0.0717

再根据人体密度计算人体脂肪百分含量：

$$BF\% = (4.95/D - 4.50) \times 100\%$$

通过测量不同部位的皮褶厚度，还可以反映人体皮下脂肪的分布情况。测定部位有上臂肱三头肌、肩胛下角、腹部、髂嵴上部等，其中前三个部位最重要，可分别代表个体肢体、躯干、腰腹等部分的皮下脂肪堆积情况。

用上臂围和肱三头肌皮褶厚度可计算上臂肌围和上臂肌面积，反映机体肌肉的发育状况。

上臂肌围（cm）= 上臂围（cm）- 3.14 × 肱三头肌皮褶厚度（cm）

上臂肌面积（cm^2）= [上臂围（cm）- 3.14 × 肱三头肌皮褶厚度（cm）]^2 ÷ (4 × 3.14)

（2）皮褶厚度计的使用方法

①长时间未使用的皮褶厚度计在使用前必须校正（可参照使用说明书进行）。

②皮褶厚度计的压力要求符合规定标准（$10g/cm^2$）。

③使用左手拇指和食指将特定解剖部位的皮肤连同皮下组织捏起，右手握皮褶计测量距左手拇指捏起部位1cm处的皮褶厚度。

④右手拇指松开皮褶计卡钳钳柄，使钳尖部充分夹住皮褶。

⑤在皮褶计指针快速回落后立即读数。

⑥一般要求在同一部位测量3次，取平均值为测量结果。

（3）肱三头肌皮褶厚度测量方法

①受试者自然站立，被测部位充分裸露。

②测试人员站在被测人员的背面，找到肩峰、尺骨鹰嘴（肘部骨性突起）部位，并用油笔标记出右臂后面从肩峰到尺骨鹰嘴连线中点处（经验丰富者，可省略此步）。

③在标记点上方约2cm处，垂直方向用左手拇指和食指、中指将皮肤和皮下组织夹提来。

④右手握皮褶计，在该皮褶提起点的下方1cm处用皮褶计测量其厚度，测量时皮褶计应与上臂垂直，把右拇指松开皮褶计卡钳钳柄，使钳尖部充分夹住皮褶。

⑤皮褶计指针快速回落后立即读数。记录以毫米为单位，精确到0.1mm。

⑥要连续测量3次，求平均值。

（4）肱二头肌皮褶厚度测量方法

①受试者自然站立，被测部位充分裸露。测试人员站在被测人员的对面或侧面。

②受试者上臂放松自然下垂，测试人员取肱二头肌肌腹中点处（基本与乳头水平，在肱三头肌的对面），为肩峰与肘鹰嘴连线中点上1cm，并用油笔标记出该点。

③顺自然皮褶方向（垂直方向），用左手拇指和食指、中指将被测部位皮肤和皮下组织夹提起来。

其余操作同肱三头肌皮褶厚度测量方法。

（5）肩胛下角皮褶厚度测量方法

①受试者自然站立，被测部位充分裸露。测试人员站在被测人员的背面。

②测试人员用油笔标出右肩胛下角位置。

③在右肩胛骨下角下方1cm处，顺自然皮褶方向（即皮褶走向与脊柱成45°），用左拇指和食指、中指将被测部位皮肤和皮下组织夹提起来。

其余操作同肱三头肌皮褶厚度测量方法。

二、儿童体质检测

生长发育是儿童时期的重要特点，主要表现为组织、器官、身体各部及全身大小、长短和质量的增加以及身体化学组成成分的变化，这些变化可以通过身高、体重等体格测量指标得到反映。体格测量的数据越来越被认为是评价群体或个体营养状况的有用指标，特别是学龄前儿童的测定结果，常用来评价一个地区人群的营养状况。因为儿童在整个人群中最敏感，具有代表性，能反映本地区人群营养状况，而且所需费用相对较低。儿童生长发育测量常用的指标有体重、身高、坐高、头围、胸围、上臂围等，其中身高、体重、头围和胸围是儿童体格测量的主要指标。

（一）儿童身高、坐高及体重的测量

1. 儿童身高测量

（1）儿童身高测量的意义　身高是生长发育最具有代表性的一项指标，但是短期膳食对儿童身高的影响不如对体重的影响明显，所以身高指标不适合用于对最近营养状况的评价，而只能反映儿童较长时间的营养状况。

（2）儿童身高测量的方法　儿童身高测量时间的选择同成人一样，一般在上午10时左右进行。儿童身高测量的方法与成人相同，可以采用立位身高计。

儿童身高的测量方法与成人相同。被测儿童应赤脚，在身高计或软尺前站好，背靠立柱或软尺，两臂自然下垂，足跟并拢，足跟、骶部、两肩胛间与立柱或软尺相接触，躯干自然挺直，头正直，两眼平视前方，耳屏上缘与眼眶下缘的连接线应与立柱垂直。测量者立于被测儿童右侧，将活动压板轻压被测儿童头顶。测量者两眼与活动压板呈水平位时进行读数，以cm为单位，记录到小数点后1位。测量2次，误差不得超过0.5cm。

注意：身高坐高计应放置在平坦靠墙的地面上。测量时，要特别注意足跟、骶骨和两肩胛间是否紧靠支柱。活动压板与头顶皮肤接触要松紧适度，读数完毕应立即将活动压板推到安全高度，并检查记录是否正确。

2. 儿童坐高测量

（1）儿童坐高测量的意义　坐高可反映躯干的生长情况。与身高比较时，可说明下肢与躯干的比例关系。

（2）儿童坐高测量的方法　儿童坐高测量时间的选择同身高测量一样，一般在上午10时左右进行。坐高测量采用专门的坐高计来进行。

让被测者坐在坐盘或有一定高度的矮凳上，骶骨靠墙壁或量板，上身后靠成直坐姿势，然后两大腿面与躯体成直角，膝关节屈曲成直角，足尖向前，两脚平放在地面上，头及肩位置与身高测量时的要求相同。让被测者挺身，测量者向下移动头板使其与头顶接触，读刻度至0.1cm。

注意：同身高测量的注意事项。如无身高坐高计，可用普通身高计，另备不同高度的小椅子。身高计要靠墙放置，小椅子的靠背要紧靠身高计立柱。

3. 儿童体重测量

（1）儿童体重测量的意义　体重是跟踪儿童生长状况的常规方法，在一定程度上可反映儿童的营养状况和骨骼、肌肉、皮下脂肪及内脏质量的综合情况。低体重不仅表示营养补充不足，而且能反映新近的疾病，如腹泻、麻疹或其他使体重减轻的疾病发生频度。准确地测量儿童的体重可及时发现儿童生长发育速度改变的有关问题，如是否出现肥胖趋势等。

（2）儿童体重测量的方法　儿童体重测量时间的选择同成人一样，一般在早晨空腹排便后或上午10时左右进行。7岁以下的儿童用杠杆式体重计，最大载重量为50kg，精确度读数不得超过50g；8岁以上儿童所用工具可以和成人一样，采用最大载重量为100kg的秤，精确度读数不得超过100g。

根据不同年龄段的儿童选择合适的秤。被测者在测量之前1h内应禁食，排空尿液、粪便，测量时脱去衣服、帽子等，只穿背心（或短袖衫）和短裤。尽量使被测者安静地站（坐或卧）在秤盘中央。读数以kg为单位，记录读数至小数点后两位。测量2次，取平均值。

注意：观察杠杆秤是否有螺丝松动。使用前需校正杠杆秤，测量者每次读数前都应校对砝码重量，避免差错。被测者站在秤台中央，上、下杠杆秤动作要轻。测量体重前，被测者不得进行体育活动和体力劳动。

（二）儿童体格围度测量

身高和体重综合反映儿童生长发育的整体情况，但是，要获得儿童局部生长发育的情况，还需进一步了解其胸围和头围的资料，这样才能对儿童的生长发育情况作出全面的了解和评价。通过胸围和头围还可以及时发现佝偻病、巨脑症及脑积水等疾病。

1. 儿童胸围测量

（1）胸围测量的意义　胸围是表示胸腔容积、胸肌、背肌的发育和皮下脂肪蓄积状况的重要指标之一，借此还可了解儿童呼吸器官的发育程度。

（2）胸围测量的方法

胸围是指从两乳头线到后面两肩胛骨下角下缘绕胸一周的长度。胸围的测定方法根据年龄稍有区别，3岁以下儿童采取卧位，3岁以上儿童取立位。在平静呼吸状态下，采用软尺进行测量。

男孩及乳腺尚未凸起的女孩以胸前乳头下缘为固定点，乳腺已凸起的女孩以胸骨中线第四根肋间高度为固定点。

让被测儿童处于平静状态，让其自然站立，双手下垂，两眼平视。测量者立于被测儿童前方或右方，用左手拇指将软尺零点固定于被测儿童胸前固定点，右手拉软尺时期绕颈右侧后背以两肩胛骨下角下缘为准，颈左侧回归至零点；读取软尺与零点重合出的读数，以cm为单位，记录到小数点后1位。

注意：测量是应及时纠正被测儿童耸肩、低头、挺胸、驼背等不正确姿势；各处软尺要轻轻接触皮肤；应在平静呼吸时读数；软尺要平整、无折叠，前经左右乳头，后经两肩胛下角下缘，左右对称。

2. 儿童头围测量

（1）头围测量的意义　头围主要反映颅脑发育情况。如果儿童的头围值明显超出正常范围，则可能患脑积水、巨脑症及佝偻病等疾病；如果头围值过小，则可能是脑发育不全、头小畸形等。测量儿童头围对营养状况评价有一定意义，是学龄前儿童（婴幼儿）生长发育的重要指标。

（2）头围测量的方法　头围是经眉弓上方突出部，绕经枕后结节一周的长度。测量头围的方法是取立位、坐位或仰卧位。使用器材一般为软尺，使用前要用标准钢尺校正，1m误差不得超过0.2cm，软尺刻度至0.1cm。测量者面对儿童，将卷尺的始端固定于眉间最突出点，然后环绕头围，经过枕骨粗隆，再向眉间围拢，卷尺重叠处的值即为头围。卷尺在头两侧的水平要求一致。

去掉儿童帽子、围巾或发辫等。被测儿童取坐位、立位或仰卧位。测量者位于儿童右侧或前方，用左手拇指将软尺零点固定于头部右侧眉弓上缘处，软尺经枕骨粗隆（后脑勺最突出的一点）及左侧眉弓上缘回至零点。读取软尺与零点重合处的读数，保留小数点后1位。

注意：测量时软尺应紧贴皮肤，不能打折。长发或梳辫者，应先将头发在软尺经过处向上、下分开，使软尺紧贴头皮。测量时儿童可能会产生惧怕心理，所以要尽量分散其注意力，使其保持安静，以保证测量的顺利进行。

三、婴幼儿体格检测

（一）婴幼儿身长、头顶至臀长测量

1. 婴幼儿身长、头顶至臀长测量意义 纵向测量指标主要与骨骼的生长有关。在全身各个系统中，骨骼是最稳定的系统之一，受遗传因素控制作用较强，后天因素的影响需要有一个长期的过程才能够得到体现。所以，纵向测量指标主要用来反映长期营养、疾病和其他不良环境因素的影响。

婴幼儿由于不能站立或站立时不能保持正确的身高测量姿势，也不能自主端坐保持正确的坐高测量姿势，故需采用卧位，分别测量头顶至臀部和足底的距离，即头顶至臀长和身长，作为对应于儿童的坐高和身高的测量指标来反映婴幼儿体格纵向发育情况。

2. 婴幼儿身长、头顶至臀长测量方法 测量婴幼儿头顶至臀长和身长时用软尺或标准量床。软尺要仔细检查有无裂缝，制作材料是否合乎要求，用2m长的刻度钢尺检查软尺的刻度是否准确，若2m相差0.5cm则不能使用，需要更换；标准量床应选择平坦的地方放置，围板刻度尺应面向光源（便于读数），仔细检查两端头板有无松动现象、围板刻度零点是否与头板的头顶面重合，并以钢尺检查围板上的刻度是否准确，一般为10.0cm，误差不得大于0.1cm。

（1）身长测量进行身长测定时，被测婴幼儿脱去帽、鞋、袜，穿单衣仰卧于标准量床底板中线上，由一名助手将婴幼儿头扶正，头顶接触头板。测量者位于婴幼儿右侧，左手握住其双膝，使腿伸直，右手移动滑板使其接触婴幼儿双侧足跟。读取围板上的刻度读数，以cm为记录单位，保留小数点后1位。

在身长测量过程中应确保婴幼儿头顶至足跟呈一条直线，同时要防止婴幼儿出现身体扭动等现象。

（2）头顶至臀长测量进行头顶至臀长测量时，被测婴幼儿脱去帽、鞋、袜，穿单衣仰卧于标准量床底板中线上，由一名助手将婴幼儿头扶正，头顶接触头板，滑板紧贴婴幼儿骶骨。测量者位于婴幼儿右侧，左手提婴幼儿下肢，使膝关节屈曲，大腿与底板垂直，右手移动滑板使其接触婴幼儿臀部，读取围板上的刻度读数，以cm为记录单位，保留小数点后一位。

（二）婴幼儿体重测量

1. 婴幼儿体重测量的意义 体重是指身体各部分的质量总和，主要反映构成体重成分的骨骼、肌肉、内脏、体质和水分等的变化情况。婴幼儿体重对营养状况较为敏感，而且婴幼儿体重测量的误差小于身长测量的误差，故体重是婴幼儿营养状况评价的常用指标。

2. 婴幼儿体重测量的方法 婴幼儿体重测量一般采用专门体重磅秤，其最大载重量为50kg。如没有婴幼儿体重秤，也可采用成人体重计测量，但测量时需采用减差法，即先测量一名大人抱起婴幼儿的总质量，再单独测量大人的体重，二者之差即为婴幼儿的

体重。

婴幼儿专门体重秤或成人体重计应放置于平坦地面上，要求无晃动。仔细检查零点是否准确，若不准确应旋转调节螺母进行校正。用标准砝码检测体重计的测量准确度，要求误差不得超过0.1%。其方法是：以备用的10kg、20kg、30kg标准砝码（或用等重标定重物代替）分别进行称量，检查指标读数与标准砝码误差是否在允许范围。

被测婴幼儿按年龄不同，取不同体位进行体重测量，1岁以下取卧位，1～3岁取坐位。被测婴幼儿事先排空大小便，测量时脱去外衣、鞋袜和帽子，只着背心和短裤，按不同测试体位要求使婴幼儿安定地位于体重计中央。读数以kg为单位，记录至小数点后2位。

如被测婴幼儿哭闹厉害，无法独立配合完成体重测量，可采用减差法进行测量。脱去婴幼儿外衣、鞋袜和帽子，只着背心和短裤，由一名大人抱着在成人体重计上测量总体重，然后单独测量大人的体重，二者之差即为婴幼儿的体重。

测量读数过程中不能手扶婴幼儿，同时注意防止婴幼儿身体剧烈扭动。如有特殊原因，被测婴幼儿不能多脱衣物，应设法扣除衣物质量。

（三）婴幼儿体格围度测量

1. 婴幼儿体格围度测量的意义 头围和胸围是婴幼儿体格测量常用的横向测量指标。头围是指从双侧眉弓上缘经后脑勺枕骨粗隆绕头一周的长度，表示头颅的围长，间接反映颅内容量的大小。胸围是指从两乳头线到后面两肩胛骨下角下缘绕胸一周的长度。

通过婴幼儿头围和胸围的测量数据观察其头围和胸围的交叉年龄，并与实际年龄比较，对于评价婴幼儿的营养状况有一定意义。出生时胸围比头围小1～2cm，随着年龄的增长胸廓的横径增长迅速，1岁左右胸围与头围大致相等，12～21个月时胸围超过头围。胸围赶上头围的时间与小儿营养状况有密切的关系。在正常情况下，一个营养状况良好的儿童胸围赶上头围的时间往往提前。而营养不良的小儿，由于胸部肌肉和脂肪发育较差，胸围超过头围的时间较迟。若到2岁半时胸围还比头围小，则要考虑营养不良或胸廓、肺发育不良。

2. 婴幼儿体格围度测量的方法 婴幼儿头围、胸围的测量都是采用软尺测量，仔细检查软尺有无裂缝、制作材料是否符合要求。用2m长的刻度钢尺检查软尺的刻度是否准确，若2m相差0.5cm则不能使用，需更换。头围测量时婴幼儿可取坐位或仰卧位，胸围测量时婴幼儿取仰卧位，具体操作方法与儿童头围、胸围的测量方法相同。

（1）婴幼儿胸围的测量方法 被测婴幼儿取仰卧位，自然躺平，使其处于平静状态：测量者立于婴幼儿右方，用左手拇指将软尺零点固定于被测婴幼儿胸前右侧乳头下缘，右手拉软尺，使其绕经右侧后背，以两肩胛骨下角下缘为准，经左侧回至零点。读取软尺与零点重合处的读数，以cm为记录单位，保留小数点后1位。

测试时应注意保持软尺在婴幼儿后背的位置准确，必要时可由一名助手帮助固定后背软尺位置；各处软尺轻轻接触皮肤，皮下脂肪较厚的婴幼儿软尺接触皮肤宜稍紧些。取婴幼儿平静呼吸时的中间读数。

（2）婴幼儿头围测量方法 被测婴幼儿取坐位或仰卧位，测量者位于婴幼儿右侧或前方，用左手拇指将软尺零点固定于头部右侧眉弓上缘处，软尺经枕骨粗隆（后脑勺最突出的一点）及左侧眉弓上缘回至零点。读取软尺与零点重合处的读数，以cm为记录单位，保留小数点后 1 位。

测量时，婴幼儿需脱帽，测量时软尺应紧贴皮肤，不能打折，长发或梳辫者应先将头发在软尺经过处向上、下分开，使软尺紧贴头皮。

第四节　实验室检查与评价

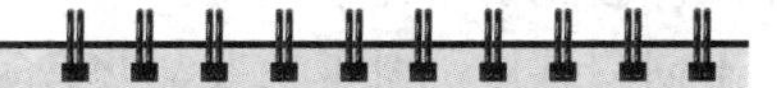

案例导入

案例：某大学生身体不适，到达医院后，进行了血液检查，血常规检验报告单如下图所示：

人民医院血常规报告单　　　[质评合格 省内参考]

姓　　名：　病　　案：　费　　别：　标本编号：
性　　别：　申请科室：门诊抽血室　送检医师：　条码编号：
年　　龄：　床　　号：　标本种类：　临床诊断：

序号	代码	项目名称	结果	单位	参考值	序号	代码	项目名称	结果	单位	参考值
1	WBC	白细胞	7.33	10^9/L	4--10	16	MONON	单核细胞	0.67	10^9/L	0--0.8
2	RBC	红细胞	4.76	10^12/L	3.5--5.5	17	EON	嗜酸性粒细胞	0.11	10^9/L	0.05--0.5
3	HGB	血红蛋白	151	g/L	110--160	18	BASON	嗜碱性粒细胞	0.01	10^9/L	0--0.1
4	HCT	红细胞压积	44.1	%	36--50	19	RDW-CV	红细胞分布宽度-CV	11.9	10^9/L	10.9--15.4
5	MCV	红细胞平均体积	92.6	fL	82--100	20	RDW-SD	红细胞分布宽度-SD	39.3	%	37--54
6	MCH	平均血红蛋白量	31.7	pg	26--32	21	PDW	血小板分布宽度	10.1	fL	9--17
7	MCHC	平均血红蛋白浓度	342	g/L	320--360	22	MPV	平均血小板体积	9.1	fL	9--13
8	PLT	血小板	215	10^9/L	100--300	23	PCT	血小板压积	0.20	%	0.17--0.35
9	LYMPHP	淋巴细胞比率	32.10	%	20--40	24	P-LCR	大型血小板比率	19.1	%	13--43
10	NEUTP	中性细胞比率	57.20	%	50--70	25	ESR	血沉	8		男:0--15
11	MONOP	单核细胞比率	9.10	%	↑ 3--8						
12	EOP	嗜酸性粒细胞比率	1.50	%	0.5--5						
13	BASOP	嗜碱性粒细胞比率	0.10	%	0--1						
14	LYMPHN	淋巴细胞数	2.35	10^9/L	0.8--4						
15	NEUT	中性细胞数	4.19								

核收时间：　报告时间：　检验者：　审核者：
备注：　此结果仅对本样本负责！

讨论：1. 该血常规报告单中与人体营养状况有关指标有哪些？
2. 该血常规中的指标是否都正常？

营养状况的实验室检查是借助生化、生理实验手段，发现人体临床营养不良症、营养储备水平低下或过营养状况，以便较早掌握营养失调征兆和变化动态，及时采取必要的预防措施。有时也研究某些有关因素对人体营养状态的影响，也对营养水平进行研究测定。营养状况的实验室检查与膳食调查、临床检查资料结合进行综合分析，对协助营养素缺乏症的诊断、观察病情、制定防治措施等均有重要意义。

一、实验室检查的方法

营养缺乏病在出现症状前即所谓亚临床状态时，往往先有生理和生化改变。正确选择相应的实验室检测方法，可以尽早发现人体营养储备低下的状况。评价营养状况的实验室测定方法基本上可分为：①测定血液中的营养成分或其标志物水平；②测定尿中营养成分排出或其代谢产物；③测定与营养素有关的血液成分或酶活性的改变；④测定血、尿中因营养素不足而出现的异常代谢产物；⑤进行负荷、饱和及同位素实验。

营养状况的实验室检查目前常测定的样品为血液、尿样等。

二、实验室检查诊断标准

营养状况的实验室检查需要经过专业人员的测定，将结果与正常值比较，进行评价。我国常用的人体营养水平诊断参考指标如表，由于这些数值受民族、体质、环境因素等多方面影响，因而是相对的。

表 6 –7　人体营养水平鉴定实验室检查参考标准

营养素	检查项目	正常范围	缺乏标准
蛋白质	血清总蛋白	60 ~ 80g/L	< 60g/L
	血清前白蛋白	250 ~ 500mg/L	
	血清白蛋白	35 ~ 55g/L	
	血清球蛋白	20 ~ 30g/L	
	白/球（A/G）	1. 5 ~ 2. 5 : 1	
	空腹血浆必需氨基酸总量/总氨基酸量	0. 3 ~ 0. 5	
	血液比重	> 1. 015	< 0. 3
	尿羟脯氨酸系数（mmol/L 尿肌酐系数）	> 2. 0 – 2. 5	
	游离氨基酸	40 ~ 60mg/L（血浆） 65 ~ 90mg/L（RBC）	
	每日必须损失氮（ONL）	男 58mg/kg 女 55mg/kg	
血脂	总脂	成人 4000 ~ 7000mg/L 儿童 3000 ~ 6000mg/L	
	血清甘油三酯	0. 56 ~ 1. 7mmol/L	
	血清总胆固醇	成人 2. 84 ~ 5. 68mmol/L 儿童 3. 12 ~ 5. 2mmol/L	
	高密度脂蛋白胆固醇	沉淀法 0. 94 ~ 2. 0mmol/L	
	低密度脂蛋白胆固醇	沉淀法 2. 07 ~ 3. 12mmol/L	
	血清游离脂肪酸	0. 2 ~ 0. 6mmol/L	
	血酮体	< 0. 34 ~ 0. 68mmol/L	
钙、磷	血清钙	2. 25 ~ 2. 75mmol/L（其中游离钙 1. 125 – 1. 375mmol/L）	
	血清无机磷	成人 1. 00 ~ 1. 50mmol/L 儿童 0. 75 ~ 1. 25mmol/L	
	血清 Ca × P	> 30	
	血清碱性磷酸酶（连续检测法）	成人 < 40 ~ 50U/L 儿童 < 500U/L	

续表

营养素	检查项目	正常范围	缺乏标准
铁	血红蛋白	120～160g/L（成年男性） 110～150g/L（成年女性） 171～200g/L（新生儿）	
	血清铁蛋白（SF）（RIA 或 EIA 法）	15～200μmol/L（男性） 12～150μmol/L（女性）	
	血清铁（亚铁嗪比色法）	13～31μmol/L（男性） 9～29μmol/L（女性）	
	血清运铁蛋白饱和度（Ts）	33%～35%	
	血液红细胞压积（HCT 或 PCV）	男 40%～50% 女 37%～48%	
	红细胞内游离原卟啉	荧光光度法＜2.34μmol/L	
	平均红细胞体积（MCV）	手工法 82～92fl 血细胞分析仪法 80～100fl	
	平均红细胞血红蛋白量（MCH）	26～32pg	
	平均红细胞血红蛋白浓度（MCHC）	320～360g/L	
锌	发锌	125～250μg/g（各地暂用：临界缺乏＜110μg/g，绝对缺乏＜70μg/g）	
	血浆锌	800～1100μg/L	
	红细胞锌	180.5～272.8μmol/10^{10}个	
碘	促甲状腺激素（TSH）	放免法 2～10mU/L	
	尿碘		儿童＜110μg/g 孕妇、哺乳妇女＜150μg/g
硒	红细胞硒	338±110μg/g	
	血浆硒	0.82～4.2μmol/L	
	发硒	4.5～45μmol/kg	
	谷胱甘肽过氧化物酶（GPX）		
维生素 A	血清视黄醇	儿童＞300μg/L 成人 200～500μg/L	＜200μg/L ＜100μg/L
	血浆视黄醇结合蛋白（RBP）	学龄前儿童 25～35mg/L 成人 40～90μg/L	＜15.2μg/L
	改进的相对剂量反应（MRDR）	＜0.03	＞0.06
维生素 D	血浆 25－OH－D_3	20～150nmol/L	＜11μg/L
	血浆 1，25－$(OH)_2D_3$	10～60pg/ml	

续表

营养素	检查项目	正常范围	缺乏标准
维生素 E	血清维生素 E（高效液相色谱法）	11.5～46μmol/L （5～20mg/L）	<11.5μmol/L （<5mg/L）
维生素 B_1	24h 尿中硫胺素排出量	>100μg	
	4h 负荷尿中硫胺素排出量	≥200μg	≤100μg
	任意一次尿中维生素 B_1（μg）/g 肌酐	≥66	<27
	TPP 效应	<16%	>25%
维生素 B_2	24h 尿中排出量	>120μg	
	4h 负荷尿中排出量	≥1300μg	≤500μg
	任意一次尿中维生素 B_2（μg）/g 肌酐	80～269	<27
	EGR－AC	≤1.2	≥1.5
维生素 B_6	血浆 PLP	14.6～72.9nmol/L （3.6～18μg/L）	<14.6nmol/L （<3.6μg/L）
	（色氨酸负荷试验）XI	0～1.5	>12
	红细胞天门冬氨酸转氨酶活性	<1.6	
	红细胞丙氨酸转氨酶活性	<1.25	
烟酸	尿中 2－吡啶酮/N^1－MN	1.3～4.0	<1.3
	4h 负荷尿中 N^1－MN 排出量	3.0～3.9mg	<2.0mg
	任意一次尿中 N^1－MN（μg）/g 肌酐	1.6～4.2	<0.5
叶酸	血清叶酸	11.3～36.3nmol/L （5～16ng/mL）	<6.8nmol/L （<3ng/mL）
	红细胞叶酸含量	≥362nmol/L	<318nmol/L
维生素 B_{12}	血清维生素 B_{12}	104～664pmol/L	
	血清全转钴胺素Ⅱ		<29.6pmol/L （<40pg/L）
维生素 C	血浆维生素 C 含量	34～114μmol/L	<11.4μmol/L
	白细胞维生素 C 水平	11～15μg/10^8个	<2μg/10^8个
	4h 负荷尿中排出量	≥10mg	≤3mg
其他	尿糖	定性：阴性 定量：0.56～5.0mmol/24h	
	尿蛋白	定性：阴性	
	尿肌酐	男 20～26mg/（24h·kgBW） 女 14～22mg/（24h·kgBW）	
	尿肌酐系数	男 23mg/kg 体重 女 17mg/kg 体重	

第五节 营养缺乏病的临床检查

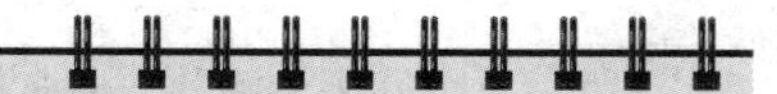

案例导入

案例：某家长带5岁儿童前来咨询，临床检查见该幼儿前囟边缘软化，延迟闭合；额、顶骨对称性隆起，形成“方颅”“鞍状头”或“十字头”；3岁出乳牙，牙齿排列不齐，釉质发育不良；胸部肋骨串珠，有鸡胸等胸廓畸形；剑突区内陷，形成漏斗胸；下肢变形，呈X形腿，脊柱侧弯；腕部明显呈钝圆形隆起，形似“手足镯”。

讨论：1. 常见营养缺乏病有哪些？请判断该幼儿可能存在什么营养问题？
2. 不同的营养缺乏病可表现哪些症状？

营养状况的临床检查是检查者运用自己的感官或借助传统的检查器具来了解机体营养与健康状况，其目的是观察被检查者与营养状况有关的症状、体征，尤其是常见营养缺乏病的体征，以收集被检查者营养与健康状况的正确资料。根据症状和体征检查营养不足或营养缺乏症是一种营养失调的临床检查。

通过观察被检查者的脸色、体重、精神状态可以对其营养状态有一个初步估计；然后详细检查头发、眼、唇、口腔和皮肤，进一步确定何种营养素的缺乏。临床症状与体征的检查对于明确诊断起重要作用，通过临床检查结合实验室检查的结果可对大多数营养缺乏症做出确诊。

一、营养缺乏病

营养缺乏病是由于机体内长期缺乏某一种或数种营养素引起而表现出一系列临床症状的疾病。可能是一个或多个因素造成膳食摄入不足或身体对营养素利用能力降低的结果。原因大致可分为：营养素摄入不足；消化道对某些营养素吸收障碍；机体代谢障碍；机体需要量增加。

二、营养缺乏病的诊断

（一）膳食史

详细了解病人患病前后的饮食习惯及每天的营养素摄入量，以判断各类营养素是否缺乏。调查食物品种和数量，计算出食物消耗量，并根据膳食营养素参考摄入量来评定每人每天的各种营养素的实际摄入水平。结合临床症状确立诊断。

（二）体格检查

人体测量指标包括体重、身高、头围、胸围、皮褶厚度等。

（三）临床检查

营养缺乏症的临床表现可以较准确的判别各种特定营养素缺乏引起的临床特异表现，机体主要受影响的部位有：

1. 头发 蛋白质营养不良使头发改变颜色为灰暗，变细、干、脆，严重缺乏时极易将头发拔掉，发根容易断裂。

2. 眼 维生素A缺乏时眼球结膜干燥，进一步角膜软化，可出现溃疡、穿孔和破坏，最终导致失明。

3. 口腔 是对营养素缺乏最敏感的部位，但其表现是非特异性的。如缺铁性贫血和巨幼红细胞贫血在口唇和口腔黏膜都出现苍白。维生素C缺乏可使齿龈充血肿胀、易流血。核黄素缺乏时可出现口角炎，舌的颜色为紫红色。

4. 颈部 碘缺乏时可出现颈前甲状腺肿。

三、常见体征与营养缺乏症的关系

营养缺乏症的症状及体征往往比较复杂，轻度的营养缺乏病不太典型，检查时应在注意观察不要遗漏。还有些症状及体征是非特异性的，其他因素也可引起，应仔细鉴别诊断。常见体征与营养缺乏病的关系见表6－8、表6－9。

表6－8 常见营养缺乏病的临床体征

营养缺乏病	临床症状或体征
蛋白质－能量营养不良症	幼儿：消瘦、生长发育迟缓或停止、皮下脂肪少、皮肤干燥、无弹性、色素沉着、水肿、肝脾肿大、头发稀少等 儿童和成人：皮下脂肪减少或消失、体重降低、颧骨突起、水肿等
维生素A缺乏症	结膜、角膜干燥，夜盲症、毕脱斑、皮肤干燥、毛囊角化等
维生素B_1缺乏症	外周神经炎，皮肤感觉异常或迟钝，体弱、疲倦、失眠、胃肠症状、心动过速、甚至出现心衰和水肿等
维生素B_2缺乏症	口腔－生殖系综合征。口角炎、唇炎、舌炎，口腔黏膜溃疡，脂溢性皮炎，阴囊皮炎及会阴皮炎等
烟酸缺乏病	皮肤炎、腹泻、抑郁或痴呆等三D症状。皮炎、舌炎、舌裂，胃肠症状、失眠头痛、精神不集中、肌肉震颤、有些患者甚至精神失常等
维生素C缺乏病	齿龈炎、牙龈出血；全身点状出血，皮下、黏膜出血，重者皮下、肌肉和关节出血、血肿出现等
维生素D缺乏病	幼儿佝偻病：骨骺肿大、串珠肋、前囟未闭、露骨软化、肌张力过低等 儿童：前额凸出，“O”或“X”型腿，胸骨变形（哈氏沟、鸡胸） 成人：骨质软化、骨痛、肌无力和骨压痛，骨质疏松等
碘缺乏病	地方性甲状腺肿：甲状腺增生肥大，巨大肿块压迫气管可有呼吸困难 克汀病：有智力低下和精神发育不全
锌缺乏病	生长迟缓、食欲不振、皮肤创伤不易愈合。性成熟延迟、第二性征发育障碍、性功能减退、精子产生过少等
硒缺乏（克山病）	心脏扩大、急性心源性休克及严重心律紊乱、可引起死亡

表6－9 检查项目及症状、体征与营养素缺乏的关系

部位	体征	缺乏的营养素
全身	消瘦或浮肿、发育不良	能量、蛋白质、锌
	贫血	蛋白质、铁、叶酸、维生素B_{12}、维生素B_6、维生素C

续表

部位	体征	缺乏的营养素
皮肤	干燥、毛囊角化	维生素 A
	癞皮病皮炎	维生素 PP
	阴囊炎、脂溢性皮炎	维生素 B_2
	出血	维生素 C、维生素 K
头发	失去光泽、稀少	蛋白质、维生素 A
眼睛	夜盲、角膜干燥、毕脱氏斑	维生素 A
	角膜边缘充血	维生素 B_2
	睑缘炎、羞明	维生素 B_2、维生素 A
唇	口角炎、唇炎	维生素 B_2、维生素 PP
口腔	舌炎、舌猩红、舌肉红	维生素 B_2、维生素 PP
	地图舌	维生素 B_2、维生素 PP、锌
	舌水肿	维生素 B_2、维生素 PP
	口腔内炎症	维生素 PP、维生素 B_2、维生素 B_{12}
	牙龈炎、牙龈出血	维生素 C
指甲	舟状甲	铁
骨骼	鸡胸、串珠肋、方颅、O 型腿、X 型腿、骨软化症	维生素 D、钙
神经系统	多发性神经炎	维生素 B_1
	精神错乱	维生素 B_1、维生素 PP
	中枢神经系统失调	维生素 B_{12}、维生素 B_6
循环系统	水肿、右心肥大	维生素 B_1、蛋白质
其他	甲状腺肿	碘

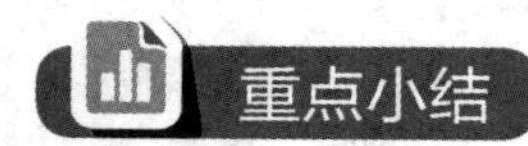

1. 本章重点

（1）膳食调查的方法及评价

（2）体格检查的指标及评价

（3）营养缺乏与临床体征的关系

2. 本章难点

（1）膳食调查设计

（2）营养缺乏病的判别

（3）实验室检查指标分析

目标检测

一、单项选择题

1. 某儿童出现眼睛干涩、上皮干燥、增生，生长发育迟缓。最有可能缺乏的是营养素是（　　）
   A. 维生素 A　　B. 维生素 D　　C. 维生素 C　　D. 维生素 E
2. 测定皮下脂肪的方法是（　　）
   A. 皮褶厚度　　B. CT　　C. B 超　　D. 以上都是

二、多项选择题

1. 常见的营养评价方法有（　　）
   A. 体格检查　　B. 实验室检查　　C. 膳食调查法　　D. 化学分析法
2. 膳食调查通常采用下列几种方法（　　）
   A. 称重法　　B. 饮食史法　　C. 化学分析法　　D. 记账法
3. 蛋白质和能量缺乏引起的营养不良，临床表现有（　　）
   A. 水肿型　　B. X 形腿型　　C. O 形腿型　　D. 消瘦型

（吕　艳）

第七章

营养监测

学习目标

知识要求　**1. 掌握**　营养监测的定义、目的和功能；常见的营养监测内容；营养监测指标的确定依据和常用指标。

2. 熟悉　营养监测的特征；用于评价某些营养改善计划的常用营养监测指标；对慢性病常用的监测项目；用于预警和干预规划营养监测水平；监测点的选择和监测人群的确定；营养监测数据的收集。

3. 了解　国内外营养监测系统；突发事件中的营养工作与食品安全；营养监测资料的分析和利用。

技能要求　1. 能进行访谈和填写调查表；能进行入户动员；

2. 能录入相关数据资料；能进行数据验证和核对。

第一节　国内外营养监测系统的介绍

案例导入

案例：近20年来，我国城乡居民膳食和营养状况明显改善，但我国现阶段仍面临着居民营养结构失调和营养缺乏的双重挑战。我国相应的食物援助计划及营养干预是从2010年开始，并不能满足相关人群营养促进和改善的需要。这从侧面反映出，我国以10年1次的全国营养调查为主体的公众营养监测，在时效上不能反映我国居民的营养与健康水平，因此建立和健全国家营养监测体系十分必要。

讨论：1. 什么是营养监测？与营养调查有什么区别？

2. 国外的营养监测系统有哪些值得中国学习的地方？

由于营养问题涉及因素众多，与农业、畜牧业、食品经济结构、经济发展趋势等都有着必然的联系，营养工作者必须与农学家、社会学家、经济学家、政治家、医学和教育界等有关学科的专家共同合作，进行综合分析，分析人群中出现营养问题的原因，分析公众营养问题形成的条件以及营养状况的制约因素，分析环境条件和社会经济条件的影响，连续进行观察，并适时采取相应的改善措施，解决问题。因此，20世纪70年代初出现了一个新的概念，就是营养监测。

不同的营养监测系统在监测对象、监测范围、监测指标、监测方法、运行方式及所具有的某些属性上均有所不同。虽然许多国家都建立了完整的营养监测系统，但仍然存在不完备的地方。营养监测工作需要多部门协作开展，进行资源共享，才是今后营养监测的发展方向。

一、概述

为了解公众的营养状况，除了营养调查，还可以应用营养监测的方法。通过营养调查和营养监测，可以掌握某一时间公众的营养状况和其连续的动态变化。有人把公共营养工作概括为规划、实施、评估三个环节组成的往复循环，简称 plan－do－see，其中的最后一项评估（see）必须依靠营养调查与监测。两者相辅相成，既反映营养改善措施的效果，也是下一阶段开展公共营养工作的基础。

（一）营养监测的定义

营养监测是指长期地、动态地监测人群的营养状况，同时收集影响人群营养状况的有关社会经济等方面的资料，探讨从政策上、社会措施上改善营养状况和条件的途径。比如实施营养改善政策或营养改善项目，分析方案实施的效果，并预测发展趋势。联合国粮农组织（FAO）、联合国儿童基金会（UUNICEF）及世界卫生组织（WHO）专家联席会议给营养监测的定义是“营养监测就是对社会人群营养进行连续的监护，以便做出改善居民营养的决定”。

一个理想的营养监测系统要收集气象学、农学、生态学、经济学、卫生学等多方面的资料，需要政府各个机构和部门的通力合作。一个完整的营养监测系统，既要力求全面，又要保证及时发现问题，并且迅速决定、给出适当反应。WHO 提出的营养监测组织形式见图 7－1 所示。

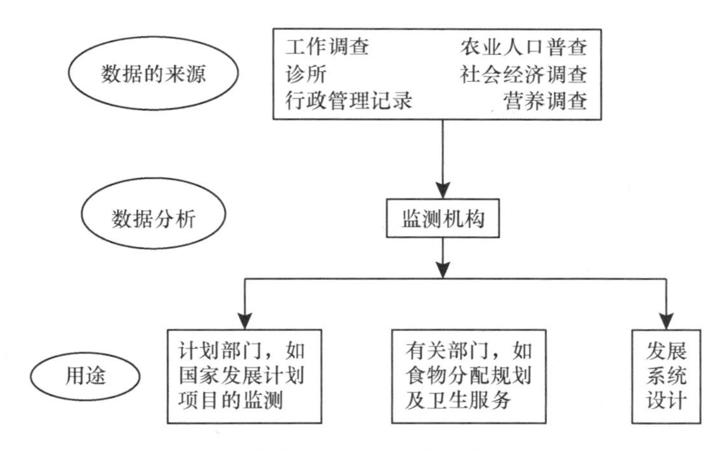

图 7－1　营养监测的组织形式示意图（WHO）

（二）营养监测的特征

1. 调查范围广　营养监测的工作对象是整个国家或地区的不同人群，特别是需要重要保护的人群，如孕妇、儿童、乳母等。重点分析和找出影响人群营养状况的社会因素，探讨能采取的社会性措施。

2. 主要任务是研究营养政策或实施营养干预　营养监测在分析营养状况与影响因素后，将信息及时反馈，直接研究、制订、修订和执行营养政策或实施营养干预，是利用信息、决定行动、及时实施的过程。

3. 工作方式上倾向于宏观分析　营养监测通常以一个国家或一个地区的全局作为研究对象，以有限的人力、物力来分析和掌握全局的常年动态，其工作方式采用宏观分析，工作内容服从于完成宏观分析需要。

4. 收集现成资料 为保证材料的广度，营养监测提倡尽可能收集现成资料，不强调是否为第一手资料。

（三）营养监测的目的

营养监测的目的是收集、分析、传递有关营养的信息，了解和掌握人群食物消费的变化及营养状况，分析其发展趋势，给决策者提供信息，解决营养问题，预防相关疾病的发展。随着经济的发展，人们的食物消费行为随之改变，不但会对人们的健康产生影响，也会因食物需求的变化影响生产，造成国民经济发展计划出现相应改变。其目的可以概括为以下几点：

1. 了解营养问题在时间、地区和人群中的分布。
2. 动态地监测人群营养状况的变化趋势。
3. 找出营养问题的易感人群，为制订预防措施提供依据。
4. 确定人群营养状况的制约因素。
5. 通过连续资料的分析，评价干预措施效果。
6. 为确定食品与营养预防策略制定工作重点。
7. 为国家制订与营养工作有关的各项政策和规划提供基础性资料。

（四）营养监测的功能

人类获得合理营养的物质保障是有充足的食物，在营养监测中往往需要同时收集与食物生产、消费及分配有关的信息，所以营养监测又称为食物营养监测（food and nutrition surveillance，FNS）。

营养监测传统的功能有国家及地区规划、监控和评价食品与营养规划、及时警示食品短缺。近年来，又将食品与营养结构调整政策的效果等纳入到FNS的功能中。FNS系统的功能主要包括：

1. 制订国家及部门的规划和政策 国家规划需要经常调整来适应中央政府政策的改变，这个调整过程必须综合各地区处理食品与营养问题的经验。因此，FNS系统的作用是分析、整理、解释各种来源的数据，确保地方信息的系统输送。部门制订的规划和政策要与国家规划目标一致。因此，FNS系统通过分析、解释收集的数据支持高层的决策。

2. 项目监控与评价 营养监测方法可用于常规监测或作为常规管理的一部分，评价项目的执行情况。FNS系统应当包括信息处理系统，用以收集和分析项目在人群中获得成功的效应指标。

3. 食物短缺的预警 预警系统是防止食物短缺危机的有利工具，可以防止由于干旱、虫害等因素引起的食物危机，预警系统经常性地分析各地的有关信息（如粮食预期产量、市场价格、储存情况等），并定期给出短缺危机的评估，这种信息必须与决策过程紧密相连，确保及时作出应对措施。

4. 确定问题与宣传动员 关心营养项目的人很多，包括社会有关团体、为贫穷或残疾人群服务的非政府组织、弱势群体等。这些组织或个人愿意支持致力于改善特定人群营养状况的项目，FNS可以为此提供社区营养问题的特性、强度、范围等方面的信息，唤起社会及有关人士对营养问题的认识和重视，从而有助于制定营养改善的计划。同时，FNS的信息可以为证实支持者的正确决策提供佐证，用以说明项目是有效的，是可以实现的。

5. 监测结构调整政策的效应 结构调整政策可减少政府管理，降低支出，从而提高政府的财政收益，偿还国际债务。对于过去制定的相关食品营养政策的价值，经过若干时间的实践有必要监测这些政策对食物保障及贫困人口营养状况的效应，以便政府官员和行政管理人员作出前瞻性政策，来强化政策的效应，减少不利影响。

二、中国营养监测系统

从1988年开始，中国营养监测系统经历了试点、建立和发展三个阶段，是在各种地区和人群营养调查的基础上逐步建立和发展起来的。经过十余年的努力，监测系统不断得到完善，无论从抽样方法到调查内容，还是在分析方法和监测对象方面，都更符合中国的国情，将改善儿童营养状况，特别是对贫困地区儿童营养状况的分析研究作为重点。

中国预防医学科学院的公共卫生信息中心和营养与食品卫生研究所、国家统计局的城市和农村住户调查总队组成的联合项目组在1988~1992年期间进行试点工作，1996年正式建立全国营养监测系统，目的是就食物保障及健康和营养的影响及时地向政府各有关部门提供信息。

（一）试点

我国在联合国行政协调委员会/营养分析委员会（ACC/SCN）的食物与营养监测合作规划（interagency food and nutrition surveillance program，IFNS）及联合国儿童基金会支持下，于1988年开始合作建立了食物营养监测体系，进行中国食物与营养监测系统的试点工作。

工作共分两个阶段进行：第一阶段（1988~1989），包括干部培训、历史资料分析、信息使用者调查，制定计划及工作人员培训；第二阶段（1990~1992），包括数据收集、分析、报告。

在监测系统设计的过程中，结合中国的实际情况，并充分借鉴了国外的经验，使其更具有中国特色。其中的一个重要特色，开展的第一项工作就是对监测信息使用者和“潜在”用户进行调查，使监测信息真正适合“用户”需要，使其更有针对性，能最大限度地为使用者所利用。

国家统计局所属的城市社会经济调查总队和农村社会经济调查总队的城乡住户调查始于20世纪50年代。1978年后，该调查系统更加规范化。经过数年的工作，积累了大量的社会经济与食物消费方面的资料。城乡调查队的住户调查资料以季度为单位，由专门的机构（各省、市、县级的专业城调队和农调队）、专门的人员（专业调查员）及经过专门培训的基层人员（辅助调查员）深入住户，收集、整理各住户的日记账本，这样可以得到每个住户一年365天的食物消费资料。由于食物消费数据包含全年四个季度，每天都有记录，膳食调查数据比采用3~5天称重记账法得到的接近实际情况，更有代表性。同时还可以从国家统计局的数据库中得到有关家庭社会经济状况的资料，大大丰富了辅助材料的内容。

为了借鉴历史经验，制定1990年的试点调查方案，还对国家统计局开展的“1987年儿童情况抽样调查”数据和住户调查数据进行了分析。除了原有的社会经济指标外，新增了6岁以下儿童体格测量指标及婴儿喂养、疾病、卫生服务等内容，并对国家统计局原来使用的食物分类进行了修改和补充，在此基础上形成了调查方案。对1987年抽样调查获得的九省市自治区91011名学龄前儿童的体格测量资料，第一次全面使用WHO推荐的国际标准进行评价，这样计算出的结果科学性更强，可直接与国际接轨，对我国儿童生长发育情况和营养状况都有了客观的评价。

在第一阶段充分分析历史数据的基础上，我国于1989年正式确定了营养监测方案。1990年的试点监测在六省一市（黑龙江、河北、宁夏、四川、广东、浙江和北京）进行，数据分析于1992年完成。样本是选用国家统计局城乡社会经济调查队的五年一轮换的五省一市一自治区样本。为了包含一定数量6岁（72个月）以下儿童，在五省一市一自治区农村调查点中，抽取约12000农户的家庭作为调查对象，在城市则包括省、市的经常性调查的全部家庭成员。最后共收集11840农村户及8629城市户的数据，其中包括3854名农村学龄前儿童及1487名城市学龄前儿童。

1993年颁布的《九十年代食物结构改革与发展纲要》中，营养监测作为实现食物发展目标的政策措施之一，要求建立和完善各级营养管理体系，监测不同地区和不同人群的营养状况，及时发布营养监测信息，为改善全民营养状况提供科学依据。

1995年，在第1次试点的基础上进行了第2次试点监测，抽取城市住户8492户、农村住户17398户作为样本，体格测量仍然是6岁以下儿童。分析数据时，详细比较了城市住户和农村住户的收入、食物消费及膳食模式的变化。根据监测结果得出，农村营养改善的重点应放在贫困地区，而城市的重点是防止营养不平衡。

经过两次试点，中国预防医学科学院与国家统计局联合项目组认真总结了经验，可喜的是经过前两次的试点工作，在全面了解我国儿童的营养状况和变化方面发挥了重要的作用。但缺点是，原国家统计局的住户样本采用的是分层随机抽样方法获得，住户比较分散，增加了调查工作的难度；又由于实际情况是6岁以下儿童数量不足，使进一步的深入分析和研究均受到限制。

（二）建立

1996年，在总结了试点的经验后，卫生部决定建立国家食物营养监测系统。该系统以国家卫生部的全国30个省、市、自治区145个疾病监测点为基础，依照卫生部统计信息中心指标体系，结合国家统计局城乡社会经济调查队设立的600多个样本县，分为城市、一般农村和较贫困农村三个层次，采用分层抽样的方法，随机抽取40个县，包括城市14个点和农村26个点，覆盖全国的26个省市自治区，总人口2067万，形成了营养监测网。这些监测点既属于国家疾病监测点，又属于国家统计局的常规抽样点。通过监测，定期收集各点住户儿童营养状况、成人的体格测量资料、健康状况和住户卫生设施情况等公共卫生基础资料，同时收集城市和农村住户的全年食物消费数据和社会经济发展指标，通过综合的数据分析，取得膳食结构和营养健康状况资料，为国家制定相关政策提供科学依据。该系统属于疾病监测、营养监测和城乡社会经济调查三网合一，资源共享，内涵丰富。

1998年，开始了正式的第一轮营养监测。有24个省、市、自治区参与，监测点包括农村住户1857户、城市住户869户。主要通过对监测点进行定期的儿童营养与生长发育调查，同时收集城市和农村住户的食物消费情况，利用监测点上能代表人群健康状况的公共卫生基础资料，以及来自统计局的有关社会经济发展指标等信息，进行综合分析，从而取得了全国的食物消费、膳食结构和营养状况等资料。

2000年，经过对1998年调查结果的分析，又作了一些调整和修改。原因有两个，一是为了使样本更具有代表性，每个点先抽2个办事处或乡，每个办事处或乡再抽2个居民委员会或村，保证每个基层样本点不少于400户；二是为了与国际通用的分析方法保持一致，调查对象由6岁以下改为5岁以下儿童。所以，2000年监测数据来自全国40个监测点，共抽取5岁以下儿童16491人，包括男童9099名、女童7392名。仍然按城市、一般农村和较贫困农村三个层次进行分析，并与1998年数据进行比较。同时增加了在26个农村监测点中的10个西部地区，作为一个“样本”加以分析。

2001年，为了进一步完善我国的食物营养监测系统，发挥它在儿童生长发育状况监测及评估、提供城市和农村食物消费情况等的作用，在研究对象上使用了两个群体，一个是全国，另一个是国家确定的西部地区，并在甘肃建立了西部省级监测系统的试点。

2005年，全国食物营养监测选择在1998和2000年的40个监测点进行。通过监测工作，定期收集不同地区住户儿童营养状况、家庭健康状况等资料，同时收集相应点的上一年住户全年食物消费资料、相应的基础卫生资料，综合分析数据，得到食物营养与健康的相关信息。该监测系统得到的数据已作为“国家数据”存入相关数据库中，每次的监测结果均通过新闻发布会或“用户会”的方式及时提供给有关政府部门和相关单位，成为国家有关部门制定儿童发展计划、制定营养政策及食物发展纲要的重要依据。

通过十余年的监测工作，所得到的数据应用广泛，具体包括：①儿童生长发育的数据由卫生部上报给联合国儿童基金会和WHO，作为中国唯一的代表数据，正式发表在“世界儿童状况”（1994－2002）及相关文件中；②作为评价90年代我国儿童发展纲要和执行《九十年代儿童生存、保护和发展世界宣言行动计划》的代表数据，国务院妇女儿童工作委员会将监测数据发表在“中华人民共和国九十年代儿童发展状况”国家报告中；③食物消费数据已作为“中国食物与营养发展纲要（2001－2010）”中关于我国居民营养结构的基础数据使用；④相关的食物消费数据还被原国家计划委员会作为“西部地区退耕还林食物强化”工作的依据等。

（三）发展

2014年9月10日，国家卫生计生委办公厅印发《中国居民慢性病与营养监测工作方案（试行）》（以下简称《工作方案》）。

国民健康与营养状况是反映一个国家或地区社会与经济发展、卫生保健水平和人口素质的重要指标。新中国成立后，我国先后开展过4次国家营养状况调查，并于2010～2012年开展了中国居民营养与健康状况监测，为不同历史时期的营养改善政策提供重要依据。针对慢性病，还先后于2004、2007、2010和2013年开展了4次全国成人慢性病及行为危险因素监测，基本掌握了我国居民慢性病患病、死亡等情况。

然而，随着这些监测工作范围不断扩大，指标不断扩展，实施单位也在增加，逐渐出现了不同机构对相同的指标进行监测，由于监测方法不统一等原因，造成监测结果的不一致，给行政部门决策带来了困难，重复采样和数据收集等也给基层实施单位造成了很大的工作负担。为整合多方资源和力量，形成统一、规范的监测信息工作机制，切实减轻基层工作负担，自2003年9月起，国家卫生计生委专门成立工作组，先后赴10余个省份开展调研，了解基层需求和工作状况，召开国家层面专家研讨会和论证会20余次，经过与相关机构反复协商，在监测目标、范围、周期、内容与方法、抽样代表性等关键问题上逐步达成共识，最终形成《工作方案》。

《工作方案》将为完善我国慢性病与营养监测体系，建立慢性病与营养相关数据共享平台与机制，实现数据深入分析与综合利用，及时发布权威信息，为政府制订和调整慢性病防控、营养改善及相关政策，评价防控工作效果提供科学依据。

《工作方案》全文共七部分，包括目标、监测范围及频率、抽样方法、监测内容与方法、职责与分工、数据管理和监督与质量控制。现对《工作方案》中的重点内容进行详细解读。

1. 监测范围与频率的确定 中国居民慢性病与营养监测以具有国家和省级代表性、覆盖605个县（区）的国家死因监测点为基础，综合考虑《中国慢性病防治工作规划（2012－2015年）》的目标要求、主要监测指标的数据更新频率要求、监测结果对政策制订与调整的指导作用、基层工作负荷等各种因素，确定以3年为一个监测周期，分年度开展成人慢性病与营养、儿童与乳母营养与健康状况、慢性阻塞性肺病监测和心脑血管事件报告以及食物成分、农村义务教育学生营养健康状况监测工作。

2. 抽样方法与监测点的确定 为了使中国居民慢性病与营养监测结果能够反映不同人口特征、社会经济、地理分布等特点状况，本次监测采用多阶段分层整群抽样方法，抽取302个点开展中国成人慢性病与营养监测，抽取150个点开展中国儿童与乳母营养健康监测，分别抽取125个和100个点开展中国居民慢性阻塞性肺病监测和心脑血管事件报告试点工作。所有监测结果均具有国家代表性。其中，中国成人慢性病与营养监测具有省级代表性。此外，还在全国集中连片特殊困难地区抽取50个点开展农村义务教育学生营养健康状况监测，依托我国20个省（市）级实验室开展中国食物成分监测。

3. 监测内容和指标的确定 根据《中国慢性病防治工作规划（2012－2015年）》和《中国食物与营养发展纲要（2014－2020年）》要求，结合世界卫生组织《全球非传染疾病预防和控制综合监测框架》中25项指标要求，考虑相关监测指标的历史可比性，对国家重点防控工作效果评价等因素，确定监测的内容、指标和方法。监测结果将反映：我国不同地区、不同年龄及不同性别居民主要食物和营养素摄入量、膳食结构现况及变化趋势；居民身高、体重、血压、血糖、血脂等生长发育及健康指标现状和变化趋势；居民烟草使用、饮酒、身体活动不足等慢性病行为危险因素流行现状和变化趋势；居民营养不良、营养素缺乏、高血压、糖尿病、慢性阻塞性肺病和急性心梗等慢性病的患病或发病状况；居民高血压、糖尿病知晓率、治疗率、控制率及变化趋势等内容。

4. 数据管理要求 为充分利用监测结果，发挥监测数据对确定防控重点、评估防控效果、调整和改进防控政策的指导作用，《工作方案》主要从数据收集与录入、数据安全管理、数据共享与发布三个方面提出具体要求，并逐步建立慢性病与营养监测信息管理制度。

三、国外营养监测系统

（一）美国

1977年，美国建立了营养监测系统（the national nutrition monitoring system），现在称为全国营养监测与相关研究项目（the national nutrition monitoring and related research program，NNMRRP），拥有50多个监测及评价人群健康和营养状况的项目，由联邦和各州的一系列联动性监测活动组成，汇总了各种来源的资料。NNMRRP提供了有关美国人群的膳食与健康关系、膳食和营养状况及影响因素等方面的信息，总计包括五个方面的内容：

1. 营养及相关的健康检测，提供美国人群营养状况、膳食摄入量和健康方面的信息。检测包括身高、血压以及口腔、生化和血液检查等，主要用于研究膳食摄入、营养状况与健康状况的关系。

2. 食物和营养消费情况，不但包括对个体事物、饮料和营养补充剂摄入量的估计，还包括非必需营养素如膳食纤维的摄入情况。

3. 关于膳食和营养的知识、态度、行为及其与健康关系的全国调查与评价。对一些特殊问题的调查，如婴儿喂养方式、减肥方法、实现全国健康目标的进展情况以及医务人员对胆固醇的了解等定期进行，以满足对特殊资料的需要。

4. 食物成分和营养素数据库，1982 年以来，为了得到有代表性的美国食物的营养素含量，美国农业部建立了美国营养素数据库（the national nutrient data bank，NNDB），并定期更新。

5. 影响食物供应的因素，美国的食品供应数据显示可供消费的食物和营养素的量随时间的变化，用于评价美国食物供应满足人群营养需要的能力，估计技术改变和市场变化对食物供应的影响。农业部每年修订并公布这些资料。

由图 7－2 可知，这五项 NNMRRP 的内容均与营养密切相关。

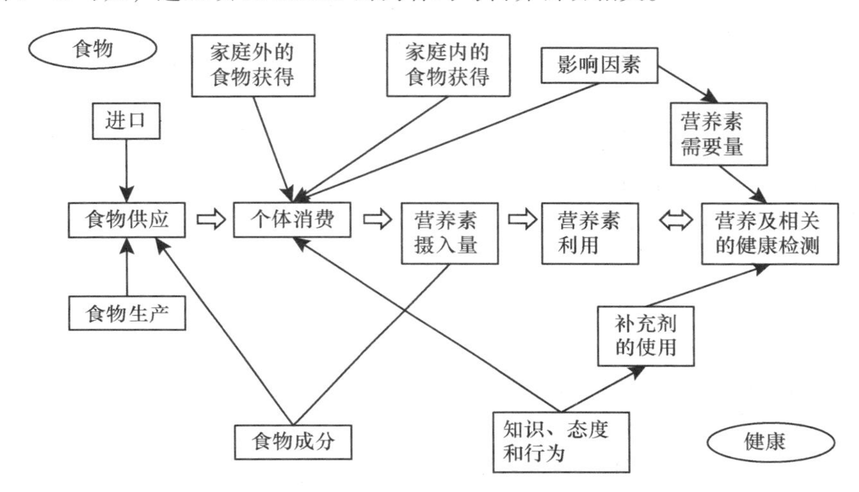

图 7－2 NNMRRP 的五项估测内容与营养的关系

1990 年 10 月 22 日，全国营养监测和相关研究法案（the national nutrition monitoring and related research act）即公法 101－445（Public Law 101－445）生效。这部法案保证了联邦机构以及州和地方政府之间在营养监测工作方面相互协作和配合。

全国的营养监测体系由中央疾病预防控制中心制定统一的规划，有一套完整的工作制度，通过营养监测网进行经常性、连续性的营养监测工作。其主要功能包括：

（1）通过监测，发现与营养有关问题的高危人群和地区，为政府采取一系列的营养改善措施提供科学依据。这些营养改善措施包括：①营养教育项目，如全国膳食指南（the dietary guidelines for americans）；②公共健康项目，如全国胆固醇教育项目（the national cholesterol education program）、全国高血压教育项目（the national high blood pressure education program）；③联邦资助的食品服务于援助项目，如全国学校午餐计划项目（the national school lunch program）、妇女和婴幼儿辅助食品项目（the supplemental food program for women，infants，and children，WIC）；④食品生产与市场方面的项目；⑤食品安全规划等。营养监测资料也被用于评价 2000 年健康目标（the year 2000 health objectives）的进展情况。

（2）通过监测，可以评价农业政策改变对食物营养质量和对健康的影响，评价军队供给系统的营养计划所产生的效果，审查美国的食品强化政策，估计营养素和非营养食物成分的摄入水平，监测食物的生产和市场销售，研究膳食与健康的关系以及膳食与健康知识和态度的关系，酝酿和开展国内和国际的营养监测研究；开展食物成分分析。

（3）全国的营养监测资料还被国家健康统计中心用于绘制 1977 年的生长参考曲线，被疾病预防控制中心用于绘制生长曲线（2000 年修订版）。

（4）营养监测资料还被用于确定市场需求，指导科研方向。如食品行业将食品消费量资料用于评估消费者对某种特定品牌食品的信任度，研究其与营养状况的关系。有关人群中膳食补充剂使用情况的监测资料被用于其营养学效应。

（二）其他国家

在其他国家，营养监测主要包括食物平衡表的使用、家庭预算监测、个体膳食摄入量的监测以及人群中个体营养和健康状况的定期评价等。对于发展中国家和发达国家各有不同，如发展中国家的监测活动常使用食物平衡表，因为它们更容易获得，较其他监测方法花费少。而在发达国家，监测活动常包括营养状况测量。具体举例如下：

1. 自 1946 年起，日本在全国范围内监测膳食摄入量，并不断地将监测重点从食物供应转到膳食与慢性病的关系。

2. 澳大利亚的营养监测系统，主要评价两方面变化，一是食物供应与个体膳食摄入量的变化，二是社区和亚人群营养状况的变化。

3. 卢森堡的营养监测系统长期进行的是对膳食摄入量和家庭食物消费量的监测，到 20 世纪 90 年代中期才增加了对营养状况及社会经济成分的监测。

4. 荷兰的营养监测系统则主要应用食物平衡表和家庭成员的 2 天食物记录，对某些人群的营养状况进行测量。

5. 英国的营养监测系统通过收集食物称重记录来估计膳食摄入量，收集实验室检测指标如血、小便标本，收集人体测量数据，来评价全国人群的营养和健康状况。

6. 意大利的营养检测系统主要开展全国性家庭监测，内容包括健康状况、人体测量、血液检查、食物和营养素的摄入量等信息。

7. 20 世纪 70 年代初，德国开展了一个长期性健康报告系统，但该系统对营养状况没有反映。虽然德国的各州或共和国分别报告营养和健康相关数据，但由于没有一个全国性的营养系统，导致资料的收集不连续、设计不全面，不能满足对健康资料的需求。所以，欧洲联盟已开始计划健康指标系统的建立，其可实现各联盟国际共享，分析或报告公众健康信息。

拓展阅读

我国在 20 世纪 70 年代便对儿童的生长发育情况进行抽样调查，80 年代实施全国营养调查，但发展十分缓慢，2010 年才正式确立营养监测制度。对比美国成熟的营养监测计划，我国仍需不断完善。具体包括：完善检测项目，提高监测频率；对重点人群展开监测，评估营养改善工作效果；完善营养相关数据库的建设；将营养教育贯穿于营养监测中。我国大部分居民对营养相关知识掌握甚少，居民的饮食行为正处于转型阶段，应该加强对居民营养知识、态度及行为的调查，正确引导居民制定健康的膳食计划。美国有专门的健康教育法案，规定了政府促进公众健康水平的义务，对提升公众健康意识起到了重要作用。我国应制定这样的法案，提升消费者的健康饮食意识，控制慢性疾病的发病率。

第二节 营养监测的内容

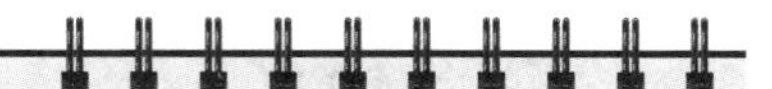

案例导入

案例：2002 年，在国家卫生和计划生育委员会、科技部和国家统计局的领导下，将全国高血压、糖尿病和国家统计局的领导下，开展了第 1 次样本量大（约 27 万人）、覆盖面广（全国 31 个省 132 个调查点）、抽样设计严格（多阶段分层整群抽样）、调查内容全面（包括膳食摄入、营养状况、肥胖、高血压、糖尿病、血脂异常患病及其危险因素等内容）、多部门合作（卫生行政部门、疾病预防控制机构、临床专业机构、大学、研究院所等）、具有全国代表性的综合卫生调查项目——“中国居民营养与健康状况调查”，出版发行《2002 年中国居民营养与健康状况综合报告》和多部专题报告。2010 ~ 2012 年居民营养监测纳入中央财政转移支付地方项目，分 3 年在全国大城市、中小城市、富裕农村和贫困农村开展了居民营养与健康状况调查。

讨论：如何确定营养监测的内容？

营养监测的内容往往依监测系统的目的而定，而任何监测的目的都是为政府有关部门决策、制定干预项目提供信息。

一、用于制定国家发展规划及政策

营养监测的数据和资料对制订国家的发展规划及政策十分重要。根据营养监测提供的不同人群的营养状况及变化原因等信息，还可以确定是否要对与营养有关的规划和政策进行调整或修改。同时，对于与营养有关的卫生政策和规划、食品援助计划、营养改善计划、食品安全、食品标签、食品生产和流通方面的法规等的制定，营养监测也可以提供信息和资料。在此内容方面，WHO 推荐的监测指标如下。

（一）卫生政策指标

1. 卫生资源的分配及公平程度
2. 社区卫生保健的实施
3. 组织机构和管理程序

（二）与营养有关的社会经济指标

1. 人口增长率
2. 国民总产值和家庭总产值
3. 收入分配
4. 工作条件
5. 成人识字率
6. 居住条件
7. 可获得的食品

（三）营养健康状况指标

1. 儿童的营养状况及社会心理发展
2. 婴幼儿死亡率

3. 出生体重
4. 出生或某个年龄的预期寿命
5. 母亲死亡率

（四）卫生保健指标

1. 卫生预防措施
2. 初级卫生保健范围
3. 免疫接种
4. 转院治疗系统范围

二、用于营养改善计划

卫生与营养规划项目通常包括公共卫生措施、卫生预防措施，营养干预项目包括补充喂养、营养康复、营养教育、强化食物等。为了评价干预项目对营养改善的效果，就需要对实施过程及干预项目完成后的相关指标进行监测。通过访问和测定、查询规划过程的资料或记录、小规模调查等方法可获得资料。WHO 用于评价某些营养干预规划和目标营养监测的指标见表 7－1。

表 7－1 用于评价某些营养干预规划和目标营养监测的指标

营养改善计划	目标	指标	
		广泛推荐	不常用（主要用于研究）
学龄前儿童营养干预	1. 降低蛋白质－能量营养不良的发生率 2. 降低发病率 3. 降低婴幼儿死亡率	身高和体重的变化、年龄别身高、年龄别体重、身高别体重以及疾病的发生率、发生次数、持续时间	临床症状、膳食摄入量、上臂围、皮褶厚度、幼儿死亡率
学校供膳计划	1. 改善营养状况 2. 增加食物摄入 3. 提高入学率和出勤率 4. 提高教学质量	身高、体重的纵向观察以及入学、到校人数	其他人体测量和生化指标、食物消费量、教学质量指标
营养加餐	提高生产率	家庭支出调查	体力活动、能量消耗
营养康复	1. 儿童康复 2. 成人康复	临床症状、人体测量、体重的变化	
孕妇营养加餐	1. 降低分娩危险 2. 降低低出生体重儿的发生率 3. 降低婴儿死亡率	孕期体重的变化、婴儿出生体重的变化	围生期死亡率、婴儿死亡率

三、用于监测与膳食有关的慢性病危险因素

在发达国家和部分经济水平快速发展的发展中国家，营养和膳食对慢性病的发生、发展及预后的影响越来越明显，这些慢性病包括心脑血管疾病、高血压、肿瘤、肥胖症等，因此必须对这些与慢性病相关的危险因素进行监测。基于这些慢性病的发生有年轻趋势，很多还是从儿童时期发展起来的，监测对象需扩大到所有的年龄组。

2002 年，卫生部疾病控制司公布的慢性非传染性疾病预防医学诊疗规范中，具体包括：

①周期性健康检查，根据不同性别、不同年龄的健康危险因素和易患疾病及死亡原因的不同，确定检查项目；②发现健康危险因素、亚健康者和患者；③健康危险因素综合评价；④拟订健康维护计划；⑤进行健康生活行为方式指导；⑥对亚健康者或患者进行健康促进诊疗管理。

通常对慢性病常用的监测项目有：①人群营养状况，包括食物和营养素的摄入量、钠摄入水平、膳食结构等；②人群死亡情况和死亡原因；③个人不良行为，包括吸烟、酗酒、运动不足、膳食不平衡、生活无规律等；④家庭史、职业史；⑤与健康促进有关的政策法规的颁布和实施情况；⑥健康教育和健康促进开展的情况；⑦暴露于不良的生活环境或生产环境中的环境因素；⑧个人体格检查，包括身高、体重、臀围、胸围、血压、血脂、血糖、心电图、B 超、X 线检查等。

四、用于预警和干预规划

（一）预警和干预规划概念

预警和干预规划（TWIP）可以防止严重食物短缺，阻止紧急事件在营养方面造成的不良后果，两者是紧密相连的。在某些情况下，短时间的事件如水灾、干旱、地震、疫情、战争等，均可造成严重的营养不良，会导致比饥荒稍轻的急性、短时性食物短缺。为了避免此种情况，需要有预见能力和及时反映的机构。两者都需要知道食物消费减少的原因如国内食物生产不足、食物价格上涨、收入不敷购买食物或以上综合因素，针对原因采取干预措施，包括提供农业投资、稳定物价、进行市政工作规划以及免费分配食物等。

预警就意味着需要适时采取干预措施，来防止食物消费的严重下降。在具体实施中有 3 段时间需要考虑到：①指标的变化与查明变化之间的这段时间，可能由于资料交流或分析而延误；②决定、组织、开始实施干预的时间，可能由于调动资源（如食物、农业投资、市政府工程设备等）需要的时间；③开始实施干预，但还未对食物消费发生预期稳定作用之前的一段时间。

（二）目的与作用

营养监测能够定期、经常地对收集的信息进行评估，尽早地掌握食物供给不足的动向，通过预警及实施有针对性的干预计划，可以避免严重的食物短缺，预防和减轻大部分人群短期营养状况恶化。预警系统可以有效地预防由于干旱、虫害等因素引起的食物危机，是防止食品短缺危机的有力工具。

（三）监测指标

用于预警和干预规划最常用的指标有降雨量、牲畜状况、种植条件、粮食价格、就业情况、营养状况等。在营养状况中，身高别体重（即身高标准体重）是反映近期和短期食物短缺最有用的指标，而年龄别身高或年龄别体重往往反映的是长期的食物短缺。

（四）干预时机

理论上讲，干预的整个范围应适合食物短缺发展的各个阶段，可以分级有效地处理引起食物短缺的基本原因和中间原因。决定不同时期（早期、中期和后期）的干预需要不同类型的指标，而采取何种干预在很大程度上取决于发生短缺的原因，通常有 4 种不同水平的干预。

1. 防止引起食物消费不足的基本因素 如播种季节过早降雨，则需要重新播种，所以需要种子；出现大面积病虫害，由于旱灾减产，需要杀虫剂、相应设备等；牧区出现旱情，及时供给饲料可减轻影响；出口农产品跌价，收入受损，政府可给予补贴或提供补偿等。

2. 防止引起食物消费不足的继发性因素 常见的继发性因素包括收入降低、消费品涨价、食物库存减少等。在食物消费未大量减少前，就应该实施干预，此类干预包括利用主食粮价补贴、市政工程规划收入增加、非畅销物资降价处理、将主食运往该地区等等。

3. 启动供膳和营养康复规划 上述的干预仍未能防止食物消费降低，则需要启动第三种干预，其中比较常见的有发放食物、供膳规划、营养康复规划等。

4. 减轻或解除长期不良影响 如在下次播种季节时，供应种子和杀虫剂等。

（五）突发事件中的营养工作与食品安全

1. 食物供给 在灾害期间，食物资源受到破坏、污染而发生短缺。大量灾民和救灾军民聚集一起，食物需求量大大增加，必须认真做好食物救援工作，救援食物的选择原则如下：

（1）选择适宜的救援食物，如直接入口及定型包装的食物、干燥食物或水活性值低的食物及清洁的瓜果蔬菜等。

（2）鲜肉、水产品及其熟制品，含水量较大的非定型包装食物如馒头、烙饼、包子等，一切不符合食品卫生标准的食物，均不宜作为救援食物。

（3）蔬菜供应短缺时，应补给小包装复合维生素和矿物质，预防微量营养素的缺乏。

（4）提供大葱、大蒜等葱蒜类食物，有助于防治肠道传染病。

（5）提供洁净的饮水，注意水源消毒。

（6）提供清洁的餐具、炊具等，避免食物交叉污染。

2. 食品安全 灾区食品生产条件恶劣，外来救援食物质量良莠不齐，经过长途运输会使部分食物发生变质，灾民与救灾人员劳动强度大、精神紧张，往往顾不上食品卫生，即得即食，极易发生各种食源性疾病，如急性肠道传染病和食物中毒等。所以，注意食品安全，做好食品卫生工作非常重要。

（1）保证食品的基本安全。灾害期间，在不引起急性中毒和食源性疾病传播的基础上，食品卫生人员的首要工作是解决灾区人员饥饿问题，然后再考虑其他卫生问题。重点是切断主要传播途径，减轻食源性疾病对灾民生命健康的威胁。如汛期病死和死因不明的禽畜及水产品应严格管理，坚决禁止其上市，防止食用。

（2）加强进入灾区救援食品的卫生监督管理。食品卫生监督机构应在外源食品集中的车站、码头和机场设置检查站，在送往灾区之前分类抽检救灾食物的卫生状况，如感官检查有问题需进行微生物学或理化检验。检查中还需注意食品包装及食品标签说明，超保质期的必须作进一步检查。对符合卫生要求的食品做好贮藏、转运、分发等卫生指导，如临时存放食品的场所应保持干燥、清洁、通风良好、防虫、防鼠、防蝇、防尘和防霉等，周围不放杂物，食品应隔墙离地存放。

（3）需要在灾区开展食品卫生知识宣传，提高灾民的自我保健能力。行之有效的宣传方式有召开会议、广播、电视、黑板报、标语、宣传单、宣传画等。具体内容包括，告诫灾民不食用受污染的食品，如被水淹或受其他原因污染的面粉、挂面、饼干、面包等；不吃未洗净的瓜果；不吃过期糕点；不吃馊味饭菜，即使经过重新蒸煮也不能吃；尽量不吃凉菜；不吃发霉米面等。此外，还要防止灾民自行采摘，误食有毒的蘑菇、野菜和野果等。

（4）集体进餐时，更要确保供应食品的卫生，应加强对食品原料、食品容器等的卫生管理。

拓展阅读

世界卫生组织已将《全球非传染性疾病综合监测框架及一套自愿性全球目标》提交2013年第六十六届世界卫生大会通过，推荐各国用以监测慢性病发展趋势、评估各国慢性病防控效果。我国政府越来越重视慢性病的监测工作，中共中央国务院《关于深化医药卫生体制改革的意见》中要求，“应完善重大疾病防控体系和突发公共卫生事件应急机制，加强对严重威胁人民健康的传染病、慢性病、地方病、职业病和出生缺陷等疾病的监测与预防控制”。《中国慢性病防治工作规划（2012～2015年）》已提出至2015年，全国50%的县（区）应开展慢性病及其危险因素监测工作。

第三节　营养监测的工作程序

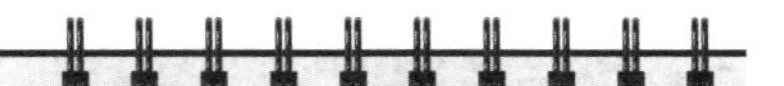

案例导入

案例： 5岁以下儿童的营养健康状况可以较好地反映一个地区整个人群的营养健康水平，是开展公共营养监测的首选目标人群。2006年选择黄山市屯溪区和六安市金安区开展5岁以下儿童的营养与健康状况监测。监测结果显示，儿童生长发育指标与全国保持同步，但仍有一定比例的生长发育迟缓和低体重儿童，农村高于城市。儿童贫血患病率处在一个相对较低的水平，尤其是农村儿童的贫血患病状况得到了明显改善。儿童两周患病率仍处在一个较高的水平，尤其是呼吸系统两周患病率。婴儿纯母乳喂养和儿童断奶月龄基本达到WHO提出的建议目标。城市社区儿童膳食结构基本达到了“合理营养、平衡膳食”的要求，农村儿童尚存在一定缺陷。农村母亲受教育程度较低，且有相当比例外出打工，其家庭经济水平也不如城市，从喂养行为、看护时间及购买能力等几个方面影响着儿童的健康状况。

讨论： 1. 监测指标如何选择？
2. 如何根据社会经济指标评价营养状况？

营养监测工作程序包括三方面，即数据收集、数据分析、信息发布以及利用。三者之间相互联系，便于数据交流及信息传递。具体地说就是收集、分析、传播和利用与营养有关的资料，分析其营养状况及其影响因素后，研究、制定、修改和执行相关营养政策，实施营养改善措施，并分析措施实施后的效果。

一、监测人群的确定和监测点的选取

在每一个监测系统中，监测人群的确定、监测点的选择是建立该监测系统的最基本环节。

（一）选择监测人群的原则和监测点的选取

监测点的选择可以随机抽样，也可以根据监测目的不同选择其他的抽样方法。监测点

既可以大到一个区（县），也可以小到一个社区、一个学校、一个幼儿园，这也与营养监测的目的密切相关。但基本原则是，既要保证样本有代表性，又要避免过多耗费人力、物力和财力。

（二）监测点的选择标准

选择监测点时要考虑其基本条件，如果收集不到所需数据或数据的偏性很大，则不能反映真实情况。当抽到的监测点不能胜任此项监测工作时，可以考虑在同类地区进行调换。选择标准包括以下几点：

1. 组织机构健全，领导重视。监测点需要成立领导小组，负责监测工作的领导和协调，同时由领导小组明确营养监测的职能部门。
2. 有健全的营养监测工作网络。
3. 具体监测工作由经过专业培训的工作人员负责。
4. 有完善健全的工作制度、工作程序、质量控制、考核制度、资料管理制度等。
5. 监测点可以保质保量完成监测任务。
6. 有分析利用营养监测资料的能力，为制定相关政策提供科学依据。

监测点选择后必须经过建设才能成为一个合格的监测点，顺利地开展监测任务，重点包括工作制度的建立、必要设备的配备和人员培训等。

二、确定监测指标

营养监测是有规律的定期收集有关指标，监测人群的营养状况，并对其进行分析和评价，较早地掌握营养问题，以便及时采取必要措施。

（一）选择指标依据

1. 灵敏性 灵敏性是指检测出真实阳性（如真正的营养不良者）的能力。营养监测选用的指标必须具有灵敏性，最好在出现明显营养失调症状前就能测出不良变化，能指出不正常的变化或倾向。比如儿童体重属于一个测量数据，将所测得的数据与标准体重比较，就能说明其个体营养状况。在一个群体中，通过比较某一年龄的体重数值低于某一水平（临界值）的儿童数量，可以作为评价营养状况的指标。所以，指标的组成是一组数据。由于正常人群中也会有一部分人的指标在临界值以下，在评价时应确认临界值以下的人数有多少，如人数达到某一水平时则可认为该人群存在营养问题，通常把这水平称作危险临界，它是人为确定的，可以根据具体情况而改变。

2. 特异性 特异性是指排除假阳性（如非营养不良者）的能力，也就是说要求监测指标既要能检出真正的阳性者，又能将非阳性者排除。比如血红蛋白对于缺铁性贫血是一个特异性好的指标；但对其他疾病引起的贫血特异性不强，它就不是良好的指标。

3. 可行性 可行性是指所选择的监测指标是否能被监测人群和地区所接受，它能对分析评价的结果产生重要影响。指标的可行性可以结合人们的参与程度、费用负担程度、仪器设备的复杂程度、结果统计分析处理的能力等方面综合考虑。为了增加指标的可行性，应尽可能选用现成的资料。

4. 数量宜少不宜多 为了便于监测，指标选择不是多多益善，而是宜少不宜多，尽可能多地选用无损伤的监测指标，如身高、体重均具有无损伤的特点。指标的选择、确定时应选用那些在采取改善措施后，有明显变化的指标，依次进行预测。比如要了解现状，一般需要较大的样本，但在监测营养状况的变化趋势时，只采用有代表性的小样本即可。

（二）常用指标

1. 健康指标 健康指标的选择应根据可得到的资料和基线调查数据而定。在营养调查中采用的人体测量、临床检查和生化检查指标等都可作为营养监测的指标。

选择健康指标的原则是：①反映的营养问题具有针对性；②选择的指标根据地区不同而不同；③容易收集；④注意考虑需要重点保护的人群，如儿童；⑤为了增加可比性，实施前后选用的监测指标最好保持一致；⑥必须有进行比较的标准及参考值。通常不直接用指标的数字直接进行比较分析，而是折算成相当于参考值的比值（相当于参考值的百分比=测定值/参考值×100%），或者用参考值减去标准差来分析。比如，6个月的男婴体重测定值为7kg，参考值为7.5kg，则经计算该男婴体重相当于参考值的比值为93%。一般体重中位数的80%相当于均值±2SD，其中+2SD（相当于中位数的120%）为上限、-2SD为下限。

表7-2是1978年WHO召开的营养监测研讨会上推荐的与健康有关的指标。

表7-2 健康状况的营养监测指标（WHO）

测量指标	设备	工作人员	临界值	指标	汇总次数
出生体重	人体称	保健人员、接生员	<2500g	<2500g的人数%	季度
年龄别体重	人体称	保健人员、社会工作者	<或>参考值±2SD	<或>临界值的人数%	季度
身高别体重（2岁以后）	人体称、身高测量尺	保健人员、社会工作者	<或>参考值±2SD	<或>临界值的人数%	季度
年龄别身高（入学时）	身高测量尺	学校保健人员	<或>参考值±2SD	<或>临界值的人数%	年度
特殊年龄（0~4岁）死亡人数	死亡登记卡	地方官员、保健人员	—	均数和变化趋势	年度
哺乳/喂养方式（3个月）	记录卡	保健人员	—	每种喂养方法的人数%	年度
某种营养缺乏病新病例	体检记录	保健人员	—	新病例的人数%	必要时

2. 社会经济指标 影响人群营养状况包括很多因素，如生态环境、气候、地形、水源、可耕面积、农业生产技术、农作物类型、耕作方式、家庭成员收入、个人教育水平、与服务部门（卫生、教育、银行附设的农业服务机构）的距离等。其中社会经济和农业方面的指标是可以测量的，可作为营养监测的重要指标。具体包括以下指标：

（1）恩格尔指数 该指数是由19世纪德国统计学家E. Engel提出的，它可以作为划分贫富的标准，也可以反映经济收入和食物消费水平的关系，是反映生活水平变化的重要指标。

$$恩格尔指数=用于食品的开支/家庭总收入\times 100\% \qquad (7-1)$$

式中，“家庭”是指一个经济生活最小的单元，其总收入包括家庭所有成员的如工资、奖金、抚养费、赡养费等全部收入。

根据恩格尔指数可评价居民生活水平，具体如下：<30%是最富裕，30%~39%是富裕，40%~49%是小康水平，50%~60%是温饱生活，60%~70%是勉强度日，70%~

80%是贫困，>80%是绝对贫困。

1990～2000年十年间，我国的恩格尔指数从60.3%降到46.0%。2002年，城镇居民为37.9%，农村居民为47.7%。可以说明，我国居民生活水平正从温饱型向小康型过渡，总体水平向全面小康过渡。值得注意的是，该指数受很多因素影响，不同国家、不同地区之间不能进行简单地对比和评价。

（2）收入弹性指数　该指数可以反映居民改善营养的经济条件发生变化的速度。

收入弹性指数＝食品购买力增长（%）/收入增长（%）　（7－2）

比如，经济落后地区该指数为0.7～0.9，含义是如果居民收入增加10%，则用于购买食品的能力增长7%～9%。

（3）人均收入及人均收入增长率　这两个指标可以相对地表明贫困与富裕的程度。

人均收入＝家庭实际收入/家庭人口数　（7－3）

人均收入增长率（%）＝（当年人均收入－上年人均收入）/上年人均收入×100　（7－4）

通常食品开支的增加是随总收入的增长而增加的，因此，虽然这两个指标表面看反映的是购买力的大小，但也可间接反映食物购买力的大小。可以应用这两个指标进行不同地区、不同时期的比较。

（4）食品深加工增长率与平均收入增长率比值　该指标反映食品深加工的发展速度是否合理。应用以下三个公式：

食品深加工比值＝人均食品工业净产值/人均农牧业食品原料产值　（7－5）

式中食品工业净产值是总产值除去原料产值后的价值。

食品深加工增长率＝（当年食品深加工比值－上年食品深加工比值）/上年食品深加工比值×100　（7－6）

食品深加工增长率与平均收入增长率比值＝年度（或一定时间）深加工增长率/年度（或一定时间）人均收入增长率　（7－7）

根据公式看出，如果深加工增长率快，说明食品工业发展速度快，带来的经济效益显著。但当它的增长率超过平均收入增长率，则意味着购买保证合理营养的最低开支占收入的比例有所增加。

WHO常用于营养监测的社会经济指标包括：

（1）经济状况　①再生的物质财富：住房、结构类型、房间数、每间住的人数、电器化、供水；耐用消费品，如拥有电视机、机动车、家畜；储蓄存款；设备，如农具、经商用具。②不再生的自然财富（自然资源）：拥有土地的面积；农业供水。③无形财富：教育水平、受教育年限；文化程度。

（2）环境　①供水：家庭水源类型；离水源距离；可利用水量；供水质。②粪便及垃圾处理：厕所设施类型；处理垃圾类型。③拥挤情况。

（3）有无各种服务　卫生机构；农业推广；灌溉；信贷；生产投资（种子、肥料等）。

表7－3是WHO营养状况医学评价专家委员会报告中，进行营养监测时用于营养评价需要的资料。

表 7-3 WHO 营养监测时用于营养评价需要的资料

资料来源	资料的性质	营养学含义
1. 农业资料	农业产品的粗略估计、农业生产方法、土地肥沃程度、可供销售的农作物比重、主要农作物生产过剩的情况	人群食物的可得性
2. 食物销售、分配、储存方面的社会经济学资料	食物的进出口情况、购买力、食物的分配情况、食物的储存情况	社会经济阶层和家庭间食物分配的均匀性
3. 食物消费模式、文化、人类学资料	缺乏知识、信仰错误、偏见、不在乎	食物的消费偏向
4. 膳食调查	食物的消费情况	营养摄入过少、过多、不平衡
5. 食物的特殊研究	生物学价值、干扰因素的存在、食物加工过程的影响	营养素的利用情况、对人群危害的程度
6. 生命及健康统计	发病率、死亡率的资料	高危人群的确定
人体测量学资料	生长发育情况	营养对生长发育的影响
7. 临床营养调查	体征	由于营养不良偏离健康的程度
8. 生化研究	营养素、代谢物和其他组织、体液成分含量	体内营养素供应、生化功能损伤的情况
9. 其他医学资料	疾病流行模式，包括感染和传染病	营养与疾病的关系

3. 饮食行为与生活方式的指标 饮食行为、生活方式都会影响人们对食物及营养素的摄取利用，如偏食率、饮酒量、三餐能量比值等，这些指标与营养状况及慢性疾病的发生发展密切相关。

三、营养监测数据的收集

数据收集的目的是为了找出该监测范围的营养问题，评价营养干预的效果，为卫生决策提供依据，不断提高人群的健康水平。

（一）数据类型

1. 基础资料

（1）社区资料 地形、生态区、水源、收割方式、耕种情况、生活服务条件等。

（2）家庭基础资料 全部家庭成员的职业、教育水平、收入、信贷、拥有土地面积、耕种方式等。

2. 分析结果

（1）营养状况指标 儿童体格测量数据有许多优点和用途，是反映营养状况的主要指标。如儿童的饮食行为、母亲教育水平及对营养的知识、态度和行为等都对儿童体格测量数据有影响。而且体格测量数据操作简便，由非医务人员也能完成，比较容易获得大量有价值的数据。

（2）生化指标和临床检查 这两项费用较高，所选用的指标应根据监测目的和监测系统的人力、财力确定。

（3）卫生统计 根据所得数据不同，获得途径也不同，如婴幼儿死亡率由地方和国家卫生行政部门进行分析，而传染病发病率从医院或诊所登记中即可得到数据。

（二）数据的收集方式

无论是从行政部门、还是通过调查方式获得数据，数据的收集都需要依靠营养监测以外的工作人员，必须明确数据收集者的职责和分工。

资料的收集可通过以下方式进行：①人口普查资料；②政府部门的统计资料；③卫生部门的常规收集资料；④监测过程中获得的资料等。

（三）数据收集的途径

卫生系统中，门诊部门可以收集资料（如儿童的体重、年龄），再送到分析部门（如疾病预防控制部门）；学校的资料（如在校学生的体重、疾病情况）由学校负责汇总，传送到分析部门；其他资料，如人口数据由地方户籍管理部门传送、人口普查结果由人口普查办公室获得、经济水平由经济管理部门提供等。

（四）质量控制

资料的质量控制是全面系统的工作，不仅是简单地核对数据，还需要找出并修改差错，要求贯穿于整个监测工作的全过程。

1. 标准

（1）准确性　指收集的资料数据与客观实际的符合程度，涉及整个监测工作所需收集的全部资料，其中任何一项发生错误都会影响整个资料的准确性。除了在调查收集过程中有可能影响资料数据的准确性外，在后期处理如录入、汇总、分析等过程中，也可能有人为或技术上的原因影响资料的准确性。

（2）完整性　资料要力求完整，特别是监测点人群的信息应尽可能收集到，遗漏过多会直接影响资料的完整性。

（3）可靠性　是指同一个调查对象如果由不同的调查人员、在不同的调查条件下进行调查，是否能取得相同的结果。资料的可靠性受现场调查人员的业务能力、对调查内容的掌握程度、工作责任心、调查对象的配合程度等因素的影响。

（4）可比性　监测资料不仅可以反映监测地区居民营养状况的变化及其影响因素，而且可以用于全国各监测点的分析比较，反映全国居民营养状况的变化及其影响因素。这种分析比较结果的价值和意义很大程度上取决于各监测点资料的可比性。

2. 要求

（1）对监测工作人员的要求　监测系统每一环节工作人员的职责都必须有明确的规范要求和考核标准，工作人员的知识水平、业务能力、工作经验、对标准的掌握程度等都直接影响收集资料的质量。

（2）对监测点人群的要求　应根据监测目的，采用科学合理的抽样方法抽取监测点人群，使其具有良好的代表性和稳定性。

（3）对方法和标准的要求　为了提高资料质量，要求各监测点的资料收集、汇总、统计工作按统一的标准实施。通过对工作人员的培训和督查，可逐渐达到两者的统一。

（五）数据的管理

是指收集原始数据后，根据监测的设计目的对数据进行核查、录入及整理，使原始数据系统化和合理化，为进行数据分析做好前期准备。

四、监测资料分析和利用

（一）监测资料分析的目的

监测资料的分析是指从所收集的大量数据中选择合适的统计指标，采用相应的统计方法，得出有价值的结论。根据营养监测系统收集的资料不同，如性质、涉及人群、营养素摄入情况、影响因素及趋势分析、干预的效果评价等，从多个方面对数据进行分析和利用。

（二）监测资料分析的方式与机构

数据分析不一定都是全国范围的，某些分析也可在地方机构进行，如制订地区卫生规划等。数据分析的机构常常设置在中央单位，由监测系统的中心单位控制工作进度和处理现场数据的各组成部分，必须加强联系和协作。同时，还需要征集一些特殊团体的评价和建议，如相关专家对营养问题的看法。

（三）监测资料分析的方法与手段

分析方法一般有描述性分析、趋势性分析、干预性分析三种。随着监测范围扩大，处理的资料增多，对资料分析的要求和反馈的速度都有所提高，因此在监测中还需应用许多其他领域的知识。

1. 计算机技术 计算机及有关软件技术的引入使监测效率大大提高，使资料更易于管理和分析，便于把不同来源的资料联系起来分析利用。既提高了监测资料收集和分析的及时性，也减少了对资料进行分析时对统计学家的依赖性。

2. 统计学技术 为了使资料更好地被利用，监测系统对统计学分析技术及分析软件的要求越来越高，并且卫生经济学、卫生管理学等相关的分析技术对确定干预重点、成本效益分析也都是必须的，目前这些技术已应用到监测系统资料的分析工作中。

3. 图形展示技术 由于监测资料的分析结果需要直接分送给卫生决策者和公众面前，而直观、简明的图形能把大量数据资料一目了然地表现出来，不同年龄、性别、地区、经济水平等的图形分布都十分有用。

（四）监测资料的传播

通过会议、正式简报、出版专业刊物等均可扩大影响，传播获得的监测信息。同时，各级用户之间需要形成定期联系的制度，加强系统内部的信息交流，探讨信息本身传播的方式和方法。

（五）监测资料的利用

从现场原始数据的传递到形成有效的报告、制定切实可行的方案，需要多部门协同合作。监测系统的主要机构重点是中央单位和小组，任务是负责整理、分析、利用数据，并向政府及其他部门介绍结果和提出建议。对规划评价来说，重点是实施监测与评价。原则上设计和分析问题等方面需要定期由专家评价，但实际工作中责任是落到计划管理者身上。

拓展阅读

《中国居民营养与慢性病状况报告（2015年）》

报告中指出我国居民膳食营养与体格发育状况主要包括两点：

一是膳食能量供给充足，体格发育与营养状况总体改善。居民膳食营养状况总体改善，三大营养素供能充足，能量需要得到满足。全国18岁及以上成年男性和女性的平均身高、平均体重与2002年相比均有所增长。成人营养不良率、儿童青少年生长迟缓率和消瘦率分别降低。

二是膳食结构有所变化，超重肥胖问题凸显。我国城乡居民粮谷类食物摄入量保持稳定。总蛋白质摄入量基本持平，优质蛋白质摄入量有所增加，豆类和奶类消费量依然偏低。脂肪摄入量过多，供能比超过30%。蔬菜、水果摄入量略有下降，钙、铁、维生素A、维生素D等营养素缺乏依然存在。

重点小结

1. 本章重点

（1）营养监测的定义、目的和功能。

（2）常见的营养监测内容。

（3）营养监测指标的确定依据和常用指标。

（4）监测点的选择和监测人群的确定。

2. 本章难点

（1）国内外营养监测系统的对比，如何对中国营养监测系统进行完善，更好的发挥其功能。

（2）用于评价某些营养改善计划的常用营养监测指标；对慢性病常用的监测项目；用于预警和干预规划营养监测水平。

（3）能录入相关数据资料；能进行数据验证和核对。

目标检测

一、单项选择题

1. 在总结了试点的经验后，卫生部决定建立国家食物营养监测系统是在（　　）。
   A. 1989年　B. 1991年　C. 1992年　D. 1996年
2. 下列属于制订国家发展规划和发展的营养监测指标的是（　　）。
   A. 婴幼儿死亡率　B. 营养加餐
   C. 营养康复　D. 学校供膳计划
3. 在灾害期间，不属于救援食物的选择原则的是（　　）。
   A. 选择直接入口的食物
   B. 应补给小包装复合维生素和矿物质
   C. 提供鲜肉或熟制品，预防微量营养素的缺乏
   D. 提供大葱、大蒜等葱蒜类食物
4. 根据恩格尔指数可评价居民生活水平，小康水平是（　　）。
   A. 30%～39%　B. 40%～49%　C. 50%～60%　D. 70%～80%
5. 营养监测指标的选择依据不包括（　　）。
   A. 灵敏性　B. 特异性
   C. 可行性　D. 数量宜多不宜少

二、填空题

1. 营养监测的特征包括________、________、工作方式倾向于宏观分析和收集现成资料。
2. 通常对慢性病常用的监测项目有________、___________、________、家庭史、职业史、与健康促进有关的政策法规的颁布和实施情况、健康教育和健康促进开展的情况、暴露于不良的生活环境或生产环境中的环境因素、个人体格检查等。
3. 营养监测数据要求具有________、________、______、________。
4. 营养监测工作程序包括三方面，即________、________、________。

三、名称解释

1. 营养监测
2. 预警和干预规划

四、简答题

1. 简述营养监测的目的。
2. 简述营养监测功能。
3. 简述常见的营养监测内容。
4. 简述监测点选择标准。

（王　瑞）

第八章

社区营养

学习目标

知识要求 **1. 掌握** 膳食营养素参考摄入量；社区营养工作基本方法；社区动员的主要内容；社区营养诊断概念；社区诊断报告撰写；保障我国居民营养状况的基本原则。

2. 熟悉 社区营养的内容；调查表设计；社区开发策略；社区开发的目标；社区营养诊断的主要内容；保障我国居民营养状况政策措施的重点。

3. 了解 社区营养的概念和目的；社区营养工作程序和步骤；保障我国居民营养状况政策措施。

技能要求 1. 熟练掌握社区营养工作方法。

2. 学会调查表编制、社区诊断报告撰写。

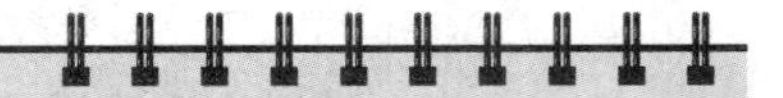

案例导入

案例： 某男，45 岁。因近期感到身体虚弱、疲倦、口痛、有时眼痒。其平时很少运动，喜爱油炸食品，经常大量饮酒。查体：体温 37.2℃，血压 125/85mmHg，身高 175cm，体重 93kg，眼结膜充血，口角炎，舌呈紫红有裂痕。

讨论： 1. 该男子存在哪些营养与健康问题？

2. 对该男子应采取哪些营养干预措施？

第一节　社区营养概述

一、社区营养的概念

社区营养属于公共营养的一部分，其研究范围比公共营养小，主要在社区范围内运用营养科学理论、技术和社会性措施解决社区营养问题，包括食物的生产、供给、膳食结构、饮食文化、营养教育及营养性疾病等内容。社区营养主要强调两个方面问题：一是限定区域内各种人群的综合性和整体性；二是解决问题的宏观性、实践性和社会性。

二、社区营养的目的

社区营养的目的是运用一切有益的科学理论、技术和社会条件、因素和方法，通过开展营养调查、营养干预、营养监测、营养教育等工作，提高社区人群的营养知识水平、改善膳食结构、促进营养合理化，增进健康，改善其体力和智力素质，提高生活质量；同时，也为政府制定食品营养政策、经济政策及医疗卫生保健政策提供科学依据。

三、社区营养的内容

1. 社区人群膳食营养状况监测和指导 通过长期动态监测社区人群的营养状况，收集与社区人群营养状况有关的社会、经济、政策等有关方面的资料，探讨从宏观方面解决社区人群营养与健康状况的措施和条件。我国从2010年起建立了营养监测制度，对居民的膳食、营养及慢性病进行动态监测。

2. 营养与疾病的调查和信息收集 营养调查是社区营养的基本方法和主要内容之一，通过现况研究的方法来了解社区人群的营养状况及慢性病患病情况，从而为社区需求评估及营养干预提供基础资料。

3. 社区营养需求评估 运用各种方法对社区营养状况进行考察，发现和分析问题，在充分利用社区现有资源的基础上，通过营养干预来解决社区主要的营养问题，以促进健康。

4. 保健和营养干预 在社区营养需求评估的基础上，对社区人群在营养上存在的问题进行相应改进的对策和措施。

5. 营养教育与营养咨询服务 利用各种媒介向社区居民个体或家庭提供营养知识，以期通过改善饮食结构、饮食习惯，达到合理营养。

四、膳食营养素参考摄入量

正常人体需要的各种营养素都需从饮食中获得，为衡量人们日常生活所摄取的各种营养素是否合理，帮助个体和群体制订膳食计划；同时，也为食品的生产、加工、强化及人群的营养干预及营养教育提供科学依据，营养学家根据有关营养素需要量的知识理论，提出了适用于各类人群的膳食营养素参考摄入量（DRIs）。

膳食营养素参考摄入量（DRIs）是在推荐膳食营养素供给量（RDAs）基础上发展起来的一组每日平均膳食营养素摄入量的参考值，与RDAs相比更具有实际意义，它同时从预防营养素缺乏和预防慢性病两方面考虑人类的营养需求，明确了膳食对于良好健康状态作用的新概念。DRIs包括平均需要量（EAR）、推荐摄入量（RNI）、适宜摄入量（AI）、和可耐受最高摄入量（UL）四个营养水平指标。

（一）平均需要量

平均需要量是指某一特定性别、年龄及生理状态群体中对某种营养素需要量的平均值。某种营养素摄入量达到平均需要量水平时，可以满足群体中50%个体的需要，但不能满足群体中另外50%个体的需要。平均需要量是制订推荐摄入量的基础。

（二）推荐摄入量

推荐摄入量相当于传统的推荐膳食营养素供给量，是指可以满足某一特定性别、年龄及生理状态群体中绝大多数（97%~98%）个体需要的摄入量。长期摄入推荐摄入量水平，不仅可以满足机体对某种营养素的需要，保持健康，还能维持组织中有适当的储备。推荐摄入量的主要用途是作为个体每日摄入某种营养素的目标值，但不作为群体膳食计划的依据。

推荐摄入量是在平均需要量的基础上制订出来的。若已知平均需要量的标准差（SD），则推荐摄入量为平均需要量加两个标准差，即 $RNI = EAR + 2SD$；若资料不充分，不能计算标准差时，一般设平均需要量的变异系数为10%，这样 $RNI = 1.2 \times EAR$。

（三）适宜摄入量

适宜摄入量是指通过观察或实验获得的健康人群某种营养素的摄入量。例如纯母乳喂养的足月产健康婴儿，从出生到4~6月，其营养素全部来自母乳，故母乳中营养素含量就是他们的适宜摄入量。当个体需要量的研究资料不足，不能计算平均需要量时，可设定适宜摄入量来代替推荐摄入量。

适宜摄入量和推荐摄入量之间既有相似之处，也有区别。二者相似之处是都能满足目标人群中几乎所有个体的需要；二者区别在于适宜摄入量准确性不如推荐摄入量，可能高于推荐摄入量。

（四）可耐受最高摄入量

可耐受最高摄入量是指平均每日可摄入某种营养素的最高限量。摄入某种营养素达到可耐受最高摄入量时，对一般人群中的几乎所有个体不至于危害健康，但并不表示可能有益。当摄入量超过可耐受最高摄入量时，发生毒副作用的危险性增加。

可耐受最高摄入量的主要作用是防止个体出现某种营养素摄入量过高的可能性，预防发生毒副作用。

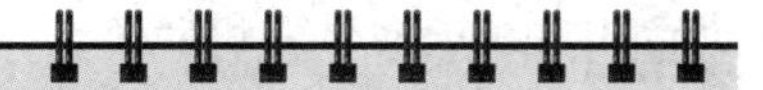

案例导入

案例：某区卫生局为了解本辖区慢性病防治工作开展情况及社区人群营养状况，要求所有社区服务中心开展社区健康调查，以确定慢性病的主要问题和重点目标人群。调查时间为7月调查对象为本辖区18岁以上户籍人口。

讨论：1. 如果你是社区服务中心工作人员，你该如何开展这项工作?

2. 初步拟定一份社区营养调查表。

第二节 社区营养的工作方法、程序和步骤

一、社区营养的工作方法

为全面、真实了解社区营养状况，获取社区需求评估资料，必须选择适当的工作方法。社区营养的工作方法种类繁多，有多种分类标志，本书介绍两种最常见的分类形式：

（一）根据工作方法的性质，可分为定性方法和定量方法

1. 定性方法

（1）观察法 是指通过对研究对象的行为或事件过程进行直接观察来收集相关信息的方法，它是收集非语言行为资料的主要技术，也是社区营养工作最常采用的方法。有以下两种具体形式：①参与性观察 是指研究者深入研究对象的日常生活中，将自己视为他们中的一员，通过仔细体验和观察，获取研究对象相关信息的第一手资料。②非参与性观察 是指研究者并不参与研究对象的日常活动，只观察研究对象的行为或事件的发生情况，在观察中记述所观察的情况。

（2）深入访谈法或群众听证会法 研究者首先拟定好访谈提纲，通过与研究对象的深入交谈了解其对某些问题的想法、感觉与行为的方法。可以采取个别访谈，也可以开展集体访谈。

（3）专题组讨论法 研究者通过召集同类人员对某一研究议题进行讨论，利用小组成员之间相互讨论、相互启发来获取相关线索、信息的方法。该法最适用于探索性研究，能有效地获取或验证新观念、新思路、新意见，从而形成有效“假设”。

（4）特尔斐法（Delphi technique） 即将问卷寄给少数专家，并要求专家在一定时间内将问卷寄回，组织者将问卷综合结果列在第二份问卷上，再寄给各位专家，要求对第二份问卷项目进行打分或评价，并将结果寄回，从而获得相关问题或项目的信息。特尔斐法可在两轮基础上再进行一次或若干次评价，但每一次都要将结果告诉所有参与者。该法可以保证问卷结果的真实性，避免参与者受到权威、政治等的影响。

2. 定量方法 社区营养定量方法主要通过问卷形式向研究对象获取有关营养与健康方面的数据信息，其主要有以下两种形式：

（1）结构性访谈法 即研究者根据事先设计好的调查表或问卷对研究对象逐一进行询问来收集资料的方法。该法最基本的特征是有详细的调查表和面对面的访问。

（2）自填问卷法 即研究对象按照研究者设计的调查表或问卷填写要求，根据自己实际情况或想法，对调查表的问题逐一回答，并将答案填写在调查表上的方法。

（二）根据研究对象的选取不同，可分为普查、抽样调查和筛查。

1. 普查 是指在特定时点或时期，对特定范围内的全部研究（总体）对象进行全面调查的方法。普查可较全面地了解社区营养状况，也存在涉及面广，时间长，耗费大，工作不易细致，资料比较粗糙的问题。

2. 抽样调查 是指按照随机的原则，对特定时点、特定范围内的研究对象随机抽取部分作为样本，以样本信息推断总体特征。抽样调查能很好地克服普查缺陷，但也存在调查设计、调查实施和资料分析难度大，容易出现重复或遗漏的现象。值得一提的是，如果样本含量超过总体的75%时，最好采用普查。

抽样调查有以下四种基本形式：①单纯随机抽样：是最简单、最基本的抽样方法，即采取抽签、随机数字表等随机方法直接从总体中抽取部分研究对象组成样本。②系统抽样：又称机械抽样，即按照一定顺序，机械地每隔若干单位抽取一个研究对象的抽样方法。③分层抽样：即先将总体按某种特征分为若干层，然后从每一层内进行单纯随机抽样，组成样本的抽样方法。④整体抽样：即将总体分成若干个群组，随机抽取其中部分群组作为调查对象组成样本的抽样方法。

筛查：是指运用快速、简便的试验、检查或其他方法，将表面健康但实际存在缺陷或有病的个体从健康人群中鉴别出来的方法。该法有助于实现早期发现、早期诊断、早期治疗，以提高治疗效果，改善预后（二级预防）。如通过检查尿糖来筛查糖尿病患者，阳性者再作进一步检查，不仅提高治疗效果，也能提高营养干预效果。

（三）调查表的设计

调查表是获取社区营养状况有效方式，在设计调查表时应注意以下问题：

1. 调查表的结构

（1）封面信 是一封致研究对象的短信，放在调查表的最前面，包括研究者的身份、调查目的、调查内容、调查意义及请求合作、保密性以及感谢等内容，其主要作用是取得研究对象的信任和合作。

（2）指导语 又称填表说明，即对如何正确填写调查表进行详细说明，包括一些概念和名词的解释或界定，填答的形式，对某些复杂的填答形式还要举例说明。

（3）问题及答案 这是调查表的主体。根据问题是否有备选答案，调查表可分为开放式调查表和封闭式调查表。①开放式调查表：即调查表中问题没有备选答案，研究对象可以根据自身情况自由回答。如“请您谈谈您对日常饮食的看法？”。②封闭式调查表：即调查表中问题有两个以上备选答案供研究对象根据自身情况选择适合自己的答案。如“您认为您日常生活存在哪些不健康的饮食习惯？①暴饮暴食，②不吃早餐，③饮食不规律，④挑食偏食，⑤食盐量大，⑥酗酒，⑦食用油过多，⑧其他——”。封闭式调查表目前使用较多。

（4）资料的登记 调查表的名称、编号、研究对象的姓名、地址、性别、年龄、调查日期及计算机编码等。其中比较重要的是计算机编码，便于进行统计处理和分析。

2. 问题的排列要合理 为了提高社区居民对社区营养工作的配合度，在设计调查表问题排列顺序时应注意以下几个方面：

（1）问题要先易后难。

（2）先易引起兴趣的问题，后易引起紧张的问题。

（3）先封闭式问题，后开放式问题。

（4）先事实问题，后态度问题。

（5）问题排列要有一定逻辑性。

3. 调查表的设计原则 一份高质量的调查表不仅能够及时、有效、完整的收集所需的信息，而且还能被研究对象所乐意接受，获得他们的信任和支持，因此在设计调查表时应遵循以下原则：

（1）目的性原则 调查表的内容必须紧扣研究目的，所有问题都要和研究目的相关，除特殊需要外，与研究目的无关问题绝不放入调查表中。

（2）问题数量适中原则 调查表中问题过少会造成所收集信息不完整；问题过多会增加研究对象的负担，影响研究对象的配合度，降低信息的有效性。因此，一份调查表完成时间一般控制在20分钟左右为宜，尽量不超过30分钟。

（3）不列入原则 调查表中问题不应该包含敏感性或禁忌性问题，对这些问题可采取专用调查技术进行调查。

（4）易回答原则 调查表的问题和答案用词必须简明清楚、恰当准确，容易理解。避免抽象问题或答案，避免含糊用语，避免专业性术语。

（5）中性原则 研究者要避免将自己的观点和倾向带入调查表，以免产生诱导。如“您认为您的饮食合理吗?”，会增加回答“是”的概率。应采用中性提问方式“请您谈谈您对自己的饮食习惯的看法”。

（6）一事一问原则 调查表设计不应有双重问题，即一个问题包含两个或两个以上概念，避免造成研究对象难以回答。如“您的家人有挑食习惯吗?”。

二、社区营养的工作程序和步骤

社区营养工作是一项复杂而又艰巨的任务，要想高效地完成这项任务，必须合理地规划社区营养工作每一个工作环节，现就社区营养工作的程序和步骤进行简明介绍。

1. 明确目的，做好设计 目的是方向，目的必须明确，才能保证对各项工作指向性。设计是在目的的指导下，对未来工作所做的计划安排，具有很强的远瞻性，也是未来工作能否顺利开展的前提和保障。设计必须明确做什么、为什么做、如何做、什么地方做、什么时间做、谁来做等问题。

2. 确定研究对象 确定合理的研究对象是顺利开展社区营养工作的重要环节，应根据目的对社区人群各项特征进行确定，并结合实际情况明确开展工作的可行性。

3. 确定工作方法、收集社区营养信息 明确研究对象的前提下，选择合适的工作方法，以期获得真实、有效的社区营养的相关信息。

4. 进行社区营养需求评估 详见第四节。

5. 开展社区营养干预及评价 详见第九章。

第三节 社区动员

社区营养工作是一项系统工程，必须充分调动社区所有可利用资源，才能保证该项工作的顺利开展。社区动员包括社区开发和社区参与两个方面内容。

一、社区开发

社区开发是联合国倡导的一项世界性运动。其内涵是指在社区政府的积极组织领导下，提高社区居民参与社区工作的积极性，发展社区居民之间的相互支持，依靠自身力量去实现健康促进的目标；通过动员社区资源，规划社区行动，进一步发展与改善社区经济、社会、文化、卫生状况。在《阿拉木图宣言》中把社区动员作为健康促进的重要战略措施。

（一）社区开发的内容和策略

1. 社区开发包括以下两个方面内容

（1）推动各级政府对社区承诺，在政府的支持下开展社区营养工作。

（2）通过社区动员、示范等各项措施促进或激发社区人群对社区营养的需求和愿望。

这两项内容相辅相成，相互促进。第一项内容强调上层推动的作用，第二项内容强调的是从底层拉动，从而有效地推动社区营养工作的有效开展。

2. 社区开发的策略

（1）推动策略 ①积极宣传国家卫生政策，主动向各级政府说明开展社区营养工作的意义及对社会和经济所能产生效益，尽力争取政策和资源的支持。②加强政府部门间和社区间合作与联系；同时借鉴其他社区服务成功经验，推动社区营养工作高效开展。③加强培训，增加社区营养工作人员的执行力和管理能力。④建立完善的社区营养监测与干预系统，加强质量控制与评价体系。

（2）拉动策略 ①加强个人与家庭健康教育，拉动需求。②建立示范家庭，带动社区。③制定可行的筹资方案，保障工作进度。

（二）社区开发的目标

1. 建立正式的领导机构 社区营养工作不仅是医学问题，更是一项社会问题。因此，仅仅靠卫生部门难以承担和完成，必须开发领导参与，成立跨部门、跨行业的领导机构。领导机构主要工作任务是：制定社区营养工作策略和规划；规范和强化社区营养工作组织活动；动员多部门、多行业和社区积极参与；制定政策激励和促进饮食习惯改善等。

2. 积极动员社区参与 社区营养工作最终需要社区居民参与才能落到实处，才能发挥效益，因而必须倾其全力争取社区人群的参与。

3. 加强网络建设和部门之间的协调 强化社区间和部门间的合作关系是社区营养工作成败的关键。国内外经验表明社区联盟是有效的多部门合作形式。因社区联盟有着共同的利益和目标—促进社区居民生活质量的提高。在这一目标的推动下，社区居民能充分发挥主人翁参与意识，这也是协调行动重要环节。

4. 制定政策，支持社区营养工作的开展 所有社区工作的重要条件之一就是政策支持，因此在开展社区营养工作期间应重点进行政策开发和制定。政策支持也是资金保障的前提，因而政策支持，比任何营养干预都重要。

二、社区参与

任何一项社会活动都十分强调参与原则。社区参与是指社区领导和社区居民共同参与社区营养工作规划的设计、实施和评价及决策的全过程。社区参与不仅关系到社区营养工作的成败，而且能有效地培养社区居民的主人翁意识，从而确保社区营养工作的长期效果。

社区参与主要内容有：①参与确定社区当前主要的营养状况问题。②对不同人群进行营养干预的策略和解决方法。③评估当前社区营养工作的差距和资源情况。④参与社区营养活动。⑤参与社区营养评价工作。

第四节　社区营养诊断（社区需求评估）

在开展社区营养工作的过程中，无论是营养教育，还是营养干预，首先要知道社区需要解决什么营养问题？哪些营养问题可以通过营养教育、营养干预得到解决？当前社区优先要解决营养问题是什么？这些问题需要通过社区营养诊断加以解决。

一、社区营养诊断的概念

社区营养诊断又称社区营养需求评估，是指运用社会学、人类学及流行病学等学科的知识理论和研究方法对社区人群饮食习惯、饮食结构、营养与健康状态和影响因素进行考察与探索，并对与这些问题有关的社区组织机构、经济、文化现状进行评价，发现问题，在充分利用社区现有资源的基础上，通过合理营养教育、营养干预来解决主要社区问题的过程。

二、社区营养诊断的目的与意义

社区营养诊断是开展营养教育、营养干预及制定社区营养工作规划，合理分配社区资源的重要依据。社区营养诊断的主要目的是了解社区的特点，分析确定社区人群的生活质量和营养需求。具体包括以下几个方面：

（1）发现社区的营养与健康的问题　通过适当的社区营养工作方法和营养调查，在掌握社区基本特征信息的基础上，分析社区人群存在的主要营养与健康问题及影响因素。

（2）评价社区人群的营养需求　在社区营养诊断过程中，通过分析社区人群营养状态和健康状态，了解社区人群的营养需求，判断当前的营养教育的内容、方式和营养干预的措施是否能满足其需求，为拓展社区营养工作范围、调整社区营养工作结构提供依据。

（3）明确社区营养工作的优先顺序　通过社区营养诊断，不仅能发现问题，还能对这些问题性质和严重程度进行科学评价，从而为确定优先解决的问题提供指明方向。

（4）为制定社区营养工作规划提供依据。

（5）能有效地促进社区开发和社区参与。

社区营养诊断不是一次性工作，它是一项诊断、实施、评价，再诊断、再实施、再评价，周而复始、循序渐进的过程，从而有效地推动社区营养工作不断向前开展。

三、社区营养诊断的内容

（一）发现社区营养与健康的主要问题及其影响因素

了解社区需要解决什么营养问题、问题的严重程度及影响范围、哪些营养问题可以通过营养教育、营养干预得到解决、谁需要进行营养干预等。

（二）确定应优先解决的社区营养与健康问题

社区在一定时期内往往面临许多营养与健康问题，但受制于社区资源相对稀缺，不可能同时对所有问题加以解决。因此，必须根据一定原则明确优先解决的问题，加强营养干预，才能最大限度地发挥社区有限资源的作用。

（三）了解社区人群的流行病学特征

主要通过流行病学调查、营养调查及统计学分析，对目标社区人群社会、经济、人口等方面进行详尽的了解和分析，明确重点人群或高危人群，为社区干预提供必要的依据。

（四）明确社区可利用的资源

社区营养工作是个跨部门、跨行业的系统工程，因此其可利用资源也是多渠道、多途径，来自社会各个方面，包括：经济资源、机构性资源、人力资源、社区动员的潜力、有关部门行业的支持等。其中，政府支持，有关机制的建立，是推动社区营养工作最有力的保障。

（五）政府领导对社区营养工作的承诺

政府的承诺是进行社区开发最有力推手。

四、社区营养诊断的程序和步骤

（一）明确目的， 制定社区营养诊断的目标

目标是目的具体体现。社区营养诊断的目标可以是综合性的，如诊断社区人群的营养状况；也可以是特异性的，如通过控制食用盐摄取，预防高血压。

（二）确定目标人群

根据社区营养诊断的目的和内容来界定目标人群，如全社区人口或某个性别、某个年龄段人口等。

（三）收集资料

为了能真实反映社区人群的现状，要确保所收集的资料真实性、完整性和及时性。资料可以是定性资料，也可是定量资料。

（四）初步展示社区人群的营养与健康需求

通过对收集资料的整理、分析，可获得目标人群的营养与健康现状，并通过多种途径和渠道展示出去，以期获得相应反馈，拓展了解问题的范围，加深对问题的认识。

（五）决定优先解决的营养与健康问题

因社区同时面对众多问题，研究者或决策者必须遵循以下原则确定优先解决的问题。

1. 普遍性原则　即所确定的优先解决问题在目标人群中普遍存在，而不是仅仅局限于某一小部分人群中，以保证有限资源最大利用。可用患病率、发病率等反映问题普遍性。

2. 严重性　即该问题对目标人群的健康状况影响很大，造成后果严重。如可用死亡率、病死率、致残率等反映问题的严重性。

3. 紧急性　即该问题发生紧急，急需近期或短时间解决，如食物中毒等。

4. 可干预性　即该问题在现有社区资源条件下，能通过某些特定干预措施加以解决或改善，如通过定期测量血压，改善目标人群不良饮食习惯，已达到控制高血压及心脑血管疾病的目的等。

5. 效益性　该问题解决能兼顾社会效益和经济效益的平衡。

（六）撰写社区营养诊断报告

在完成以上各项任务的前提下，研究者或决策者就要着手撰写诊断报告。诊断报告应包括以下内容：

1. 开展社区营养诊断的背景　如社区一般情况简介，提出诊断的目的，开展诊断意义，本次诊断目标人群等。

2. 社区营养诊断的内容　社区人群存在的主要问题是什么，该问题的影响范围及主要人群，问题的严重性，引起问题的主次要原因及原因的可控性，问题影响因素等。

3. 营养教育和营养干预的措施 社区动员解决该问题可行性及评价方法等。

第五节 保障居民营养的政策与措施

1992 年国际营养会议通过的《世界营养宣言》指出：所有人的营养福利是社会发展的一个必要条件，而且是人类取得进步的一个关键目标。它必须置于我们社会经济发展计划和战略的中心。许多国家很早就意识到营养立法对国民营养改善和国家长远发展的重要性。美国先后于 1946 年颁布《国家学生午餐法》，1966 年颁布《国家学生早餐法》，1990 年颁布《全国营养检测及相关研究法》。日本在 1947 年经济极端困难情况下颁布《营养师法》，1952 年颁布《营养改善法》、《学校供餐法》。2005 年 7 月，日本实施《食育基本法》，该法的序言强调食育的重要性："现在应重新把食育作为生存的根本，看成智育、德育及体育的基础。"这些法律的实施对增强国民体质，提高国民素质起到了决定性作用。与发达国家相比我国的营养相关法律政策制定工作起步较晚。由于缺乏法律保障，有关营养干预政策与措施难以落实，居民食物消费及膳食模式不合理已成为膳食相关慢性病的主要危险因素，国民饮食与营养教育严重滞后，营养知识普遍匮乏，"营养盲"远多于文盲。

2016 年 2 月 10 日，国务院办公厅正式发布《中国食物与营养发展纲要（2014—2020 年)》，这是继《九十年代中国食物结构改革与发展纲要》《中国食物与营养发展纲要(2001—2010 年)》之后，我国政府制定的第三部关于食物与营养发展的纲领性文件，对全面改善我国居民营养状况具有重大意义。

一、保障我国居民营养状况的基本原则

1. 坚持食物数量与质量并重 在重视食物数量的同时，更加注重品质和质量安全，加强优质专用新品种的研发与推广，提高优质食物比重，实现食物生产数量与结构、质量与效益相统一。

2. 坚持生产与消费协调发展 充分发挥市场机制的作用，以现代营养理念引导食物合理消费，逐步形成以营养需求为导向的现代食物产业体系，促进生产、消费、营养、健康协调发展。

3. 坚持传承与创新有机统一 传承以植物性食物为主、动物性食物为辅的优良膳食传统，保护具有地域特色的膳食方式，创新繁荣中华饮食文化，合理汲取国外膳食结构的优点，全面提升膳食营养科技支撑水平。

4. 坚持引导与干预有效结合 普及公众营养知识，引导科学合理膳食，预防和控制营养性疾病；针对不同区域、不同人群的食物与营养需求，采取差别化的干预措施，改善食物与营养结构。

二、当前保障我国居民营养状况政策措施的重点

（一）优先发展三个重点产品

1. 优质食用农产品 全面推行食用农产品标准化生产，大力发展无公害农产品和绿色食品生产、经营，因地制宜发展有机食品。严格保护产地环境。

2. 方便营养加工食品 加快发展符合营养科学要求和食品安全标准的方便食品、营养早餐、快餐食品、调理食品等新型加工食品，不断增加膳食制品供应种类。强化对主食类加工产品的营养科学指导，加强营养早餐及快餐食品集中生产、配送、销售体系建设，推进主食工业化、规模化发展。发展营养强化食品和保健食品，促进居民营养改善。加快传

统食品生产的工业化改造，推进农产品综合开发与利用。

3. 奶类与大豆食品 扶持奶源基地建设，强化奶业市场监管，培育乳品消费市场，加强奶业各环节衔接，推进现代奶业建设。充分发挥我国传统大豆资源优势，加强大豆种质资源研究和新品种培育，扶持国内大豆产业发展，强化大豆生产与精深加工的科学研究，实施传统大豆制品的工艺改造，开发新型大豆食品，推进大豆制品规模化生产。

（二）优先关注三个重点区域

1. 贫困地区 采取扶持与开发相结合的方式，提高贫困地区居民的食物消费水平。创新营养改善方式，合理开发利用当地食物资源。动员社会各界参与扶贫开发，采取营养干预措施，实现贫困人口食物与营养的基本保障和逐步改善。

2. 农村地区 加快农村经济社会发展，增加农民收入。加强农村商贸与流通基础设施建设，将城镇现代流通业向广大农村地区延伸，推进“万村千乡”市场工程，开拓农村食物市场，方便农村居民购买食物。

3. 流动人群集中及新型城镇化地区 改善外来务工人员的饮食条件，加强对在外就餐人员及新型城镇化地区居民膳食指导，倡导文明生活方式和合理膳食模式，控制高能量、高脂肪、高盐饮食，降低营养性疾病发病率。

（三）优先改善三个重点人群

1. 孕产妇与婴幼儿 做好孕产妇营养均衡调配，重点改善低收入人群孕妇膳食中钙、铁、锌和维生素 A 摄入不足的状况，预防中高收入人群孕妇因膳食不合理而导致的肥胖、巨大儿等营养性疾病。大力倡导母乳喂养，重视农村地区 6 个月龄至 24 个月龄婴幼儿的辅食喂养与营养补充，加强母乳代用品和婴幼儿食品质量监管。

2. 儿童青少年 着力降低农村儿童青少年生长迟缓、缺铁性贫血的发生率，做好农村留守儿童营养保障工作。遏制城镇儿童青少年超重、肥胖增长态势。将食物与营养知识纳入中小学课程，加强对教师、家长的营养教育和对学生食堂及学生营养配餐单位的指导，引导学生养成科学的饮食习惯。强化营养干预，加大蛋奶供应，保障食物与营养需求。

3. 老年人 研究开发适合老年人身体健康需要的食物产品，重点发展营养强化食品和低盐、低脂食物。开展老年人营养监测与膳食引导，科学指导老年人补充营养、合理饮食，提高老年人生活质量和健康水平。

三、政策措施

（一）全面普及膳食营养和健康知识

加强对居民食物与营养的指导，提高全民营养意识，提倡健康生活方式，树立科学饮食理念。研究设立公众“营养日”。开展食物与营养知识进村（社区）入户活动，加强营养和健康教育。发布适宜不同人群特点的膳食指南，定期在商场、超市、车站、机场等人流集中地发放。发挥主要媒体对食物与营养知识进行公益宣传的主渠道作用，增强营养知识传播的科学性。加大对食物与营养事业发展的投入，加强流通、餐饮服务等基础设施建设。

（二）加强食物生产与供给

强化地方人民政府的食物安全责任。加大对食用农产品生产的支持力度，保护农民发展生产的积极性。加强农业生态环境保护，有效治理面源污染。

（三）加大营养监测与干预

开展全国居民营养与基本健康监测工作，进行食物消费调查，定期发布中国居民食物消费与营养健康状况报告，引导居民改善食物与营养状况。加大财政投入，改善老少边穷地区的中小学校和幼儿园就餐环境。

（四）推进食物与营养法制化管理

抓紧进行食物与营养相关法律法规的研究工作，适时开展营养改善条例的立法工作。针对食物与营养的突出问题，依法规范食物生产经营活动，开展专项治理整顿，营造安全、诚信、公平的市场环境。创新食物与营养执法监督，提高行政监管效能。弘扬勤俭节约的传统美德，形成厉行节约、反对浪费的良好社会风尚。

（五）加快食物与营养科技创新

针对食物、营养和健康领域的重大需求，引导企业加大食物与营养科技投入，加强对食物与营养重点领域和关键环节的研究。加强对新食物资源开发和食物安全风险分析技术的研究，在科技创新中提高食物安全水平。加强食物安全监测预警技术研究，促进食物安全信息监测预警系统建设。深入研究食物、营养和健康的关系，及时修订居民膳食营养素参考摄入量标准。

（六）加强组织领导

由建立多部门的际协调机制，加强领导与政策的落实。省级人民政府结合本地区实际，制定当地食物与营养发展实施计划。

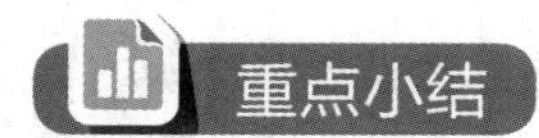

1. 本章重点

（1）社区营养的基本工作方法。

（2）社区营养诊断的概念、诊断报告的撰写。

（3）社区动员的主要内容。

2. 本章难点

社区诊断调查表的编制、数据的分析及诊断报告的撰写。

目标检测

一、单项选择题

入户动员的时间最好控制在（　　）。

A. 3 ~ 4 小时　　B. 2 ~ 3 小时　　C. 1 小时内　　D. 没有限制

二、名称解释

社区营养学

三、问答题

1. 社区营养学的主要内容。
2. 健康档案中的数据资料有哪几种类型？分别解释并举例说明。
3. 社区居民基本情况调查的准备工作包括哪些方面的内容？

（张卫东）

第九章

营养干预

学习目标

知识要求 **1. 掌握** 营养与健康信息的收集方法；问卷调查表的设计与应用。

2. 熟悉 个人健康档案的建立；不同人群社区营养的干预措施。

3. 了解 营养与健康信息的主要内容；社区营养干预的意义。

技能要求 1. 能根据调查目的设计简单的营养与健康问卷调查表。

2. 学会计算机操作；会运用计算机的基础知识解决营养调查表的编制、信息录入等问题。

3. 会运用营养相关知识结合实际情况开展社区营养干预活动。

第一节 营养与健康信息的收集

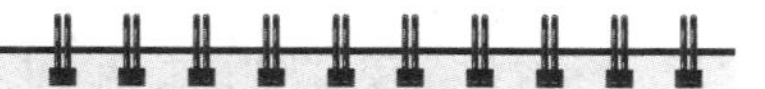

案例导入

案例： 紫荆花社区与某健康管理中心营养工作室联合，要为辖区内所有居民建立一份个人健康档案，为了能完整收集到居民营养与健康相关的资料，首先需要编制调查问卷，将收集到的信息填入个人健康档案，然后进行分析，最后给出营养与健康管理方案，使居民的健康得到保障，起到未病先防，控制已病的作用。

讨论： 1. 营养工作者需要收集哪些内容?

2. 营养工作者可以通过哪些方式收集营养与健康相关信息?

3. 营养工作者如何编制问卷调查表?

4. 如何建立个人健康档案?

社区营养工作的开展需要建立在完整的营养与健康信息收集和科学的营养状况调查分析的基础上。营养与健康信息是进行社区营养工作的基本保障，只有通过科学、准确、完整的信息收集和管理才能保障后续的社区营养干预工作。营养与健康信息收集包括专项调查或单一目标调查、综合信息调查等，收集方法根据目标而设定，而调查表设计是保障信息收集的最关键步骤。

一、营养与健康信息的主要内容

营养与健康信息即与人的营养、健康状况相关的各类信息，应包括人口学特征、健康体检、生活行为方式、膳食摄入情况和社区医疗卫生服务等信息。

（一）环境和资源信息

1. 社区环境信息

（1）人口状况　人口总数及年龄与性别构成，人口的迁移与流动等。

（2）经济状况　当地工农业生产总值，财政收入与支出，人均收入水平及收入差别，主要收入来源等。

（3）文化观念　居民的受教育程度，当地的风俗习惯，居民对健康与疾病的看法及对各种卫生服务的认识与态度等。

（4）社会环境　当地婚姻状况、家庭结构及成员关系，以及社会支持系统状况，行政区划、学校及其他组织状况，政府对卫生工作的支持与社会技术资源（如电力供应、通信设施等）状况等。

（5）自然环境　当地地理特征与气候状况，住房、供水源、食物可得性，排泄物处理设施等。

（6）科技环境　医学及相关科学与技术的发展动态等，远程辅助医学诊断与远程医学教育信息管理等，药品、制剂、器械、新技术新方法等。

（7）政策环境　卫生政策、法规及改革方针，财务、工商、物价管理等。

2. 居民健康状况信息

（1）总体健康　总死亡率、婴儿死亡率、孕产妇死亡率、期望寿命等。

（2）身体健康　传染病、地方病、职业病及癌症、心脑血管疾病等的发病（患病）与死亡情况等。

（3）心理健康　主要精神疾病（紧张、抑郁症等）的患病情况等。

（4）社会健康　社会交往与人际关系障碍情况以及社会适应能力等。

3. 居民卫生行为信息

（1）吸烟行为　吸烟总人数及其人群分布．以及吸烟量大小、开始吸烟的年龄、吸烟时间长短等。

（2）饮酒行为　饮酒人数与分布，饮酒量与频度，饮酒起始年龄与时间长短等。

（3）饮食习惯　居民的主副食品种、口味，偏食和烟熏等食品的摄入情况等。

（4）吸毒与性乱　有无吸毒现象存在，有无同性恋、性关系混乱、商业性性服务等现象的存在等。

（5）就医行为　居民计划免疫、妇幼保健等服务的接受与参与程度，居民生病后就医的及时程度及对医嘱的依从性大小等。

4. 卫生资源信息

（1）人力资源　卫生人员的数量与种类、年龄结构、专业分布与构成等。

（2）经费资源　财政拨款、专项建设费用、业务收入及各项支出等。

（3）物质资源　药房、诊所、病房等的数量、状况与分布等，药品的供应情况，诊疗仪器、床位、交通工具等的数量、完好状况与利用率等。

（4）信息资源　书籍与手册、记录与报告、社区调查研究资料等的拥有量、质量与利用等。

5. 卫生服务信息

（1）医疗服务　不同地区、不同层次提供的医疗服务的种类、数量和质量等。

（2）预防服务　计划免疫、健康教育、改水改厕等的开展情况。

（3）保健服务　孕产妇系统管理、妇女常见病防治及儿童生长发育监测工作情况等。

（4）康复服务　残疾人的治疗、设施提供及社区康复工作开展情况等。

6. 卫生产出信息

（1）效率与效果　社区卫生服务机构所提供的卫生服务的数量与质量，各类卫生服务的成本效益大小等。

（2）公平性　不同人群对卫生服务的利用情况等。

（3）满意度　居民对卫生服务的满意度状况、意见和要求等。

7. 卫生管理信息

（1）目标计划　组织的功能、使命与目标，组织的规划与计划机制和过程等。

（2）组织制度　组织的管理体制、制度等。

（3）监督控制　上级对下级的技术与管理指导等。

（二）个体危险因素信息

1. 个人行为和生活方式　如吸烟、饮酒、体力活动情况等。

2. 环境因素　如经济收入、居住条件、家庭关系、工作环境、心理刺激等。

3. 生物遗传因素　如年龄、性别、种族、身高、体重等。

4. 医疗卫生服务　如有否定期健康检查、直肠镜检查、阴道涂片等，以及体检结果，如血压、血糖、血脂等实验室检查。

5. 原有疾病史、生育史、家庭疾病史等　如有无原因不明的肛门出血、慢性支气管炎、肺气肿、糖尿病等；了解初婚年龄、妊娠年龄、生育胎数等；家庭中是否有人死于或患有心脏病、乳腺癌、糖尿病、自杀等。

（三）膳食信息

如各类食物摄入量、进食频率等。具体见第六章内容。

二、营养与健康信息收集方法

社区营养与健康信息收集可通过常规资料、问卷调查、个别访谈以及健康体检等而获得。

（一）常规资料的收集

常规资料是医疗、卫生、防疫、保健部门日常工作记录、报告卡和有目的的统计报表。它包括两类：一类是日常工作记录和报告卡；另一类是定期归纳整理出来的统计报表。

1. 日常工作记录和报告卡　①医院日常工作记录和报告卡，如医院的门诊病历、住院病历，病理或其他医学检验记录等。这部分资料可在医院病案室或相应的科室及医学检验、影像诊断等部门获取。医院常规的报告卡分为传染病、职业病、地方病报告卡，除此之外，还有恶性肿瘤发病或死亡报告卡、出生报告卡和死亡报告单等。②卫生防疫部门日常工作记录和报告卡，如疫情报告、死亡报告、出生资料、传染病发病资料、慢性病及肿瘤监测的资料。③其他部门的日常工作记录，如工业记录、学生保健记录、商业部门及气象部门的记录等等。

收集和使用上述三种资料时．要特别注意它们的完整性和正确性。因为，这类记录和报告卡的填写者涉及很多人，这些人往往不固定，又是在一个相当长的时期内不断填写出来的，所以，这部分资料经常会出现重复、漏项、填写不清，乃至错误。其中，报告卡最容易出现重复和填错。因此对于常规资料要经常检查与核对，及时纠正错误，而不能等到大量积累后或面临分析时才核实纠正。

2. 统计报表　它来自医疗卫生单位和非医疗卫生单位两方面。它们是国家规定的报告制度，由医疗卫生机构和非医疗卫生机构将日常工作记录和报告卡定期整理逐级上报。统计报表有旬报、月报、季报、年报等。

（二）问卷调查

问卷调查是以书面提出问题的方式搜集资料的一种研究方法。研究者将所要研究的问题编制成问题表格，以邮寄方式、当面作答或者追踪访问方式填答，从而了解被试对某一现象或问题的看法和意见。问卷法的运用，关键在于编制问卷，选择被试和结果分析。社区调查中，通过普查或抽样调查的方法，对特定人群中某种疾病或健康状况及有关因素的情况进行调查，从而描述该病或健康状况的分布及其与营养等相关因素的关系。在调查分析过程中，基本人口资料是不可缺少的，因为它是计算各种率，如发病率、患病率、死亡率的分母。最常使用的人口资料是人口总数，按性别、年龄、民族、职业、文化水平等特征分组的不同时期的人口数。人口资料是由原始的卡片或登记表整理统计出来的。

（三）访谈法

也称访问法，是指访员（公共营养师）通过有计划地与受访人面对面地交谈来了解有关信息的一种方法。交谈有两种基本形式，一种是由访员提问，受访人根据要求回答；另一种是访员与受访人围绕专题进行讨论。

1. 面对面访谈 面对面访谈也称直接访谈，它是指访谈双方进行面对面的直接沟通来获取信息资料的访谈方式。它是访谈调查中一种最常用的收集资料的方法。在这种访谈中，健康管理师可以看到被管理者的表情、神态和动作，有助于了解更深层次的问题。

2. 电话访谈 电话访谈也称间接访谈，它不是交谈双方面对面坐在一起直接交流，而是访员借助某种工具（电话）向被管理者收集有关资料。电话访谈可以减少人员来往时间和费用，提高了访谈的效率。访员与被访者相距越远，电话访谈越能提高其效率，因为电话费用的支出总要低于交通费用的支出，特别是人力往返的支出。据估算，与面对面的访谈相比，电话访谈大约可节约二分之一的费用。

电话访谈有它的局限性。比如，它不如面对面的访谈那样灵活、有弹性；不易获得更详尽的细节；难以控制访问环境；不能观察被访者的非言语行为等。

3. 网上访谈 网上访谈是指访员与受访人，用文字而非语言进行交流的访谈方式。网上访谈也像电话访谈一样属于间接访谈，它有电话访谈免去人员往返因而节约人力和时间的优势，它甚至比电话访谈更节约费用。另外，网上访谈是用书面语言进行的，这便于资料的收集和日后的分析。

网上访谈也有类似电话访谈的局限，如无法控制访谈环境，无法观察被访者的非语言行为等。同时，由于网上访谈对被访者是否熟悉电脑操作以及是否有电脑配备、网络环境等物质条件，这在一定程度上也限制访谈的对象。

综上所述，由于访谈是一种社会交往过程，访员（公共营养师）只有在互动中与受访人建立起相互信任、相互理解的关系，才能使受访人愿意积极提供资料，这就需要我们营养师认真地做好访谈前的准备工作。第一要选择适当的访谈方法，掌握与访谈内容有关的知识；第二，要尽可能了解被访者的有关情况，并将访谈主题事先通知访谈对象；第三要选好访谈的具体时间、地点和场合。

访谈技术是访员（公共营养师）在进行访谈过程中为克服交谈障碍和获得真实资料所采取的一些方法。谈话技术首先是提问的技术，提问成功与否是访问能否顺利进行的一个关键。因此，在提问过程中，公共营养师要做到问题明确具体，有礼貌、耐心听，不要给访谈对象以任何暗示，同时还要注意访谈中的非语言交流。

在访谈过程中，不仅要提问，而且需要引导与追问。引导的目的是为了帮助被访者正确理解和回答已经提出的问题；追问则是为了使访问者能真实、具体、准确、完整地了解或理解所要回答的问题。

（四）健康体检

体格检查是医生运用自己的感官（眼、耳、鼻、手等）或借助于一定的检查工具（听诊器、叩诊锤等），来了解接受体检者身体状况的一组最基本的检查方法。

健康体检是营养与健康信息来源的重要途径之一，有常规体检项目，也有特定的套餐体检项目。健康体检由不同临床科室的医师按体检表项目完成（表9－1）。

表9－1　健康体检表

编号□□□－□□□□□

姓名________　性别________　出生日期________年________月________日
身高________cm　体重________kg　腰围________cm　臀围________cm
血压________/________mmHg（kPa）　脉搏________次/分

脏器功能	口腔	口唇　1 红润　2 苍白　3 发干　4 皲裂　5 疱疹	□
		齿列　1 正常　2 缺齿　3 龋齿　4 义齿（假牙）	□
		咽部　1 无充血　2 充血　3 淋巴滤泡增生	□
	视力	左眼________　右眼________（矫正视力：左眼________　右眼________）	
	听力	1 听见　2 听不清或无法听见	□
	运动功能	1 可顺利完成　2 无法独立完成其中任何一个动作	□
查体	皮肤	1 正常　2 潮红　3 苍白　4 发绀　5 黄染　6 色素沉着　7 其他________	□
	巩膜	1 正常　2 黄染　3 充血　4 其他________	□
	淋巴结	1 未触及　2 锁骨上　3 腋窝　4 其他________	□
	肺	桶状胸：1 否　2 是	□
		呼吸音：1 正常　2 异常________	□
		啰音：1 无　2 干啰音　3 湿啰音　4 其他________	□
	心脏	心率________次/分钟　心律：1 齐　2 不齐　3 绝对不齐	□
		杂音：1 无　2 有________	□
	腹部	压痛：1 无　2 有________	□
		包块：1 无　2 有________	□
		肝大：1 无　2 有________	□
		脾大：1 无　2 有________	□
		移动性浊音：1 无　2 有________	□
	其他		
辅助检查	血常规	血红蛋白________g/L　白细胞________$\times10^9$/L　血小板________$\times10^9$/L 其他________________________	
	尿常规	尿蛋白________　尿糖________　尿酮体________　尿潜血________ 其他________________________	
	空腹血糖	________mmol/L 或________mg/dl	
	心电图	1 正常　2 异常________________________	□
	肝功能	血清谷丙转氨酶________U/L　血清谷草转氨酶________U/L 白蛋白________g/L　总胆红素________μmol/L 结合胆红素________μmol/L	
	肾功能	血清肌酐________μmol/L　血尿素氮________mmol/L 血钾浓度________mmol/L　血钠浓度________mmol/L	
	血脂	总胆固醇________mmol/L　甘油三酯________mmol/L 血清低密度脂蛋白胆固醇________mmol/L 血清高密度脂蛋白胆固醇________mmol/L	
	胸部X线片	1 正常　2 异常________________________	□
	B超	1 正常　2 异常________________________	□
	宫颈涂片	1 正常　2 异常________________________	□
	其他		
体检结果		主检医生________　日期________年________月________日	

（摘自《国家基本公共卫生服务技术规范》2015，人民卫生出版社）

三、营养与健康信息调查表的设计与应用

营养与健康信息调查表可以是专一或单一目标营养与健康调查表，也是为了某一目的而设立的单项调查，如“大学生早餐情况调查”“小学生每日维生素 A 摄入情况调查”等；也可以是综合信息调查表，包括社区人群膳食、行为、健康史、家族遗传史等信息。

营养与健康信息调查的具体调查形式主要包括：问卷调查、访问调查、电话调查、发表调查、文案调查、日记调查、新闻媒介调查等。其中问卷调查是营养与健康信息调查的主要形式。

（一）问卷类型的选择

从形式上看，问卷中的问题可分成开放式问题、封闭式问题和混合式问题。

1. 开放式问题 即调查者提出问题后，由应答者自由回答。调查者对调查对象的回答没有进行任何限制，要做的就是尽量把调查对象的原话记录下来，如“您认为学校营养午餐目前存在哪些问题?”这类问题的最大优点是可让调查对象自由发挥，从而收集到丰富、生动的资料。缺点是对调查对象要求高，费时，且回答率低和统计分析困难。

2. 封闭式问题 即所有可能的答案都由调查者在问题之后列出，由应答者从中挑选．而不能另做答案。如“下列哪种食物中的铁最容易被人体吸收？［1］大米　［2］瘦肉　［3］牛奶　［4］蔬菜”。它的主要优点是：容易回答、省时，且便于统计分析，但有时不能得到全部答案。目前的调查表多采用封闭式问题为主。

在以封闭式问题为主的调查表中，由于许多统计软件需要将调查的变量转化成英文单词，将回答转化成数字，所以需要对问题和答案进行编码，可以在设计前，也可以在调查完后。编码一般放在调查表的最右边，可以用一条竖线隔开。例如：

您的性别：［1］男　　［2］女　　sex 口

您的年龄：________岁　　age 口

3. 混合式问题 即由上述两种方式混合而成，它的结构常为先提出开放式的问题，然后是封闭式的问题。

三种类型的问卷各有其优点缺点，实际应用中，设计者要根据所要调查的内容和方式等采用合适的类型。封闭式在应用计算机处理数据分析时，显示出良好的适用性。因此，封闭式问答表格已越来越多地被营养工作者所采用，设计的水平也逐渐提高，是其中被应用最多的类型。

（二）调查问卷的基本格式

问卷调查表根据调查内容和具体需要可分为一览表和个案调查表两种格式。一览表可填写多个调查对象，适于项目较少的调查。个案调查表为一人一表，适于项目较多的调查。但要注意，一份个案调查表不只限于一张表，如果调查项目多，可由若干张组成，一份单一表。单一表的优点是便于整理，不易出差错，是专题调查研究常用的一种调查表。

以下重点介绍个案调查表，个案调查表的结构由三部分组成，即封面信、指导语、问卷主体。

1. 封面信 封面信是每份问卷前的一段话。它的作用在于向被调查者介绍和说明调查者的身份，调查目的和意义，调查内容和有关信息，收回问卷的时间和方式，调查主办单位及其他信息（如澄清本次调查的保密性、匿名性和感谢话语）等等。一般在 200～300 字左右。虽然它的篇幅短小，但在问卷调查过程中却有特殊的作用。调查者能否让调查对象接受调查，并使他们认真如实地填写问卷，在很大程度上取决于封面信的质量。如：

个人健康信息调查表

> 您好！紫荆花社区营养工作室欢迎您参加个人健康调查。本调查的目的在于了解您的健康状况，评价健康风险，进而指导您获得健康的生活方式。我们充分尊重个人信息隐私权，任何个人及机构未经您的允许或授权，均不能获得任何您的个人信息。请您花**20**分钟时间，填写这份问卷，在符合您情况的选项上打“√”。谢谢！

2. 指导语 指导语是问卷的填写说明，是对具体概念，填写方法等的解释和说明，问卷比较简单，问题较明确时该部分也可以省略。多数情况下封面信与指导语合而为一。

3. 问卷主体部分 问卷主体由四部分组成：

①问卷的名称、编号：如“沈阳市小学生营养状况调查表”。

②一般项目或识别项目：如姓名、性别、出生日期、婚姻状况、民族、职业、工作单位、家庭住址等。

③研究变量：是问卷的核心部分，即问卷的主要内容。这部分内容是围绕所要研究的营养与健康状况调查项目来确定，有逻辑顺序地分类编写。如小学生营养状况调查，身高和体重作为基本信息是必须设置的；其次是饮食结构、生活方式、遗传因素、出生体重、精神因素、经济水平等，应根据这些危险因素确定相应的问题，如“你是否喜欢吃麦当劳等快餐?”，“你每天看电视多长时间?”。

④调查者签名，调查日期。

（三）调查问卷的编写原则

1. 需要的项目一个不能少，不需要的项目一个都不要 即所有问题都与调查研究主题密切相关，不要包括那些无关的问题，否则会产生大量的无效信息，干扰被调查者对调查结果的分析。

2. 在表述问题时应该语句简洁、通俗易懂 尽量避免使用含糊不清的词语，同时应避免使用专业术语、俗语和缩写词等，

3. 避免双重装填 即一个题目不能混杂两个甚至更多的问题，因为这样会导致被调查者难以作出准确回答，如“你父母是否肥胖?”、“你是否吸烟喝酒?”。

4. 避免诱导性的提问 因为这种提问会人为增加某种应答的概率，从而产生信息偏差，最好采用中性的提问。如：

问题；“您的压力主要来源于哪些方面?”

答案：A 乏味的工作 B 繁重的家务劳动 C 拮据的经济状况

这是一种典型的诱导和提示性问题，若将答案项目分别换为工作、劳动、经济状况，则是相对客观的。

5. 尽量避免一些敏感性问题 如收入来源、家庭经济状况、夫妻性生活等涉及伦理和个人隐私的问题，如确有必要，可采用专门的调查方法，如随机应答技术。

6. 问题的数量和调查表的长度要适中 一般以20分钟内完成为宜，最多不超过30分钟。问题的排列原则：一般将简单问题放在前面，复杂难答问题放在后面；同类问题和有关联的问题放在一起；引起调查对象兴趣的问题放在前面，容易引起他们紧张或产生顾虑的放在后面；一般先问行为方面的问题，再问态度、意见和看法的问题；开放式问题放在调查表的最后。

（四）调查问卷的修改

任何调查问卷都不可能一次设计成功，往往要经过若干次修改。应先将设计好的初稿

用于一次预调查，而不能直接将它用于正式调查，这在问卷设计过程中至关重要。因为问卷设计中所出现的任何一点不足或缺陷，将在调查得到的问卷资料中留下难以弥补的损失。在正式调查前进行预调查，以使任何缺陷和遗漏都可以随时得到纠正和弥补，所以问卷初稿必须经过试用和修改后才能用于正式调查。

（五）使用问卷时的注意事项

1. 必须伴有使用指导或工作手册，并严格按其目的要求和规定执行。
2. 填写的字迹要工整、清楚，以免难以辨认。
3. 调查者要签名并注明调查日期。

（六）调查员的准备

由于问卷调查常需要较多人参加，因此调查的质量与调查人员关系很大。在新选一批人做调查员工作时，应对选上的调查员进行系统培训。培训的基本程序如下：

1. 培训者讲解调查方法和要求，使学员逐项熟悉问卷表。
2. 学员之间做模拟实习。
3. 去现场由培训者示范。
4. 学员两人一组，以健康人为对象做练习。
5. 学员面对病人实习。

这个过程中，培训者对调查员辅导、纠正和考核。对不合格者进行淘汰，合格者参加工作。设计书附件中写明调查操作指南。如果启用老调查员，也要对他们就这次调查的方法及要求进行培训，但可免去基本素质的训练。

（七）调查问卷质量监督措施

1. 有明确的组织和分工，坚持落实到人。
2. 各级人员的工作规范书面化，以便工作者遵循，并作为考核的依据。
3. 建立工作日志及定期汇报检查的制度。
4. 各项记录均应妥善保存备案。

四、营养与健康档案的建立和管理

目前，各城市、乡镇都在当地医院、社区卫生中心的帮助下，建立社区个人、家庭健康档案。每个城市因观察点不同而在两个档案中设置的项目略有不同，包括病历记录、健康检查记录、保健卡片以及个人和家庭一般情况记录档案等。

（一）个人健康档案的主要内容

个人健康档案的内容包括人口学资料、健康行为资料、生物学基础资料和临床资料。

1. 人口学资料 包括年龄、性别、文化程度、职业、婚姻状况、民族、家庭关系、社会经济状况、宗教信仰、身份证号码及家庭住址等。

2. 健康行为资料 包括吸烟、酗酒、滥用药物、饮食习惯、运动、精神状态评价等。

3. 生物学基础资料 指身高、体重、血压、血型等指标。

4. 临床资料 如主诉、现病史、既往史、家族史、个人史（药物过敏、月经、生育史等）、各种检查结果、心理评估等资料。

（二）个人健康档案的建立方法

1. 健康数据的收集 健康数据可通过以下几种方式收集：

（1）利用现存资料。各个部门和系统都有常规性的报表，如保健卡、体检表等，从中可以得到大量信息。

（2）经常性工作记录。例如医院的病例记录、卫生监测记录等。

（3）社区调查。以特定社区的全体居民为调查对象，可了解该社区人群的健康状况及社会因素、自然条件、遗传因素对人群健康的影响。大规模的人群调查可以得到较为全面和可靠的信息。

（4）健康体检。通过一项或几项专科检查，确定受检者有无疾病、身体缺点和健康问题及其轻重程度。健康筛查涉及内科、外科、妇科、骨科、皮肤科、口腔科、眼科、耳鼻喉科、实验室等多项内容，可以充分利用这些资料丰富个人健康档案的内容。

2. 资料的核查和录入 原始数据是数据汇总、分析的基础。首先要对其内容进行复查，其次对数据的完整性和准确性进行复核，检查有无漏项和编码错误等，核查后方可保存文本档案或将数据录入计算机，数据录入要建立文档，按栏目输入，可采用两人同时录入，然后比较两人的录入结果来保持准确性，必要时要进行核对。

3. 资料的管理 采用科学的方法管理好健康档案，使其脉络清楚、库藏有数、排架合理，以便于核对、检查和提供使用。对于文本档案需要编号，装订贴上封面，同时要给每一份卷内的档案文件以固定的位置；对于数据档案，可按照社区分类，或者按疾病分类，如可将患有高血压的病人建立一个数据库。

4. 资料的保存 对于文本档案要将所有档案袋按顺序存放在档案柜内，保证安全完好。档案在存放过程中注意对室内温湿度的调节，注意防虫蛀，以维护健康档案的完整与安全，防止损毁，最大限度地延长档案的使用寿命。

计算机数据资料应有备份。

附录　健康档案

表 9－2　个人基本信息表

姓名：　　　　　　　　　　　　　　　　　　　　编号□□□－□□□□□

<table>
<tr><td>性别</td><td colspan="2">0 未知的性别　1 男　2 女
9 未说明的性别　□</td><td>出生日期</td><td>□□□□ □□ □□</td></tr>
<tr><td>身份证号</td><td colspan="2"></td><td>工作单位</td><td></td></tr>
<tr><td>本人电话</td><td></td><td>联系人姓名</td><td></td><td>联系人电话</td></tr>
<tr><td>常住类型</td><td colspan="2">1 户籍　2 非户籍　□</td><td>民族</td><td>1 汉族
2 少数民族________　□</td></tr>
<tr><td>血型</td><td colspan="4">1 A 型　2 B 型　3 O 型　4 AB 型　5 不详/RH 阴性：1 否　2 是 3 不详　□/□</td></tr>
<tr><td>文化程度</td><td colspan="4">1 文盲及半文盲　2 小学　3 初中　4 高中/技校/中专　5 大学专科及以上
6 不详　□</td></tr>
<tr><td>职业</td><td colspan="4">1 国家机关、党群组织、企业、事业单位负责人　2 专业技术人员
3 办事人员和有关人员　4 商业、服务业人员　5 农、林、牧、渔、水利业生产人员
6 生产、运输设备操作人员及有关人员　7 军人　8 不便分类的其他从业人员　□</td></tr>
<tr><td>婚姻状况</td><td colspan="4">1 未婚　2 已婚　3 丧偶　4 离婚　5 未说明的婚姻状况　□</td></tr>
<tr><td>医疗费用支付方式</td><td colspan="4">1 城镇职工基本医疗保险　2 城镇居民基本医疗保险　3 新型农村合作医疗
4 贫困救助　5 商业医疗保险　6 全公费　7 全自费　8 其他________　□/□/□</td></tr>
</table>

续表

<table>
<tr><td colspan="2">药物过敏史</td><td colspan="3">1 无　有：2 青霉素　3 磺胺　4 链霉素　5 其他________</td><td>□/□/□/□</td></tr>
<tr><td colspan="2">暴露史</td><td colspan="3">1 无　有：2 化学品　3 毒物　4 射线</td><td>□/□/□</td></tr>
<tr><td rowspan="4">既往史</td><td>疾病</td><td colspan="4">1 无　2 高血压　3 糖尿病　4 冠心病　5 慢性阻塞性肺疾病　6 恶性肿瘤________
7 卒中　8 重性精神疾病　9 结核病　10 肝炎　11 其他法定传染病
12 职业病________　13 其他________
□确诊时间　　年　月/□　确诊时间　　年　月/　□确诊时间　　年　月
□确诊时间　　年　月/□　确诊时间　　年　月/　□确诊时间　　年　月</td></tr>
<tr><td>手术</td><td colspan="3">1 无　2 有：名称 1________时间________/名称 2________时间________</td><td>□</td></tr>
<tr><td>外伤</td><td colspan="3">1 无　2 有：名称 1________时间________/名称 2________时间________</td><td>□</td></tr>
<tr><td>输血</td><td colspan="3">1 无　2 有：名称 1________时间________/名称 2________时间________</td><td>□</td></tr>
<tr><td rowspan="3">家族史</td><td>父亲</td><td>□/□/□/□/□/□</td><td>母亲</td><td colspan="2">□/□/□/□/□/□</td></tr>
<tr><td>兄弟姐妹</td><td>□/□/□/□/□/□</td><td>子女</td><td colspan="2">□/□/□/□/□/□</td></tr>
<tr><td colspan="5">1 无　2 高血压　3 糖尿病　4 冠心病　5 慢性阻塞性肺疾病　6 恶性肿瘤　7 卒中
8 重性精神疾病　9 结核病　10 肝炎　11 先天畸形　12 其他</td></tr>
<tr><td colspan="2">遗传病史</td><td colspan="4">1 无　2 有：疾病名称________________________□</td></tr>
<tr><td colspan="2">残疾情况</td><td colspan="3">1 无残疾　2 视力残疾　3 听力残疾　4 言语残疾　5 肢体残疾
6 智力残疾　7 精神残疾　8 其他残疾</td><td>□/□/□/□/□/□</td></tr>
<tr><td rowspan="5">生活环境</td><td>厨房排风设施</td><td colspan="3">1 无　2 油烟机　3 换气扇　4 烟囱</td><td>□</td></tr>
<tr><td>燃料类型</td><td colspan="3">1 液化气　2 煤　3 天然气　4 沼气　5 柴火　6 其他</td><td>□</td></tr>
<tr><td>饮水</td><td colspan="3">1 自来水　2 经净化过滤的水　3 井水　4 河湖水　5 塘水
6 其他</td><td>□</td></tr>
<tr><td>厕所</td><td colspan="3">1 卫生厕所　2 一格或二格粪池式　3 马桶　4 露天粪坑
5 简易棚厕</td><td>□</td></tr>
<tr><td>禽畜栏</td><td colspan="3">1 单设　2 室内　3 室外</td><td>□</td></tr>
</table>

（摘自《国家基本公共卫生服务技术规范》2015，人民卫生出版社）

第二节　营养干预方案设计与实施

案例导入

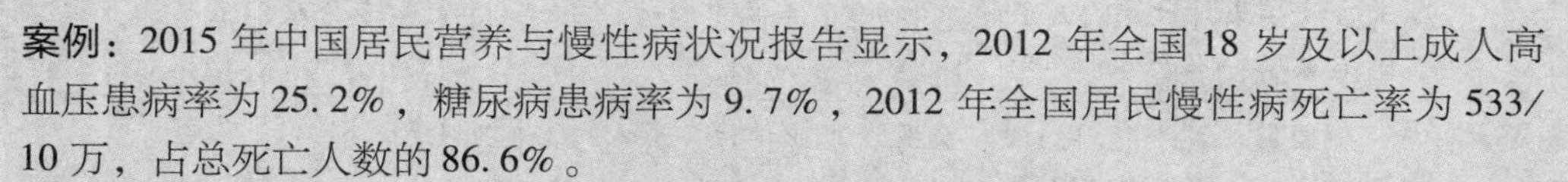

案例：2015 年中国居民营养与慢性病状况报告显示，2012 年全国 18 岁及以上成人高血压患病率为 25.2%，糖尿病患病率为 9.7%，2012 年全国居民慢性病死亡率为 533/10 万，占总死亡人数的 86.6%。

讨论：1. 你认为中国慢性病发病率不断上升、慢性病患者基数不断扩大的原因是什么？
2. 你认为应该如何推进慢性病防治工作？

随着社会文明和经济的发展，我国绝大多数城镇居民的膳食结构已从食物匮乏转向膳食能量过多、脂肪供能比较大的模式，居民人均预期寿命逐年增长，健康状况和营养水平不断改善。但居民营养问题仍比较复杂，缺铁性贫血、佝偻病、维生素 A、B_2缺乏等营养缺乏症仍然存在，同时超重肥胖问题凸显，伴随着慢性病发病率的不断上升，营养问题对健康造成的影响不容忽视。

社区营养干预，是以社区内各种人群为总体，运用营养科学知识、技术和措施，研究和解决社区人群的营养问题，包括食物生产、食物供给、营养需要量、膳食结构、饮食行为、营养教育及营养相关疾病预防等工作。

一、社区营养干预的意义

（一）社区的构成

世界卫生组织（WHO）关于“社区”的定义是指一个有代表性的区域，人口数为 10 万～30 万，面积为 5～50km^2。在我国，社区主要指城市的街道、居民委员会或农村县（市）的乡（镇）、村民委员会。

社区是营养干预的大环境，其中有一般健康人群，有孕妇、乳母、儿童、老年人等特殊人群，也有非住院的病人，还有各种特殊职业环境下的人群，社区营养师需要面向社区不同社会背景、不同文化层次的人群解决不同的营养问题。

因此，社区营养师需要具备医学、营养学、临床营养学、特殊人群营养学、流行病学学、统计学、社会学等方面的知识，才能从不同角度去分析和解决问题，更好地开展社区营养工作；社区营养师还有具备较强的现场工作能力，善于沟通交流和组织协调，善于争取各部门领导的支持，以及不同部门和社区居民的配合。可见，社区营养工作面广、工作量大，需要保持与社区居民的常规接触，开展工作难度较大，社区营养师还需要具有一定的吃苦耐劳和奉献精神。

（二）社区营养干预的意义

由于慢性病的难以治愈性，社区干预已成为世界各国控制慢性病的主要措施。在社区内开展营养干预和管理，为社区居民提供科学、必需的营养学知识、技能和服务，教育居民树立营养与食品的健康意识，养成良好的饮食行为和生活方式，可有效降低营养不良和营养相关性疾病的发生，达到通过生活方式来预防疾病、控制疾病和治疗疾病、增进健康的目的。

有社区营养干预对慢性病影响效果的研究结果显示：营养干预后，居民对豆制品、粗粮和鱼禽类的摄入比例明显增加，畜肉、蛋类、细粮摄入减少，膳食结构得到调整；运动量增加；社区慢性病患者的血糖、血脂、血压等指标具有显著降低，体重明显降低，临床症状得到明显改善。可见，社区营养干预对高血压、高血糖、血脂异常等慢性病患者确实有改善代谢、稳定病情、预防并发症等作用。

二、社区营养干预的措施

（一）社区人群营养监测

社区营养监测是对社区人群的营养状况进行连续的追逐，并对存在的营养问题制定相应的计划，分析已有营养政策的影响并预测社区营养问题的发展趋势。社区人群营养监测工作以社区营养师或营养医师为主要执行者，并与社区卫生服务人员（如医师、护士）密切配合，组成社区人群营养监测团队。其主要职责为发现社区存在的营养问题（如食物选择与供应情况，营养素摄入情况，知识、态度和行为，以及营养相关的健康状况等），调查并收集相关资料，评价膳食和营养状况对社区人群健康状况的影响，并研制营养干预对策。

1. 营养监测调查 社区营养调查是采用科学手段对社区人群进行膳食摄入和营养水平状况的全面了解，判断存在的营养问题，提出改进方法和建议，促进平衡膳食和合理营养，保障人群健康。膳食调查的内容包括：膳食调查、人体营养状况的体格测量和营养水平的生化测量。

2. 社区人群营养评价 社区营养干预涉及几乎所有人群，其中婴幼儿、学龄前儿童、青少年、孕妇、乳母、老年人等易感人群为主要工作对象。因此，进行社区营养干预或个体营养治疗之前，应力求进行营养评价；同时应用营养流行病学调查和统计学方法，认识对社区人群营养状况以及疾病发生影响的各种因素，如年龄、职业、教育程度、食物生产、家庭收入、饮食行为、生活习惯、社会心理、生态环境等，为有针对性地采取防治对策提供科学依据。

营养评价是把营养调查和监测结果进行综合的评价。营养调查结果评价中常见的营养问题：

（1）居民膳食结构和营养素摄入水平问题 包括食物组成结构与来源，膳食营养摄入量与比例，食物资源生产加工与供应分配，就餐方式和饮食习惯。如，人均动物性食物增长率或消费额等可反映居民动物性蛋白的增长速度或摄入量；谷类食物供能比和动物性食物供能比可反映居民膳食结构的变化；居民蛋白质、能量摄入状况，可反映居民膳食的质和量在不同时期的变化情况。

（2）居民营养状态常见问题 如动物性食物摄入过多所致的营养过剩、肥胖症、心脑血管疾病等；过食精米面所引起维生素 B_1 不足；过量食用方便食品、快餐食品、软饮料以及强化食品或营养补充剂的食用不当对健康的影响；营养缺乏与营养过剩的种类、发病率、发病原因、发展趋势以及控制措施等。

（3）第二代发育状况与趋势，并分析其原因。

（4）各类人群倾向性营养失调的趋势及其原因。

（5）社区特有的营养问题，及其解决程度等。

（二）社区营养干预的措施

选择适当的营养措施是解决营养问题的关键。联合国粮农组织推荐的营养干预措施包括：婴幼儿食品补充、孕妇的食品补充、营养教育、社区营养监测、营养康复中心、营养和健康综合保健、母乳喂养、营养素供应、食品强化、辅食添加、配方食品、初级卫生保健、食品储存、食物生产、食品补贴、食物票证、食品社会市场、食品的处理和配备等。

其中进行营养教育和咨询服务是一项主要而经常性的工作。通过此项活动，向社区群众宣传营养知识及国家的营养政策，使社区群众提高营养知识水平，做到科学饮食、合理营养、增进健康。

1. 选择营养干预措施的基本原则

（1）根据营养问题的重要程度 选择营养干预措施，要优先考虑要解决的营养问题的重要性排序。

（2）根据解决营养问题的作用大小 选择干预措施最重要的标准是所选择的措施对解决营养问题能否发挥最佳作用。

（3）根据营养干预措施实施的难易程度 包括实施措施的参与性、实施和评估的难易程度、实施成本效益等几方面。

通过以上几方面综合考虑，进行高、中、低顺序排列后，优先选择营养干预措施。

2. 选择营养干预的步骤

（1）确定处于营养不良或受影响最大的高危人群。目标人群可以根据年龄、职业、社会经济收入、居民情况、民族、生理状况等特征确定。

（2）确定目标人群营养不良的程度、性质和程度。

（3）确定干预项目涉及的范围，拥有的资源，社会参与度等因素。

（4）确定每种干预措施的意义、有效性，实施的可行性、成本效益，评估的难易度。

（5）参考有关文献和专家意见，确定营养项目的干预手段和最有意义、最有可行性的干预措施。

3. 社区营养干预的措施

（1）设置专业人员　通过政府支持在社区医疗服务机构中设置营养人员，或通过民营企业或民间组织设立社区营养服务中心，定期为社区营养师进行业务培训，提供进修机会，提高其营养知识和技能水平，培养一批知识全面的全科社区营养师。同时不断充实立志为社区服务的营养专业人员，真正把营养干预工作纳入社区初级卫生保健服务中，全面改善居民的营养与健康状况。

（2）建立居民营养健康档案　进行社区居民的健康状况普查档案，筛选一些特殊人群和高危人群，建立营养健康档案。比如针对社区的营养相关性慢性病（如糖尿病、消化道疾病、通风、心脑血管疾病等）人群，又比如社区里处于某种特殊生理时期的人群（如婴幼儿、孕妇、乳母及老年人等）。确定对营养服务需求较大的人群，可为其进行定期的营养水平监测、膳食评估，检查其日常膳食的合理性，给予科学的营养指导。

（3）定期举办营养知识讲座　营养知识的宣传和普及，是营养工作者义不容辞的义务和职责。可以在社区里成立健康教育教室，定期为居民举办各种讲座，讲解相关的营养知识、常见慢性病的发病机制、危害、营养治疗原则、食谱的制定、食物的选择及家庭制作，以及营养补充剂或强化食品的选择和正确食用方法等知识，纠正人们在营养认识方面的常见误区，如偏食、嗜食，以及保健品、营养补充剂滥用等。

（4）开展网上营养咨询　利用微信、QQ 等网络平台，建立社区营养咨询网络，为社区居民提供营养知识和营养咨询，使广大居民无需走出家门，就能获得营养饮食信息。同时，通过在线营养咨询拉近社区营养师与居民的距离，提高社区营养师的知名度，并使社区营养师更加了解社区居民的营养需求，使社区营养服务工作更加贴近居民的实际生活需要，真正为社区居民服务。

（5）开展社区营养咨询或设立专家咨询热线　经常开展面对面咨询或电话咨询。解答居民的各种营养饮食方面的疑问，或提供个性化的营养服务。

（6）其他措施　包括举办家庭菜园、家庭养殖业培训班和现场指导，提供相应的营养强化食品或营养代餐品，申请政府项目和资助，为社区食物购买力低或制作困难的特殊人群提供社区营养餐厅，等等。

（三）社区营养干预项目的实践

社区居民营养与健康资料的收集是一个长期的工作。营养工作者可以根据社区具体情况，在适当的间隔时间进行相对集中的资料收集，以了解居民近期的营养状况，并就发现的问题采取营养干预措施，实施营养改善项目。

1. 分析营养问题　在现状调查与分析的基础上，对所存在的营养问题进行综合分析，找出社区急需解决的重大问题。经过整理分析，尽力弄清以下问题：

（1）哪些人营养不良，其年龄、职业、经济水平、民族等情况。

（2）存在何种营养不良或营养性疾病。

（3）营养不良的程度。

（4）营养不良的可能原因是什么。

营养不良经常由多种原因引起。为了便于分析，可绘制一个简单的因果示意图。通过此图展示营养不良的不同原因及其相互之间的关系。

2. 确定项目目标 项目目标是陈述希望通过开展相关活动所要获得的结果和成果。项目目标应描述得非常准确、清楚，使得项目执行者明确应做什么。项目目标还应有一些衡量标准，以便能辨别活动是否开展得顺利。这些标准应包括项目所花的时间以及活动应达到的质量等。另外需要注意，项目目标要根据当地条件而制定，做到切实可行。

确定营养改善项目时应主要考虑以下几个方面：

（1）特定目标人群营养不良程度、性质和原因。

（2）干预项目涉及的范围、拥有的资源、社区参与等因素。

（3）拟选干预措施的意义、干预的有效性、实施的可行性、成本效益，是否易于评估等。

3. 制订营养干预计划 计划是一个周密的工作安排，需要针对项目目标选择可行性干预措施并进行具体的活动安排。

（1）总体计划的主要内容

①对项目背景的描述。

②总目标及具体分目标。

③拟采取的营养干预措施，例如普及营养知识，推行食品强化，补充营养素，改善婴儿喂养，扩种家庭菜园和果树，推广家庭养殖业，改善环境卫生条件等。

④所需的人力、物力清单，人力包括培训班师资，家庭菜园农业技术指导员等。物力包括营养宣传材料、蔬菜种子等。

⑤时间安排，例如何时社区动员、何时举办培训班，何时进行家庭随访等。

⑥经费预算，包括现场组织管理，培训班，现场调查，实验室检查，营养教育材料制作印刷，采购蔬菜种子、果树苗、雏鸡、雏鸭的费用等。

⑦执行组织机构、领导及各协作单位的参加人员名单。

⑧项目的评价方案，包括过程评价、效果评价。

按照上述总体计划，还要制订年计划表和日程表。制订年计划应注意避开传统节假日及影响现场工作的重要时期，如农村农忙季节等。日程表是管理项目的重要手段，项目工作人员要求每天按日程进行工作，并将每天做的事情（工作例会、现场动员、现场调查、家庭访问等）做详细的工作记录。记录要做到及时、突出重点、清楚易读。

（2）制订项目计划的要求

①针对性：通过安排的活动计划能够实现项目具体目标。

②可行性：计划能否在执行过程中顺利开展，主要取决于计划活动所涉及的资源、技术、经费、时间、社区的参与性等是否能符合或满足要求。

③易于确定靶目标：活动计划应能够针对项目所选定的高危人群产生效果。

④低经费开支：选择最低限度的经费开支，应优先选用既花钱少又效益高的措施。

⑤易于评价：活动计划能较好地体现预期的项目目标，有一定的评判标准和可测量性。

4. 执行计划 在执行计划过程中，除了营养专业人员认真细致的工作以外，还应强调广泛发动和依靠群众，并注意保持部门间密切配合。要在当地政府的领导下，与农业、商业、教育、卫生等部门共同协作，明确各部门的任务，建立良好的工作关系。充分利用部门之间共用资源、互通有无、节省经费。同时，做到各负其责，如营养专业人员主要负责营养教育、营养咨询和营养调查等；医院人员负责临床检查和临床治疗；农业技术员负责农业生产技术指导，开发农作物新品种，增加水果、蔬菜生产，发展养殖业等；商业部门工作者负责协调食物的供给等。

执行计划时要做好项目的档案、收支账目及现场工作的管理；做好项目报告制度，包括项目的工作进展报告、经费报告、总结报告及评价报告；要严格执行计划中所制订的各项活动及时间安排，并进行监测，以便及时发现问题并进行修正。

5. 项目评价 计划执行结束或在执行过程中，对各项措施的效果要进行评价。通过评价可知道该项目取得了什么成绩，是否达到预期目的，营养项目的资源是否正确利用、有何成果、存在什么问题等；同时，也为下一阶段的计划提供重要的科学依据。

评价营养改善措施主要围绕四个方面：

（1）投入（Input） 开展项目所投入的资源（经费、食物、材料、交通等）和服务方劳动力、后勤等，如经费是否到位，使用是否合理，是否做到低成本高效益等。

（2）产出（Output） 与投入有关的结果，也是对项目执行系统的评价。例如，覆盖率、增加食物生产、增加家庭的收入及增加食物购买力等是否达到预期目标。

（3）效果（Outcome） 各种改善措施对营养健康状况的改善，以及产生行为和生理变化的效果，如知识提高、观念转变、行为和能力改变，营养不良发病率降低，死亡率的变化及儿童生长发育改善等。

（4）效益（Benefit） 由于改善措施增进人体健康而可能带来的社会效益和经济效益。例如提高劳动生产率，增强智力、体力，延长寿命，提高生活质量及降低医疗保健成本等。

拓展阅读

营养师是为解决人类饮食营养问题而诞生的职业，是以生理生化科学为基础，运用营养学的知识和技能，进行营养和膳食指导的科学工作者。

营养师的工作内容相当多元化，凡是需要营养专业知识的单位，如医院（病人营养治疗或饮食调整）、卫生所（营养健康咨询）、健身美容中心（体重控制咨询）、学校（营养配餐）、食品企业（开发宣传新产品）、餐饮业（设计营养菜单）、公共机构（营养咨询、管理和政策制定）等，都需要营养师的参与。

社区营养师的主要工作内容为：从事公共营养保健方案的推广和咨询，提供主管机关营养问题的评估，相关资料的收集、统计与分析，同时必须经常为社区居民开办并讲授营养课程，以协助居民了解各种饮食与营养方面的知识。有时须配合研究机构进行营养调查。

实践项目一 社区高血压人群干预项目

1. 项目意义 高血压是常见的慢性病，也是导致心脑血管疾病和肾病的重要危险因素。研究资料表明，不合理的膳食结构、肥胖、精神紧张及缺乏运动是诱发高血压的重要危险因素。例如食盐摄入过多可使高血压的发病率增高。我国北方人群食盐摄入量较多，高血压患病率（7.5%）明显高于广东等南方城市低盐饮食的人群（3.5%）。国内外研究显示，有效的干预措施可以降低高血压患病率，以及降低由于高血压导致的心脑血管疾病和肾病的患病率。因此，在社区人群中开展高血压的营养干预应作为防治慢性病的优先项目。

2. 社区营养问题现况调查 北京某社区开展社区营养与健康状况调查，结果发现35岁以上人群高血压患病率为13%，人群中80%摄入高盐饮食，70%摄入高脂饮食。许多居民缺乏营养知识，不知道高盐和高脂饮食与脑卒中有关，还认为不吃盐会没力气，体力劳动者应多吃盐；不知道什么是正常血压，不知道高血压与脑卒中的关系；高血压患者不知道要定期了解自己的血压和血脂情况。社区缺少测量血压的地方或高血压患者因无症状而未能测量血压。

3. 制定项目目标

（1）总目标 五年内该社区人群脑卒中死亡率从1.5‰下降到1‰，2年内该社区35岁以上人群高血压患病率降低。

（2）分目标 对高盐、高脂饮食与心脑血管疾病的关系知晓率分别从40%和50%提高到90%，50%厨师和家庭会烹饪低盐低脂的食品；高盐、高脂饮食摄入率分别从80%和70%下降到30%；人群中正常血压知晓率从50%提高到90%，80%社区卫生服务人员掌握健康促进有关知识，在临床诊断时对病人给予健康促进有关咨询，社区卫生服务站设立首诊病人量血压的制度；35岁以上人群每年测血脂率从5%提高到60%，每年测血压从60%提高到90%。

4. 设计干预措施

（1）开展社区营养教育活动。活动形式：举办营养教室和营养教育材料的散发。

活动内容：了解“中国居民膳食指南”和“中国居民膳食宝塔”；知道如何调整膳食结构，做到科学饮食；知道高盐和高脂饮食与高血压等心脑血管疾病有关；知道血压正常值和不正常值；知道应定期测量自己的血压并及时控制血压；知道如何纠正不良的生活习惯。

（2）高危人群管理。活动形式：建立健康档案、定期随访和高血压规范管理。

活动内容：建立健康档案，组建高血压监控网络（街道居委会、社区卫生服务中心、志愿者），定期监测社区35岁以上人群血压，及时发现并处理不正常血压；高血压病人定期随访，每月至少测血压一次，对高血压患者进行综合评估，根据心血管疾病危险度决定治疗措施，强调降压的同时干预其他危险因素，长期坚持生活方式改善是高血压治疗的基石，纠正不良的生活习惯和生活方式；强化高血压规范管理及个体化指导，包括药物和非药物治疗；鼓励开展家庭自测血压，高血压患者学会如何测量血压，如何科学服药。

（3）健康人群保健管理。活动形式：制定保健制度和政策、开展健康促进活动和定期监测血压。

活动内容：制定保健制度和政策，建立高血压管理信息系统，对社区营养师和血压测量志愿者进行血压规范管理培训；开展健康促进活动，每年至少2次，对公众和高血压易患人群进行健康教育，预防高血压的发生；对社区30岁以上人群每年测定血脂和血压一次，充分利用各种机会进行高血压筛查。

5. 干预效果评价

（1）社区高血压是否按计划进行。

（2）营养教育效果（高血压知识、行为、态度的改变）。

（3）高血压管理制度的执行情况。

（4）脑卒中死亡率的变化。

（5）高血压患病率的变化。

（6）项目经费开支是否合理。

（7）高血压患者生活质量是否提高。

实践项目二 中小学生健康促进干预项目

1. 项目意义 中小学生是体格和智力发育的关键时期，也是行为和生活方式形成的重要时期。充足均衡的营养及良好的生活方式不仅有益于中小学生健康，而且可持续发展到成年，对成人病预防乃至一生的健康都具有极其重要的意义。

2. 中小学生主要营养问题调查 中小学生中存在“营养不良”或“营养过剩”的问题。许多城市儿童喜欢吃“麦当劳”“肯德基”等快餐食品，喜欢喝软饮料，还有的儿童不吃早餐或膳食结构不合理。产生这些问题的原因主要有：没有学生营养立法；领导不重视；社会支持力度不大；缺乏营养工作队伍；学生、家长和教师营养知识缺乏；没有有效的干预措施或干预措施缺乏可持续性。

3. 制定项目目标

（1）3年内，应用健康促进学校模式在中小学校开展营养干预，制定学校营养政策，创造支持性硬件环境和社会条件，提高学生、家长和教师的个人营养知识水平和技能，提供学生和家长的营养咨询等条件；

（2）3年内，使90%中小学生的营养知识提高，98%中小学生每天吃早餐，80%中小学生每天吃奶和奶制品；

（3）3年内，使中小学生的贫血率由15%下降到8%；超重率由9.4%下降到6%，肥胖率由6.4%下降到3%。

4. 设计干预措施

（1）制定学校营养政策 制定学校营养政策，成立由家长、教师、学校和社区管理人员组成的项目工作组，将营养工作纳入学校日常工作日程。

（2）创造支持性硬件条件 校园、教室、食堂设置营养知识宣传栏；为学生和教师提供卫生、轻松的就餐环境；学校食堂提供营养食谱和营养标签。

（3）创造支持性社会条件 营造社区中大家都来关心学生营养和健康状况的社会氛围，营养社区中人与人之间友好相处、相互尊重、和谐健康的社区气氛。

（4）建立新型学校－社区关系 学生的饮食活动和习惯直接受家庭成员的影响，因此学生营养健康促进需要动员学校所在社区营养师和社区居民，共同参加学校的健康促进工作，并作为社区营养健康工作的重要内容，采取多种方式，如家长会、家访、健康教室等，让学校、家长和社区营养师共同参与学生健康促进活动，将项目延伸到学生家庭中。

（5）开展学校营养教育 利用课题教学、家长学校、座谈会、短期培训等多种方式，提高学生、家长、教师及社区居民的营养意识和营养健康知识水平，并随访、督促等手段保证家长、教师和学生将所学的知识用于日常生活中。

（6）提供营养咨询等服务 指导学校营养食谱的建立；培训校医，提高健康教育教师的营养知识和技能；开展健康与营养方面的咨询活动等。

5. 干预效果评价

（1）过程评价 使用访谈、观察、专题小组讨论等定性研究方法，从社区成员、政府部门、学校、家长和学生中收集信息。具体包括：

了解学校是否制定了营养政策；查看学校营养工作记录，了解学校是否按计划实施；访问家长、学生、社区有关人员和教师，了解他们对项目工作的满意度；了解营养干预项目与学校综合性健康措施结合情况；了解学校营养知识宣传栏的设置情况；了解是否开展了学生和家长及校医的营养教育；了解社区健康促进活动的开展情况；了解学校食堂提供营养食谱和供餐改变情况。

（2）效果评价　包括在中小学校开展健康促进学校模式是否达到预期的效果；营养知识、态度和饮食行为的变化；营养不足和营养过剩性相关疾病患病率的变化；学生营养状况的变化等。

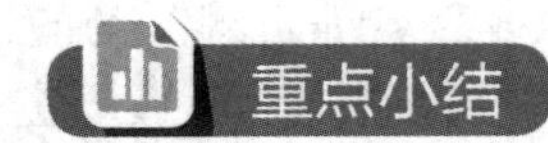

1. 本章重点

（1）营养与健康信息的收集方法。

（2）营养与健康信息调查问卷的设计与应用。

（3）常见的社区营养问题包括：膳食结构和营养素摄入水平问题；居民营养状态问题；第二代发育状况与趋势；各类人群倾向性营养失调的趋势；社区特有的营养问题。

（4）社区营养干预的措施和项目的实施。

2. 本章难点

（1）营养与健康信息调查问卷的设计。

（2）社区营养干预项目的实施。

目标检测

一、单项选择题

1. （　　）是调查者提出问题后，由应答者自由回答。调查者对调查对象的回答没有进行任何限制，让调查对象自由发挥。

A. 封闭式问题　B. 开放式问题　C. 选择式问题　D. 填空式问题

2. 调查表问题的数量和长度，一般以（　　）内完成为宜。

A. 10 分钟　B. 40 分钟　C. 5 分钟　D. 20 分钟

二、多项选择题

1. 制订项目计划的要求是（　　）。

A. 针对性　B. 可行性　C. 低经费开支　D. 易于评价

2. 选择营养干预措施的基本原则（　　）。

A. 营养问题的重要程度　B. 解决营养问题作用的大小

C. 营养干预措施实施的难易程度　D. 取得经济效益的大小

三、填空题

1. 营养与健康信息应包括________、________、________和________等信息。

2. 社区营养与健康信息收集可通过________、________、________及________等而获得。
3. 社区营养干预的主要工作对象包括：婴幼儿、学龄前儿童、青少年________、________、________等易感人群。

四、名称解释

社区营养干预

五、问答题

1. 某社区委托你在该社区居民中开展营养与健康信息收集工作，请简要叙述营养与健康信息表的编制步骤。
2. 社区营养干预的常用措施。

（李景辉）

第十章

营养教育

学习目标

知识要求 **1. 掌握** 营养教育的概念；大众传播方式和人际传播方式的主要形式；营养教育活动的基本程序；食品营养标签标识的内容；

2. 熟悉 营养教育的内容；大众传播方式和人际传播方式的优缺点；营养教育活动的常用方法；常见的不良饮食行为与健康的关系；食品标签强制标示的内容；

3. 了解 营养教育的目的和意义；学校传播方式；《中国居民膳食指南》营养教育项目的实施过程；食品标签的定义

技能要求 1. 掌握营养科普的撰写流程和技巧；营养教育活动的基本流程和方法技术；食品营养标签识别和解读技术；

2. 学会运用营养学和传播学相关知识解决营养信息传播的问题，解决本地区的营养学问题，解决不良饮食行为的问题；运用食品营养标签的相关知识评价食品营养标签的内容以及需要改进的地方。

第一节　营养教育概述

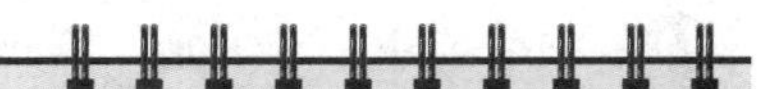

案例导入

案例：一项护士营养知识水平的调查分析结果显示：目前护士营养知识水平不足，如营养基础题中“目前我国人民膳食蛋白质主要来源”答对率为10.8%；临床营养题中“适宜于急性痛风患者的饮食”答对率为27.4%，“低盐饮食患者每日食盐摄入量”答对率49.5%；怎样对病人进行营养状况评价，66%护士不会做或根本不知道评价方法。

讨论：1. 你所在学校护士专业是否开设营养课程？

2. 你认为营养教育的重点人群应该包括哪些人群？

营养教育是各国政府和营养学家改善人民营养状况的主要有效手段之一。世界卫生组织把营养教育定义为：“营养教育是通过改变人们的饮食行为而达到改善营养状况目的地一种有计划活动。”美国饮食协会提出：“营养教育是根据个体的需要与食物来源，通过认识、态度、环境作用以及对食物的理解过程，形成科学、合理的饮食习惯，从而达到改善人民营养状况的目的。”可见，营养教育主要指通过营养信息交流，帮助个体和群体获得食物与营养知识、培养健康生活方式的教育活动和过程，也是健康教育的一个分支和重要组成部分。

一、营养教育的目的和意义

现代发展经济学认为，社会发展的本质不是物质财富的增长，也不是经济结构的全面改善，而是人类自身的发展。营养与健康是人类自身全面发展最基本的要求，也是影响经济发展的重要因素之一。世界卫生组织制定的全球卫生战略的第一项工作就是“增进必要的营养，供应足够的安全饮用水”。而开展营养教育，增加群众的营养意识是解决营养问题的根本措施之一。

（一）营养教育的目的

营养教育的目的，一是提高公众的食物与营养卫生知识，了解食物的营养价值，从而有可能利用目前有限的资源获得平衡膳食；二是提高各类人群对营养与健康的认识，消除或减少不利于健康的膳食营养因素，改变传统的、无科学依据的食物禁忌和不良的饮食生活习惯；三是推动科学的种植方法，以利扩大生产，提高产量；四是促进在解决公共卫生问题方面的合作。大量研究和实践表明，营养教育对于提高社区居民的营养知识水平，合理调节膳食结构及预防营养缺乏病和慢性疾病是一项不可缺少的措施。

（二）营养教育的意义

1. 普及营养知识，提高人群的营养知识认知度 2012 年中国居民营养与慢性病调查结果显示，十年间居民膳食营养状况总体改善，营养不良和营养缺乏症患病率继续下降，但我国仍面临着营养不良和营养过剩的双重挑战。一方面，钙、铁、维生素 A、D 等部分营养素缺乏依然存在，成人营养不良率为 6.0%，儿童青少年生长迟缓率和消瘦率分别为 3.2% 和 9.0%，6 岁及以上居民贫血率为 9.7%，其中 6 – 11 岁儿童和孕妇贫血率分别为 5.0% 和 17.2%；另一方面，脂肪摄入量过多，平均膳食脂肪供能比超过 30%，超重肥胖问题凸显，18 岁及以上成人超重率为 30.1%，肥胖率 11.9%，高血压患病率为 25.2%，糖尿病患病率为 9.7%，患病率呈上升趋势，2012 年全国居民慢性病死亡率为 533/10 万，占总死亡人数的 86.6%。心脑血管病、癌症和慢性呼吸系统疾病为主要死因，占总死亡的 79.4%，其中心脑血管病死亡率为 271.8/10 万，癌症死亡率为 144.3/10 万（前五位分别是肺癌、肝癌、胃癌、食道癌、结直肠癌）。调查结果表明，吸烟、过量饮酒、身体活动不足和高盐、高脂等不健康饮食是慢性病发生、发展的主要行为危险因素。

2007 年“中国居民膳食指南”营养教育项目效果分析表明，在开展“膳食指南”营养教育宣传前，用户对“膳食指南”的了解仅仅为 11.97%，老年人为 29.15%，中小学生为 15.2%，居民对“膳食指南”理解很少。干预一年后，住户对“膳食指南”的了解上升到 93.38%，老年人上升为 99.0%，中小学生上升为 91.90%。可见我国居民对一些营养知识了解很少，通过营养教育计划后，居民对营养知识的认识得到明显改善。合理营养是人们的健康、智力和身体潜力得以充分发挥的物质基础，只有了解和掌握营养知识，才能合理搭配食物，平衡膳食结构，提高国民身体素质。因此，开展营养教育具有多途径、低成本和覆盖面广等特点，对于普及营养知识，提高人群的营养知识知晓率和预防营养相关疾病切实有效，对提高国民健康素质、建立和谐社会具有重要意义。

2. 培养营养教育专业人才，弥补国内市场空缺 目前我国营养教育专业人才的现状并不乐观。我国现有的从事营养工作的专业人才，一部分在营养科研单位做研究工作，另一部分在医院做临床营养工作，而专门从事社区营养干预或营养科普工作的人数很少。这就造成了营养科学研究与群众的生活脱节，营养科研虽然达到了相当高的程度，但用于指导居民生活的却较少。在日本、美国等营养发达的国家，不仅针对不同的人群，政府制定了不同的营养宣教计划和教材，有针对儿童、青少年、成人、老人的，也有针对糖尿病、心血管疾病等患者的，教材内容编排生动，语言通俗易懂，非常人性化；而且专门从事社区、学校、餐饮业基层营养工作和营养科普宣教的人员数量很大，人们只要有意愿，随时可以向他们咨询。

在公共营养和营养教育的整个计划中，营养专业人才是公共营养管理和营养教育工作中的主力，但就目前我国营养教育专业人才现状看，远远无法满足营养人才市场的需求。因此，培养营养教育专业人才成为迫在眉睫的任务。

3. 提高现有护士、医生和医学生的营养知识水平 医护人员是救治工作的具体实施者，病人对医护人员有很强的依从性，他们在为患者治病的同时，有责任指导病人的饮食行为，为患者提供一定的家庭保健、自我保健的知识和能力，使患者及家属提高自我保健意识，摒弃不良的饮食习惯，配合治疗。因此，护士和医生的营养知识水平要求较高，但我国医护人员的营养知识水平不容乐观。

一项医学生营养知识、态度、行为的调查结果显示：接受过营养教育的学生营养知识得分为79分，而没接受过营养教育的得分仅有58分。可见即使是医学生对营养知识的了解也不是很多，说明医学院的营养教育工作并不完善。因此，应该把营养教育列入医学院的常规教育课程当中，传授营养知识，提高在校学生的营养知识水平，为以后的工作打下良好的营养知识基础。

二、营养教育的主要对象

1. 个体层 指公共营养师和临床营养医师的工作对象，如老人、妇女、儿童等个体；

2. 重点人群层 包括儿童青少年、妇女、农村人群、医护人员及疾病人群；

3. 社区层 包括社区、机关、企事业单位、餐馆、食品店、医院、诊所、学校或部队等各种社会职能机构。

4. 政策和传媒层 包括政府部门、大众传播媒介等。

三、营养教育的主要内容

营养教育是使人们正确地运用营养科学知识和营养－健康关系等相关知识指导饮食实践，采取合理的膳食模式，使多种膳食危险因素下降，以减少慢性疾病的发生。营养教育的主要内容包括：

（1）有计划地对从事农业、餐饮食品商业、粮食加工业、食品加工业、轻工、计划等部门的有关人员进行营养知识培训。

（2）将营养知识纳入中小学的教育内容，教学计划要安排一定课时的营养知识和食物教育内容，是学生懂得平衡膳食的原则，培养良好的饮食习惯，提高保健能力，并可能通过学生影响其父母的食物消费观念，使营养知识通过学校传播到家庭，进而传播到整个社会。

（3）将营养工作内容纳入到初级卫生保健服务体系，提高初级卫生保健人员的营养知识水平，或设立专门的公共营养师，通过探秘指导居民因地制宜，合理利用当地食物资源改善营养状况。

(4) 利用各种宣传媒介，广泛开展群众性营养宣传活动，倡导合理的膳食模式康的生活方式，纠正不良饮食习惯等。

四、营养教育工作者需要具备的技能

(1) 掌握营养学、食品卫生学、食品学、卫生经济学等方面的专业理论知识；了解经济、政策、社会与文化因素对膳食营养状况的影响。

(2) 具有传播营养知识的相关技能：如营养科普文章撰写能力；营养宣讲课件制作能力；营养宣讲能力等。

(3) 具有社会心理学、认知、教育以及行为科学的基础。

(4) 有一定组织现场协调和研究能力。

(5) 能够运用定量技术评价和解释统计分析结果。

拓展阅读

日本是目前营养教育比较成功的国家，现将主要成功经验介绍如下：

(1) 擅用各种传播媒介，营养教育国民依从性高：日本的消费者协会、营养指导员和营养咨询室等经常通过电视、广播、出版物普及营养知识，引导人们科学消费、揭穿虚假广告；日本将营养教育和食物教育纳入学校教育体系，儿童从小接受营养科学知识和饮食教育，对营养教育和饮食调整的依从性较高。

(2) 营养科普书籍丰富：日本营养师将撰写营养科普书籍作为工作的重要组成部分，在日本有各种图文并茂、通俗易懂的营养书籍，这些书籍中营养教育的内容多用非常生动的图解演示，不仅有小麦、玉米和红薯等常见食物的图片，而且对这些食物中蛋白质、碳水化合物、水分、矿物元素等的含量均有标识。 这样的营养图使读者可以很容易地了解某种食品哪方面营养素过多，哪方面营养素不足，有助于进行科学的膳食搭配。

(3) 营养指导可操作性强：为指导人们在日常膳食中均衡营养，日本厚生省在参考美国做法后，根据东方人的饮食习惯把食品群分为六类：第一类：鱼、肉、卵、大豆类；第二类：牛奶、乳制品、小鱼、虾、海藻类；第三类：黄绿色蔬菜类；第四类：其他蔬菜和水果类；第五类：粮食、薯类；第六类：油脂类。

由于六群分类法比较复杂，日本就把所有的食品按其颜色印象分成三类，称之为三色食品。即：①黄色食品：指粮谷类、坚果类、薯类、脂肪和砂糖等可提供能量的食物原料。②红色食品：即动物性食品、植物蛋白等提供生长发育所需要营养的食物。③绿色食品：即水果、蔬菜、海藻类等增强免疫功能、预防疾病的食物。

在日本的大学食堂宣传和实施三色食品的营养管理，指导学生每天掌握吃多少红的，多少绿的，多少黄的食品。当学生选好饭菜后会得到一张包含所点菜肴的价格与营养点数的饭菜账单，以便了解该餐提供的营养素水平，及时进行膳食调整。

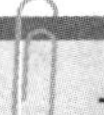实践项目三　美国肥胖流行预防的营养教育项目分析

在美国，已基本完成了从营养不良到营养失衡的变迁，除吸烟外，超重和少体力活动已成为公共卫生的突出问题。美国在实施营养教育时特别注重市场经济的需求，尽可能地应用口语化语言传播有效健康信息，下面要介绍一个美国肥胖流行预防的营养教育

项目。

1. 项目简介 为了使膳食指导简便易行，美国农业部最早提出了乳酪类、肉鱼蛋类、果蔬类和粮谷类的食品分类法，以后每五年颁布一次膳食指南。2000 年版的最新膳食指南包含三大要点，即以健康为目的、建立一个健康的基础、理智地选择。近年来，针对营养过剩的实际，美国农业部、卫生部又对膳食指南进行了进一步修订，提出了食物金字塔，将各种食品分为四大群六小群，并按摄取量大小排列成金字塔形状。通过这种形象化的展示，目的是让大众知道每天应该多吃什么、少吃什么。食物金字塔由美国政府定期颁布并作为健康膳食推荐使用。现行的食物金字塔推荐美国人应该吃 2 ~ 3 份肉制品（包括肉、家禽、鱼、干豆、蛋和坚果），6 ~ 11 份面包、谷类、米或面食等。

美国人最为关注的一个营养建议就是减少脂肪的摄入量，但忽略了降低整个能量的摄入。他们的脂肪供能比例由 1977 年的 40% 降到了 1995 年的 34%；但因为能量的摄入在增加，膳食脂肪的绝对摄入量实际增加了 13%，美国肥胖流行率没有得到很好的控制，营养干预项目失败。

2. 讨论 美国肥胖流行控制项目失败的主要教训有哪些？应该如何调整呢？

（1）参考答案

①大部分营养信息不是来自营养教育工作者，而且并非所有“单一营养信息”均有益健康。“少吃脂肪”如果不和“减少能量摄入”一起使用，将有可能是有害的信息。

②肥胖的预防不能只通过控制膳食，而必须与运动相结合。

（2）项目调整 2005 年美国新版的膳食指南已把体力活动放到了显著的位置。

第二节 营养教育的传播模式

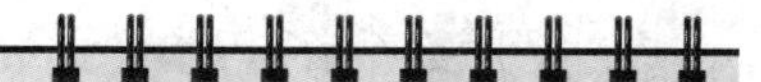

案例导入

案例：每年 5 月的第三周为我国的“全民营养周”（NNW），旨在通过以科学界为主导，全社会、多渠道、集中力量、传播核心营养知识和实践，使民众了解食物、提高健康素养、建立营养新生活，让营养意识和健康行为代代传递，提升国民素质，实现中国“营养梦、健康梦”。2016 年 5 月 13 日，国家卫生计生委发布了第四版《中国居民膳食指南》。5 月 15 日，由中国营养学会发起的“第二届全民营养周”活动正式启动，此届营养周的主题为“平衡膳食，营养健康”。

讨论：1. 你认为可以设计哪些形式的营养宣教活动？

2. 作为营养专业的学生，你现在可以开展哪些营养宣教活动？

随着传播学在公共卫生与健康教育领域的引入，健康传播（Health Communication）于 20 世纪 70 年代中期诞生。进入 21 世纪，健康教育与健康促进已被确立为卫生事业发展的战略措施，在医疗预防保健中的作用日益加强。

传播是人类通过符号和媒介交流信息，以期发生相应变化的活动。其具有的特点是：社会性、普遍性、互动性、共享性、符号性和目的性。一个传播过程由传播者、受传者、信息、传播媒介和反馈等五个要素构成。在健康教育中可以应用组织传播、大众传播等多种方式，但人们最常用的手段仍然是人际传播和群体传播。

健康传播是指以“人人健康”为出发点，运用各种传播媒介、渠道和方法，为维护和促进人类健康的目的而获取、制作、传递、交流、分享健康信息的过程。

国际上以信息传播为主要干预手段的健康教育及作为采用综合策略的健康促进项目的一个部分而开展的传播活动，被称为健康传播活动或项目。健康传播活动是应用传播策略来告知、影响、激励公众、社区、组织机构人士、专业人员及领导，促使相关个人及组织掌握知识与信息、转变态度、做出决定并采纳有利于健康的行为的活动。

营养信息传播是一般传播行为在营养与食品卫生领域的具体和深化，是健康传播的一个组成部分，通过各种渠道，运用各种传播媒介和方法，为维护、改善个人和群体的营养状况与促进健康而制作、传递、分散和分享营养信息的过程。营养信息传播理论对营养教育项目的执行和有效完成具有重要的指导作用，也是广泛开展营养与健康知识宣传教育的理论基础。营养信息传播方式可按受众不同分为以下三类。

一、大众传播方式

大众传播是指职业性信息传播机构通过广播、电视、电影、报刊、书籍等大众媒介和特定传播技术手段，向范围广泛、为数众多的社会人群传递信息的过程。

（一）大众传播的主要形式

大众传播主要以宣传册、宣传画、黑板报、广播、报刊、网络、VCD 视频等为主要形式。

（二）大众传播的特点

1. 传播迅速 大众传播能很快将教育内容传播给教育对象。

2. 覆盖面大 大众传播不受时间、地点限制，这对边远地区或散居人群尤为重要。

3. 经济方便 大众传播无需建立昂贵的基础设施，收音机、报纸即可满足宣传需要。

4. 缺点 缺乏面对面交流信息的可信性，人群针对性差，教育内容不能因人而异，从而造成信息的浪费，相互交流和反馈受限制。

二、人际传播方式

人际传播是指人与人之间面对面直接的信息交流，这是个体之间相互沟通、信息交流和共享的最基本的传播形式。

（一）人际传播的主要形式

人际传播的主要形式包括二人传播（如营养咨询）、小群体传播（如父母课堂）和公众传播（如讲座、培训班）等。

（二）人际传播的特点

1. 信息交流及时可靠 人际传播可以面对面与教育对象交流，信息及时反馈，保证交流信息的可靠性。

2. 针对性强，效果好 人际传播宣传内容可以针对不同地区、不同人群，做到有的放矢，所取得的效果好于大众传播。

3. 缺点 组织比较困难。尤其是大规模、长时间开展人际传播时，现场管理、经费预算、资源利用等都存在问题。

三、学校教育方式

主要是针对中小学生的学生营养教育和饮食教育，以及针对培养高层次营养人才的高等学历教育。

拓展阅读

自媒体（外文名：We Media）又称“公民媒体”或“个人媒体”，是指私人化、平民化、普泛化、自主化的传播者，以现代化、电子化的手段，向不特定的大多数或者特定的单个人传递规范性及非规范性信息的新媒体的总称。

自媒体有别于由专业媒体机构主导的信息传播，它是由普通大众主导的信息传播活动，也是指为个体提供信息生产、积累、共享、传播内容兼具私密性和公开性的信息传播方式。

论坛、博客、微博、微信以及新兴的视频网站构成了自媒体现存的主要表达渠道，然而随着个人用户对互联网的深度使用，以阔地网络为代表的个人门户类网站将成为自媒体的新兴载体。

自媒体的内容构成没有既定的核心，想到什么就写什么，只要觉得有价值的东西就分享出来，平民化、个性化是自媒体的重要特点。在字数方面一般都会控制在1000字左右，让看者可以在10分钟内流畅阅读完。

自媒体已成为公共营养师开展营养传播的重要手段。

实践项目四　科普文章的撰写

营养教育中常常需要使用营养科普材料。科普文章的撰写既是营养教育的必要手段，又是公共营养师的基础技能之一。营养科普作品传播的是思想性、知识性、通俗、趣味性和艺术性的作品，因此需要具备科学性、思想性、艺术性、通俗性和实用性五项基本要求。其中科学性是第一原则，即要求营养科普作品中要讲的内容必须是真实、公认、准确、全面和先进的；科学性和艺术性是同步的，科学是内容，艺术是表现形式，营养科普工作者需要善于向古今中外优秀的文学作品和民间艺术学习借鉴，不断提高自己的文学修养，使营养科普作品真正做到内容充实，形式活泼，语言生动，通俗易懂，为民众所喜闻乐见。科普文章的撰写流程如下：

一、确定主题和题目

在写作开始时，应该先明白几个问题：为什么写这篇文章？给谁看？他们需要什么？如何达到吸引读者、宣传营养知识的目的？

1. 选题　一篇好的营养科普文章，关键在于善于发掘。营养科普创作题材的来源，归纳起来主要有以下几个方面：

（1）从日常生活中选题。日常生活中经常碰到有关营养饮食方面的问题，如怀孕后吃什么好，糖尿病人能不能吃水果等等，都是百姓十分关心、迫切想理解的一些知识，这些都是科普创作的好题材。

（2）从工作实践中选题。比如针对高血压、糖尿病、癌症等严重危害人类健康的严重疾病出发，结合医学营养治疗实践，从工作实践中找到可写的内容。

（3）从医学、营养学新的科研成果中选题。营养工作者应时刻关注医学和营养学科学技术发展的新成果，适时选题创作出医学科普作品，用通俗易懂的语言介绍这些科研新成就。

（4）从疾病和营养流行病信息中选题。即及时捕捉营养流行病信息，如疾病流行的先兆信息或时间规律，及时创作科普作品，让民众了解疾病的本质，掌握防治知识。

（5）从咨询者询问问题中选题。在营养咨询和营养教育中，常用各种咨询者询问的健康问题。比如各种保健品的广告宣传，应该如何辨别真伪，还有一些读者来信都可作为创作题材。

2. 定位 就是选择和确定科普文章的对象（读者群），是城市人群，还是农村人群，是什么职业人群，是什么年龄段的人群，是什么生理状态或疾病状态的人群等等。不同的选题，决定了不同的读者人群，进而决定了不同的语言风格和不同的表现形式或载体。如儿童类科普文章常常用可爱、活泼的语言；孕妇、白领等年轻人为受众的科普文章则需要风趣、幽默，常常带有文艺范或使用网络语言；给老人看的科普文章往往语言平实、简洁、质朴；给病人看的科普文章，多采用拟人、比喻类手法。表现形式包括故事、顺口溜、诗歌等，形式不限。

3. 提炼 主题是文章的中心思想，是一篇文章的纲，科普文章的主题应满足小、尖、新的原则。（1）小，就是选题角度要小、主题要具体，能直接被受众应用；（2）尖，就是选题要用针对性，满足读者的需求；（3）新，就是选题要新颖、有新意，是读者不知道的、想知道的和应该知道的营养健康知识。

二、列大纲

即根据题目，确定读者最想知道的若干问题。

三、找资料

就是根据大纲，收集、筛选和确定围绕撰写大纲的信息内容，准备相关资料。一般选择自己熟悉的内容，或查阅教材、参考书、学术文献、营养健康网站、专家论述等，保障科学性和正确性。

四、撰写科普文章初稿

正文一般由开头、主体和结尾三部分组成。

1. 开头 俗话说，万事开头难。任何文章总会有个开头，文章开头既要有一定的引导作用，又要把读者吸引住，还要点题。文章开头常用方式：

（1）叙述式。用摘要的方式，把文章中最主要的事实简明扼要地写在开头。如《产妇的营养与健康》一文开头是："妇女分娩，好比参加一场剧烈运动，体力消耗相当大。所以，分娩后第一桩事就是产妇的营养问题。"

（2）提问式。先把问题提出来，再作简要的回答，以引起读者的关注和深思。如介绍糖尿病患者如何选择无糖食品的文章开头："无糖食品真的无糖吗?"

（3）结论式。把结论放在开头，先叙述结论，再作详细阐述。

（4）描写式。可以用讲故事、说案例或新闻的方法提出问题，以酿成气氛，引人入胜。

2. 主体 应该根据文章开头提出的问题，进行分析问题和解答问题，这是营养科普文章主体部分要完成的任务。主体部分包括2～5段内容，要写得有层次，有条理，由浅入深，由表及里，详略得当。

（1）撰写顺序：包括按时间顺序写，或按逻辑顺序写。前者是按事情发生的先后顺序，能比较清楚地反映事物的原委始末；后者是根据事物的内在联系、逻辑关系安排，比如因果关系，或者并列关系，或者主次关系，或者点面关系等等，可以围绕一个具体问题，步步深入地写，也可以并列几个问题，一个一个地阐述等等。

（2）撰写重点：科普文章不可能面面俱到，不分主次，没有重点的长篇大论。一篇文章一般只有一个主题；撰写过程中注意文章的通俗性、趣味性、艺术性，运用举例、打比方等方法，把深奥的科学知识通俗化，少说专业名称；另外，在主体撰写中应该少说为什么，多说怎么做。

3. 结尾 就是最后一段，即通过上述的系统分析，提出解决问题的建议。常见结尾方式：

（1）概况总结式：其目的是为了加强读者的印象，起到画龙点睛的作用。

（2）激励式：善于用激励、鼓动性的语言作结尾，目的是为了给读者留下深刻的印象，引起感情的升华或共鸣。

（3）启发思考式：就是有时候有意把本该要说的话不说完整，在结尾时给读者留下思索、回味的余地。

五、检查修改和升华

推敲初稿，自己推敲与找人试读相结合，提出反馈意见，依据自己的心得或分析目标人群反馈的意见进行修改，或配上清晰、直观、有趣的图片。

六、上交媒体

媒体选择包括知名度、发行量、时间性、所面对的群体等。

第三节 营养教育的程序与方法

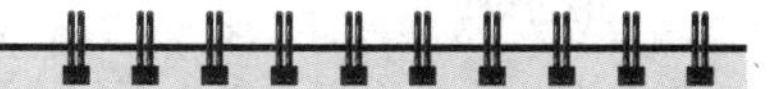

案例导入

案例：调查发现，某地区围新生儿中，先天性佝偻病的患病率为 19.4%，亚临床型先天性佝偻病发生率为 48.6%，显著高于我国其他地区。调查发现造成此种现象的主要原因为钙营养障碍，孕期妇女对孕期营养知识缺乏。

讨论：1. 作为该地营养工作者，你认为采取什么措施干预比较好？

2. 说明你的理由和你选择的途径和方法？

一、了解教育对象

对待教育的目标人群进行简略的调查和评估，发现和分析其主要营养健康问题，及其对生活质量的影响；进一步从知识、态度、行为等方面分析问题的深层次原因；同时对营养有关的人力、财力、物力资源，以及政策和信息资源进行了解和分析；知道该人群在膳食营养方面哪些行为可以改变，哪些行为不能改变或很难改变。以便充分认识教育对象特别需要的营养健康信息，为制订计划提供可靠依据。

二、营养教育活动的设计

为确保某项营养教育活动有依据、有针对性、有目标地进行，必须具体设计营养教育计划。有针对性地设计营养教育计划，是营养教育取得成功的基础。营养教育的设计应包括：

1. 确定谁是教育对象，其主要特征是什么。例如针对学生不吃早餐的问题，确定教育对象是小学生。

2. 教育的目的是什么。比如教育计划的目的是通过宣传营养知识，使受教育的小学生了解不吃早餐的危害，纠正不良的饮食行为，提高小学生的早餐就餐率。

3. 哪些知识应宣传给教育对象。要求教育对象了解营养需要量、营养与健康、合理的膳食结构和饮食行为。

4. 关于这些知识，宣传对象已知多少，他们还需要了解哪些信息。

5. 制定什么目标，例如要求早餐就餐率增加达90%～100%。

6. 选择哪些评价指标和如何进行评价，包括评价方法、评价指标、实施评价的机构和人员、实施评价的时间以及结果的使用等。例如学生早餐就餐率、体重、身高、学习成绩的变化等。

7. 实施计划的日程、人员安排和经费预算，也是制订计划不可忽略的重要内容之一。

三、确定营养教育途径和资料

在调查研究的基础上，要明确对教育目标和对教育对象的了解，以便选择有针对性的教育材料。需要注意尽量利用现存的营养宣教材料，选择营养宣教的最佳途径，以及宣教内容和宣传形式的最佳结合。为此需要考虑以下几个方面：

1. 确认是否有现成的、可选用的营养教育材料 能收集到相关的营养宣传材料可直接选用；如果收集不到，可以自行设计制作，如小册子、挂图、传单等。

2. 确定对教育对象进行营养教育的最佳途径 宣传途径包括二人传播、小群体传播、公众传播、大众传播等。

3. 确定营养教育最适合的宣传方式 宣传方式包括小册子、幻灯、录像带、讲课等。

首先根据要求编写相关的营养教育材料，要求内容科学、通俗易懂、图文并茂。为了宣传材料内容准确、合适，在设计工作完成后，需要将准备好的宣传材料进行预实验。

四、进行预试验

要对准备好的宣传材料进行预试验，以便得到教育对象的反馈意见，可采用专题讨论或问卷调查了解有关情况，如教育对象对资料的反应，对宣传教育内容、形式、评价的建议，教育对象能否接受这些信息等，以便根据收集的意见对教育资料做出修改。一般可采用专题讨论或问卷调查等方式了解有关情况。具体包括：

（1）了解教育对象对这些资料的反应、意见和要求，比如对宣教内容、形式的评价，以及相应的修改意见。

（2）了解教育对象对教育内容的感知情况，如能否接受这些信息，能否记住宣传的要点，是否认可这种宣传方式等。

（3）根据教育对象的反映，需要对教育资料的形式做哪些修改。

（4）根据预实验结果，确定切实可行的宣传途径和手段，确定信息如何推广，材料如何分发，如何追踪执行等问题。

五、营养教育的实施

完成好上述准备工作后，就可以按照计划实施社区营养教育。教育内容和形式根据不同的项目选择。例如，可以通过举办营养培训班、散发营养教育材料及组织生动活泼的讨论会，使社区人群了解“中国居民膳食指南”和“中国居民平衡膳食宝塔”；知道如何调节膳食结构，做到科学饮食、合理营养；认识某些疾病的营养防治措施以及如何纠正不良的饮食习惯等。

实施营养教育计划，还包括制定确定活动时间表、培训工作人员等，让每个工作者白自己的任务，并通过已定的传播途径把计划中要宣传的营养知识传播给教育对象。计划实施过程中，要密切关注教育对象的反应，及时进行微调，以便使计划顺利进行。

六、营养教育的评价

在营养教育计划进行过程中和结束后需对项目进行评价，通过近期、中期和远期的效果评价来客观反映项目的执行情况和产生的效果。

（1）近期效果：即目标人群的知识、态度、信息、服务的变化。

（2）中期效果：主要指行为和危险目标因素的变化。

（3）远期效果：指人们营养健康状况和生活质量的变化。

反映营养状况的指标有身高、体重变化、血糖、血脂等；

影响生活质量变化的指标常见劳动生产力、智力、寿命、精神面貌的改善以及保健、医疗费用的降低等。

项目结束后，以目标人群营养知识、态度和行为的变化为重点，撰写营养教育的评价报告，总结项目成功与否，并将取得的经验、教训总结归纳，以便进一步推广。

实践项目五 《中国居民膳食指南》营养教育项目案例解读

1. 调查和教育点 选定了山东的曲阜市、广东深圳市的宝安区、四川江油市的成衣街、黑龙江富锦市向阳路路西作为干预区。

同时将山东的邹城市、广东深圳市的南山区、四川江油市的涪利街和黑龙江富锦市的向阳路路东作为相对应的对照区。

2. 调查和宣教方法 以整群随机抽样的方式分别在干预区的140000余人和对照区中随机抽选1个居委会、1所小学、1所中学和1个老年活动站作为住户调查和整群调查的调查点，于宣传教育前、后进行基线调查和终期调查，间隔时间为12个月。

两次调查采用相同的调查问卷，在选定的干预区和对照区内随机抽取不同的人员，对他们进行营养知识、态度、行为以及膳食等方面的调查。在两次调查期间按计划开展系统的宣教活动。

项目结束后分析比较人群的营养知识、态度、行为及膳食结构的现状及其变化情况。

3. 主要结果 通过对山东、广东、四川和黑龙江等四省五个城市抽样调查5145人的营养知识、态度、行为的结果分析，表明《膳食指南》营养教育项目的开展是具有成效的，尤其是在住户、中小学生及老年人群中取得了明显的宣传效果。

例如在开展《膳食指南》营养教育宣传前后住户了解《膳食指南》的人数百分比从11.97%上升到93.38%；老年人也从29.15%上升到91.90%。中小学生了解《膳食指南》的人数百分比也从15.20%上升到91.90%。有近90%的住户和老年人是从项目所发放的宣传材料上获得《膳食指南》知识的。

从营养知识得分情况可见，以上人群在项目开展宣传前后的营养知识水平得到了明显提高，他们具有良好的学习营养知识的态度，同时某些膳食行为和生活方式也有了一些改变，如吃早餐的人数、早餐的种类以及饮奶的人数明显增加。

这些结果充分说明营养教育对提高营养知识水平、改变人们不良的生活和饮食习惯发挥了重要作用。

拓展阅读

传播是人类通过符号和媒介交流信息，以期发生相应变化的活动。其特点是社会性、普遍性、互动性、共享性、符号性和目的性。

一个基本传播过程的构成要素包括：

①播者，又称传者，是在传播过程中信息的发出者，可以是个人、群体或组织；

②受传者，即讯息的接收者和反应者。受传者可以是个人、群体或组织。大量的受传者称为受众；

③讯息，是由一组相关联的有完整意义的信息符号所构成的一则具体信息。通过讯息，传受双方发生有意义的交换，达到互动的目的；

④传播媒介，又称传播渠道，是讯息的载体，也是将传播过程中各种要素相互联系起来的纽带；

⑤反馈，指传播者获知受传者接受信息后的心理和行为反应，是体现社会传播双向性和互动性的重要机制。

实践项目六　新生儿佝偻病营养教育项目实施

项目背景：

调查发现，某地区围新生儿中，先天性佝偻病的患病率为19.4%，亚临床型先天性佝偻病发生率为48.6%，显著高于我国其他地区。调查发现造成此种现象的主要原因为钙营养障碍，孕期妇女对孕期营养知识缺乏。

在调查基础上，营养工作者针对如何降低该地区围新生儿的佝偻病发病率，认为营养教育是一个比较好的措施。请问营养师该如何开展这项营养教育项目。

营养教育项目的参考过程：

一、项目设计

1. 确定教育对象及特征　由上述资料可知，该地区围新生儿佝偻病患病率比较高，其原因是钙营养障碍，与孕期母亲有显著相关，从而确定教育对象为当地育龄期妇女，尤其是孕期妇女。

整个教育计划都要围绕当地妇女工作，在设计前需要了解以下几个方面：①该地区是否开展过针对围新生儿佝偻病的活动？②此时是否正在开展针对围新生儿佝偻病的活动？③此次活动达到什么目的？④从哪里可以获得营养教育的有关材料？⑤资料应该如何发放？发给谁？⑥此次营养教育实施是否有困难？如何解决？

项目设计前需要了解和掌握的信息：①教育对象的年龄、性别、种族、教育程度、经济水平；②教育对象的营养知识、态度、行为，生活习惯及喜欢何种信息传播工具；③何种渠道来的信息可能为教育对象最易接受；④国内外其他地区是否有进行此方面的工作，如果有，如何借鉴他们的工作经验或与其合作。

2. 确定教育计划的目的　要求在营养教育项目结束时，受教育的父母对预防婴儿佝偻病的知识和行为有明显的改善。

3. 确定项目目标 通过营养教育项目，达到以下目标：①90%以上的妇女知道孕期钙与围新生儿患佝偻病的关系；②90%以上的孕妇知道在怀孕期多食含钙丰富的食物；③早产儿、多胎儿及低体重儿的父母知道应尽早地给孩子补钙等；④婴儿佝偻病患病率降低至10%；⑤90%的母亲在婴儿4个月前是纯母乳喂养；⑥90%的母亲每天至少把婴儿带到露天或阳光下活动60分钟。

4. 确定教育内容 根据当地阳光照射情况，确定当地围新生儿患佝偻病的主要原因，并制定出符合本地区特点的教育方案。

营养教育内容包括：①孕期营养的基本知识；②钙、维生素D与围新生儿佝偻病的关系；③佝偻病患儿的基本治疗措施和营养改善措施；④食物营养成分知识，尤以与钙有关的食物为主等；⑤为断乳期婴儿的母亲提供系统的、特殊的喂养指导；⑥每天要在阳光下至少活动1小时，同时还要给孩子吃安全量的鱼肝油；⑦对营养状况良好的母亲进行指导和培养，使其成为左邻右舍的义务营养宣传员。

设计计划的最后，制定一个时间表，列出计划实施过程中要求完成每项活动进度。时间表可按月或天来制定。

5. 确定项目评价标准

（1）近期评价标准 营养教育前后作比较，是否达到项目目标和教育目的。

（2）远期评价标准 营养教育后做好随访工作，评价项目实施的远期效应。

二、选择教育途径和资料

制作宣教材料必须根据资金预算和其他资源，来选择使用教育途径、教育材料和活动项目。

1. 教育途径的选择 应与选择的传播途径协调一致。①面对面的传播方式：选择家访、演示、上课、咨询等途径；②大众传播：可以选择广播、电视、报纸、杂志等。或是各种途径联合应用。几种教育途径的优先顺序是电视、家访、书籍、报纸、杂志、广播、上课、医院传播及其他途径，根据当地情况适当调整。

2. 教育材料的选择 教育材料不用自己制作，可以用已有的材料，如小册子、传单、宣传画、录像带灯，也可以适当修改。信息来源包括文献资料、健康资料（妇幼保健系统、当地防疫部门、中国疾病控制中心等机构已有的教育小册子）、大学、居委会、医疗卫生工作者和被研究人群本身的资料均可以借鉴。

三、准备教育材料及预试验

1. 准备教育材料 制作电视节目、广播稿、小册子等教育材料，内容应有趣、清楚、重点突出、通俗易懂。对于这些教育对象不能用很长、很详细的专业资料阐明该营养问题的起因和解决办法，应采取简短、通俗的语言，或使用戏剧化的形式来讲述。如果使用电视或录像的形式，应考虑最能说服教育对象改变他们不良习惯的最佳人选。

设计教育材料时，还要考虑以下有关营养教育对象对营养知识理解力方面的特征，他们想要一个绝对的回答还是一个概念性的回答？这些父母相信科学家或医生吗？营养对他们重要吗？教育对象担心自己的孩子患佝偻病吗？如何给他们提供这些材料？

影响知识接受程度的主要因素：①内容的清晰度；②内容重点是否突出；③语气是否有吸引力；④内容的可信度。

2. 进行预试验 在准备营养教育材料过程中预试验是很重要的，需在一定数量的教育对象中预试教育材料初稿。因为它能快速准确地判断准备好的材料是否易于理解、切题、可靠，能否引起人们的注意并容易记住，有无吸引力，能否被教育对象接受。通过预试验，除了能评价教育材料外，还能发现材料中哪一部分最富有感染力？是否需要增加新内容？哪些内容意义不大而应删除？

预试验可采取问卷调查、采访、分组试验、专题小组讨论等，这取决于材料的性质以及教育对象的特征。根据预试验的结果，修改和完善教育材料，然后再进行预试验，再修改，重复多次后定稿。

中国疾病预防控制中心营养与食品安全所承担的中国营养学会《中国居民膳食指南》的不同人群的宣传资料的制定都是按此程序完成的。

四、营养教育计划的实施

准备工作就绪后开始实施计划：印材料，安排日程，培训每个参与工作的人员，明确每人的任务。

为了使教育对象有所准备，在开始实施计划时，举行一个“开幕仪式”。

在营养教育计划的实施过程中，建立一个监测系统，及时识别出现的问题、缺陷、障碍等。定期与教育对象交谈并做好记录，或观察邻近母亲们的情况，并做好记录。判断这些母亲们是否愿意接受这些知识？如果不愿意，为什么？在计划中选用当地母亲进行工作很有好处，因为她们最了解当地群众的语言和状况，在相当程度上能提高教育的效果。

五、营养教育项目评价

在营养教育项目结束时，需对项目进行评价。项目评价可以客观地分析项目的执行及效果。评价过程中必须围绕以下几个方面：

1. 是否达到了预期的目的？受教育后的父母对预防婴儿患佝偻病的知识和行为有无明显改善？婴儿的佝偻病发病率是否降低至10%？是否有90%的父母亲至少能说出两种可以预防婴儿患佝偻病的方法？是否90%的母亲在婴儿4～6个月以前进行纯母乳喂养？是否90%的母亲做到每天至少把她们的婴儿带到露天或阳光下活动60分钟？

2. 发生行为改变的原因是因为教育计划呢，还是别的因素？

3. 计划的设计、实施以及评价等各阶段进行得怎么样？包括各阶段的活动是否按时完成？实施过程是否符合要求？经费使用是否合理？

4. 为什么此计划是成功的或是不成功的？

5. 是否需要对计划做些改动？

6. 从中可以吸取什么经验教训从而使下一次计划更成功？

7. 教育对象在营养宣教前后的营养知识、态度、行为发生了哪些变化？

六、撰写项目研究报告

通过营养教育项目的效果评价，最后写出一个评价报告，这对于项目本身和作为将来指导社区营养教育工作的开展都是非常有用的资料。

第四节　饮食行为与健康

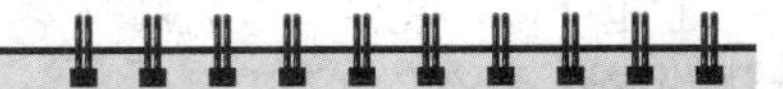

案例导入

案例：调查发现，我国中小学生每天吃早餐的比例为86.5%，不吃早餐的比例为6.1%，其中中学生不吃早餐的比例高于小学生，农村中小学生不吃早餐的比例高于城市学生。而且我国中小学生的早餐食物种类单调，结构不合理，有待改善。

讨论：1. 从调查结果看，我国中小学生早餐的主要问题是什么？

2. 对中小学健康会有哪些影响？

饮食行为是指有关食物和健康观念支配的人们的摄食活动，包括食物的选择和购买，食用食物的种类和频度，食用的时间、地点、如何食用、和谁一起食用的等。人的饮食行为是从出生即开始出现，并伴随其终生的基本行为活动。正常的饮食行为是一种自觉而主动的、愉悦而轻松的、自然而有规律的生活行为。饮食行为会影响到人类营养素的摄入，是生存的第一需要。

一、日常饮食行为

（一）正餐

我国约有94%居民的饮食是一日三餐，一日二餐的约占5%，还有少部分人是一日四餐。其中比较贫困的农村地区，一日二餐的情况比较常见，约占25%。

1. 早餐　我国居民吃早餐的时间一般在6～8点，周末稍晚或将早餐和午餐合并为一餐。早餐是一天中最重要的一餐。然而，很多人并不重视。在北京、上海和广州进行的调查中发现，三地每天吃早餐的比例分别为74.1%、86.8%和90.5%。每天吃早餐的比例35岁以上者高于35岁以下者，女性高于男性。不吃早餐的主要原因是没有时间和早晨没有食欲，再次是减肥和控制体重，还有的干脆认为早餐不重要不用吃。吃早餐的人群中，多数人没有蔬菜、结构单一。

2. 午餐　午餐一般比较丰富，多数人午餐提供的营养素超过全天需要量的1/3，一般在40%～50%。在大中城市中，多数人因为工作单位离家较远，而在单位食堂或附近餐馆就餐，少数人自带午餐或回家吃午餐。

3. 晚餐　在我国大部分地区，晚餐是一天中全家人在一起吃饭的机会，因此晚餐一般准备比较丰富，做饭时间较长。调查显示，约有四成白领人士晚餐出现过晚、过饱和过于丰盛的“三过”现象。从事市场销售等应酬比较多或需要加班的人士，晚餐“三过”情况尤为突出。

（二）零食

零食是指非正餐时间所吃的各种食物和、或饮料，饮料中不包括水。我国城市儿童少年普遍喜欢吃零食。调查显示，81%的学龄前儿童、85%的小学生和90%的中学生吃零食；另一项市场调查报告结果显示，80%的成年人喜欢吃零食。吃零食在某种程度上已成为一种时尚，成人吃零食更讲究品牌，各种包装精美、美味新奇的进口零食深受很多人的喜欢。

（三）饮酒

我国是酿酒最早的国家之一。在我国的酒文化中，以饮白酒为主，其次是黄酒。但受西方文化的影响，啤酒和葡萄酒越来越受到大众的喜欢。调查资料显示，我国15～30岁居民中饮酒者占18.4%，30～60岁居民中有18.7%饮酒，60岁以上的有21.9%饮酒，我国城镇居民酒类的年人均消费量在9kg以上，农村居民消费量在7kg左右。从近年来发展趋势看，白酒消费量以每年12%左右的幅度递减；啤酒以每年100吨的额度递增，目前在生产规模和产量上稳居第一；红酒也以6%的额度递增；黄酒产量变化不大。

（四）在外就餐

随着近年来中国老百姓生活水平的迅速提高和社会经济交往活动的增加，特别是近几年来，居民生活节奏的加快和消费观念的更新，外出就餐已经逐渐成为时尚。中国疾控中心营养与食品安全所在我国8省进行的调查结果显示，1989年、1991年、1993年和1997年，我国城乡居民在外就餐的比例分别为29.7%、27.6%、27.0%和41.2%。2013年《全球食客需求与餐饮趋势报告》表明，中国有超过85%的消费者每周至少在外就餐一次。一项市场调查报告结果显示，外出就餐时中国人主要受到三个方面因素的影响，一个是饭菜的味道，这一直是中国人吃饭时首先考虑的因素，占被调查者的80%；第二是健康、卫生、安全，近年来，由于食品安全事故时有发生，这在一定程度上提高了人们对此方面的关注，占被调查者的62%；第三个则是价格因素，占被调查者的57%。

在外就餐机会的增多，在给人们更多选择和更快捷享受的同时，也增加了疾病传播，尤其是食源性疾病发生的机会；在外就餐时，脂类和盐类摄入量增加，碳水化合物供能比减少，能量和能量密度较高的食物摄入显著增高，因此在外就餐还是造成体脂增加、心脑血管疾病、非胰岛素依赖型糖尿病、高血压和血脂异常等慢性非传染性疾病的发病率增加的因素之一。

二、常见的不良饮食行为与健康

饮食是人类文明的表现形式，良好的饮食行为则是人类文明的体现。只要我们随着人类的进步注重饮食文化，讲究饮食文明，将会使人得益终生。由于精神情绪、环境影响、气候异常、膳食结构、营养成分、饮食习惯、身患疾病等因素，可造成某些人所谓的饮食行为偏离，常见的饮食行为偏离症有厌食症、偏食症、贪食症和异食癖等。异常的饮食行为常常是被动的、不愉快的，甚至是痛苦和艰难的。有的则是异乎寻常的、有害的。常见不良饮食行为及对健康影响如下：

（一）不吃早餐

早餐对人体的营养和健康状况有着重要的影响。每天食用营养充足的早餐可以为儿童少年提供体格和智力发育所需的能量和各种营养素，不吃早餐或早餐营养质量不佳不仅影响儿童少年的营养摄入，还会影响他们的营养状况乃至健康。

美国膳食指南中指出，早餐提供的能量、蛋白质、维生素和矿物质等营养素应达到推荐的每天膳食中营养素供给量的25%。早餐所提供的营养素很难从午餐或晚餐中来补充，不吃早餐或早餐营养质量差是引起全天能量和营养素摄入不足的主要原因之一。不吃早餐的儿童少年全天能量、蛋白质、脂肪、碳水化合物、某些矿物质和维生素等的摄入低于吃早餐的少年儿童。吃早餐可以明显改善儿童少年营养的摄入。

国外某所大学在一次对80～90岁老年人的研究中发现，他们长寿的共同点之一是每天吃一顿丰盛的早餐。

不吃早餐对健康非常有害，主要有以下几点：

1. 精神不振 人经过一夜睡眠，新陈代谢进入低潮，储存的葡萄糖在餐后8小时左右消失殆尽。上午的工作和学习任务比较紧张，而大脑工作需要直接利用的唯一热能是血中的葡萄糖（即血糖），血糖靠食物补充和肝糖原分解来供应。肝脏内储存糖原的数量有限，耗尽后，难以向大脑输送能源。不吃早饭或早饭中的热能不够，血糖的浓度就低，大脑细胞就得不到充足的血糖供应，脑记忆和脑反应能力下降，注意力不能集中，会直接影响学习和工作的效率。甚至还会感到头昏脑胀，思维混乱，反应迟钝，诱发低血糖休克。

2. 易发心脏病 不吃早餐会使血液中的血小板较容易黏聚在一起，使血液黏稠度增大，从而增加心脏病发生的概率。

3. 诱发胃肠炎 不吃早餐，午餐时必然会因饥饿而大量进食，消化吸收跟不上，从而增加肠胃的负担。

4. 易患胆结石 经常不吃早餐易患胆结石，其原因是空腹时胆汁分泌减少，胆汁的成分发生变化，其中胆酸含量减少，胆固醇在胆囊中沉积，长此以往，便可形成胆固醇分泌过多，因而经常不吃早餐，空腹过久，更容易形成胆结石。

5. 影响健美 不吃早餐，中午必然吃的多，身体消化吸收不了，容易形成皮下脂肪堆积，使身体发胖，影响健美。

（二）喜食西式快餐

快餐指预先加工好能迅速提高食用的食品，以快速、方便等优势逐渐进入人们的日常生活。缺点是快餐多以油炸食品为主，是高脂肪、高能量、低纤维的食品，比如一个大汉堡含600～1000kcal的热能。另外，炸油在高温下发生氧化，形成反式脂肪酸，蛋白质等有机质高温下可以产生致癌物，过食容易增进癌症的发病率。

（三）过食零食

零食是指非正餐时间所吃的各种食物和（或）饮料，饮料中不包括水。从吃零食的时间划分，零食可分为上午零食、下午零食和晚上零食。

人体的生长发育需要多种营养供应，不但要种类齐全，数量充足，还要比例适当，搭配合理。吃零食是儿童的常见行为。由于儿童胃容量小，活动量大、消耗高的生理特点，一日三餐难以保证营养素及能量需求，零食可作为正餐以外的营养素和能量的补充渠道，在一天的营养素及能量摄入中占一定地位。但是经常吃零食对人体健康有以下几方面的影响：

首先，零食虽然可以给机体提供一定的能量和营养素，但是大多数零食的营养成分比较单一，且脂肪、糖、盐的含量较高，经常吃这类零食，尤其是以零食当饭，容易造成营养不良和能量过剩，对机体健康产生很多的负作用。

其次，人体消化器官的工作是有规律的，吃饭时胃肠加强蠕动，各种消化液开始分泌，进食以后消化器官的各种消化功能都处于高峰，因此就能使食物充分消化吸收。但是经常吃零食，消化器官需要随时工作，不能高效率地工作，容易引起消化吸收障碍。

第三，吃零食不易搞好饮食卫生，因此容易发生肝炎、痢疾、肠道寄生虫等胃肠道传染性疾病。

最后，吃零食还容易养成花钱的习惯，给儿童品德教育适或困难。

（四）过食冷饮

国内有关调查发现，各种饮料将取代白开水成为城市儿童消费的主流。饮料能提供某些营养素和能量，适当适量饮料无明显健康危害。但各种饮料的营养不够均衡、全面，大部分呈酸性，且含有糖类，过量饮用将会引发许多健康问题。

1. 过食冷饮，容易使胃肠道内温度骤然下降，局部血液循环减缓，同时使胃酸、蛋白酶、淀粉酶和脂肪酶等物质分泌减少，从而影响人体对食物的消化，影响食物中主要营养素的吸收；还可能由于胃肠道受冷刺激，而造成胃肠蠕动失调。

2. 冷饮中虽然含有奶、奶油、糖和淀粉等成分，能提供一些营养物质，但是冷饮所提供的营养成分比正常饮食少得多。过食冷饮，使胃肠道内经常被饮料占满而影响正常饮食，势必会发生营养缺乏，尤其是蛋白质缺乏。还有研究表明，随着软饮料消费量上升，牛奶消费量下降，青少年骨质疏松和骨折可能与此有关。

3. 饮料大多呈酸性，且含有糖类，过量饮用将增进能量摄入，造成儿童肥胖及龋齿的发病率增加。

4. 当前的冷饮市场卫生状况还不能令人满意，不少产品不符合卫生标准，会增加消化系统疾病发生的机会。

（五）喜食烧烤

当肉类在木头或炭火上被烹调时，肉中的脂肪滴入热煤所形成的烟雾中会产生苯并（a）芘，它是一种强力的致癌剂。此外，蛋白质食品在烹调时要经历“热解”过程，许多热解物是诱变剂，食入人体同样可诱发癌变。在烧烤肉类食品时，这种物质会附在烤肉表面，随同烤肉一同食入体内。研究资料表明：10 岁以前经常食用烧烤、烟熏、腌制食品的孩子，成年后患癌的可能性比一般人高 3 倍。因此烧烤类食物应适当控制食量，不宜多吃。

（六）嗜酒

随着人民生活水平的提供，人群饮酒率明显上升，酒精中毒性疾病逐年增多，长期大量饮酒，特别是烈性酒对人体消化、神经、循环等系统有着严重损害。饮酒后 80% 乙醇由小肠上段吸收，空腹饮酒时，1.5 小时内吸收达 95% 以上，2.5 小时已全部吸收，胃内有食物存在可延缓乙醇的吸收。被吸收的乙醇通过血液流遍全身，约 90% 在肝脏由乙醇脱氢酶和过氧化氢酶氧化为乙醛，由醛脱氢酶进一步氧化，最后通过三羧酸循环生成二氧化碳和水。长期大量饮酒的主要危害包括：

1. 严重的肝毒性 乙醛可使肝细胞膜脂肪过氧化，破坏肝细胞结构，促使肝间质的纤维组织增生和肝内炎性细胞浸润。此外，乙醇代谢干扰细胞内氧化还原反应，造成肝细胞内脂肪、碳水化合物及蛋白质的代谢发生紊乱，进而形成脂肪肝。有前瞻性队列研究发现，饮酒与男性肝癌、食道癌、胃癌和女性肝癌死亡相关显著，并有显著的剂量效应关系。

2. 酗酒还可导致胃大出血 曾有病例报道某胃大出血患者饮酒史 12 年，发病近一年每天中午及晚饭均饮白酒，每次约 250 ~ 300ml 50° 以上白酒，既往无肝炎病史及门脉高压征象，经综合分析认为系饮酒致胃壁血管破裂出血。研究表明，饮酒者胃炎、胃溃疡的患病率高于非饮酒者，且其中大量饮酒者高于小量饮酒者。

3. 可导致急性和慢性胰腺炎 乙醇及代谢产物具有细胞毒性作用，可导致胰腺实质进行性损害及纤维化，是急性和慢性胰腺炎的重要原因。

4. 中枢神经系统毒性 血中乙醇浓度增高时，对大脑皮质、边缘系统、网状结构、小脑均可导致相应的临床症状，浓度极高时（400mg 乙醇/100ml 血液）可抑制延脑，导致呼吸循环衰竭而死亡。研究表明，慢性酒精中毒病人存在记忆力和智力障碍，还是脑梗的危险因素。

5. 循环系统毒性 人们早就注意到，在一些长期规律性适量饮酒，即饮酒量不大的人群中，冠心病的发生率显著低于非饮酒者和重度饮酒者。过度饮酒可引起血压升高，诱发心绞痛、心律失常，还可使甘油三酯浓度升高，加剧动脉粥样硬化。心脏病、脑出血或脑梗塞的患病率与饮酒量呈“V”字型关系。但迄今为止，适量的量度难以把握，个人差异很大，因此在对公众的健康饮酒宣传中应谨慎，对于无饮酒习惯的人，不要贸然劝其饮酒。

6. 其他危害 长期过度饮酒还可以引起心理改变和精神障碍，饮酒是偏头痛的促发因素之一，长期过度饮酒还会影响下一代的智力发育和身体发育，同时还是引起社会犯罪、车祸、家庭暴力等社会问题的重要因素。

（七）偏食、挑食、厌食

人的食物好恶是在儿童少年时期逐步形成，并会持续到成年甚至一生。学龄前儿童饮食行为最大的问题就是挑食和偏食，这可能是导致营养状况的重要原因。有资料表明，70.0%的儿童有特别的食物喜好，65.0%的儿童有不喜欢吃的食物。人体需要的各种营养素都是由食物供给的，各种营养成分互相补充，发挥更高的营养效果，还可以刺激消化系统，使消化功能保持旺盛。

有的人只吃素食，认为这样不至于摄入较多的脂肪，对健康有好处，其实不然。有研究表明，严格素食的女大学生，机体抗负荷、抗疲劳能力下降，长此以往对人的身体健康极为不利。而且总是重复吃一种食品，特别是加工食品，其中的有害物质会不断积累达到较高的浓度，同时会造成某种营养素的过剩。挑食会使人难以适应新的或艰苦的生活环境，为生活带来不便。还可能产生一种特殊心理，养成对周围环境挑剔的不良习惯，对身心全面发展造成不良影响。

（八）喜食热食

75℃左右的热食热饮可导致口腔、食管黏膜的轻度灼伤，灼伤的黏膜层会及时脱落，基底细胞迅速增生、更新，久之增生的细胞速度如异常加快或发生变异，导致癌变。因此喜食热食者食管癌和胃癌的发病率增加。饮食过烫也属于不良的饮食习惯，应逐渐养成食不过烫的习惯。

拓展阅读

研究表明，癌症引起的死亡中大约有20%~60%与膳食有关。

其中结肠癌的发病率在全世界总癌症发病率中列第4位，受食物和营养因素影响很大。大量吃红肉（猪、牛、羊肉）、烤肉和加工肉制品很可能增加结肠癌的危险，含精制糖高的膳食、大量饮酒和进餐频率高可能增加结肠癌的危险性，多吃含膳食纤维、淀粉及类胡萝卜素或维生素 C 丰富的食物，增加蔬菜摄入可以减少结肠癌发生的危险性。

第五节 食品营养标签

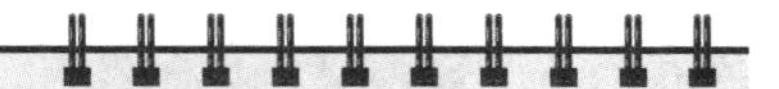

案例导入

案例：美国食品营养标签：

"How to Use" information provided by the Food & Drug Administration	Sample label for **Macaroni & Cheese**	
① START HERE ⟹	**Nutrition Facts** Serving Size 1 cup (228g) Serving Per Container 2	
②	Amount Per Serving **Calories** 250 Calories from Fat 110 % **Daily Value***	
③ **Limit these Nutrients**	**Total Fat** 12g 18% Saturated Fat 3g 15% **Cholesterol** 30mg 10% **Sodium** 470mg 20% **Total Carbohydrate** 31g 10%	⑤ **Quick Guide to % DV**
④ **Get Enough of these Nutrients**	Dietary Fiber 0g 0% Sugars 5g **Protein** 5g Vitamin A 4% Vitamin C 2% Calcium 20% Iron 4%	**5% or less is Low** **20% or more is High**
⑥ **Footnote**	*Percent Daily Values are based on a 2,000 calorie diet.Your Daily Values may e higher or lower depending on your calorie needs:	

	Calories:	2,000	2,500
Total Fat	Less than	65g	80g
Sat Fat	Less than	20g	25g
Cholesteral	Less than	300mg	300mg
Sodium	Less than	2,400mg	2,400mg
Total Carbohydrate		300g	375g
Dietary Fiber		25g	30g

讨论：1. 美国食品营养标签的主要内容和特定是什么？

2. 制定营养标签的意义是什么？

随着我国经济和食品工业的发展，我国居民的食物消费已经从温饱型向营养健康型转变，消费者需要也希望了解食物的营养特性，以便自己选择营养健康和适合自己的食品。

一、食品标签与营养标签

食品标签是指预包装食品容器上的文字、图形、符号，以及一切说明物。预包装食品是指预先定量包装，或装入（或灌入）容器中，向消费者直接提供的食品。食品标签显示了预包装食品的特征、作用、保存条件与限期、食用人群与食用方法等信息。

《预包装食品标签通则》（GB 7718－2004）中规定了食品标签的标示内容，主要分为强制性标示内容和非强制标示内容（即推荐标示内容）。强制性标示内容：包括食品名称，配料清单，配料的定量标示、净含量和沥干物（固形物）含量，制造者、经销者的名称和地址，生产日期、保质期及储存条件，产品标准代号、质量（品质）等级及其他需要标示的内容（辐照食品、转基因食品等）。对于其他特殊的标签标示内容，如食品营养标签，或用于特殊用途食品、保健食品的标签标示还应遵循相应的规定，才能做到标签的规范和完整。

二、食品配料表

食品配料表是食品标签中最重要的一项内容，是指在制造或加工食品时使用的，并存在于产品中的任何物质，包括食品添加剂。食品配料表可以帮助消费者了解食品的属性、来源；学会读懂食品标签的配料表，不但对于理解和预测食品营养成分含量高低非常有帮助，而且对于了解食品构成和特点也有益处。

食品配料表的标示方法要求制造或加工食品时所用到的各种原料、辅料和食品添加剂应按加入量的递减顺序一一排列在“配料”或“配料表”中。但加入量不超过2%的配料可以不按递减顺序排列。“植物油”或“精炼植物油”是指各种植物油或精炼植物油，不包括橄榄油；而如果经过氢化处理，应标示“氢化”或“部分氢化”，在营养成分表中应标示出反式脂肪（酸）的含量。

三、食品营养标签的内容与识别

《预包装食品营养标签通则》（GB 28050－2011）中规定了预包装食品营养标签上营养信息的描述和说明。一般来讲，食品营养标签由营养成分表、营养声称和营养成分功能声称三部分组成，其中营养成分表是最基本的信息，营养声称和营养成分功能声称是对食品营养特性的描述，以便增加消费者对食物营养价值的理解。制定营养标签的意义在于，向消费者传递正确的食品营养信息；是消费者最简单、最直接的获得营养知识的途径，也是均衡膳食，提高公众健康的基础性内容；又可以促进生产企业改进工艺，生产更加营养和健康的食品。

（一）食物营养成分表

食品营养素含量是食品企业宣称产品营养质量和营养价值的基础。食品企业应该采用规定的名称/术语、顺序、单位，直接以数值形式显示营养成分含量，以便于消费者查找和比较。考虑到我国国民当前营养状况和现有技术能力，目前规定必须标示的内容包括能量和蛋白质、脂肪、碳水化合物、钠4种核心营养素。

营养成分表是由三列内容构成的规范性表格：

第一列为采用规范术语、顺序列出的营养成分名称，其中能量、蛋白质、脂肪、碳水化合物和钠这四种核心营养素必须以突显格式进行标注；

第二列是以绝对数值标示的单位食品（每100g、每100ml，或每份）中营养成分含量；

第三列以相对数值表示单位食品提供的营养素成分含量占每日需要的营养素参考值百分比（NRV%）。NRV即营养素参考值，是专用于食品营养标签，用于比较食品营养成分含量的参考值。NRV%可以方便消费者进行产品横纵向对比。

（二）营养声称

营养声称用于说明食品营养成分的含量水平，包括：

（1）含量声称，即描述食品中能量或营养成分含量水平的声称。声称用语包括“含有”“高”“低”或“无”等，如高钙、低乳糖。营养素含量声称应当执行《营养声称和营养知识指南准则》的有关规定。

（2）比较声称，即与消费者熟知的同类食品中的营养成分或能量值进行比较以后“减少”或“增多”的声称；含量比较声称中必须用倍数或质量百分数标示所声称的差异，增加或减少的实际含量应当在25%以上。选择时通常表现该食品在某营养成分或能量方面的营养优势。如某营养成分比公认的基准食物增加或减少。

（3）营养属性声称，指食品原料特性的声称，如“强化”“某天然原料”“纯果汁”或“100%”等食品。其中某营养素的“天然来源”声称，仅指某食物未经过任何成分的添加或去除，并且其某营养成分的含量应当符合《营养声称和营养知识指南准则》中规定的条件。

（三）营养成分功能声称

营养成分功能声称是以规定的语言揭示食品中某营养成分对生长发育、维持生理和健康需要作用的声称。

营养成分功能声称应当科学、准确、通俗易懂，符合《营养声称和营养知识指南准则》的要求。不得以任何形式的文字、图形、符号或暗示进行夸张和删改，也不得用字号大小或色差进行误导和欺骗消费者。

根据科学发展和实际情况需要，营养声称内容的调整和扩大由国务院卫生行政部门负责。

拓展阅读

为方便比较食品标签中营养成分含量的多少及指导日常膳食，常常用营养素参考值（NRVs）或居民膳食参考摄入量（DRIs）作为参考。NRVs是专用于食品营养标示的营养素日需要量参考值，是在居民膳食参考摄入量（DRIs）的基础上，结合我国居民膳食消费习惯和消费量制定的一套数值。NRVs大致可以满足正常成人的营养需要，但不适用于4岁以下儿童。

实践项目七　营养标签解读

课前准备：

1. 准备5~10个包装食品的标签，包括1~2种同类食品的标签，用于相互比较；

2. 仔细阅读食品标签标准GB 7718－2011的各项条款，了解食品标签的基本内容和格式；

工作程序：

一、整体观察

1. 按照食品标签和营养标签知识学习的内容整体观察食品标签格式、配料表，记录食品基本信息，字迹是否清晰，判断标签可信度；

2. 了解食品的生产日期、批号、保质期和储存方法，食品的制造者、产品标准号、质量（品质）等级等，一旦产品出现问题可按照这些信息进行维权。

3. 观察该食品标签是否有标明了食品营养成分含量的营养成分表或相关信息；是否有说明该食品营养价值的声称（如高钙、低脂）；是否有说明营养素健康作用的文字与表述，如钙有助于骨骼发育。

4. 如果有，则结合配料表提供的信息预测该食品可能的营养价值，并将这些内容一一列于记录表中。

以某奶酪样品为例解读营养标签，如该产品在主示面注明“浓缩牛乳营养”“巧克力味”“更多钙质”“强化维 D”；结合配料表，确定主料为奶酪、奶粉、黄油等，其特征除了蛋白质、脂肪外，钙、维生素 D 含量应该较高。

二、阅读食品标签配料表和含量信息

1. 仔细阅读配料表，判断食品名称与配料表是否一致，指出添加比例最多的原料有哪几个，最好的原料有哪些，指出该食品的主要原料。

2. 根据主料初步判断食品的可能的营养特点、营养素的大致构成和主要来源，可能的对健康的影响。

3. 在营养标签的主示面、侧面、背面，查找食品净含量、规格、最佳食用方法和推荐食用量。

4. 是否含有小包装，如有，记录小包装的份数，每个小包装的重量。

5. 阅读食用方法和推荐摄入量，看是否有说明每日（或每餐、每份）食用量的信息，如有，详细记录单位重量（如 g/日，g/餐，g/份）。此信息可用于推算该食品营养成分对一天膳食摄入量的贡献，并了解该食品的重量和与摄入量的关系。

如某奶酪样品净含量为 100g，内含 6 片奶酪，每片奶酪平均重量为 16.7g，则分别记录：包装重量 100g，份数 6，每份重量 16.7g。

表 10－1　食品标签记录表

项目	阅读结果	信息分析及初步判断	特别提示
总体外观	标签清晰、醒目，有明确的制造商和批准文号		是否符合标签基本规定
食品名称			是否是强化食品，是否名称与配料一致
配料表			食品主料如何是否有过敏原产品及营养特征预测可能的健康影响
净含量			是否有特殊限制食品重量与摄入量的关系
食用方法			
适宜人群			
生产日期			是否接近或超过保质期产品密封性和存储条件是否符合要求
保质期			
储藏方法			
其他信息			

三、对营养成分含量及相关内容进行解读

1. 首先明确营养成分表的营养成分是每 100g 或每 100ml 计，还是以每份计，然后逐一阅读营养成分含量数值及其表达单位。

2. 分析能量、营养素含量及其来源

如某配方奶粉净含量 450g，虽无独立小包装，但食用方法标注了用 7 平匙奶粉（34g）加 210ml 水可冲调为 1 杯奶，每天饮用 2 杯。根据这些信息，可以将 1 杯奶所用

的奶粉（34g）作为1份的单位重量，每天食用的份数为2份。计算每天摄入量和营养素供给量。

3. 根据有关营养成分的声称条件判断产品声称用语是否真实并符合相关规定。

4. 结合净含量、规格、食用方法和营养素含量推算摄入量。

表10－2　食品营养标签解读表

观察项目	了解重点	判断根据
标示项目	核心营养素是否齐全	GB 28050
能量供给	三大营养素供能比是否合理	NRVs或DRI
碳水化合物	碳水化合物含量、种类和来源，尤其是单糖的种类和含量	NRVs或DRI
蛋白质	蛋白质含量、来源和质量	NRVs或DRI
脂肪	脂肪含量、比例、油脂种类和胆固醇含量	NRVs或DRI
钠	钠含量是否过高	NRVs或DRI
微量营养素	铁、维生素A、碘、钙、锌等营养素含量，及占日需要量百分比	NRVs或DRI
格式	是否规范	GB 28050、GB 7718
营养声称		
营养成分功能声称		

注意事项：

本项目主要学习和培养分析食品标签和食品营养标签的能力，并使学生能够根据企业要求和本节内容进行食品营养标签的设计。

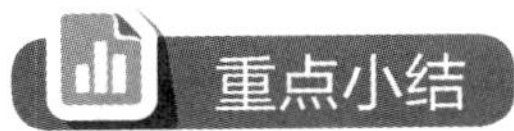

重点小结

1. 本章重点

（1）营养教育的意义：普及营养知识；培养营养教育专业人才；提高医护人员的营养知识水平。

（2）营养教育的重点人群：儿童青少年、妇女、农村人群、医护人员及疾病人群。

（3）营养教育的主要内容：营养相关部门人员培训；中小学营养教育；将营养工作纳入初级卫生保健服务体系；群众性营养宣传。

（4）大众传播主要以宣传册、宣传画、黑板报、广播、报刊、网络、VCD视频等为主要形式。具有传播迅速、覆盖面大、经济方便的优点，缺点是信息交流不及时，针对性差。

（5）人际传播的主要形式包括二人传播（如营养咨询）、小群体传播（如父母课堂）和公众传播（如讲座、培训班）等。具有信息交流及时可靠、针对性强的优点，缺点是组织比较困难，费时、费力、费钱。

（6）营养科普写作流程：确定主题和题目——列大纲——找资料——撰写初

稿——检查修改。

(7) 营养教育活动的程序：①了解教育对象；②设计营养教育活动；③确定营养教育途径和资料；④进行预试验；⑤营养教育的实施；⑥营养教育的评价；⑦撰写项目研究报告。

(8) 常见不良饮食行为：不吃早餐、喜食西式快餐、过食零食、过食冷饮、喜食烧烤等。

(9) 不吃早餐的危害：精神不振，影响工作学习效率；易导致血黏度增高，易发心脏病；诱发胃肠炎；易患胆结石；易发胖，影响健美。

(10) 食品标签强制性标示内容：包括食品名称，配料清单，配料的定量标示、净含量和沥干物（固形物）含量，制造者、经销者的名称和地址，生产日期、保质期及储存条件，产品标准代号、质量（品质）等级及其他需要标示的内容（辐照食品、转基因食品等）。

(11) 营养标签内容：由营养成分表、营养声称和营养成分功能声称三部分组成，其中营养成分表是最基本的信息，营养声称和营养成分功能声称是对食品营养特性的描述，以便增加消费者对食物营养价值的理解。

2. 本章难点

营养教育意义的理解；营养科普文章的写作；营养教育活动实施；不良饮食行为的健康危害；食品营养标签的解读和识别。

目标检测

一、单项选择题

1. 营养教育项目中目标人群的知识、态度、能力的改变属于（　　）。

A. 近期效果　　B. 中期效果　　C. 远期效果　　D. 经济效益

2. 营养教育途径的优先顺序（　　）。

A. 电视、家访、书籍、报纸、杂志　　B. 家访、书籍、电视、报纸、杂志

C. 报纸、杂志、电视、书籍、家访　　D. 报纸、杂志、书籍、电视、家访

3. 属于营养素含量声称的是（　　）。

A. “100%”的声称

B. “富含”某营养素的声称

C. 某营养素与参考数值相比“减少”的声称

D. “强化”某维生素的声称

4. 下列属于食品标签强制性标示内容的是（　　）。

A. 有机食品　　B. 辐照食品　　C. 无公害食品　　D. 绿色食品

二、多项选择题

1. 营养教育的重点人群层是（　　）。

A. 儿童青少年　　B. 妇女

C. 农村人群　　D. 医护人员及疾病人群

2. 营养教育的目的是（　　）。

A. 提高公众的食物与营养卫生知识
B. 提高各类人群对营养与健康的认识
C. 推动科学的种植方法
D. 促进在解决公共卫生问题方面的合作

3. 以下哪些是大众传播的特点（　　）。
A. 传播迅速　B. 覆盖面大　C 针对性强　D. 信息交流可靠

4. 以下（　　）属于人际传播的主要形式。
A. 电视视频　B. 营养教室　C. 父母课堂　D. 营养手册

5. 以下哪些是过食冷饮的危害（　　）。
A. 胃肠蠕动失调　B. 营养缺乏　C. 肥胖　D. 骨质疏松症

6. 中国居民晚餐常出现“三过”现象，这“三过”是（　　）。
A. 过甜　B. 过于丰盛　C. 过晚　D. 过饱

三、填空题

1. 营养教育对象主要包括 4 个层次，即________、________、________、________。
2. 传播具有的特点是________、________、________、______、________和目的性。
3. 编写营养教材材料时，要求________、________、________。
4. 影响营养科普知识接受程度的主要因素有：________、________、________、________。
5. 从近年来发展趋势看，我国居民消费量以每年 12% 左右的幅度递减的是________。
6. 一般来讲，食品营养标签由________、________、________三部分组成。

四、名称解释

1. 营养教育
2. 大众传播
3. 人际传播
4. 零食
5. 食品标签

五、问答题

1. 简述营养教育的主要内容。
2. 撰写营养科普文章的基本要求和原则有哪些？
3. 简述营养教育活动的程序。
4. 长期大量饮酒的主要危害是什么？
5. 制定食品标签的意义是什么？

（詹　杰）

第十一章

食物营养政策与法规

学习目标

知识要求 **1. 掌握** 《中国食物与营养发展纲要 2014－2020》的主要内容

2. 熟悉 日本营养师法和美国学校午餐法的主要内容；《食品安全法》2015 修订版主要修改内容。

3. 了解 国外有关食物与营养的政策和法规；我国学生营养相关改善政策和《中华人民共和国营养条例（草案）》的主要内容。

技能要求 1. 掌握《食品安全法》等营养的相关法规。

2. 学会借鉴国外有关食物与营养的政策和法规解决公共营养工作中的实际问题，在解决营养与食品安全问题中自觉遵守和运用食品安全法等营养的相关法规。

第一节 国外的食物营养政策与法规

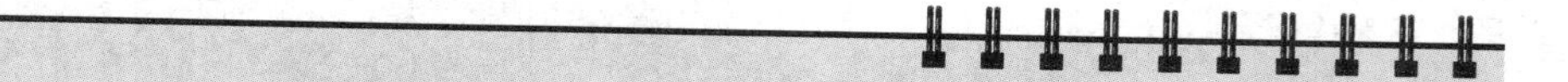

案例导入

案例：2016 年 6 月，云南网友爆料，云南巧家包谷垴乡中心校领导低价采购变质蔬菜，高价卖给食堂。采购的蔬菜中有发霉的花生、腐烂发黄的大白菜等。巧家县委宣传部回应，该校确实存在赚取差价行为，已核实冒领学生餐费 4 万余元。

讨论：1. 你认为为什么会出现这样的情况？

2. 如何才能减少和杜绝类似现象的发生？

政策是指国家或政党为实现一定历史时期的路线而制定的行为准则。法是由国家制定或认可，并由国家强制力保证实施，它通过规定人们在社会关系中的权力和义务，确认、保护和发展有利于国家稳定和进步的社会关系和社会秩序。法包括宪法、法律、行政法规、地方性法规、规章和国际条约等形式。

一、日本的营养政策与法规

日本作为世界上人均寿命最长的国家，政府非常重视国民的营养问题。自 1926 年，日本营养学校的第一届毕业生等 15 名被授予营养技师，开始了日本“营养技师”的职称，此后又设置了营养师，在此期间的营养行政事务归属内务省管理。到 1937 年，日本设立保健所，并确定其任务之一是必须进行营养改善指导。1938 年后，有关营养行政的事务从内务省移到厚生省。二战后期及二战后，日本在经济极其困难的情况下，为改善国民营养不良的状况公布了一系列营养相关的政策和法规。如 1945 年公布了《营养师规则》和《私立营养师培训所规则》，设立了日本营养师会；1947年颁布了《营养师法》、《保健所法》、《儿童福利法》，1948年颁布了《食品卫生法》；1950年开始实医院内的完全配餐制度；1952年颁布《营养改善法》；1954年政府制定了《学校供餐法》和《奶牛业与肉牛业改进法》；1958年公布《调理师法》，并设立全国营养师培养协会；1962年公布营养师法的部分修正法，创设了管理营养师制度；1966年又颁布了《厨师法》；1982年科学技术厅发表《日本食品标准成分表第四修订版》；1983年，日本进入老龄化社会，同年公布《老年保健法》；1985年厚生省发表《健康膳食生活指南》；1986年厚生省发表《肥胖和消瘦的判断表·图》，开始加工食品的营养成分表示制度，日本营养工作重点由改善营养不良转为预防营养过剩性疾病；1989年厚生省发表《第4次修改日本人的营养需要量》和《健康增进所需要的运动量》；1990年厚生省发表《健康增进膳食指南（对象特性分别）》，日本营养师会创设生涯学习制度；1991年日本开始餐饮料理营养成分表示制度；1992年科学技术厅发表《日本食品食物纤维成分表》，开始对卧床老人等上门营养指导；1994年将《保健所法》更改为《地方保健法》，营养指导工作下放到市町村，厚生省发表《第5次修订日本人营养需要量》；1995年公布《食品卫生法以及营养改善法的部分修改条例》，创设了营养强化表示制度；1999年，厚生省发表《第六次修订日本人的营养需要量－膳食摄取基准》；2000年修订了《营养师法》，将管理营养师从登记修改为证书制，明确了管理营养师的职能和法律定义，同年科学技术厅发表《日本食品标准成分表第五版》；2001年厚生省和劳动省合并为厚生劳动省，同年开始实施“健康母子21”，并创设“保健功能食品制度”；2002年公布《健康增进法》，制度管理营养师、营养师伦理纲领；2003年制定食品安全基本法，增设食品安全委员会，发表《健康增进睡眠指南》，废除了《营养改善法》，开始实施新的健康增进法，制定了与国民健康增进相关的包括营养在内的各种活动的达标值及法律依据；2004年《学校教育法》部分修改，增设营养教师制度，为以后“饮食教育”奠定了基础；2005年修订了护理保险法，导入了营养护理管理制度，对需要护理的老人和残障人，营养师以营养评价为基础制定营养护理计划，实施时收取一定的技术服务费；2006年，修订了医疗费收取制度，由营养师对住院患者实施的营养管理可收取技术服务费；2008年，修订了健康保险法，对40岁到70岁国民开始实施特定健康检查及以此为基础的保健指导。

（一）营养师法规

日本营养师法规主要有《营养师法》《营养师法实施令》《营养师法实施规则》，并经历了多次修正。其主要内容包括：

1. 营养师、管理营养师的定义　《营养师法》第一条规定，营养师是指使用营养师的名称，以从事营养指导为职业者。管理营养师是指在营养指导业务中，具有处理复杂或困难问题的能力，并在厚生省备案注册的营养师。1968年卫发第370号厚生省公共卫生局局长通知中指出，管理营养师的业务范围包括：①制定科学的、系统的、旨在营养改善的指导方针及具体方案，特别是在服务对象营养状态的把握方面，能够应用营养学、统计学、社会学等学科，进行科学地处理和调查方法的探讨；②能够把握总体营养事业规划，依据具体的实施情况及时调整以推进事业的发展，特别是能够承担需要高度专门知识的业务实施及协调与营养指导以外有关业务方面的工作；③在工作业绩和效果评价方面，从营养学和医学观点出发，进行科学的判定，同时进行实验和统计学处理，整理出对下一期事业规划有益的成果；④在日常工作中加强与有关部门的联系和协调；⑤从营养指导的立场出发，参与劳务管理、经营管理等单位基本方针的决定；⑥在教育、研究等部门，从事有关营养教育和研究的工作；⑦对饮食消费者、实习生等进行营养教育等复杂或困难的营养指导工作。

2. 营养师的许可制度 《营养师法》规定，在厚生大臣制定的培养营养师的设施（大学）中，经过2年以上，学完成为营养师所必需的知识和技能，在获得都道府县知事颁发的许可证后，可以成为营养师。而患有精神病、传染性疾病者，及对于营养指导工作有犯罪或不法行为、品行明显不良者不许可成为营养师。营养师法及此后的系列法规还就营养师许可证书的申请、交付、订正、重新申请、交回等细节程序作了具体详细的规定。

根据《营养师法》第6条和第8条规定，如果不是营养师，不可以使用营养师或与之相类似的名称。如果不是管理营养师，不可以使用管理营养师的名字。这个规定在于保障营养师的名称垄断，即使不从事营养指导业务，如果在头衔方面使用营养师、管理营养师，则违反法律，处于10万日元以下的罚金。

3. 国家管理营养师考试 从修业年限2年的指定培养营养师的设施毕业，获得营养师的许可后，在厚生省令规定的设施从事2年以上的营养指导者，或从修业年限3年的培养设施毕业，获得营养师许可后，在厚生省令规定的设施从事1年以上的营养指导者，或从修业年限为4年的培养设施毕业者，可以报考国家管理营养师。申请人须按《营养师实施规则》规定，填写并提交报考申请书和相关资料，并缴纳手续费后参加考试。国家管理营养师考试科目包括：解剖生理学、病理学、生化学、食品学、食品加工学、营养学、营养指导论、临床营养学、公众营养学、集体饮食管理（含烹饪学）、食品卫生学、公共卫生学和健康管理概论。考试日期、地点及提交报考申请书的期限均事先在公报上发布。

日本专门培养营养人才的学校有200多所，1亿多人口中营养师总数40万人，相当于各科临床医生总数的2.4倍多。营养师广泛分布在医院、学校、食堂、宾馆、食品加工企业和政府部门等，为全国民众提供科学及时的营养指导，为增强日本国民体质、提高劳动效率和促进经济发展发挥了决定性的作用。

（二）饮食教育基本法

日本《学校供餐法》规定，所有实行义务教育的学校都要实行由营养师管理的供餐。学校营养师负责监测学生营养状况，指定膳食食谱及其监督制作，由营养师按照标准制作和规定饭量。日本还是目前国际上仅有的将《饮食教育基本法》作为国家大法实施的国家，它的颁布实施进一步证明了日本政府对营养教育的重视。在《饮食教育基本法》中将饮食教育放在生存的基本位置，提出为了达到确保全体国民的身心健康、能健康有活力地度过一生、有丰富的性格、培养具有生存能力的目的，饮食上最重要的。日本政府将饮食教育活动作为国民运动来推广，并将其作为“知识教育”、“品德教育”、“体育”的基础。倡导每个国民都能实现健全的饮食生活，为继承饮食文化和维持增进健康而努力；能自发地思考有关食的问题，为形成并保持合理的饮食习惯而学习相关的知识。

为了配合“食育”政策的贯彻实施，日本政府开展了多种推动工作，如母子保健活动、开设营养教师，培养对饮食的感谢和理解，养成合理的饮食习惯和良好的就餐礼节等，同时对农林水产及食品加工业进行教育，以提供营养安全的食品生产、加工和流通。

在法律的保障下，日本在战后经济极端困难的情况下大力发展了奶牛业，增加牛奶供应量，推广学校营养餐，有效地改善了国民的营养状况和身体素质。通过50多年的国民营养改善，使日本青少年的身高、体重和胸围等指标皆超过了中国，国民营养状况和体质也得到了普遍提高，实现了最初立法时营养改进国民体质的目标。

二、美国的营养政策与法规

美国是一个营养科学比较发达的国家，早在1943年通过立法，专门拨款开展学生餐和学生奶计划；1946 年美国国会颁布了《美国学校午餐法》，对提高国民体质起到了决定性作用；1966 年，美国国会总结了多年来学校午餐计划实施的经验颁布了《儿童营养法》和《美国学校早餐法》。

美国还是强制性执行营养标签的国家。1990 年颁布了《营养标识和教育法》；1994 年颁布《膳食补充剂健康教育法》，将膳食补充剂、健康与教育法案正式批准为法律。在一项有关 1996 ~ 2006 年美国营养标签实施效益分析的研究结果显示，10 年间美国因该法律的实施，用于测试费、印刷费和管理的成本为 15 亿，取得的效益为 42 亿，包括减少 35179 例癌症，减少 4024 例冠心病，减少 12902 例未成年死亡等。

此外，美国政府始终针对社会现存的营养和健康问题不断调整政策方向，比如 1968 年实施了旨在填补每年 6 月、7 月和 8 月的假期营养缺口，以确保儿童能得到他们需要的营养餐，避免暑假中因饥饿和营养不良而影响学生健康和引起疾病的《夏季食品服务计划》；1997 年出台了《特殊牛奶项目计划》；2000 年实施了旨在为全美范围内低收入家庭的孕期、哺乳期妇女、婴儿和儿童提供营养补助和健康咨询的《妇女婴幼儿儿童特殊营养补充计划》；2002 年通过了一项在 4 个州和 1 个印第安部落组织进行的，旨在增进在校学生新鲜水果和蔬菜摄入量的《新鲜水果及蔬菜计划》，此后该项计划的进行不断扩大，至 2006 年，农场法案修订了《学校午餐法》，将新鲜水果和蔬菜计划纳入其中。

（一）美国学校午餐法

第一次世界大战期间，美国曾出现年轻人由于营养缺乏而达不到入伍标准，引起美国政府的重视。随后的经济危机引起数以万计的学生失去支付午餐的能力，由于人们缺乏购买力，农产品大量堆积，农业陷入危机。为了解决儿童营养不良问题，并借此解决农产品剩余问题，创造就业机会，美国国会于 1935 年通过了《320 公法》，决定推行学校午餐计划以提高青年体质并扩大农产品消耗。至 1946 年，美国正式颁布《学校午餐法》，将学校午餐计划纳入法制管理。该法令规定，社区学校和私立学校都可以加入学校午餐项目，并可以免费获得由农业部提供的学生午餐设备和现金补助，但加盟学校必须为适龄学生提供达到联邦要求的低价或免费的午餐。至 2009 年，学校午餐计划已在约 10100 所公立和非营利性民办学校和住宿制托儿机构中实行，为约 3100 万在校学生提供营养均衡、低价或免费的午餐。

学校午餐计划的一大重要特征是规定了营养标准，即加盟学校的午餐供应标准必须符合美国居民膳食指南，为学生提供占每日营养素需要量 1/3 ~ 1/2 的午餐，其中脂肪的供能比不超过 30%，饱和脂肪酸不超过 10%，还必须含有一定比例的蛋白质、维生素 A、维生素 C、铁、钙和足够的能量。在满足上述营养标准的前提下，具体的食谱安排则由各州相关部门根据当地饮食习惯和农作物生产等因素自行决定。

学校午餐计划的另一个特征是政府支持及资金援助，即由联邦政府提供食品购买清单，各州政府从中选择适当的食品为学校供给。

（二）儿童营养法

《儿童营养法》由美国总统约翰逊于 1966 年签署实施，并在批示中指出“营养好是学习好的必要条件”，法令的实施使营养作为一个重要的层面被纳入到学校食物服务的范畴中。法案指出，促进儿童营养状况是一项重要的国策，国会应当努力实施并延续各项措施，以保证国内农产品的供应，有效满足儿童的营养需求，即。该法案每 5 年进行一次修订，新法案内容还包括：制定促进营养知识的标准；使包括学校商店和自动售货机在内的整个供餐系统获取一致的营养知识；简化供餐步骤，推广农场直接供应食品；增加有机食品的供应等。

根据《儿童营养法》，国会推行了学校早餐计划和专项牛奶计划。学校早餐计划于

1966年与《儿童营养法》同时开始进行试点，1975年正式实施及大规模推广，目前有88000所学校参与了该项计划，其执行方式与学校午餐计划基本相同，营养要求方面同样必须符合膳食指南的标准。学校早餐计划大多数州实行分层减免政策，即家庭收入小于或等于国家贫困线1.3倍的儿童可以获得全额免费早餐；家庭收入为国家贫困线1.3~1.85倍的儿童可以获得减价早餐；家庭收入超过国家贫困线1.85倍的儿童需要支付全额早餐费用，但可以享受一定的补贴。

专项牛奶计划于1954年开始实施，直至1970年正式纳入《儿童营养法》管理，该计划要求学校为参加项目的学生提供符合各州及地方政府要求的、低脂或脱脂的巴氏杀菌液态奶，其中维生素A及维生素D的含量必须符合FDA的标准，牛奶发放的方式为全免费发放。

美国2亿多人口，营养学会会员约5万余人，注册营养师6万人，遍及美国的医院、诊所、疗养院、保健机构、学校、社区、饮食业、食品研发生产销售企业、公共餐饮机构、电视广播等传媒部门、研究机构及政府部门等。营养师在以上部门和机构中从事计划、管理、指导、教育、顾问、咨询服务等工作。美国营养师学会，负责营养师资格的考核评审。州县营养官员负责营养教育、咨询和管理工作。美国大学普遍设置食品和营养学系或专业，开设系统的营养师教育课程。就读4年制的食品与营养系科，取得学士学位的毕业生可以选择成为注册营养师（RD）或注册营养技师（DTR）。美国学生配餐的营养要求非常严格，必须严格执行营养师的要求，并定期对学生的食物结构和营养摄入进行评估和调整。

三、其他国家

芬兰于1943年通过法律规定，免费为7~18岁学生提供牛奶，所有学校每天向学生提供200ml牛奶，进食午餐的同时饮用。

肯尼亚于1979年发布关于开展学生饮用奶计划的法令，目的是改善学龄前儿童的营养健康，提高他们的入学率、出勤率和学习成绩。

泰国人原来没有喝牛奶的习惯，1985年人均牛奶消费量为2L/年。由于国王的重视和倡导，泰国政府在总理府办公室下设“全国喝奶运动委员会”，由一位部长担任主席，在全国范围内开展大规模的喝奶运动。到1998年，有580万学龄前儿童和小学生参加。1999年人均奶消费量增加到20L/年，小学生营养不良率从1990年的19%下降到10%，身高和体重增加，体质增强。

1994年南非把学生餐和学生奶纳入政府“一体化营养计划”中实施；1995年沙特阿拉伯召开“学生营养状况研讨会”，教育部签发了新的管理条例和一系列建议，奶和奶制品取代软饮料，“一杯奶”成为学校教育的座右铭。

总之，世界各国的食物营养政策和法规均在不同历史时期为提高国民的身体素质发挥了关键作用。

拓展阅读

食品卫生安全是当今世界各国普遍重视的一个全球性问题。

2010年10月22日，美国农业部食品安全检验局（FSIS）与威斯康星州Klement-Sausage公司联合宣布，对该公司生产的近2740磅牛肉串实施自愿性召回。原因是，该产品可能混入了杂质，有零售店反映消费者投诉该产品含有硬胶和玻璃碎片。目前该召回产品在美国各零售店均有销售。截至报道时，该局未收到任何因食用该产品导致受伤的事故报告。

第二节 我国的营养政策与法规

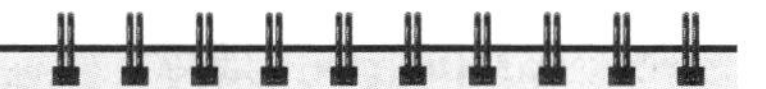

案例导入

案例：2016年3月12日刘某在张家界某商场以128元的价格购买南山中老年燕麦片一盒，刘某发现所购买的燕麦片生产日期为2015年1月18日，保质期为12个月，为过期食品。刘某向工商部门进行投诉，工商部门受理后就赔偿金额问题协商未果。2016年3月刘某向法院提起诉讼，请求法院判令商场退回原告刘某货款128元，赔偿十倍价款1280元，赔偿误工费、车费、住宿费、伙食补助费、诉讼文书打印费1800元，赔偿精神抚慰金2000元。

讨论：1. 你认为刘某的诉讼有依据吗？
2. 诉讼依据是什么？

新中国成立以来，国家为了保证全民大食物供给和改善国民营养健康状况在不同的历史时期实行了许多具体的食物营养政策，为缓解和改善当时国民营养不良状况发挥了重要作用。如1953年政务院通过的《关于实行粮食的计划收购和计划供应的命令》《粮食市场管理办法》及此后推出的系列配套管理办法，有效地打击了建国初期粮食投机倒把活动，及时稳定了粮食市场，保障了居民的基本营养需要和社会安定。实施了40年的粮食统购统销制度在改革开放粮食生产呈现供大于求的趋势后退出了历史舞台，但它对国家经济与社会发展、居民营养改善的重大历史作用永载史册。现将我国现在实施的有关食物与营养的政策与法规介绍如下。

一、食品安全法

为保证食品安全、保障公众身体健康和生命安全，我国早在1995年就颁布了《中华人民共和国食品卫生法》。在此基础上，2009年2月28日通过了《中华人民共和国食品安全法》，2015年4月24日进行了修订，新的《食品安全法》于2015年10月1日起开始实施，被称为“史上最严《食品安全法》”。

《中华人民共和国食品安全法》（2015版）共设十章154条，对食品安全法的适用范围、食品安全风险监测和评估、食品安全标准、食品生产经营、食品检验、食品进出口、食品安全事故处置、监督管理、法律责任等都有明确的规定，是我国食品安全法律体系效力层最高的规范性文件，是制定从属的食品安全法规、规章及其他规范性文件的依据。

与2009版《中华人民共和国食品安全法》相比，修订版《中华人民共和国食品安全法》围绕最严谨的标准，最严格的监管，最严格的处罚和最严肃问责的要求，切实化解食品安全治理的难题，来确保人民群众的饮食安全。在严格法律责任方面，首先是强化了企业主体责任的落实，明确提出食品生产经营者是食品安全第一责任人，对其生产经营的食品安全负责。规定了食品生产经营者应当建立食品追溯体系。另外应当对召回的食品，要采取无害化的处理，包括销毁，预防再次流入市场。

主要修改还包括：①禁止将剧毒、高毒农药用于蔬菜、瓜果、茶叶和中草药材等国家规定的农作物；②保健食品标签不得涉及疾病预防、治疗功能；③婴幼儿配方食品生产应当建立实施从原料进厂到成品出厂的全过程质量监控；④将网购食品纳入监管范围，“网络食品交易第三方平台提供者应当对入网食品经营者进行实名登记，明确其食品安全责任”；⑤生产经营转基因食品应当按照规定进行标示，未按规定进行标示的，没收违法所得和生产工具、设备、原料等，最高可处货值金额五倍以上十倍以下罚款，情节严重的责令停产停业，直至吊销许可证等。

二、中国食物与营养发展纲要（2014－2020年）

近年来，我国农产品综合生产能力稳步提高，食物供需基本平衡，但食物生产还不能适应营养需求，居民营养不足与过剩并存。为了指导我国食物结构调整，促进食物生产与消费的均衡协调发展以及优化食物结构，改善居民营养改善，国务院颁布了《中国食物与营养发展纲要（2014－2020年）》。

《纲要》提出新时期食物与营养发展的指导思想、基本原则和发展目标，将把保障食物有效供给、促进营养均衡发展、统筹协调生产与消费作为主要任务，坚持食物数量与质量并重、生产与消费协调发展、传承与创新有机统一和引导与干预有效结合的基本原则，更加注重品质和质量安全，加强优质专用新品种的研发与推广，提高优质食物比重，普及公众营养知识，引导科学合理膳食。

《纲要》提出食物生产量目标是，到2020年，全国粮食产量稳定在5.5亿吨以上，油料、肉类、蛋类、奶类、水产品等生产稳定发展。

食品工业发展目标。加快建设产业特色明显、集群优势突出、结构布局合理的现代食品加工产业体系。到2020年，传统食品加工程度大幅提高，食品加工技术水平明显提升，全国食品工业增加值年均增长速度保持在10%以上。

食物消费量目标。到2020年，全国人均每日摄入能量2200～2300kcal，其中，谷类食物供能比不低于50%，脂肪供能比不高于30%；人均每日蛋白质摄入量78g，优质蛋白质比例占45%以上；维生素和矿物质等微量营养素摄入量基本达到居民健康需求。

营养性疾病控制目标。基本消除营养不良现象，控制营养性疾病增长。到2020年，全国5岁以下儿童生长迟缓率控制在7%以下；全人群贫血率控制在10%以下，其中，孕产妇贫血率控制在17%以下，老年人贫血率控制在15%以下，5岁以下儿童贫血率控制在12%以下；居民超重、肥胖和血脂异常率的增长速度明显下降。

《纲要》确定了2014－2020年的发展三个重点产品（优质食用农产品、方便营养加工食品、奶类与大豆食品），三个重点区域（贫困地区、农村地区、流动人群集中及新型城镇化地区），三个重点人群（孕产妇与婴幼儿、儿童青少年、老年人）。

《纲要》提出今后促进食物与营养发展的若干政策措施，包括①全面普及膳食营养和健康知识；②加强食物生产与供给；③加大营养监测与干预；④推进食物与营养法规化管理；⑤加快食物与营养科技创新；⑥加强组织领导和咨询指导。

《中国食物与营养发展纲要（2014－2020年）》的颁布实施，对于促进我国食物生产、居民营养改善、国民消费协调发展，把握今后食物生产与供给方向，增强国民身体素质与经济繁荣具有重要意义。

三、中华人民共和国营养条例（草案）

2008年《中华人民共和国营养条例（草案）》出台，但目前仍处于草案阶段。

《条例（草案）》指出，餐饮单位和部门的厨师应接受必要的营养知识培训，并服从营养师的指导和管理；托幼机构、学校、医院、养老院、运动队所等集体供餐单位和食品企业应配备相应比例的专职、兼职营养师。

在社区营养与初级卫生保健方面，将营养工作内容纳入到初级卫生保健服务中，提高初级卫生保健人员的营养知识水平，并通过他们指导居民因地制宜，合理利用地方食物资源改善各地区居民的营养状况。

在学生营养保障方面，国务院教育行政部门是主管机构，国家级营养管理职能机构提供技术和人力支持；定期开展学生营养与体质调查，并进行营养指导；各级教育主管部门应该将学生营养工作作为学校的重要工作内容，在教学课程中安排适当学时的营养教育课程，通过营养计划的实施对师生起到营养示范教育作用；学生营养保障的经费负担，由政府每年从财政经费中拨出专项经费支持学生营养改善计划。

在营养师认证方面，国家委托营养专业权威机构统一组织营养师的资格认证。认证合格者方可从事营养师相关工作。未取得营养师资格证书者不得从事职业范围内的工作，也不得使用营养师名称。

四、食品营养标签标准和法规

食品营养标签是食品标签的重要内容，是向消费者提供食物营养特征的一种描述。我国与欧盟相比，在食品营养标签标准和法律法规制定上起步较晚，但发展较快，逐步形成了保健食品、预包装食品和预包装特殊膳食的营养标签模式。其中《保健食品标识规定（1996）》适用于保健食品，GB 28050－2011 适用于预包装食品（不含保健食品及预包装特殊膳食食用食品）营养标签，GB 13432－2013 适用于特殊膳食类食品，如专供婴幼儿的主辅类食品。

1. 强制标示内容 GB 28050－2011 和 GB 13432－2013 对强制性内容都有相关规定。其中 GB 28050－2011 中强制标示的内容包括：能量、蛋白质、脂肪、碳水化合物、钠及其 NRV%，GB 13432－2013 中强制内容除了能量、蛋白质、脂肪、碳水化合物和钠，还有相应产品标准中要求的其他营养成分及其含量；GB 28050－2011 要求“标示其他成分时应采取适当形式使能量和核心营养素的标示更加项目”，GB 13432－2013 无规定；GB 28050－2011 要求食品配料含有或生产过程中使用了氢化和（或）部分氢化油时应标示，GB 13432－2013 不要求强制标示。

2. 可选择标示内容 GB 28050－2011 允许可选择标示其他成分、含量声称、比较声称和营养成分功能声称；GB 13432－2013 允许可选择标示其他成分、含量声称和营养成分功能声称，而未设置比较声称的规定；我国只有保健食品才允许健康声称。

GB 13432－2013 规定：能量或营养成分在产品中的含量达到相应产品标准的最小值或允许强化的最低值时，可进行含量声称。某营养成分在产品标准中无最小值要求或无最低强化量要求的，应提供其他国家和（或）国际组织允许对该营养成分进行含量声称的依据。

比较声称的条件：GB 28050－2011 规定宣称“减少能量”的要求是“能量值减少 25% 以上”，而欧盟则为“能量值减少 30% 以上，并附有使食品减少总能量的特征的标示时使用”。

3. 能量和营养成分的表达方式 我国可以使用每 100g 或 100ml 或每份食品作为能量和营养成分的含量表示单位。

GB 28050－2011 规定了营养成分表中强制标示和可选择标示的营养成分的名称、顺序、标示单位、修约间隔和“0”界限值的规定。当不标示某一营养成分时，依序上移。

GB 13432－2013 对能量和营养成分标示的名称、顺序、单位、修约间隔等不作强制要求。

4. 豁免强制标示营养标签的预包装食品 GB 28050－2011 规定包装总面积≤100cm^{2}或

最大表面面积≤20cm²的食品，生鲜食品，乙醇含量≥0.5%的饮料酒类，现制现售的食品，包装的饮用水，每日食用量≤10g或10ml的预包装食品，以及其他法律法规标准规定的可以不标示营养标签的预包装食品豁免强制标示营养标签。

GB 13432－2013规定只有一条，即：当预包装特殊膳食用食品包装物或包装容器的最大表面面积小于10cm²时，可只标示产品名称、净含量、生产者（或经销者）的名称和地址、生产日期和保质期。

五、我国学生营养相关改善政策

学生营养餐是以保证学生正常生长发育为目的，根据平衡膳食的要求，由生产单位按照带量食谱生产和供应的安全卫生、营养丰富、色香味俱佳的配餐。学生营养餐计划是在政府倡导和推动下，主要在大中城市实施的以午餐为重点、以中小学生为主要对象的营养改善专项计划。

（一）《国家大豆行动计划》

1995年国务院批准，1996年8月正式启动，是以供应豆奶等大豆制品为主的中小学生营养改善专项计划。其目的是探索改善全国尤其是农村学生营养的有效途径，促进大豆生产与加工的发展，充分发挥大豆及其制品在改善城乡居民营养状况中的作用。

计划选定经济欠发达的县（市）10个、较发达的市2个，作为试点县（市），每个县（市）选定中学和小学各1所，由领导小组统一供给试点学校小型豆奶机各1台，按照统一的规定和要求制作豆奶。由国家食物与营养咨询委员会组成若干专家组，进行业务指导、督促与检查。

大豆行动计划的实施，为充分利用我国大豆资源、改善人民群众特别是儿童青少年营养水平与健康素质找到了一条有效途径，也为调整农村产业结构，促进农产品加工，振兴大豆产业开辟了道路。而且，通过大豆行动计划的实施，为学生营养专项计划的运作积累了经验。

（二）《东北三省中小学生豆奶计划》

20世纪90年代末，东北三省的传统优势作物大豆发展缓慢。为扭转这一状况，国务院决定在东北实行大豆玉米轮作，促进大豆加工业的发展，并积极引导消费，鼓励全国特别是中小学生饮用豆奶，以提高身体素质。1999年12月28日，农业部制定了《东北大豆玉米轮作计划和中小学生豆奶计划》，向国务院提交了请示报告；2000年国务院决定实施。

根据国务院的部署和要求，从2000年秋季学期起，东北三省先后启动了中小学生豆奶计划，并逐步扩大了实施规模。东北三省中小学生豆奶计划在较短时间内取得了良好成效，参试学生近400万人。受到社会各界的广泛关注，拉动了消费。促进了大豆生产与加工的发展。学校师生反映，上午课间饮用豆奶有助于学生集中精神，上好第三、四节课，从而提高了学习成绩。许多参试学生反映，饮用豆奶后冬季患感冒的人数显著减少，农村学生的缺课率减少了。

（三）《学生饮用奶计划》

2000年，7部联合发出了《关于实施国家“学生饮用奶计划”的通知》，提出“安全、营养、方便、价廉”的原则和“统一部署、规范管理、严格把关、确保质量”的工作方针；并制定了《国家“学生饮用奶计划”实施方案》、《国家“学生饮用奶计划”暂行管理办法》、《中国学生饮用奶计划标志使用规范》、《学生饮用奶定点生产企业申报认定暂行办法》等系列规定，有效地改善了中小学校的营养状况，扩大了饮奶与健康的宣传教育，有力推动了奶业发展和农业产业结构调整。

（四）《学生营养餐计划》

为了贯彻《九十年代中国食物结构改革与发展纲要》和《中国营养改善行动计划》提出的“有计划、有步骤地普及学生营养午餐”，卫生部及相关部门相继制定了学生营养餐有关的行业标准和规范。

1.《学生集体用餐卫生监督办法》。1996年8月27日，卫生部发布了《学生集体用餐卫生监督办法》，共13条，对学校集体用餐的定义、适用范围、监督管理、许可证办理、学生营养餐生产、经营、经营人员、管理人员及生产场所的卫生监督管理做出了具体规定，并提出了学生集体用餐营养要求，包括：①学生营养餐营养素摄入；②学生营养餐各类食物的供应量。

2.《学生营养午餐供给量》。1998年发布，明确了学生营养餐的概念，着重提出“要逐步建立中小学生营养餐制度”，规定了对学生营养午餐营养素摄入标准值及各类食物的供给量，内容包括学生营养午餐定义、学生营养午餐标准、营养教育以及食谱编制原则和方法。

3.《学生营养餐生产企业卫生规范》。1999年发布，规定了学生营养餐的生产单位生产、运输、销售的卫生要求，内容包括学生营养餐和学生课间餐定义、工厂设计与设施的卫生要求、原料采购、运输、储藏的卫生要求、食品初加工、烹调熟加工、营养餐的包装、运输与分发等。

4.《关于推广学生营养餐的指导意见》。2001年颁布，要求把学生营养餐的推广列入政府重要议事日程、工作计划和长远规划，并作为教育工作的一部分；与现有的大豆行动计划、豆奶计划、学生奶计划等专项计划相配合，并加强行业管理与卫生监督。

六、营养强化和保健食品相关政策

无论是发达国家还是发展中国家，人群某些营养素摄入不足是普遍存在的公共卫生问题。目前改善公众营养一般有3种途径，即合理膳食、食物强化和服用膳食营养补充剂。建立合理的膳食结构、食物多样化是最主要的途径；食物强化是以较低成本改善民众营养状况、提高人口质量的捷径；利用营养素补充剂方便易行，成本低、见效快、易操作。因此，食物强化和营养素补充剂在世界范围内广泛应用，为了规范和科学指导食品强化和营养素补充，大部分国家都根据各自国家制定了相应的法规、标准和管理办法。我国食品营养强化工作起步较晚，20世纪50年代以大豆、大米为主要原料，添加骨粉、维生素等制成的“5410”婴儿代乳粉是新中国食品强化的先例。常见法规如下：

（一）《食盐加碘消除碘缺乏危害管理条例》

1979年国务院批准了《食盐加碘防治地方性甲状腺肿暂行办法》，这是我国第一部强化食品法规，也是我国最早的食品强化政策，开启了我国的食品强化工作。1994年国务院令第163号发布了《食盐加碘消除碘缺乏危害管理条例》，从1995年起推行全民食用加碘盐。《条例》共分4章33条，对食盐加碘消除碘缺乏危害的方法、卫生监督管理、各级部门分工、碘盐的加工、运输和储存、碘盐的供应、监督和管理以及处罚做了具体规定。

“条例”实施中建立了监测系统和信息反馈机制，除了对生产、销售和用户食品的碘盐进行日常监测外，还每两年进行一次全国性的碘营养监测。监测结果经专家分析论证后，把有关问题及时反馈给有关部门，并进行防治策略的适当调整。如1995年监测后，于1996年制定了碘盐中碘浓度的上限值（60mg/kg），使出厂的碘盐浓度明显超标的现象得到了纠正。1997年监测后，发现儿童尿碘水平过高（达330μg/L），同时发现了用不正当手段向重点人群乱用碘油丸和加碘保健品，及时纠正了“碘补多了无害的观点”，及时制止了在重点人群乱补碘的现象，提出了科学补碘的口号和原则，并成为全国碘缺乏病日的宣传口号。

1999年监测后，我国专家首先并早于国际组织提出食盐加碘后尿碘在300μg/L以下的原则，国家及时调整碘盐浓度，由50mg/kg下调为35mg/kg。调整后据部分省市于2000～2001年的监测结果表明，儿童尿碘水平已下降至300μg/L以下，处于国际组织和我国专家组推荐的可接受的碘营养水平。

全民食用加碘盐防止了碘缺乏危害而造成的脑发育落后，提高了人民的素质。我国推广全民食用加碘盐后，几乎没有新发克汀病人的出生，人群的智商提高了12%，而推广碘盐前人群因缺碘而造成智商的损失达10%～11%。

（二）《食品卫生法》中有关营养强化剂的管理规定

按照我国《食品卫生法》规定，“食品强化剂是指为增强营养成分而加入食品中的天然的或者人工合成的属于营养素范围的食品添加剂”，“强化食品是指按照标准的规定加入了一定量的营养强化剂的食品”。目前，我国批准使用的营养强化剂有100多种。《食品卫生法》中规定营养强化剂的新品种审批、生产经营、使用、卫生管理办法和标准，以及不符合标准的罚则等规定。

1. 新品种的审批 新品种生产经营企业在投入生产前，必须提出该产品卫生评价和营养评价所需的资料，以及样品，按照规定的食品卫生标准审批程序报请审批。

2. 生产经营 生产经营必须符合食品营养强化剂使用卫生标准和卫生管理办法的规定；定型包装必须有包装标示，产品说明书不得有夸大或者虚假的宣传内容；生产者必须按照卫生标准和卫生管理办法实施检验合格后，方可出厂或者销售；禁止生产经营含有未经国务院卫生行政部门批准使用的食品营养强化剂的食品。

3. 使用 食品不得加入药物，但是按照传统既是食品又是药品的作为原料、调料或者营养强化剂加入的除外。

（三）《食品添加剂卫生管理办法》（2002）

卫生部2002年发布，同年7月1日开始实施。《办法》中规定了食品营养强化剂的审批对象和审批程序；其生产企业必须取得省级卫生行政部门发放的卫生许可证；使用范围和使用量应当符合《食品添加剂（食品营养强化剂）使用卫生标准》或卫生部公告名单规定的品种及其使用范围、使用量；其适用禁忌与安全注意事项应当在标识上给予警示性标示；复合食品营养强化剂应同时标示出各单一品种的名称，并按含量由大到小排列。

（四）其他

《食品营养强化剂使用卫生标准》（GB 14880）、《食品添加使用卫生标准》（GB 2760）和卫生部公告中规定了食品营养强化剂的使用范围、允许添加的食品品种及使用量，标准允许使用的营养强化剂品种：氨基酸及含氮化合物、维生素、矿物质和脂肪酸四大类。其中，常用的维生素强化剂有VA、C、D、E、K、B族维生素、烟酸、叶酸、胆碱等；常用的矿物质强化剂有铁、钙、锌、碘、硒、镁、铜等各种化合物；常用的氨基酸及含氮化合物包括八种人体必需氨基酸（及其衍生物）和牛磺酸；常用的脂肪酸包括花生四烯酸等几种不饱和脂肪酸。我国正式批准使用的营养强化剂品种包括这四大类，共约100多种。对于强化载体的种类，一般没有什么特殊规定，只要强化技术允许，任何食品都可以作为强化的载体。但是，选择强化载体时要选择那些食用量比较稳定的食物，以保证营养素摄入的稳定性。现在常用的强化载体主要包括谷类及谷类制品（大米、面粉以及它们的制品等）、奶及奶制品、食用油脂、调味品、婴儿配方食品和饮料。

关于营养强化宣传的管理目前只有《特殊膳食用途食品营养标签》（GB 13432），其中规定了营养强化剂的名称及其含量声称、含量的比较声称和生理功能声称。

卫生部《保健食品管理办法》为我国保健食品提出了一个明确概念，而《中华人民共和国保健（功能）食品通用标准》进一步规范了保健（功能）食品的定义，“保健食品是食品的一个种类，具有一般食品的共性，能调节人体功能，适于特定人群食用，不以治疗疾病为目的。”

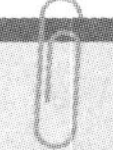

拓展阅读

《食品安全法》中用语的含义：

食品，指各种供人食用或者饮用的成品和原料以及按照传统既是食品又是中药材的物品，但是不包括以治疗为目的的物品。

食品安全，指食品无毒、无害，符合应当有的营养要求，对人体健康不造成任何急性、亚急性或者慢性危害。

预包装食品，指预先定量包装或者制作在包装材料、容器中的食品。

食品添加剂，指为改善食品品质和色、香、味以及为防腐、保鲜和加工工艺的需要而加入食品中的人工合成或者天然物质，包括营养强化剂。

用于食品的包装材料和容器，指包装、盛放食品或者食品添加剂用的纸、竹、木、金属、搪瓷、陶瓷、塑料、橡胶、天然纤维、化学纤维、玻璃等制品和直接接触食品或者食品添加剂的涂料。

用于食品生产经营的工具、设备，指在食品或者食品添加剂生产、销售、使用过程中直接接触食品或者食品添加剂的机械、管道、传送带、容器、用具、餐具等。

用于食品的洗涤剂、消毒剂，指直接用于洗涤或者消毒食品、餐具、饮具以及直接接触食品的工具、设备或者食品包装材料和容器的物质。

食品保质期，指食品在标明的贮存条件下保持品质的期限。

食源性疾病，指食品中致病因素进入人体引起的感染性、中毒性等疾病，包括食物中毒。

食品安全事故，指食源性疾病、食品污染等源于食品，对人体健康有危害或者可能有危害的事故。

重点小结

1. 本章重点

（1）日本主要营养政策和法规：《营养师法》《学校供餐法》《饮食教育基本法》。

（2）美国主要营养政策和法规：《儿童营养法》《学校午餐法》《学校早餐法》

（3）《中国食物与营养发展纲要（2014－2020年）》：三个重点产品（优质食用农产品、方便营养加工食品、奶类与大豆食品），三个重点区域（贫困地区、农村地区、流动人群集中及新型城镇化地区），三个重点人群（孕产妇与婴幼儿、儿童青少年、老年人）

（4）《食品安全法（修订版）》：强化了企业主体责任的落实，明确提出食品生产经营者是食品安全第一责任人，对其生产经营的食品安全负责；规定了食品生产经营者应当建立食品追溯体系。

2. 本章难点

各国营养法规的建立背景和法规理解。

目标检测

一、单项选择题

1. 目前国际上将饮食教育作为国家大法实施的国家是（　　）。
   A. 中国　B. 日本　C. 美国　D. 新加坡
2. 美国学校午餐计划的资金来自（　　）。
   A. 学校　B. 家长　C. 政府　D. 民间组织

二、多项选择题

1.《中国食物与营养发展纲要（2014－2020年）》确定了2014－2020年的发展重点产品是（　　）。
   A. 中国优质食用农产品　B. 方便营养加工食品
   C. 奶类食品　D. 大豆食品
2.《中国食物与营养发展纲要（2014－2020年）》确定了2014－2020年的发展三个重点人群是（　　）。
   A. 孕产妇与婴幼儿　B. 慢性病患者
   C. 儿童青少年　D. 老年人

三、填空题

1. 日本《营养师法》第一条规定，营养师是指使用________，以从事________为职业者。
2.《中国食物与营养发展纲要（2014－2020年）》确定了2014－2020年的发展三个重点区域是________、________、________。

四、名称解释

1. 法
2. 食品强化剂

五、问答题

1. 根据《营养师法》，管理营养师的业务范围包括哪些内容。
2. 2015版《食品安全法》主要修改了哪些内容。

（詹　杰）

参考文献

[1] 黄承钰. 医学营养学. 北京：人民卫生出版社，2006.
[2] 焦广宇，蒋卓勤. 医学营养学（3 版）. 北京：人民卫生出版社，2010.
[3] 韩梅，等. 医学营养学基础. 北京：中国医药科技出版社，2011.
[4] 吴少雄，殷建忠. 营养学. 北京：中国质检出版社，2012.
[5] 吴翠珍，张先庚. 营养与食疗学. 北京：中国中医药出版社，2012.
[6] 孙长颢. 营养与食品卫生学（7 版）. 北京：人民卫生出版社，2012.
[7] 孙秀发，凌文华. 临床营养学（3 版）. 北京：科学出版社，2016.

目标检测参考答案

第一章

一、单项选择题

D

二、填空题

食物营养、人体营养、公共营养

三、名词解释

1. 营养：是人体摄取食物，经过体内消化、吸收和代谢，利用人体中的有益物质以满足身体自身生理需要的生物学过程。
2. 公共营养学：公共营养是基于人群营养状况，有针对性地提出解决营养问题的措施，它阐述人群或社区的营养问题以及造成这些营养问题的条件。

四、问答题

公共营养学的特征。

（1）实践性

（2）宏观性

（3）社会性

（4）多学科性　（回答要求：需结合实际作简要阐述。）

第二章

一、单项选择题

1. C　2. A　3. D　4. B　5. A　6. B　7. C　8. B　9. D　10. B

二、填空题

1. 蛋白质含量　蛋白质的消化率
2. 亚油酸　α-亚麻酸
3. 蛋白质　碳水化合物
4. 叶酸
5. 推荐摄入量　可耐受最高摄入量

三、名称解释

1. 必需氨基酸：必需氨基酸指的是人体自身不能合成或合成速度不能满足人体需要，必须从食物中摄取的氨基酸。
2. 限制氨基酸：食物蛋白质中一种或几种必需氨基酸缺少或数量不足，会使食物蛋白质合成为机体蛋白质的过程受到限制。由于限制了此种蛋白质的营养价值，这类氨基酸就称为限制氨基酸。
3. RNI：推荐摄入量，指可以满足某一特定性别，年龄及生理状况群体中绝大多数（97%～98%）个体需要量的摄入水平。
4. 基础代谢率：单位时间内人体每平方米体表面积所消耗的基础代谢量，单位为 $kJ/(m^2 \cdot h)$。

5. 正氮平衡：摄入氮大于排出氮叫做正氮平衡，即由食氮量大于排泄物中的氮量。

四、问答题

1. 人体能量消耗的主要途径有哪些？

 答：（1）基础代谢的能量消耗；

  （2）各种体力活动的能量消耗，是影响人体总能量消耗变动的主要因素（2分）；

  （3）食物特殊动力作用的能量消耗；

  （4）对婴幼儿、青少年而言，生长发育也需要消耗能量。

2. 蛋白质的生理功能有哪些？

 （1）构成和修复组织；

 （2）调节生理功能：包括维持正常渗透压、维持酸碱平衡、携带运送氧气等；

 （3）供给能量。

3. 何谓基础代谢，影响基础代谢的因素有哪些？

 答：

 （1）基础代谢是维持生命的最低能量消耗。即人体在清醒、静卧、空腹（进食后12～14小时）、思想放松、室温适宜时（18～25℃）维持呼吸、心跳、体温、循环腺体分泌、肌肉的一定紧张度等生理过程所消耗的能量。

 （2）影响基础代谢的因素：

  ①体表面积：基础代谢与体表面积基本上成正比，体表面积越大，越向外环境散发热，基础代谢亦越高；

  ②年龄：婴幼儿的基础代谢率非常高，儿童时期稍微下降，到了青春期又出现一个代谢活跃阶段，中年后开始下降，到老年基础代谢率明显下降；

  ③性别：同一年龄、同一体表面积情况下，女性的基础代谢率低于男性；

  ④激素：一般体内分泌的激素越多，基础代谢就越大；如甲状腺素可使体内氧化过程加快，甲状腺亢奋时，基础代谢率明显增高；

  ⑤季节与劳动强度：基础代谢率在不同季节和劳动强度人群中存在一定差别，一般冬季基础代谢高于夏季，劳动强度高者高于劳动强度低者。

  其他还有很多因素，如神经的紧张程度、营养状况、疾病等都会影响基础代谢率。

第三章

一、单项选择题

1. D　2. D　3. B　4. D　5. D

二、名词解释

1. 营养素密度营养素密度 =

2. INQ：通过以食物中营养素能满足人体营养需要的程度（营养素密度）对同一种食品能满足人体能量需要的程度（热量密度）之比值来评定食物的营养价值。

3. 营养价值：指食物中营养素及能量满足人体需要的程度。

三、问答题

1. 简述谷类食物的营养价值。

 答：①蛋白质：谷粒外层蛋白质含量高，随着加工精度的提高，蛋白质含量逐渐降低。尤其是赖氨酸（主要存在于糊粉层中）含量更低。②碳水化合物：谷类中碳水化合物量为70%～80%，其主要成分为淀粉，有少量纤维素等。③脂肪：谷类脂肪含量一般很低，主要存在于糊粉层和胚芽中。④矿物质：谷类中矿物质含量为1.5%～3%，大部分存在于谷皮和糊粉层中。主要矿物质是磷和钙，谷类食物含铁少。⑤维生素：谷类是膳食B族维生素，尤其是维生素B_1、维生素B_2、维生素PP、维生素B_6的重要来源，谷类一般不含维生素C。

2. 大豆有哪些营养价值？

答：大豆中含高品质的蛋白质约40%，为其他粮食之冠。脂肪含量也在豆类中占首位，出油率达20%；此外，还含有维生素A、B、D、E及钙、磷、铁等矿物质。一斤黄豆中含铁质55毫克，且易被人体吸收利用，对缺铁性贫血十分有利；一斤黄豆中含磷2855毫克，对大脑神经十分有利。黄豆加工后的各种豆制品，不但蛋白质含量高，并含有多种人体不能合成而又必需的氨基酸，胆固醇含量中豆腐的蛋白质消化率高达95%，为理想的补益食疗之品。黄豆及豆腐、豆浆等豆制品已成为风靡世界的健康食品。

3. 什么是优质蛋白？优质蛋白主要的食物来源是哪些？

答：食物蛋白质的氨基酸模式越接近人体蛋白质的氨基酸模式，则这种蛋白质越容易被人体吸收利用，称为优质蛋白质。

食物来源包括动物蛋白质中的蛋、奶、肉、鱼等以及大豆蛋白质。

4. 如何理解食物营养价值的相对性？

答：(1) 虽然几乎所有食物中都含有人体所需要的多种营养素，但还没有一种天然食物的营养价值能全面到满足人体的全部营养需要。(2) 不同食物中的营养素和能量的含量不同，同一种食物的不同品种、不同部位、不同产地、不同成熟程度之间也有相当大的差别。(3) 食物的营养价值会因受到储存、加工和烹调的影响而损失原有的营养成分或提高某些营养素的吸收利用率。(4) 有些食物中存在一些天然抗营养成分或有毒物质。(5) 食品的安全性是首要的问题。

5. 简述蔬菜和水果营养价值的异同。

答：①蔬菜是低能量食物，水果含碳水化合物较多。②绿叶蔬菜中维生素C含量丰富，叶部的营养高于根茎部；水果中除鲜枣、草莓、橙、柑等以外，其他水果的维生素C含量大都低于蔬菜。③蔬菜中膳食纤维含量高且是不可溶的，有预防或缓解便秘的作用，素有“清道夫”的美称；而水果中的膳食纤维是可溶的，尤其水果中含有较多的果胶，有降低胆固醇的作用。④十字花科蔬菜（如甘蓝、菜花、卷心菜等）含有的植物化学物质（如芳香性异硫氰酸酯）是以糖苷形式存在的主要抑癌成分；水果中的有机酸（如果酸、柠檬酸、苹果酸、酒石酸等）含量比蔬菜丰富，能增进食欲促进消化，对维生素C的稳定性有很好的保护作用。⑤多数水果富含单糖（葡萄糖、果糖）和双糖（蔗糖），在小肠中稍加消化或不用消化就能被吸收；而蔬菜中所含的碳水化合物主要是多糖（如淀粉等），需要在消化酶的作用下，才能在消化道水解成单糖而被吸收。摄入过多糖分会使血糖升高并转化为脂肪，易诱发高血压、糖尿病等疾病。

第四章

一、单项选择题

1. C　2. C　3. D　4. B　5. C　6. A　7. C　8. B

二、简答题

1. 老年人的膳食原则：

(1) 平衡膳食。

(2) 多吃粗粮、大豆、新鲜蔬菜和水果等植物性食物。

（3）注重优质蛋白摄入，适量吃奶、蛋、鱼、禽、瘦肉和海产品。

（4）控制脂肪摄入。少吃荤油、肥肉、油炸食品、动物内脏、甜点等含胆固醇、饱和脂肪酸及能量较高的食品。

（5）荤素搭配、粗细搭配，烹调要讲究色香味、细软易于消化。

（6）定期参加适度的体力活动，心情愉快。

2. 母乳喂养的优点：

（1）母乳是婴儿最理想的食物，纯母乳喂养能满足婴儿 6 月龄以内所需要的全部液体、能量和营养素。

（2）母乳有利于肠道健康微生态环境建立和肠道功能成熟，降低感染性疾病和过敏发生的风险。

（3）母乳喂养营造母子情感交流的环境，给婴儿最大的安全感，有利于婴儿心理行为和情感发展。

（4）母乳喂养经济、安全又方便。

（5）母乳喂养有利于避免母体产后体重滞留，并降低母体乳腺癌、卵巢癌和 2 型糖尿病的风险。

第五章

一、单项选择题

1. D　2. B　3. B　4. A

二、填空题

1. 1500 ~ 1700ml
2. 反映膳食质量的好坏、便于成本核算

三、名词解释

1. 膳食结构：是指膳食中各类食物的数量及其所占的比例。
2. 食谱：是指将每日各餐主、副食的品种、数量、烹调方法、用餐时间排列成表，基本内容包括用膳对象、每日餐次、用餐饭菜名称、食物种类及数量等。
3. 食物成分表：是描述各种食物成分及含量数据所构成的表格。

四、简答题

1. 一日三餐食物的分配原则：

（1）早餐：占全天总能量的 25% ~30%，以蛋白质、脂肪食物为主，辅以维生素以满足上午工作的需要。

（2）午餐：40%，碳水化合物、蛋白质和脂肪的供给均应增加。

（3）晚餐：30% ~35%，应多吃含碳水化合物的食物及谷类、蔬菜等易消化的食物。

2. 目前中国营养与健康状况：

（1）农村儿童的发育不良问题有所改善，但主要微量营养素的缺乏问题并未得到明显改善。部分人群有缺铁性贫血问题，贫困地区儿童因缺乏多种营养素，生长发育不良问题较为突出。

（2）我国城乡居民缺铁性贫血、缺锌、维生素 A 不足等问题仍然不可忽视，维生素 B_2 和维生素 B_1 的供应量也不足。

（3）随着食物加工程度的不断提高，城市地区和农村富裕人群各种慢性病的发病率上升。

（4）能量、脂肪、蛋白质过剩的问题与营养不良同时存在，居民的疾病模式从急性感染性疾病转为慢性非传染性疾病为主。

（5）一些相对不发达的地区，微量营养素供给不足的问题依然普遍存在。

3. 食谱编制的基本原则：

（1）满足食用者的营养需要，营养素齐全，数量合适，比例合理，符合膳食参考摄入量。

（2）膳食组成合理，品种丰富，定时定量进餐，三餐营养分配合适。

（3）食物品种选择要合适，满足多样化的需求。

（4）食谱要切实可行，成本能够接受，必须考虑个人的饮食习惯。

（5）食物具有良好的可接受性，能引起食欲，加工、烹调要减少损失，提高消化吸收率。

（6）保证食品安全和卫生。

（7）掌握各类食物的营养特点，在保持充分营养素供应的同时按每个人的需要调换食物的品种，及时更换调整食谱。

第六章

一、单项选择题

1. A　2. A

二、多项选择题

1. ABC　2. ABCD　3. AD

第七章

一、单项选择题

1. D　2. A　3. C　4. B　5. D

二、填空题

1. 调查范围广、主要任务是研究营养政策或实施营养干预
2. 人群营养状况、人群死亡情况和死亡原因、个人不良行为
3. 准确性、完整性、可靠性、可比性
4. 数据收集、数据分析、信息发布以及利用

三、名词解释

1. 营养监测是指长期地、动态地监测人群的营养状况，同时收集影响人群营养状况的有关社会经济等方面的资料，探讨从政策上、社会措施上改善营养状况和条件的途径。
2. 预警和干预规划（TWIP）：可以防止严重食物短缺，阻止紧急事件在营养方面造成的不良后果，两者是紧密相连的。

四、简答题

1. 营养监测的目的有以下几点：

（1）了解营养问题在时间、地区和人群中的分布；

（2）动态地监测人群营养状况的变化趋势；

（3）找出营养问题的易感人群，为制订预措施提供依据；

（4）确定人群营养状况的制约因素；

（5）通过连续资料的分析，评价干预措施效果；

（6）为确定食品与营养预防策略制定工作重点；

（7）为国家制订与营养工作有关的各项政策和规划提供基础性资料。

2. 营养监测功能包括：

（1）制订国家及部门的规划和政策；
（2）项目监控与评价；
（3）食物短缺的预警；
（4）确定问题与宣传动员；
（5）监测结构调整政策的效应。

3. 常见的营养监测内容包括：
（1）用于制定国家发展规划及政策。
（2）用于营养改善计划。
（3）用于监测与膳食有关的慢性病危险因素。
（4）用于预警和干预规划。

4. 监测点选择标准包括以下几点：
（1）组织机构健全，领导重视。监测点需要成立领导小组，负责监测工作的领导和协调，同时由领导小组明确营养监测的职能部门。
（2）有健全的营养监测工作网络。
（3）具体监测工作由经过专业培训的工作人员负责。
（4）有完善健全的工作制度、工作程序、质量控制、考核制度、资料管理制度等。
（5）监测点可以保质保量完成监测任务。
（6）有分析利用营养监测资料的能力，为制定相关政策提供科学依据。

第八章

一、单项选择题

C

二、名词解释

社区营养学：社区营养属于公共营养的一部分，其研究范围比公共营养小，主要在社区范围内运用营养科学理论、技术和社会性措施解决社区营养问题，包括食物的生产、供给、膳食结构、饮食文化、营养教育及营养性疾病等内容。

三、简答题

1. 社区营养学的主要内容包括：
（1）社区人群膳食营养状况监测和指导
（2）营养与疾病的调查和信息收集
（3）社区营养需求评估
（4）保健和营养干预

2. 健康档案中的数据资料有哪几种类型？分别解释并举例说明。
（1）计量资料：观察某个指标得到的数值。如：身高 158cm，体重 60.5kg 特点：常有度量衡单位
（2）计数资料：观察对象按属性或类别分组观察得到的资料。如性别、婚姻、吸烟状况。
（3）等级资料：按等级顺序标准分组得到的资料。如观察药物疗效按治愈、好转、无效分组的资料。

3. 社区居民基本情况调查的准备工作包括以下三个方面的内容：
（1）了解调查表的内容和目的：了解调查目的和调查资料的用途，正确理解每个问题的含义，提高提问的准确性，节省时间；认真阅读问卷，尤其是问卷说明书，如何向

调查对象解释不完全适用的问题；调查前了解被调查者的基本环境和状况，特别是民族习惯和信仰、忌讳，取得调查对象的信任和合作。

（2）准备相关材料和用品：调查表、笔、备用纸或备用本；联系电话；交通工具；赠送的小纪念品。

（3）确定调查时间和地点：以方便适合调查对象为选择标准。

第九章

一、单项选择题

1. B　2. D

二、多项选择题

1. ABCD　2. ABC

三、填空题

1. 人口学特征、健康体检、生活行为方式、膳食摄入情况和社区医疗卫生服务
2. 常规资料、问卷调查、个别访谈以及健康体检
3. 孕妇、乳母、老年人

四、名词解释

社区营养干预：是以社区内各种人群为总体，运用营养科学知识、技术和措施，研究和解决社区人群的营养问题，包括食物生产、食物供给、营养需要量、膳食结构、饮食行为、营养教育及营养相关疾病预防等工作。

五、问答题

1. ①选择问卷类型。②确定调查问卷的基本格式。根据编写原则，编写封面信、指导语、问卷主体。③预调查后再次修改调查问卷。
2. 社区营养干预的常用措施有以下几类：

①设置专业人员；

②建立居民健康档案；

③定期举办营养知识讲座；

④开展网上营养咨询；

⑤开展社区营养咨询或设立专家咨询热线；

⑥其他：包括举办家庭菜园、家庭养殖业培训班和现场指导，提供相应的营养强化食品或营养代餐品，申请政府项目和资助，为社区食物购买力低或制作困难的特殊人群提供社区营养餐厅等。

第十章

一、单项选择题

1. A　2. A　3. B　4. B

二、多项选择题

1. ABCD　2. ABCD　3. AB　4. BC　5. ABCD　6. BCD

三、填空题

1. 个体层、重点人群层、社区层、政策和传媒层
2. 社会性、普遍性、互动性、共享性、符号性
3. 内容科学、通俗易懂、图文并茂
4. 内容的清晰度、内容重点是否突出、语言是否有吸引力、内容的可信度
5. 白酒

6. 营养成分表、营养声称、营养成分功能声称

四、名词解释

1. 营养教育：是通过改变人们的饮食行为而达到改善营养状况目的地一种有计划活动。
2. 大众传播：指职业性信息传播机构通过广播、电视、电影、报刊、书籍等大众媒介和特定传播技术手段，向范围广泛、为数众多的社会人群传递信息的过程。
3. 人际传播：指人与人之间面对面直接的信息交流，这是个体之间相互沟通、信息交流和共享的最基本的传播形式。
4. 零食：指非正餐时间所吃的各种食物和（或）饮料，饮料中不包括水。
5. 食品标签：指预包装食品容器上的文字、图形、符号，以及一切说明物。

五、问答题

1. 营养教育的主要内容：（1）有计划地对从事农业、餐饮食品商业、粮食加工业、食品加工业、轻工、计划等部门的有关人员进行营养知识培训。
   （2）将营养知识纳入中小学的教育内容，教学计划要安排一定课时的营养知识和食物教育内容，是学生懂得平衡膳食的原则，培养良好的饮食习惯，提高保健能力，并可能通过学生影响其父母的食物消费观念，使营养知识通过学校传播到家庭，进而传播到整个社会。
   （3）将营养工作内容纳入到初级卫生保健服务体系，提高初级卫生保健人员的营养知识水平，或设立专门的公共营养师，通过探秘指导居民因地制宜，合理利用当地食物资源改善营养状况。
   （4）利用各种宣传媒介，广泛开展群众性营养宣传活动，倡导合理的膳食模式康的生活方式，纠正不良饮食习惯等。
2. 营养科普文章的基本要求和原则：需要具备科学性、思想性、艺术性、通俗性和实用性。
3. 营养教育活动的程序：①了解教育对象；②设计营养教育活动；③确定营养教育途径和资料；④进行预试验；⑤营养教育的实施；⑥营养教育的评价；⑦撰写项目研究报告。
4. 长期大量饮酒的主要危害：①严重的肝毒性；②酗酒导致胃大出血；③可导致急性和慢性胰腺炎；④中枢神经系统毒性；⑤循环系统毒性；⑥其他危害。
5. 制定食品标签的意义：向消费者传递正确的食品营养信息；是消费者最简单、最直接的获得营养知识的途径，也是均衡膳食，提高公众健康的基础性内容；又可以促进生产企业改进工艺，生产更加营养和健康的食品。

第十一章

一、单项选择题

1. B　2. C

二、多项选择题

1. ABCD　2. ACD

三、填空题

1. 营养师的名称、营养指导
2. 贫困地区、农村地区、流动人群集中及新型城镇化地区

四、名词解释

1. 法：由国家制定或认可，并由国家强制力保证实施，它通过规定人们在社会关系中的权力和义务，确认、保护和发展有利于国家稳定和进步的社会关系和社会秩序。法包括宪法、法律、行政法规、地方性法规、规章和国际条约等形式。

2. 食品强化剂：是指为增强营养成分而加入食品中的天然的或者人工合成的属于营养素范围的食品添加剂。

五、简答题

1. 管理营养师的业务范围包括：①制定科学的、系统的、旨在营养改善的指导方针及具体方案，特别是在服务对象营养状态的把握方面，能够应用营养学、统计学、社会学等学科，进行科学地处理和调查方法的探讨；②能够把握总体营养事业规划，依据具体的实施情况及时调整以推进事业的发展，特别是能够承担需要高度专门知识的业务实施及协调与营养指导以外有关业务方面的工作；③在工作业绩和效果评价方面，从营养学和医学观点出发，进行科学的判定，同时进行实验和统计学处理，整理出对下一期事业规划有益的成果；④在日常工作中加强与有关部门的联系和协调；⑤从营养指导的立场出发，参与劳务管理、经营管理等单位基本方针的决定；⑥在教育、研究等部门，从事有关营养教育和研究的工作；⑦对饮食消费者、实习生等进行营养教育等复杂或困难的营养指导工作。
2. 主要修改包括：①明确提出食品生产经营者是食品安全第一责任人，对其生产经营的食品安全负责；②规定了食品生产经营者应当建立食品追溯体系；③禁止将剧毒、高毒农药用于蔬菜、瓜果、茶叶和中草药材等国家规定的农作物；④保健食品标签不得涉及疾病预防、治疗功能；⑤婴幼儿配方食品生产应当建立实施从原料进厂到成品出厂的全过程质量监控；⑥将网购食品纳入监管范围，“网络食品交易第三方平台提供者应当对入网食品经营者进行实名登记，明确其食品安全责任”；⑦生产经营转基因食品应当按照规定进行标示，未按规定进行标示的，没收违法所得和生产工具、设备、原料等，最高可处货值金额五倍以上十倍以下罚款，情节严重的责令停产停业，直至吊销许可证等。

教学大纲

（供食品与营养相关专业用）

一、课程任务

《公共营养学》是高职高专院校食品与营养卫生相关专业一门重要的专业基础课程。本课程是一门研究如何预防疾病和通过改善人群的饮食习惯以提高其营养状况和健康水平的科学，是营养学的重要分支学科。它具有较强的实用性、社会性、宏观性和多学科性特点，在现代医学中占有重要位置。

二、课程目标

（一）总目标

本课程总体目标是引导学生掌握系统的公共营养学基本理论、基本知识和基本技能，初步形成在公共卫生领域开展公共营养工作的能力，并具有一定的发现问题、分析问题、解决问题、独立思考和自我学习的能力、实践能力、创新能力，并培养学生严谨的学习态度、善于沟通和合作的团队意识，为后续课程学习打下坚实基础，提高其综合素质与岗位能力。

（二）分目标

《公共营养学》课程目标围绕职业能力中专业能力、方法能力、社会能力三个方面实施。通过该课程的学习，学生应具备以下能力：

1. 专业能力 能准确理解膳食营养素参考摄入量标准、膳食指南、膳食模式、合理营养的要求，能够熟悉食物营养相关政策与法规；能够开展基本的食物指导、营养状况评价、营养监测、膳食调查结果计算与评价、社区营养需求评估、营养教育、食谱编制、营养干预。

2. 方法能力 具备开展人群营养调查的基本能力；具备人群营养状况评价的基本能力；具备营养信息查询的基本能力；具备人群营养干预的基本能力。

3. 社会能力 养成严谨认真、实事求是的科学态度，诚实守信、爱岗敬业、吃苦耐劳的精神和遵守纪律的良好职业习惯，以及具备团队工作、组织协调、沟通交流、勇于担当责任等能力。

三、教学时间分配

教学内容	学时数		
	理论	实践	合计
一、绪论	2		2
二、营养学基础	6	2	8
三、各类食物的营养价值	4	2	6
四、特定人群营养	6	2	8
五、膳食指南与食谱编制	4	4	8
六、营养调查与评价	4	2	6
七、营养监测	4	2	6
八、社区营养	4	2	6
九、营养干预	4	2	6
十、营养教育	4	2	6
十一、食物营养政策与法规	2		2
合计	48	20	68

四、教学内容与要求

<table>
<tr><th rowspan="2">单　元</th><th rowspan="2">教学内容</th><th rowspan="2">教学要求</th><th rowspan="2">教学活动建议</th><th colspan="2">参考学时</th></tr>
<tr><th>理论</th><th>实践</th></tr>
<tr><td rowspan="3">一、绪论</td><td>（1）营养学、公共营养学的基本概念
（2）公共营养学的特征
（3）我国营养学发展历史
（4）公共营养学研究内容</td><td>掌握</td><td rowspan="3">理论讲授
讨论</td><td rowspan="3">2</td><td rowspan="3"></td></tr>
<tr><td>（1）营养与公共营养的含义
（2）公共营养学起源、工作方法与健康的关系</td><td>熟悉</td></tr>
<tr><td>（1）营养学与公共营养学的区别与联系
（2）国外古代及现代营养学发展历史
（3）营养学分支学科
（4）公共营养学的工作目的</td><td>了解</td></tr>
<tr><td rowspan="3">二、营养学基础</td><td>（1）三大供能营养素和常见微量营养素的生理功能
（2）食物蛋白质的营养评价（氨基酸评分法）
（3）DRIs 的构成和应用</td><td>掌握</td><td rowspan="3">理论讲授
技能实践
小组讨论
案例分析</td><td rowspan="3">6</td><td rowspan="3">2</td></tr>
<tr><td>（1）能量来源与消耗
（2）三大供能营养素和常见微量营养素的吸收与代谢
（3）常见营养素的优质食物来源</td><td>熟悉</td></tr>
<tr><td>（1）营养素缺乏与过量的危害
（2）机体内营养素的状况评</td><td>了解</td></tr>
<tr><td rowspan="3">三、各类食物的营养价值</td><td>粮谷类、果蔬类、肉蛋乳类食物的营养特点</td><td>掌握</td><td rowspan="3">理论讲授
技能实践
小组讨论
案例分析</td><td rowspan="3">4</td><td rowspan="3">2</td></tr>
<tr><td>熟悉能量密度、营养质量指数的概念</td><td>熟悉</td></tr>
<tr><td>食物营养价值的相对性</td><td>了解</td></tr>
<tr><td rowspan="3">四、特定人群营养</td><td>（1）孕妇、乳母的生理特点和膳食原则
（2）母乳喂养的优越性
（3）婴幼儿、学龄前儿童、学龄儿童的生理特点和膳食原则
（4）婴幼儿辅食的添加原则
（5）老年人膳食要点</td><td>掌握</td><td rowspan="3">理论讲授
技能实践
小组讨论
案例分析</td><td rowspan="3">6</td><td rowspan="3">2</td></tr>
<tr><td>（1）孕妇营养不良的危害
（2）孕妇、乳母的营养需要及营养素参考摄入量
（3）婴幼儿、学龄前儿童和学龄儿童的营养需要
（4）老年人的生理特点和营养需要及营养素参考摄入量</td><td>熟悉</td></tr>
<tr><td>（1）“生命早期 1000 天”理论
（2）引起新生儿低出生体重的因素
（3）哺乳对母亲健康的影响；老年人常见的营养问题</td><td>了解</td></tr>
</table>

续表

单　元	教学内容	教学要求	教学活动建议	参考学时	
				理论	实践
五、膳食指南与食谱编制	(1) 合理营养的基本要求 (2) 膳食指南和膳食宝塔的主要内容 (3) 食谱编制的基本原则；计算法编制食谱的基本步骤	掌握	理论讲授 技能实践 小组讨论 案例分析	4	4
	(1) 世界范围内膳食结构类型 (2) 膳食指南和膳食宝塔的应用原则 (3) 食谱的概念、编制目的、评价和调整	熟悉			
	(1) 确定用餐者的营养供应目标 (2) 中国居民传统的膳食结构和变化趋势	了解			
六、营养调查与评价	(1) 营养调查的内容 (2) 膳食调查的方法 (3) 生熟重量比值	掌握	理论讲授 技能实践 小组讨论 案例分析	4	2
	(1) 各膳食调查方法的优缺点 (2) 评价人体营养状况的实验室检查指标及其意义	熟悉			
	(1) 营养调查的发展概况 (2) 人体营养水平鉴定实验室检查参考标准	了解			
七、营养监测	营养监测的定义、目的和功能；常见的营养监测内容；营养监测指标的确定依据和常用指标	掌握	理论讲授 技能实践 小组讨论 案例分析	4	2
	营养监测的特征；用于评价某些营养改善计划的常用营养监测指标；对慢性病常用的监测项目；用于预警和干预规划营养监测水平；监测点的选择和监测人群的确定；营养监测数据的收集	熟悉			
	国内外营养监测系统；突发事件中的营养工作与食品安全；营养监测资料的分析和利用	了解			
八、社区营养	(1) 膳食营养素参考摄入量 (2) 社区营养工作基本方法 (3) 社区动员的主要内容 (4) 社区营养诊断概念 (5) 社区诊断报告撰写 (6) 保障我国居民营养状况的基本原则	掌握	理论讲授 技能实践 小组讨论 案例分析 情境模拟	4	2
	(1) 社区营养的内容 (2) 调查表设计 (3) 社区开发策略 (4) 社区开发的目标 (5) 社区营养诊断的主要内容 (6) 保障我国居民营养状况政策措施的重点	熟悉			
	(1) 社区营养的概念和目的 (2) 社区营养工作程序和步骤 (3) 保障我国居民营养状况政策措施	了解			

续表

单　元	教学内容	教学要求	教学活动建议	参考学时	
				理论	实践
九、营养干预	（1）营养与健康信息的收集方法 （2）问卷调查表的设计与应用	掌握	理论讲授 技能实践 小组讨论 案例分析 情境模拟	4	2
	（1）个人健康档案的建立 （2）不同人群社区营养的干预措施	熟悉			
	（1）营养与健康信息的主要内容 （2）社区营养干预的意义	了解			
十、营养教育	（1）营养教育的概念 （2）大众传播方式和人际传播方式的主要形式 （3）营养教育活动的基本程序 （4）食品营养标签标识的内容	掌握	理论讲授 技能实践 小组讨论 案例分析 情境模拟	4	2
	（1）营养教育的内容 （2）大众传播方式和人际传播方式的优缺点 （3）营养教育活动的常用方法 （4）常见的不良饮食行为与健康的关系 （5）食品标签强制标示的内容	熟悉			
	（1）营养教育的目的和意义 （2）学校传播方式 （3）《中国居民膳食指南》营养教育项目的实施过程 （4）食品标签的定义	了解			
十一、食物营养政策与法规	《中国食物与营养发展纲要（2014－2020）》的主要内容	掌握	理论讲授 技能实践 小组讨论	2	
	（1）日本营养师法和和美国学校午餐法的主要内容 （2）《食品安全法》2015修订版主要修改内容	熟悉			
	（1）国外有关食物与营养的政策和法规 （2）我国学生营养相关改善政策和《中华人民共和国营养条例（草案）》的主要内容	了解			

五、大纲说明

（一）适应专业及参考学时

本教学大纲主要供高职高专院校食品与营养相关专业教学使用。总学时为68学时，其中理论教学为48学时，实践教学20学时。

（二）教学要求

1. 理论教学部分具体要求分为三个层次。①了解：要求学生能够记住所学过的知识要点，并能够根据具体情况和实际材料识别是什么。②熟悉：要求学生能够领会概念的基本含义，能够运用上述概念解释有关规律和特征等。③掌握：要求在掌握基本概念、理论和规律的基础上，通过分析、归纳、比较等方法解决所遇到的实际问题，做到学以致用，融会贯通。

2. 实践教学部分具体要求分为两个层次。熟练掌握：能够熟练运用所学会的技能，合理应用理论知识，独立进行专业技能操作和实验操作，并能够全面分析实验结果和操作要点，正确书写实验或见习报告。学会：在教师的指导下，能够正确地完成技能操作，说出操作要点和应用目的等，并能够独立写出实验报告或见习报告。

（三）教学建议

1. 本大纲遵循了职业教育的特点，降低了理论难度，突出了技能实践的特点，并强化与专业课的联系。

2. 教学内容上依据本行业对《公共营养学》的知识与技能要求，以培养高等技术应用型人才为宗旨，以职业能力培养为主线，进行教学内容设计。要注意公共营养学的基本知识、技能与专业实践相结合，要十分重视理论联系实际，要有重点的介绍有机化学基本知识和基本技能在现代医药卫生、日常生活和科学技术中的应用。

3. 教学方法以案例教学、项目导向和任务驱动等为主要教学方法，在完成项目和任务的过程中学习公共营养的知识与技能。

4. 考核方法应贯彻能力本为的理念。变单向教学评价为多元评价，将静态教学评价变为动态评价；变学生被动应对考试为主动参与考核，将结果式考核变为分阶段分层次的过程考核。在设计教学考核方式时，不再简单进行理论知识考核和单一的期末考试等做法，推行教学评价、考核的多元性，通过过程考评、作业考评、上机考评、知识考评等，逐步实现形成性评价和终结性评价相结合，要对知识与技能、过程与方法、情感态度与价值观等进行全面评价。具体可采用：考试、提问、作业、测验、讨论、实验、实践、综合评定等多种方法。